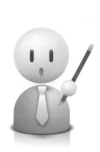

健檢報告完全手冊

詹哲豪 著

晨星出版

親身受益

　　從入社會開始忙於打拼事業，雖不至於到「殘害身體」但總是讓肝臟負擔太重，而且我的家族有B型肝炎帶原病史，我是台灣三、四百萬B型肝炎患者之一。內人是護理師，十五年前因緣際會踏入以預防保健為主的檢驗工作，除了明白「健康就是財富」、「金山銀山不如擁有鐵身」，也體會到預防保健工作之路有多麼艱辛與充滿挑戰。不過，在推廣健康檢查及宣揚「投資」健康等同是買了保險之觀念，當受到幫助的朋友給我們滿意的回報時，此為迷人之處、給了我keep walking的動力，因為我也感同身受。

　　五年前在全面宣導以甲型胎兒蛋白（AFP）來篩檢肝癌時，從未想過我自己的指數落於正常參考值邊緣，持續追蹤半年，數據一次比一次高！經腹部超音波等進一步檢查，診斷出有超過3.2公分的肝細胞原位腫瘤，醫師說這是屬於非典型的「肝癌演進」（從B型肝炎跳過肝硬化，直接變肝癌），需要積極治療。經過一段栓塞、切除的痛苦歷程，效果不盡理想，2012年九月，經過比對，內人毅然決定把她的肝分一半給我。如今一年多了，我倆猶如重生般過得很好，我們可說是真正「肝膽相連」、妳儂我儂的好朋友，清薇，謝謝妳！

　　哲豪君是公司的醫檢研發部主任兼實驗室主管，他以豐富的學識和醫學檢驗的專業經歷，能與我一同推廣「自主健康管理」的理念，我很慶幸！把我們多年的教育訓練內容及實際工作經驗，立言著書，我很欣慰！透過教育民眾如何「看懂」健檢報告、如何才有正確的預防保健概念，可讓這件不算偉大但卻很有意義的事，向前邁進一大步。

全球醫院管理顧問（股）公司創辦人

朱俊興

二〇一三年十二月

自我健康照護重要的一環

隨時代演進，健康意識抬頭，民眾對健康檢查的需求也與日俱增；再加上台灣歷經毒奶粉、瘦肉精、塑化劑、黑心油等食安風暴之後；更凸顯了定期健檢的重要性。然而大部分的民眾對健檢所知有限，面對琳瑯滿目的健康檢查項目都會感到混亂；健檢之後面對一堆數據的檢驗報告，也是看得一頭霧水。因此了解健檢在做什麼？以及如何解讀檢驗報告，是學會如何自我健康照護中重要的一環。

坊間有關如何判讀體檢報告的書籍或文章很多，但能夠如此有系統且詳盡的卻很少。因此，舉凡預防保健檢查概念、三高預防保健、一般尿液及血液的檢查、貧血問題、腎功能及痛風預防、心臟功能檢查、腦心血管疾病預防、肝膽疾病和肝炎病毒血清學標記、消化系統問題、甲狀腺功能、婚前健康檢查及性病篩檢、荷爾蒙檢查、血液腫瘤標幟物篩檢、自體免疫和過敏性疾病檢查等等，本書都有專屬的章節分別詳述；可說是包羅萬象而且巨細靡遺。

此外，哲豪於第一章即開宗明義表示檢驗數據沒有所謂的「真值」，與其說是正常值（normal range）；倒不如稱為檢驗參考值（reference range）或正常參考值來的貼切。最難能可貴的是，作者能夠運用自身多年開業醫檢師的經驗，以生動活潑的筆調、圖文並茂而且深入淺出地闡述各項檢驗的簡介與臨床應用，以及所對應常見疾病的防治之道。

總之，哲豪君的「健檢報告完全手冊」一書，是一本教導民眾如何選擇做適當的健康檢查，以及如何自我判讀健檢數據的好書；也是一本學習「自我健康管理」的工具書，值得向大家推薦！

台灣內科醫學會常務理事
前台中市診所協會理事長
現任南屯黎明醫療群召集人

吳三源醫師

二〇一四年一月

自我健康管理

十年前某天在一家大醫院門口，看到張貼的紅布條上寫著：「自民國52年X月X日以後出生的民眾，可持健保卡……」那時才驚覺自己竟然已符合健保的「成人預防保健檢查」資格。一恍眼，自大學畢業通過國家檢覈考試、從台大醫學院研究所取得學位、離開陽明大學的研究教學後，投入臨床工作已有二十年。

台灣醫界存在不少先天制度與後天結構上的「經營」問題，特別是由醫師全面主導「醫療」體制下的從屬醫護人員（paramedics如藥師、醫檢師、復健師、放射師、護理師）這一塊，於現行法規、醫療保險制度上，面臨太多與待遇不成比例的工作、專業與執業之尊重；市場規模、自行執業生存空間被壓縮等困境。雖然我們要反躬自省，但整個扭曲不良的大環境，曾讓我這位受台大醫技系頭幾屆先輩（如前考試委員、陽明大學名譽教授劉武哲；開業醫事檢驗所的指標人物何敏夫主任）一條鞭照體系栽培出來的醫檢師萌生退意，想黯然離開所熱愛的醫檢工作或市場。

我用1960年代末期美國南加州迷幻搖滾代表樂團The Doors的名曲〈Light My Fire〉，來說明幾年前我遇見全球醫院管理顧問股份有限公司朱俊興總經理的心情寫照。朱總對預防保健的「苦行僧」工作、全民要懂得顧健康的執著及不放棄臨床保健檢驗市場的簡單理念，深深打開我另一個「感受之門」並重燃我對醫學檢驗的熱情。

根據多年開業及從事預防保健工作的經驗（面對大都是「正常」健康的群體），發現不少民眾對醫學檢驗或所謂的健康檢查有許多不明之處與疑慮。我個人認為這並非「教育普及」的問題，反而是資訊爆炸所導致的「錯亂」、似是而非，抑或醫事人員沒受過如何淺顯表達專業艱深之醫學知識給一般民眾親近的訓練。因此，我和朱總把這兩年在預防保健的工作經驗及給「健康管理師」、健檢護士的教育訓練內容，去蕪存菁地編寫成書（感謝晨星出版事業集團對推廣通識醫學的支持與用心），讓一般民眾能在做完健康檢查或醫療檢驗後輕鬆看懂報告，且能確實執行後續的「自我健康管理」。我希望人人都能注重養身、把「顧健康」當作生活的一部份，此書將會是您

的居家自我健康管理常備手冊，建議您如何「看待」健康資訊、吃出健康及遠離疾病。

　　最後不能免俗地說道，健康檢查的實驗室檢驗項目繁多，在顧及流通的出版考量下，難免有不全及爲了精簡表達而疏失之處，還仰望醫界及檢驗的先賢後進不吝給末學指正。

　　將此書獻給努力不懈在第一線從事預防保健工作的朋友！

詹哲豪
二〇一四年甲午戰爭兩甲子紀念

編輯室報告

　　台灣的檢驗醫學發展至今已日趨成熟，不少醫療人士與學者皆貢獻許多珍貴的論著與意見。不過，多數論述仍局限於小眾的教科書或工具書的思維。而有健診經驗的醫師似乎也沒有太多的心思、意願或時間來教導「know-how」，以致民眾無法確切了解健檢項目。

　　經出版社與作者共同構思後，便從寫作大綱開始規劃全書的兩大架構。依據作者豐富的寫作（三大冊微生物學教科書）經驗，並集結專業的醫學檢驗內容，將常見的健康檢查（physical checkup or examination）相關議題及檢驗學知識分為十八章來論述分析。每章內容依其重要性分為數篇到二十幾篇的議題文（如「三高預防保健」、「血液腫瘤標誌物篩檢」、「檢驗報告的正常值是什麼意思？」、「膽固醇為何有好壞之分？」、「肝功能檢查之說明與選擇」、「溢赤酸、火燒心的真正元兇」、「台灣人的『國病』病毒性肝炎、肝癌」、「如何靠日常飲食保持健康防癌篇」等），以及簡易的健檢項目介紹如「血液常規」、「血糖」、「血脂肪檢查」、「肝功能酵素」、「貧血檢查」、「腎功能」、「肝炎病毒血清學標記」、「甲型胎兒蛋白、癌胚抗原篩檢」、「婚前健康檢查」、「過敏及自體免疫疾病檢查」等。

　　作者盡心撰文並結合其經驗，經過一年來的煎熬、改寫與取捨，全書終於出版。但本書對一般想了解預防保健檢查、如何吃出健康等需求的讀者而言，仍是厚重的「半工具書」。因此，作者在寫作的同時已將內容分三至五顆星等級，提供閱讀建議，五顆星為最重要且需優先閱讀。在此，特別提醒，此「分級」是作者個人依據健檢項目或相關議題，在預防、保健宣導上的重要性、實用性與普遍性（如一般人常聽過、常會做的）為基準，並非以醫學檢驗本身的意義或使用來打星號。因換句話說，在數百種健康檢查中，會被作者撰寫的相關文章及檢驗項目都是「重要的」，否則根本排不上清單中。對一般讀者或是在醫院上班的醫護人員、從事健診相關工作的人來說，是一本很實用的醫檢參考用書。

　　全書的優劣與成敗，皆都由讀者來判別。若有錯誤須修正的地方，還希望各界讀者能不吝給我們賜正。

莊雅琦　謹識
二〇一三年十二月

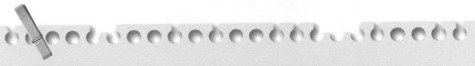

　　作者過去在寫B型肝炎血清學標記（即抗原、抗体檢測）相關文章時，曾試圖把抗体（antibodies）一詞醒目化、特殊化，並想與人體、身體、個體的「體」作區隔。再加上近年來與中國簡體字的交流或風行（電腦中打的注音版都已有show出簡體字供選用），所以整本書只要有提到抗体時都改成「体」。作者說：「此自作聰明之舉好不好？對不對？留給讀者們去見仁見智。」

　　有關醫學中文字或譯名的細節，作者都仔細考究、校對，並有獨到見解。例如glucose可寫成葡萄「糖」或葡萄「醣」，筆者想在介紹血糖（blood sugar）、糖化的血色素（glycosylated hemoglobin）之同時，提供區別「一般」糖（sugar，可指各種糖、醣）與「生化」醣（saccharides）的概念。相信學醫的人大都知道所謂的血糖即是血漿中的生化單醣葡萄醣（泛指的糖尿就不是只有葡萄醣在尿液裡），若寫出血「醣」反而突兀。同樣的道理來說糖化血色素（HbA1c），因血色素只會結合glucose，所以作者習慣以「醣」化血色素來指HbA1c。其他只要可能與生化分子相關的糖（mono-/poly-saccharide），大都以「醣」來表示。

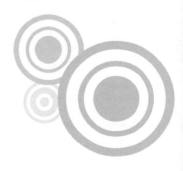

目　次 Contents

1 預防保健檢查概念

2 三高預防保健

3 一般尿液及血液的檢查

4 貧血問題

5 肝膽相照

6 腎功能及痛風預防

7 心臟功能檢查

8 腦心血管疾病預防

9 消化系統問題

10 肝炎病毒血清學標記

11 血液腫瘤標幟物篩檢

12 其他癌症相關檢查

13 甲狀腺功能

14 優生及性病篩檢

15 荷爾蒙檢查

1 預防保健
檢查概念

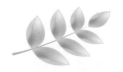

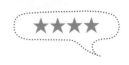

顧健康的路上　我們攜手相伴

大家都知道健康的重要，但您真正明白健康的定義嗎？1974年世界衛生組織WHO曾指出：「健康是指個人生理、心理及社會的安全、安寧均處於美好狀態，而不只是沒有生病或痛苦而已。」這種廣泛定義的「健康」應包括個人注重疾病預防、保持良好生理體能，以及整個社會國家是否給民眾良好的福利、教育和優質的衛生政策。因此，「健康促進」一詞便孕育而生，並已成為近代醫療衛生範疇中日益受到重視的概念。

所謂健康促進或自主健康管理，乃是指我們應具備掌握並改善自我健康的能力，而此過程涵蓋事前預防和事後醫療兩大部份，其中事前預防的觀念已逐漸成為個人及整體社會共同關切的議題。經常看到也易於理解，因為事前預防得當，往往可以大幅降低事後醫療所投入的資源和成本，因此，各個「醫療次專業」（如醫學檢驗、公衛、流行病學、護理照顧等）紛紛以其特定觀點提出多種預防性「健康行為」的理論和運作模式。

⊕ 健康就是財富

大家都聽過這句話，但您知道健康是屬於哪種資產嗎？根據經濟學的效用觀念，健康可視為「耐久財」，如房宅、土地。所有透過醫療、保健（如檢查）及身體力行之消費行為可視為一種投資，也就是所謂的有效益增加「資產」，健康即是如此。醫療或健康行為帶給我們最有幫助的是健康本身（本錢），而非消耗性的服務，換言之，「顧健康」其實是一種保險，也是可以且應該「購買」的。

想要增加財富，投資並管理似乎比儲存來得有效、重要，若您相信健康就是財富。在有生之年應盡早好好管理您的財富（健康），並給您所愛的家人一個「富裕」的環境，養足本錢，共創幸福美好的人生。

⊕ 社區預防保健的尖兵

您在路上或許曾看過一種門市招牌，上面寫著「○○醫事檢驗所」、「○○X光放射檢驗所」。這是合法開業的私人醫事機構，如同滿街的診所一樣，屬於

基層醫療（事）院所，只是醫事檢驗所的數量不多，全台灣約三百家左右，分佈在各鄉鎮、社區。

衛生主管機關核准檢驗所的執業範圍基本上可分為兩方面。其一，與健康保險局有特約者，可替持檢驗醫囑（如同用藥處方箋）及符合保健資格（像是簡單的成人預防保健檢查、國健署推廣的免費癌篩）之民眾做檢查，或接受診所的委外代檢服務，再向健保局申請費用。另外則是民眾自主想做的檢驗，如一般的驗尿、驗血；預防保健全身檢查；婚前健檢等，這是不需要醫囑的、民主、自由意願的「消費」行為。

種下一顆「關心健康」的種籽，日後長出「幸福美滿」的果實。相信遍佈各城鎮、一步一腳印困苦經營醫事檢驗所的醫檢師都有共識，我們願做社區預防保健的小前鋒，除了將不輸給大醫院的醫學檢驗服務展現在大家面前，為鄉親的健康把關、作建議。更應進一步宣揚民眾並非「無知」，自己有權選擇如何「管理」健康。這種「基層」力量及節省健保醫療支出的效果，是衛生主管機關所不能漠視的！

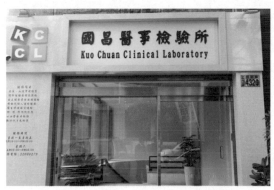

無論檢驗所的規模大小都是您願健康的好鄰居

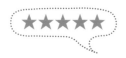

千金難買早知道
萬般無奈沒想到

ⓣ醫學檢驗和檢體採集的基本概念

　　就一般人的認知，所謂的醫學檢驗即是當我們去醫院看病或生病住院時，為了確實達到臨床診療目的，醫師會視病情需要開立檢驗醫囑（單）。再由病房護士、醫技人員或檢驗科（醫學檢驗部、實驗診斷科）的醫檢師，依據檢查項目採取我們體內的血液、體液、分泌物、組織細胞或收集排出的尿液、精液、唾液、糞便等，送至檢驗部門進行分析化驗，以得到科學數據（檢驗報告）供作診治參考。

　　從過去的名詞實驗診斷（diagnosis by laboratory medicine）亦可明白，醫學檢驗是指當醫師無法用「看」的來下診斷時，就必須委託一群受過專業教育訓練及國家檢覈考試的技術人員（醫事檢驗師），將我們的檢體在檢驗室裡，透過手工技術、顯微鏡和自動化儀器分析等實驗方法得到科學化的數值，協助診斷或提供醫療處置參考。

　　而檢驗數據的準確或整體檢驗過程（從檢體採集到報告發出之所有環節）的品質保證，與醫師下立診斷、處置一樣重要，所以才要醫檢師在檢驗報告上簽章負責。2011年，台大醫院誤移植愛滋病毒帶原者器官事件，則是在檢驗結果傳遞溝通上所捅出的經典大簍子。

　　醫檢師憑醫囑（order）在執行所謂的檢驗（laboratory examination）時，其實可分為兩個階段，首先是檢驗前的檢體（specimen）取得，此時護士或醫檢師會面對病人或民眾，接著才是實驗室針對「冷冰冰」檢體所進行的化驗作業。

　　不用取得醫學上之專業共識，一般常識或概念也易理解——除了危險性較高的侵入性採檢行為如抽取腦脊髓液（CSF）、摘取活體細胞（biopsy）要立醫囑者自行親為或醫師

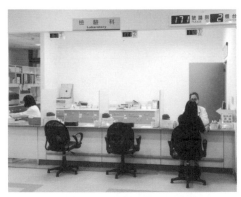

台中林新醫院檢驗科的抽血櫃台

在旁監督（防危險）由技術人員採集外，只要消毒、防感染處置得宜，受過專業訓練的醫護人員均可獨立完成檢驗前的採檢工作，如「侵入性層次」較低的抽血、細胞抹片甚至導尿等，而與這次的檢驗醫囑無關，也無需醫師在旁監督（醫師也根本不可能花這種時間和醫療成本）。

◑ 醫學檢驗與健康檢查有何不同？

「檢驗醫學」從古希臘時代蘇格拉底Socrates觀察到可藉由螞蟻「找出」糖尿檢體（螞蟻被「甜」的尿液所吸引），至今已有兩千多年歷史，並獨立發展成一項專門的醫學領域。不去談五十年前台灣還有用牛蛙射精來「診斷」婦女懷孕（筆者按：將受測者尿液打入蛙腹腔之frog test）的有趣實例，相信實證的西方醫學百年來隨著其他領域科學的進步與協助（如微生物特別是病毒的持續發現研究），利用體外（*in vitro*）試驗來偵測（detect）檢體裡各式各樣大大小小「物質」的檢驗項目（test；examination）高達上千種，從最基礎測定血或尿中的葡萄醣到遺傳物質如C型肝炎病毒的RNA、致癌基因定序（sequencing）之分子生物診斷都包括。

在這麼多沒有人真正去統計確實數量的檢驗項目中，可依其分類目的而予以歸類，例如不同檢體（參見下表）可驗那些東西？以分析方法或學科類別來劃分（如下文），或臨床上用於輔助診斷疾病還是適用於預防保健篩檢的項目。大醫院檢驗部門細分的科室及開業醫事檢驗所於醫檢師法規範下可執行業務的範圍，也可視為一種檢驗項目的大分類，每一分類中都有以臨床診斷為先和疾病診治與預防保健都適用的檢查（參見下頁表），端看使用者如何把這些「死」的檢驗當作工具來「活」用。

林林總總的醫學檢驗項目哪些適用於預防保健？或你對健康檢查和臨床檢驗的項目應用有何看法？把這個問題就教於從事臨床檢驗工作二十年以上的醫檢師，可能會得到許多不同的答案與見解。

筆者個人對哪些臨床醫學檢驗項目適合用在預防疾病常保健康（預防勝於治療的概念），有以下淺見與大家分享，原則上可從三方面來考量。

• 醫學學理上

某項檢查所呈現的數據或結果，在臨床經驗觀察、流行病學實證和生物統計學意義上，與某些較明確的病症有一定之正向或負向關聯。除了可做為輔助診斷外，亦具有提早得知（篩檢）和治療追蹤（保健）用途的。

• 檢驗專業上

選擇較不易受人體生理、標本和檢驗學本身影響且開發已久、易於使用

自動化精密儀器分析（以減少人爲疏失）的項目，而該項目所測的檢體內物質也應有最佳的**穩定性**和相同條件下檢測的數值**再現性**。

・經濟效益上

在無診療疾病的迫切前提下應把檢驗的成本效益和方便性考量進去，同樣可達到篩檢目的又容易與其他檢查來搭配綜合評判的項目，沒有理由選擇貴的、少做、報告時間較長的。

綜合以上三因素，較易讓人理解的例子就是透過健康檢查來預知或防治糖尿病最佳的檢驗即爲抽血驗血糖或檢測醣化血色素（HbA1c）比例之選擇或一起做。如此看來，眾多臨床醫學檢驗項目中適合用於健康檢查的大概不到百種。

| 不同檢體所能做的檢驗項目及其臨床應用 |

檢體	檢驗項目類別	粗略臨床意義
尿液	尿液化學十項；24hrs尿蛋白、尿沉渣鏡檢（常規／病變）；尿液生化學項目。	肝膽代謝；腎臟泌尿系統功能、出血、發炎；糖尿病；結石；尿路系統發炎、創傷；代謝機能、生理功能；腎臟病等。
糞便	常規檢查；潛血反應。	消化評估；寄生蟲感染；消化道發炎出血；上下消化道潰瘍、腫瘤。
體液（胸膜液、腹水）	常規檢查；培養與鑑定。區別濾出或滲出液。	心肝腎胰病變、腫瘤；細菌或病毒感染；低蛋白血症；全身性紅斑狼瘡SLE。
唾液、痰液	常規檢查；培養；抹片染色。	口腔呼吸道病症；細菌或病毒感染；肺結核。
精液	常規檢查；精蟲形態鏡檢。	不孕症問題；生殖醫學研究。
抗凝全血	常規檢查；白血球分類；血球型態；血型、血庫學；細菌培養。	感染；貧血；血液疾病、腫瘤；骨髓造血；飲食營養；輸血配對；糖尿病等。
血漿、血清	生化項目；電解質、藥物；血清學項目；電泳；凝血；過敏；自體免疫；微生物學；分子生物學等。	凝血機制；消化代謝；肝膽腎胰功能異常或疾病；心血管疾病；甲狀腺；自體免疫；腫瘤標幟、癌症篩檢；荷爾蒙；微生物或細胞抗原抗体出現；過敏原抗体；遺傳基因病等。
腦脊髓液	常規分析；生化檢查；培養。	腦膜炎；腦出血；神經性疾病；致命感染。

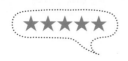

一般體檢的主角 抽血檢查

🕐 **從檢驗學的觀點來看血液？**

　　從上文大致可知，臨床上常被分析的生物檢體中以血液為主，且透過血液可檢驗的項目或說可測得有醫學意義的內容物、有機化合物繁多。

　　血液是維持人體正常生理運作所不可或缺的重要東西，如同土地需要河水滋潤一樣。所有組織細胞所需的養份、

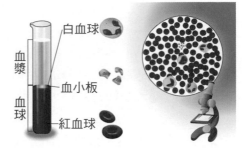

血漿 —— 白血球
血球 —— 血小板
　　　 —— 紅血球

血液的組成

能量和氧氣都要藉血液運送來，並帶走不要的排泄物，各種細胞在生長、正常代謝或執行生理功能（如免疫反應）時所釋出的物質也要排到血中才能運作。換句話說，血液裡的化學成份可反應人體內各器官的新陳代謝總合，這些到處「趴趴走」、循環於體內的物質時時有變動，若能偵測出其**質或量的變化**，是絕對有病症診治上的臨床意義與價值。

・**液體裡有一堆細胞、蛋白**

　　血液是流動在人的心臟、血管和組織中的一種紅色不透明粘稠液體，成人的血液量（blood volume）約占體重的7.7%，相對密度為1.050～1.060，pH值是7.3～7.4。簡單來說，血液是**血球**加**液體**所組成，扣除約占45%（即血液常規檢查CBC中**血球容積比Hct.**數據的由來）、數量總合每微升（μl）約4～500萬個的紅血球、白血球及血小板（見上圖），其餘55%液體成份稱為**血漿**（plasma）。血液中的細胞包括**紅血球**（RBC）、**白血球**（WBC）和**血小板**（platelet）三大類，紅血球平均壽命120天，白血球和血小板則是9～13和8～9天。一般情況下，每人每天都有40毫升（ml）的血液細胞衰老死亡，同時，也有相應數量的細胞新生。

　　至於每一公升血漿的組成為900～910毫升的水、65～85公克的蛋白質和20公克的低分子量物質（多種電解質、無機鹽、氣體和有機化合物），蛋白質的成份較為複雜包括**血漿蛋白**如白蛋白（albumin）、球蛋白（globulin）、纖維蛋白原（fibrinogen）；脂蛋白；激素；酶；抗原；抗体等，以及細胞代

謝產物、各種營養成份。

人體的生理或病理變化往往引起血液成份改變，所以檢測血液裡某些重要物質的「異或常」是有臨床意義的。

· **血液的功能與顏色**

血液的基本功能有**運輸、維持恆溫、防禦、調節細胞滲透壓**和**酸鹼平衡**，分別落在血液細胞和血漿上。紅血球帶來細胞維持生命不可或缺的氧氣，運出排掉的二氧化碳；白血球則是與抵禦外來物入侵的免疫作用有關（如吞噬細菌、病毒；產生抗体；發炎反應……等）；血小板的主要功能是執行血管壁內外止血作用。血漿的功能主要為營養、運輸脂類、緩衝、形成滲透壓以及參與免疫、凝血和抗凝血作用等。

大多數哺乳動物之血液，看起來紅紅的是因為來自紅血球內的**血紅蛋白**（血紅素或血色素hemoglobin），血色素含氧量多時呈鮮紅色（動脈血）；含氧量少呈暗紅色（如我們所抽的靜脈血）；若紅血球含較多的**高鐵血色素**或其他**血紅蛋白衍生物**則呈紫黑色。血漿（或血清）因有少量膽紅素，看上去呈透明淡黃色；若含乳糜微粒，呈乳白渾濁（**脂血**，見後頁圖）；若紅血球破裂溶血，則呈紅色血漿。

· **血清與血漿有何差別？**

血液自血管被抽離出來後，在室溫下5～15分鐘起開始凝固，若將血置於低溫下可稍微延緩凝固（凝固作用時間較長）。在未凝固前加入**抗凝劑**anti-coagulant（或將血打入含抗凝劑的試管中搖一搖混合）可阻礙血液自行啟動的凝血機轉，血球與液體均勻混在一起的檢體稱為**全血**（whole blood）。使用全血檢體來做的檢查項目（見下頁表），近十年被開發得愈來愈多。

加了抗凝劑的血液經過**離心作用**（centrifugation）所得到的上層液體叫作血漿。血漿比血清容易分離且容積（量）略多，然而某些脂肪清除因子不存在於血清中，故血清顯得較透明清澈，不致干擾光學測定。血漿與血清的內含物大概相同，只是血漿多了沒利用的**纖維蛋白原、凝固因子**及外加的**抗凝劑**，因而顯見，臨床生化檢驗必須專門使用血漿標本者有纖維蛋白原、凝固因子等之定量。為了不同檢測目的而要取得血漿時，必須選用合適的抗凝劑並了解它們對檢查的影響。

血液被抽離身體後，紅血球仍會代謝利用葡萄醣（糖解作用），一般在室溫未立即離心分離出血清下，血糖值以每小時5～7%（5～10 mg/dl）的速率下降。所以醫事人員在無法立即驗血糖的情況下，抽血後必須將血液置於含有氟化鈉NaF（糖解抑制劑）的抗凝管（下頁圖）冷藏保存。

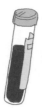

你知道⋯⋯
抽完血後
檢體去哪了嗎？

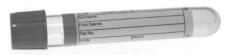

NaF抗凝劑採血管

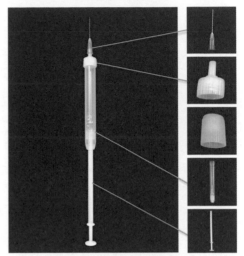

常見的兩用拉式採血器
（鑫研盛精密工業（股）公司）

離心機

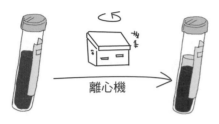

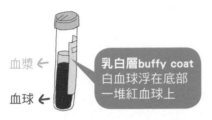

血漿 ←

血球 ←

乳白層buffy coat
白血球浮在底部
一堆紅血球上

若是不含抗凝劑的血清管離心後
可見有凝血蛋白作用遺跡

| 血液檢體之種類及其適用的檢驗項目 |

檢體	血液性質	常用的檢查項目
全血	加了抗凝劑，不會凝固，血球均勻混合的標本。	如CBC；血糖、血色素分析（如電泳、HbA1c）；G6PD；鉛；血氣分析；凝血時間。
血漿	加了抗凝劑的血液，離心所分出不含細胞的上清液。	纖維蛋白原、凝固因子等及其相關凝血檢查。
血清	血液自然凝固，再經離心所分出不含細胞的上清液。	幾乎所有生化、血清檢驗項目（血漿亦可）。放置過久才分離的血清，葡萄醣下降；鉀離子、乳酸脫氫酶上升。

抽血檢查有什麼條件？

‧飲食問題

除了血糖、脂質、無機磷等之測定外，大多數的生化、血清檢驗項目並不須**絕對禁食**。但由於進食後易造成血清混濁，干擾測定，檢驗室一般會要求最好是空腹情況下所取得的血液標本。依禁食或飯後採血時間可分為：

一、空腹fasting

徹底禁食8～10小時即算空腹檢體，最好在早上七到點採血。

二、隨機random

門診病人或臨時需要者在任何時間點所採的血液標本。

三、飯後postprandial

指二餐飯後四小時內採血的檢體，大多使用於某些要看飲食影響的相關特定檢查，如飯後兩小時血糖測定或葡萄醣耐受試驗等。

‧採血方式

依血液採集方法或來源可分為**動脈血**（技術及危險性較高且非得用動脈血來做的檢驗如blood gas也很少）、**靜脈血**及**微血管**（直接扎皮膚），靜脈採血術（俗稱**抽血**，見下圖）是最方便又常用的。

‧ 非得挨餓做抽血檢查嗎？

一般常說的「驗血前要空腹（餓肚子）或不吃早餐」這句話，其實並不那麼精確！有些檢查在學理上是會受到飲食、消化代謝而暫時影響其數據，特別是**生化檢查項目**（見下頁表）。若造成實驗室誤檢或醫師誤診，其嚴重性雖可大可小，但至少這次不能明確反應真正身體生理狀況的檢查是無意義、浪費的。

另外，門診抽血或健康檢查大多安排在早晨，主要是讓民眾來配合醫事機構的人員作業時間和習慣，這是有醫學「背書支持」的「便宜行事」。雖然一般人是於早上日常活動才剛開始（劇烈運動會影響少數檢查的正常數值）；利用前晚睡眠時間禁食較容易；加上早餐通常較不「豐盛」，就算吃了（簡單食物）影響也較小。但真非得在早上抽血不可嗎？只要民眾對血液檢查有大致概念，依

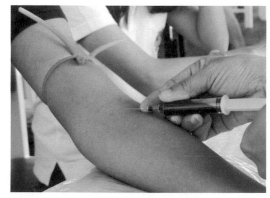

靜脈採血術（俗稱抽血）

指示身體有「淨空」（飲食、活動）數小時以上，萬一採血前有飲食要確實告知醫護人員什麼時候吃了什麼？若能掌握真正的原則和精神，民眾其實不必挨餓、也不必非得在一大早特地匆忙趕到醫院抽血做檢查。

至於因長期高蛋白、重油脂飲食或該餐「大魚大肉」所造成的「血較油」也會影響檢驗結果，不過，這大都屬於「脂血」或像「溶血」檢體般導致檢驗儀器吸取血清樣本時的技術誤差，除非是嚴重到無法分析（會要求重新採集血液），有經驗的實驗室大多可技術上予以排除。

☻會受飲食影響的檢驗項目

一般常做抽血檢查之禁食限制，只要記得血糖影響最大，再來是膽固醇、血脂肪類（實驗室應要建議使用空腹血），其他如下表所列項目最好禁食。

｜ 會受飲食影響的抽血檢驗項目 ｜

檢查項目名稱	禁食限制／飲食規定	備註
飯前血糖值AC **飯後血糖值PC 2 hrs**	禁食8小時以上 正常餐後2小時 ± 5分鐘	若無法立即分離血清馬上測，最好使用特殊抗凝血管。
隨機血液葡萄醣 （飯後不限定血糖值）	無	最好要有飲食和抽血時間之記錄。
膽固醇、血脂肪類 Chol.、HDL-C、 LDL-C； TG、lipoprotein	最好禁食4～6小時以上	若無空腹，過油、高熱量餐食應避免。
腎功能及代謝 UA、BUN、Crea.	最好禁食6～8小時以上	若無空腹，影響較小。
心臟功能LDH、 CK	最好空腹（無亦可）	冷藏保存檢體，避免溶血。
少數血清學檢查 發炎風濕類CRP、RF 各類抗体IgA、IgM	最好空腹 最好空腹	若無空腹，影響不大。 若無空腹，影響較小。

＊ 其他未列出的一般健檢項目，大多是不受飲食影響（如血液、血球方面的檢查）或影響可被忽略的血清生化檢查。

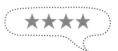

1

實驗室是如何分析檢體 到發出檢驗報告

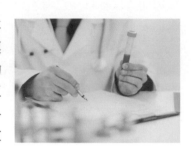

筆者相信國內外任何機構的檢驗室，無論其規模大小或營運方式差異，有關檢體的運送保存；進到實驗室後的簽收批價、檢驗資料的確定；檢體上機分析前處理與準備等這些首步工作是最重要的，因為這段作業可能涉及到「外圍」單位，其管理好壞與「隱形」品質保證及效率息息相關，也是一些認證或官方評鑑實驗室能力的重點之一。

• **檢體簽收與處理**

　　採檢後之檢體 ➡ 依照實驗室制訂的標準作業手冊SOP

　　　　　　　　①核對檢體與檢驗項目 ≫ 妥善保存及運送

　　簽收作業：②核對送檢單與檢體數量 ≫ 不符合或不能用之檢體　退件

　　　　　　　③輸入受檢者基本資料及項目（批價記帳）≫ 列印條碼

　　　　　　　　↓（以下許多步驟均有全自動軟硬體取代人工）≫

　　檢體處理：④核對檢體、條碼 ≫ 離心、分裝（杯）、貼條碼

　　　　　　　　特殊或上機前處理（如有需要）

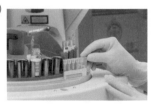

• **檢驗資訊雙向傳輸管理及上機作業**

　　　　　　⑤編檢（**TLA** 軌道作業免）≫ 上機排檢體 ≫

　　　　　　輸入項目（雙向連線免），機器自讀條碼 ≫

　　　　　　　　置入（loading）耗材試劑到機器裡

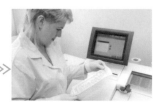

　　　　　　⑥手工或單機作業原始數據（raw data）≫

　　　　　　　　數據列印或傳輸

⑦發出報告前的核對工作

操作者或品管醫檢師：⑧在發報告系統電腦 key in 或審核數值

recheck

⑨簽章發報告　　有問題報告 ➚➡ 找出　解決

- **難題解決與支援trouble-shooting and back-up**
    1. 找出有問題報告的致因，人為？檢體？儀器（校正或試藥）？
    2. 下機收藥，日常保養是否確實？檢討校正和品管數據。
    3. 基本儀器維修工作是否有能力處理好？再上機。
    4. 無法處理而必須叫修（廠商service），有無備機可取代先作？
    5. 培養檢驗數值敏感度、危險值通報，建立管理報告的能力。

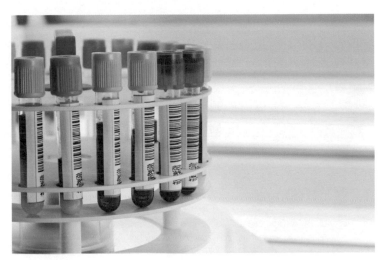

自動化檢驗

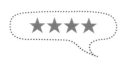

檢驗報告的正常值是什麼意思？

筆者還是醫技系學生時，學校或醫院老師教的、大家掛在嘴上的是**正常值**（normal range），長大後有經驗加上「書讀得多一點」才漸漸明白——科學上，每一件標本裡所要測定的化合物是沒有所謂的「**眞值**」（true value）且每項檢驗報告後面所附的數據和單位，應稱爲**檢驗參考值**（reference range）或**正常參考值（標準值）**比較好。

🔵 什麼是正常參考值？

經科學實驗找到偵測檢體中某種物質的基本原理和方法後，藥廠、儀器商自然會積極開發該項「檢查」在臨床上的大量使用。上市前，必須有一套審核標準以取得各國政府衛生單位（如美國FDA）的販售許可（體外診斷試劑的標準會比動物或人的用藥來得低一點），其中就包括有一定統計意義標本數的實測結果。

因實驗方法、儀器設計原理及使用試劑不同，在研發檢驗項目時都會經過審慎的測試，如穩定性、再現性及其他方法原理的比對一致性。最後大多還會（或

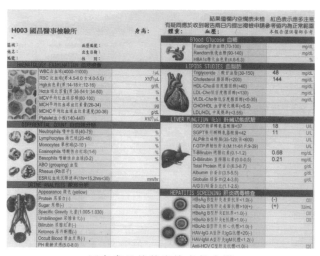

國內常見的健康檢查報告單

配合學術研究、流行病學調查）做大規模的臨床試驗，依性別、年齡群取得一般民眾的檢體，大量的分析數據得到一定的統計意義。如此我們才知道將來某一群95%「正常」人，他們的**飯前血漿葡萄醣**（舉例說明）可能會落在71～100 mg/dl這樣的**健康參考值**（health-associated reference value）內，高或低於數值範圍雖並不一定代表生病，但畢竟所顯現出異於常人的數值（有時還要看高或低多少的定量程度）或生理現象是有其臨床意義的。過去我們大多參考歐美國家的數據，目前已有許多檢查項目具備亞洲人及國人的參考值。

⏱如何利用參考值來解釋報告

至於民眾常對檢驗報告所附的**正常參考值**為何不同而有所疑慮？主要是每間實驗室（如醫事檢驗所、醫院檢驗科）所使用的儀器、試劑不同（不僅有品牌差異甚至整個分析原理不同），其正常參考值必須依照該項目檢驗方法（廠商儀器試劑手冊所載）之分析為標準。除了數字外，民眾或解讀報告者（如醫師、醫檢師、健診護士）要注意的反而是單位，不一樣的單位表示法會呈現千百倍的落差，如果只是數字上的些許差別（見下文），大概可以斷定不同單位發出的檢驗報告所使用之基本方法、分析原理及單位表示相似，只有儀器試劑品牌使用的差異而已。

例如肝功能酵素之一GOT（AST）常見的正常參考值有10～42 IU/L（每公升國際單位）或15～41 IU/L，使用類似IFCC（國際臨床化學聯合會）制訂的標準法，前者是用西門子公司的ADVIA 1800分析儀；後者則為貝克曼庫爾特公司的儀器DxC 800。再如，同樣是肝癌篩檢指數**甲型胎兒蛋白**（AFP），其正常參考值有＜ 8.1 ng/ml（每毫升10^{-9} 塵克）（西門子儀器Centaur，化學冷光免疫法CLIA）、＜13.4 ng/ml（亞培儀器Architect，化學冷光微粒冷光法CMIA）、＜7.0 ng/ml（羅氏儀器Cobas e411，電化學冷光法ECLIA）。

一般人在「解讀」檢驗報告時常見有兩個迷思，一是「**真值**」，另一為「**非紅字的正常值**」是否愈少愈好？無論在科學上還是「上帝」心中，沒人知道真值為何？只明白「**相對值**」。檢體裡某種化合物不可能完全沒有，端看是否測得到（檢測方法的**靈敏度**）或「**切值**」（cut-off value or index，決定陰陽性）訂定之高低，此時，正常值會以xxx～xxx表示，小於參考值下限只代表該項目您比95%健康人要來得低，**沒有特別好或不好**，除非已出現臨床上病症之絕對判斷。如果明瞭該檢測物質是什麼？其生理特性是正常群體或健康者體內不該出現的（生病了才有），這類檢驗項目的參考值通常會以0～xxx或＜xxx表示，「**看上不看下**」，這時或許可說**沒有或愈低愈好**！

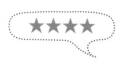

檢驗品質的控管與保證

⚫ 檢驗前置作業的品管

如前文（見12頁）作業流程所述，檢體的採集、運送保存及前置作業影響檢驗的品質甚巨。重點是一開始就錯如「張冠李戴」或完全不對的檢體，後面的動作顯得毫無意義，且有形、無形的成本浪費更是令人氣結！

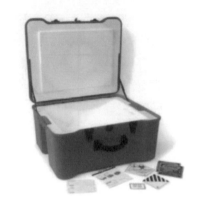

常用的收檢冰箱內含冷凍冰寶及溫度計

⚫ 校正與品管

依照實驗分析方法所設計的手工（過去）或自動化儀器（現今）操作，其原理大多「萬變不離其宗」，特別是生化、血清學檢驗項目。反應作用最後之濃度定量與比色、呈色或發光等光學有關的計算方式，其統計基本架構是用數點（從空白液、低值、中值到高值）已知濃度的標本（校正液、標準品，如右下圖）測出相對光學量值，畫出後續以此為標準換算偵測物濃度的直線或曲線圖，稱作標準曲線（standard curve）。

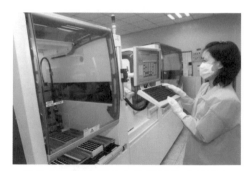

醫檢師審閱機器跑出的數據後才發報告

儀器需不需要做標準曲線之校正，視儀器本身運作（特別是光學測量部份和吸注標本、試藥的量與清洗動作）及試劑的穩定性有關。實驗室的品管作業難免會增加成本，要看經營主事者的觀念和眼界，除了基

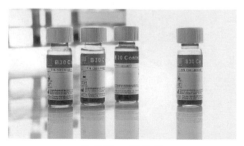

校正液、標準品

本必備的品管之外，有能力的主管或品管醫檢師若有足夠的學識、經驗，確實是可以維持一定水準。如**整批**（batch）**檢體**上機安排；訓練操作者使用儀器的正確觀念和技巧（不必完全聽信廠商或便宜行事照本宣科），以減少保養或維修次數（保養維修或更換試劑批號務必是要校正）；**自製血清**（pool serum）；適度調整校正點數或次數等。

簡單說，可以把**品管液**當作是一種「已知」濃度（可單項，通常是模擬檢體的**多種檢測物混合**）的檢體，在正常作業下跟著上機。除了陰性品管液要有陰性數據外，依分析曲線陽性品管液甚至要落在各自高、中、低值的可信任範圍才算合格。把每天所做的品管液結果數值製成圖表，依生物統計學的監控條件，做好**檢驗數據**的品管工作。

有了各種日常的品管資料或報告後，更要落實品管的檢討及報告品質的管理，不再出錯，才有一流實驗室的水準。優良的實驗室不光只是做好檢驗數據的品管，對於**客戶收到檢查報告**所呈現的「品質」，如數據和衛教資料的易讀與親近；客戶報告、健康資訊的管理與互動（若實驗室有架設網站更佳）等也都會用心經營。最後，必須要提，實驗室的**成本觀念與品質保證**並

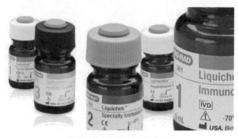

市售常用的品管血清

非完全對立，或許初期會看到成本增加，但高品質實驗室背後代表對客戶（受測者和醫師）之承諾、對自身醫檢工作的尊重、企業文化之建立等，所帶來的附加價值和無限商機，反而有「增加10～15%檢驗品管投資」所無法衡量的報酬。

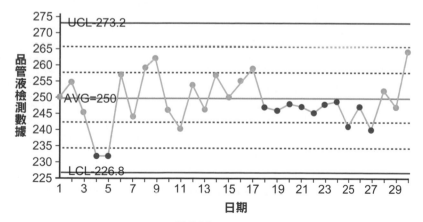

品管圖L-J chart

1 自覺主訴症狀所建議對應的檢查項目

依據筆者多年的工作經驗及坊間常見檢驗醫學相關書籍內容，於本篇特別列出若有「自覺」主訴症狀所建議的預防保健檢查項目。在此，特別要提醒一般民眾及想應用本書、有醫學背景的讀者，表中所列的主訴症狀是受測者之自我表達（敘述能力又受教育背景或生活習慣經驗影響），通常是不具體、模糊、廣泛性、甚至「錯誤」的自我感覺。

所以，這不是經醫師仔細問診或初步理學診斷後所下最「接近」可能診斷的醫囑檢查，而是針對一般「正常人」較常見的情況（請詳閱表中的「說明及注意事項」）、有點「亂槍打鳥」所提出的「篩檢」項目。

| 自覺主訴症狀所建議的檢查項目 |

自覺主訴症狀	可能相關的保健檢查（實驗室檢驗）	說明及注意事項
頭痛	血液常規檢查CBC	
	尿液常規檢查urine routine	主要是看糖尿、腎功能損害、長期疲勞、肝病、溶血性疾病所引起的頭痛。
	飯後血糖blood sugar PC。醣化血色素HbA1c	血糖的高低有時與頭暈、盜汗；血壓高低有關。
	C反應蛋白CRP	某些炎症有頭痛問題。
頭暈脖頸緊緊的	量血壓 收：120-140 舒：80-90mmHg	血壓相關檢查。
	血糖blood sugar 醣化血色素HbA1c	血糖的高低有時與頭暈、盜汗；血壓高低有關。
	腎功能檢查 血尿素氮BUN、肌酸酐Crea.	腎有問題→血壓高→頭頸僵硬等症狀。

自覺主訴症狀	可能相關的保健檢查 （實驗室檢驗）	說明及注意事項
頭暈 **脖頸緊緊的**	類風濕性因子 rheumatoid factor	自體免疫疾病引起頸硬。
	膽固醇Chol.、三酸甘油脂TG 好的膽固醇HDL-C、 壞的膽固醇LDL-C	動脈硬化、栓塞；中風；心 血管疾病預防的檢查。
	高感度C反應蛋白hsCRP	
	同半胱胺酸homocysteine	
噁心 **頭昏眼花、暈厥** **心悸、喘不過氣** **胸悶、胸痛** **心絞痛** **心律不整** **脈博異常**	胰澱粉酶amylase、 胰脂解酶lipase	診斷有致命性的胰臟炎。
	血液常規檢查CBC	貧血問題。
	飯前血糖值blood sugar AC	血糖不穩易有暈厥問題。
	C反應蛋白CRP	
	肌酸激酶CK、 乳酸脫氫酶LDH	發炎、心臟功能問題。
	血液常規檢查CBC	貧血、血帶氧力問題。
	肌酸激酶CK、 肌酸同功酶CK-MB	
	乳酸脫氫酶LDH；血糖； 乳酸lactic acid	心肺功能問題。
	肺功能；胸部X光； 心電圖EKG	
	胰澱粉酶amylase、 胰脂解酶lipase	胰、膽不適有時會胸悶。
	胃幽門桿菌抗体*H. pylori* Ab	胃病、潰瘍、「火燒心」。
	甲胎蛋白AFP、癌胚抗原CEA	肝膽、消化道腫瘤。
	膽固醇Chol.、 好的膽固醇HDL-C、 壞的膽固醇LDL-C； 三酸甘油脂TG； 尿酸uric acid	粥狀動脈硬化、栓塞； 中風；心血管疾病預防。

自覺主訴症狀	可能相關的保健檢查 （實驗室檢驗）	說明及注意事項
經常性不明疲勞	血液常規檢查CBC	貧血、帶氧不足易疲勞。
	血糖blood sugar PC 醣化血色素HbA1c	初期糖尿病易有疲勞感。
	C反應蛋白CRP	不名發燒、炎症。
	轉氨基酶GOT、GPT； 鹼性磷酸酶Alk-P； 轉移酶γ-GT	肝功能異常、肝炎。
	A、B、C肝炎病毒抗原抗体	病毒性肝炎。
	血尿素氮BUN、肌酸酐Crea.	腎功能異常易疲倦。
	三碘甲腺素T3、甲腺素T4、 甲狀腺刺激素TSH	甲狀腺功能亢進。
喘鳴 咳嗽 咳血	過敏體質抗体篩檢total IgE 多項過敏原Sp. IgE檢查組合	氣喘；找出引發氣喘的 過敏原。
	血液常規檢查CBC C反應蛋白CRP	長期隱性失血、發炎。
	肺結核菌TB檢查 痰液培養等	懷疑是肺結核？
	肺癌篩檢：癌胚抗原CEA、 神經元烯醇酶NSE、 細胞角質素蛋白21-1 Cyfra 21-1	除了肺部惡性疾病外， 甲狀腺癌也會引起喘鳴。
「人仙仙」 食慾不振 厭食體重減輕	血液常規檢查CBC C反應蛋白CRP	貧血、炎症。
	肝膽功能套檢、*H. pylori* Ab 各式腫瘤標幟篩檢套組	肝膽胃不好。 癌症初期症狀。
	三碘甲腺素T3、甲腺素T4 甲狀腺刺激素TSH	甲狀腺功能異常。
四肢無力 浮腫 手腳冰冷 易痲痺	血液常規檢查CBC 鈣離子Ca	貧血、帶氧不足易冰冷。
	血糖blood sugar 醣化血色素HbA1c	初期糖尿病症。

自覺主訴症狀	可能相關的保健檢查 （實驗室檢驗）	說明及注意事項
四肢無力 浮腫 手腳冰冷 易麻痺	C反應蛋白CRP 類風濕性因子RF 自體免疫檢查	不名炎症。 自體免疫疾病。
	總蛋白TP 白蛋白albumin、A/G比	蛋白、滲透壓失衡；浮腫。
骨頭關節痛、腫	骨磷酸酶Ostase® 尿酸uric acid	骨炎、痛風、退化性或 類風濕性關節炎。
	C反應蛋白CRP 類風濕性因子RF	
	癌胚抗原CEA B2微球蛋白β2-MG	骨癌、骨髓瘤。
臉色蒼白 四肢冰冷 呼吸困難、喘 頻脈 虛弱、倦怠 輕微耳鳴	血液常規檢查CBC 網狀紅血球計數 （reticulocyte count）	貧血基礎看紅血球、 血色素。
	乳酸脫氫酶LDH、 肌酸激酶CK 總膽紅素T-Bilirubin	心臟酵素外加看膽代謝。
	血色素電泳 （Hb-electrophoresis）	遺傳性海洋性貧血鑑別。
腸胃綜合症狀 胃痛、「火燒心」 腹脹、腹痛、腹瀉 消化不良、便秘 黃疸	血液常規CBC C反應蛋白CRP	腹膜炎、感染。
	胰澱粉酶amylase、 胰脂解酶lipase	胰臟炎、膽道炎會腹痛。
	血糖、醣化血色素HbA1c	糖尿病有時會腹部不適。
	胃幽門桿菌抗体H. pylori Ab	胃病、潰瘍、「火燒心」。
	肝、膽功能套檢	膽道炎、膽阻塞會腹痛。
	甲胎蛋白AFP、癌胚抗原CEA 醣蛋白抗原（CA）19-9、 細胞角質素蛋白（Cyfra）21-1	肝膽、消化道腫瘤。 胃癌、癌症初期症狀。
	過敏體質IgE 食物過敏原Sp. IgE	過敏性腸胃炎。

自覺主訴症狀	可能相關的保健檢查 （實驗室檢驗）	說明及注意事項
上下泌尿系統 綜合症狀 **腰痛、四肢浮腫 血尿、發燒 少尿、多尿 夜間頻尿**	尿液常規檢查urine routine 血液常規CBC C反應蛋白CRP	尿液評估。 血液評估、發炎。
	血糖、醣化血色素HbA1c	糖尿病多尿症狀。
	尿酸uric acid 結石成份分析stone analysis	腎、腎管結石； 輸尿管、膀胱結石。
	血尿素氮BUN、肌酐酸Crea.	腎功能不良。
	攝護腺專一性抗原PSA 攝護腺酸性磷酸酶PAP	攝護腺肥大、發炎； 攝護腺腫瘤。
肝膽病綜合症狀 **易疲倦、臉黃 食慾差 腹脹 飯後消化隱痛 腹痛延伸至肩胛骨 茶色尿、白色便**	血液常規CBC C反應蛋白CRP	發炎。
	肝功能酵素及蛋白營養八項	肝膽功能異常。
	胃幽門桿菌抗体*H. pylori* Ab	肝膽胃三者痛不易分辨。
	A、B、C肝炎病毒抗原抗体	病毒性肝炎。
	癌症篩檢： AFP、CEA、CA 19-9、 CA 72-4	肝、膽、胰、胃癌。
過敏綜合症狀 **類似感冒的症狀 皮膚癢、疹、紅腫 食後腹瀉 眼睛紅癢**	血液常規檢查CBC	主要看嗜酸性球升高。
	皮膚試驗 過敏原Sp. IgE檢查	引發過敏的過敏原？
	過敏抗体IgG$_4$檢查	過敏反應及減敏療法。
	嗜酸性球陽離子蛋白ECP	過敏炎症。
下腰痛loin pain	尿液常規urine routine、 尿蛋白	腎臟問題引發下腰痛。
	血液常規CBC C反應蛋白CRP	發炎。
	血尿素氮BUN、肌酸酐Crea.	腎炎、腎功能不良。
	癌症篩檢： CEA、CA 15-3、 CA 125	女性下腹腔問題。

自覺主訴症狀	可能相關的保健檢查 （實驗室檢驗）	說明及注意事項
易瘀傷、紫瘢 **傷口不易癒合**	血液常規CBC C反應蛋白CRP	易瘀傷、紫瘢； 傷口不易癒合。
	血中水楊酸濃度 （salicylates；Aspirin）	
	活化部份凝血活酶時間APTT	
	纖維蛋白分化物FDP D-dimer雙合試驗	
	葉酸folate、維生素B12	血管炎問題。

* 紅字代表較符合自覺主訴症狀且較重要的篩檢項目。

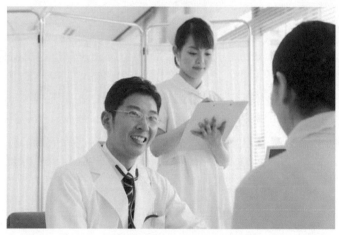

醫師或資深健診護士的問診及綜合評估是健檢很重要的第一步

1 如何有效運用血液 腫瘤標幟物於早期癌篩

☻抽血篩檢癌症的基本原理

生物體的器官組織因疾病、發炎或細胞不當增生（如瘜肉腫瘤形成、不良環境因子逐步累積、細胞內致癌基因oncogene啟動）時可能會出現一些正常、健康情況不該大量存在的物質，如胚胎時期才有、釋出到血中被當作抗原偵測的甲型胎兒蛋白（α-fetoprotein；**AFP**）、癌胚抗原（carcinoembryonic antigen；**CEA**）；腫瘤細胞蔓生或轉移時所出現的「腫瘤相關」物質如蛋白抗原、酵素或荷爾蒙等。利用「抗原抗體反應」學理方法，直接偵測血液中上述各種腫瘤抗原的有無或針對特殊腫瘤抗原（免疫系統視之為「外來」入侵物）所生成**抗体**的指數高低。

☻何謂腫瘤標幟物？

如上文所述，器官組織因疾病、發炎或細胞不當增生時可能會出現一些原本不該大量存在的物質，如CEA和腫瘤關聯（tumor-associated）抗原，統稱為腫瘤標幟物。由於這些「壞東西」就像「旗幟」一樣，被插旗（動詞flag）時表示體內可能有腫瘤細胞。常用作「癌症指數」篩檢的腫瘤物質可分成以下數類。

- **癌胚胎抗原（oncofetal antigen）**

   如AFP、CEA。

- **腫瘤關聯抗原（tumor-associated antigen）**

   如醣蛋白（carbohydrate antigen）CA 125、CA 15-3、CA 19-9、CA 72-4，以及Cyfra 21-1。

- **腫瘤細胞增生時才大量出現的特殊血清或組織蛋白（抗原）**

   如鱗狀細胞癌抗原（squamous cell carcinoma；SCC Ag）；攝護腺特異性抗原（prostate specific antigen；PSA）；B2微球蛋白（B2MG）等。

- **酵素或其同功異構酶（isoenzyme）**

   如神經元特異性烯醇酶（neuron specific enolase；NSE）。

• 荷爾蒙或類荷爾蒙接受體

如游離乙型人類絨毛膜促性腺激素（free β-hCG）。

其他可能與腫瘤有關的生物分子如病毒的基因、抗原或對應抗体，像是人類乳突腫瘤病毒（human papiloma virus；HPV）血清分型16、18（採集子宮頸細胞）、31、39之DNA測定；EB病毒viral capsid antigen免疫球蛋白A（EB VCA IgA）。

如同18頁所述，下表列出一些可能與癌症相關的生裡現象和症狀。不過，在此還是得提醒讀者，**癌症篩檢強調是早期檢查提早診療**，或許受檢者沒有「自覺症狀」或描述不明確，應從生活飲食習慣、家族病史這兩個主題切入，自其他疑是痛、炎、症、不舒服，延伸選擇整套癌篩項目或特定一、兩項。

自1982年起，癌症即躍升為國人十大死因第一位，近幾年每年約有七、八萬人被診斷出罹癌，並有四萬多人死於癌症。根據衛福部國健署癌症防治組所公佈的「2008年癌症登記報告」，以發生率十大高低排序於下頁表「較有實用價值的血清腫瘤標幟和檢查（含酵素、荷爾蒙、抗体）」，表中有「癌部位」，括號（）另有男癌、女癌、死亡率名次。根據2009年的報告，**大腸癌擠下肝癌成為榜首**，男性罹患大腸癌的機率是女性的1.4倍。下頁表格「癌部位」是指腫瘤好發的原發器官組織，未特別分腫瘤細胞型態。列出的腫瘤標幟和其他實驗室檢查是最實用，**特異性、關聯性最佳**的前幾名。

生理現象和症狀	指向	可能的癌症
肝炎、膽囊炎症狀	⟶	肝癌
整體腹部疼痛不舒服	⟶	胃癌、胰臟癌
上下呼吸道症狀	⟶	非小細胞肺癌、小細胞肺癌、鼻咽癌
排尿困難	⟶	攝護腺癌
大便顏色深黑	⟶	大腸直腸癌
女性整體不適；時常經痛、量異常	⟶	乳癌、子宮頸癌、卵巢癌
經常小發燒	⟶	血癌、淋巴瘤、造血骨髓瘤

腫瘤（原發）部位	血液腫瘤標幟和篩檢	輔助性實驗室檢查
乳房（女**1**）（死**4**）	CA 15-3、CEA	B2-MG
大（結）腸直腸 （男**2**女**2**；死**3**）	CEA、Cyfra 21-1、 CA 19-9	糞便潛血反應FOBT、 B2-MG
肝及肝內膽管（男**1**女**4**） （男女死亡率前二名）	AFP、CA 125	CA 19-9、CA 15-3、 鹼性磷酸酶Alk-P
肺、氣管（男**3**女**3**） （男女死亡率前二名）	CEA、NSE、 Cyfra 21-1	SCC、 CA 125、CA 15-3
攝護腺（男**5**）	PSA / free PSA ratio	攝護腺酸性磷酸酶PAP
口腔、口咽（男**4**）（死**4**）	—	**醫師 視、觸診** 黏膜細胞抹片檢查
胃（男**6**女**8**）（死均**5**）	CA 19-9、CEA、 CA 72-4、CA 125	AFP、*H. pylori*抗体
子宮頸（女**5**）（死**6**）	SCC、CEA、 Cyfra 21-1	HPV感染檢查、 子宮頸抹片
子宮體（內膜）（女**7**）	CA 19-9	
皮膚（女**9**男**9**）	NSE	**皮膚科醫師視診**
食道（男**7**）	CEA	
膀胱（男**8**）	CEA、Cyfra 21-1	AFP、TPA
鼻咽（男**10**）	CEA	EB VCA IgA
甲狀腺（女**6**）	CEA、NSE	降血鈣激素calcitonin、 甲腺球蛋白thyroglobulin
卵巢、輸卵管及髖韌帶 （女**10**）	CA 72-4、 CA 125、CA 15-3	
胰臟	CA 19-9、CEA	胰升糖素glucagon
絨毛膜上皮	—	β-hCG
睪丸	CA 19-9、AFP	free β-hCG
骨骼	—	bone Alk-P（Ostase®）
骨髓、淋巴	全套血液計數CBC、 B2-MG	免疫球蛋白次分類 血液抹片blood smear
副甲狀腺	SCC	原態副甲狀腺素PTH-i

* 檢驗項目縮寫之完整中英文名可參見335頁。

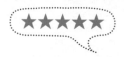

一般常做的健康檢查之說明與概要意義

相信大家都很清楚，從大醫院的健檢中心、私人健診機構到一般基層醫療院所都有提供自費的健康檢查，但較貼近民眾、同樣提供物美價廉的預防保健篩檢則是分佈於全台各城鎮、鄰里的三百多家醫事檢驗所。筆者特別將大家較常接觸到的健康檢查之說明及臨床意義整理於下表，供各界參考。

| 常見的健康檢查之說明與臨床意義 |

尿液常規檢查	檢驗項目	臨床意義及說明
尿液化學分析 urinalysis	酸鹼值pH	飲食、體質；腎臟功能異常；結石成份。
	尿糖glucose	糖尿病、腎性糖尿。
	蛋白質protein	感染及蛋白質漏損；腎臟功能損害、腎病。
	潛血反應occult blood	肌肉損傷；腎絲球病變、上下尿路結石。
	比重specific gravity	腎臟濃縮能力及某些生理、病理意義。
	尿膽素原urobilinogen	太過勞累或肝膽、溶血性疾病會出現。
	尿膽紅素bilirubin	膽道阻塞所導致的升高。
	亞硝酸鹽nitrite	檢體受到污染的指標。
	酮體ketone body	饑餓過久；糖尿病性的脂肪酸利用。
	白血球脂酶esterase	評估感染發炎及是否要做尿液培養。
尿沉渣鏡檢 microscopy	外觀	推測藥物、感染、肝膽疾病、血液所致的特殊顏色。
	細胞類	尿路創傷、結石；腎絲球傷害；尿路感染發炎。
	病理性柱狀物	尿阻滯、結石、發炎，且指向腎損傷。
	病理性結晶	日常飲食、藥物來源及與結石的關係。
	細菌、寄生蟲	推測檢體新鮮度及寄生蟲、念珠菌之污染或感染

血液常規檢查	檢驗項目	臨床意義及說明
全套血液計數 CBC	白血球WBC數量	發炎、細菌感染、腫瘤、白血病；免疫力差。
	紅血球RBC 數量	脫水；貧血；出血、溶血；肝臟疾病。
	血色素hemoglobin	紅血球增多症；缺鐵性貧血；失血、溶血。
	血球容積比hematocrit	脫水、紅血球增多症；貧血；失血、溶血。
	平均紅血球容積 MCV	G6PD缺乏；缺鐵性貧血、海洋性貧血。維生素、葉酸缺乏；惡性、免疫溶血貧血。
	平均紅血球血色素量 MCH	↑大球性貧血、惡性貧血。↓缺鐵性貧血、小球性貧血。
	平均紅血球血色素濃度 MCHC	↓低血色素、巨大球性貧血。
	血小板platelet數量	↓凝血功能；出血性、自體免疫疾病。
全套白血球分類計數 Diff. count	嗜中性球 neutrophil-seg.	發炎、細菌感染、敗血症；過敏病、燒燙傷。
	淋巴球lymphocyte	↑病毒感染；淋巴球性白血病。
	單核球monocyte	↑EBV感染；梅毒；何杰氏病；SLE。
	嗜酸性球eosinophil	↑寄生蟲感染；過敏（特別是氣喘、濕疹）。
	嗜鹼性球basophil	↑藥物過敏；甲狀腺功能低下；腎炎。

抽血檢查分類	檢驗項目	臨床意義及說明
血糖篩檢	blood sugar Rd.（隨機）	糖尿病篩檢；消化代謝功能；三高預防保健。
營養代謝消化＋腸胃潰瘍	全蛋白total protein	身體營養狀態，滲透壓平衡。輔助診斷肝臟、腎臟方面的疾病。
	白蛋白albumin	
	球蛋白globulin	評估身體的免疫狀況，特別是如受到肝炎病毒感染，以及肝病嚴重程度。
	白蛋白球蛋白比例A/G	
	胰澱粉酶amylase	對於上腹部絞痛且噁心、嘔吐患者輔助診斷急、慢性胰臟炎。
	胃幽桿菌抗体 H. pylori Ab	偵測抗體以評估腸胃潰瘍、胃酸逆流食道、甚至胃癌是否與胃幽桿菌感染有關？

抽血檢查分類	檢驗項目	臨床意義及說明
基本肝膽功能	天門冬胺酸轉氨基酶GOT 丙胺酸轉氨基酶GPT	評估肝臟發炎或肝細胞、心肌、腎細胞的損壞，脂肪肝；病毒、酒精性急慢性肝炎。
	鹼性磷酸酶Alk-P	評估肝膽、骨骼方面疾病的發生和預後。
	麩胺酸轉移酶 γ–GT	肝膽疾病的高感度指標，酒精、藥物性肝炎。
	總膽紅素T-Bil. 直接膽紅素D-Bil.	評估溶血性疾病及膽肝方面的障礙（黃疸、膽結石、膽汁阻塞、肝硬化等）。
尿酸+腎功能	尿酸uric acid	痛風、尿路結石發生率。腎臟排泄功能。
	血尿素氮BUN	反應腎臟過濾、排除尿素的生理、病理變化。
	肌酸酐creatinine	腎功能特異指標，反應腎臟過濾機能的好壞。
血脂肪檢查 腦心血管疾病	三酸甘油脂 TG	評估脂肪代謝異常及心血管疾病風險。
	總膽固醇 T-Chol.	評估脂質代謝及心血管疾病、動脈硬化風險。
	高／低密度脂蛋白膽固醇HDL-Chol. LDL-Chol.	好的、壞的膽固醇指數，評估TG過高者之冠心病、動脈硬化、中風危險機率。
	Chol./HDL-C	血管硬化危險指數。
	LDL-C /HDL-C	腦心血管疾病、中風機率。
心肌梗塞酵素 心臟功能檢查	乳酸脫氫酶LDH	心肌梗塞，心臟功能異常，組織細胞受傷的評估。
	肌酸激酶CK	心肌梗塞及肌肉方面疾病的評估或監測指標。
	肌酸激酶同功酶CK-MB	輔助心肌梗塞及心肌方面問題評估的指標檢查。
發炎反應篩檢	C反應蛋白CRP 類風濕因子RF	風濕熱、心肌梗塞、肺炎、癌症和急性發炎反應評估。以類風濕性關節炎為主的全身性自體免疫疾病之初步診斷。
肝癌防治篩檢	甲型胎兒蛋白AFP	肝細胞腫瘤、睪丸癌、膀胱癌；肝硬化；懷孕十週以上等，陽性機率最高。

抽血檢查分類	檢驗項目	臨床意義及說明
腫瘤標幟物 **男性癌症篩檢**	癌胚胎抗原CEA	主要指標癌症陽性率排名：大腸直腸癌、小腸癌、肺癌、胰臟炎。大腸、直腸瘜肉。
	醣蛋白抗原 CA 19-9	消化道、胰臟、肝膽疾病和惡性腫瘤的篩檢。
	細胞角質素蛋白片段 Cyfra 21-1	以非小細胞肺癌最為重要；肺腺癌、肺部疾病。
	EB病毒抗体 EB VCA IgA	可能與鼻咽癌有關之病毒感染證據。
	攝護腺特異性抗原PSA	攝護腺肥大、發炎、腫瘤等之最佳指標。
腫瘤標幟物 **女性癌症篩檢**	鱗狀細胞癌SCC抗原	子宮頸、子宮內膜、肺、頭頸、腸胃道、口腔等部位之鱗狀細胞癌病變。
	癌胚胎抗原CEA	主要指標癌症之陽性率排名：大腸直腸癌、小腸癌、肺癌、胰臟炎。大腸、直腸瘜肉。
	醣蛋白抗原 CA 19-9	消化道、胰臟、肝膽疾病和惡性腫瘤之篩檢。
	醣蛋白抗原 CA 15-3	乳癌、肺癌、胰臟癌、卵巢癌篩檢或復發監測。
	醣蛋白抗原 CA 125	卵巢癌、腸胃道癌、肺癌、肝炎篩檢；乳癌轉移、子宮內膜組織異位。
其他腫瘤標幟	B2微球蛋白 β2-MG	腎臟病；多發性骨髓瘤、各式淋巴瘤、乳癌、大腸癌、胰臟癌。
	神經元特異性烯醇酶 NSE	小細胞肺癌、小細胞支氣管癌；惡性黑色素瘤、神經母細胞瘤。
	人類絨毛膜促性腺激素 free β-hCG	搭配AFP陽性之睪丸癌檢查。
	醣蛋白72-4 CA 72-4	胃癌的陽性比例最高，其次為膽囊癌、卵巢癌。
	組織多胜肽抗原TPA	高敏感度非特異性腫瘤標幟，肺支氣管癌、膀胱癌的特異性較高。

抽血檢查分類	檢驗項目	臨床意義及說明
肝炎病毒血清學標記	B肝表面抗原HBsAg	B型肝炎病毒感染基礎指標。
	B肝表面抗体HBsAb	指標性的B型肝炎病毒感染保護性抗体。
	B肝e抗原HBeAg	活動性B型肝炎及高傳染性的指標。
	B肝e抗体HBeAb	急性B肝復原及治療效果的參考指標。
	B肝核抗体anti-HBc	最早且持久的抗体，近期急性感染B肝。
	A肝病毒抗体IgG	曾經感染過A肝，有保護抗体。
	A肝病毒抗体IgM	近期急性A型肝炎感染所生成之抗体。
	C肝抗体anti-HCV	C型肝炎病毒感染的重要指標抗体。
糖尿病進階	醣化血色素HbA1c	糖尿病進階檢查，治療監控指標。
心血管疾病危險機率	高感度CRP hsCRP	評估腦心血管疾病的發生風險率。
	同半胱胺酸 homocysteine	凝血機能亢進，動脈栓塞危險因子。
貧血相關檢查	鐵蛋白ferritin	數值上升下降鑑別診斷不同類型貧血。
	血中鐵serum iron 血鐵總結合能力TIBC	病毒性肝炎；急性白血病；營養不良；缺鐵性、惡性、海洋性貧血輔助診斷。
	血色素電泳Hb-Ep.	變異血色素鑑別遺傳性海洋性貧血症。
甲狀腺功能	三碘甲腺素T3 甲腺素T4	診斷甲狀腺功能異常及評估甲狀腺治療之療效。
	甲狀腺刺激素TSH	辨別甲狀腺功能障礙的病因是否與腦下垂體有關？
內分泌檢查	黃體激素LH 濾泡刺激素FSH	評估腦下垂體方面疾病，女性生殖生理或卵巢疾病以及男性睪丸功能。
	雌二醇E2	評估卵巢功能、月經異常及女性性徵的發育。
性病優生檢查	梅毒血清反應RPR	性病防治篩檢。
	梅毒確認檢查TPHA	性病梅毒的確認檢查。
	AIDS病毒抗体篩檢	重要的性病年輕化防治與通報。
	疱疹抗休HSV I+II Ab	生殖器疱疹防治篩檢。
	披衣菌Chlamydia感染	性接觸傳染病花柳淋巴肉芽腫。

抽血檢查分類	檢驗項目	臨床意義及說明
性病優生檢查	披衣菌抗体IgM/IgG	長期感染女性易罹患婦女病、不孕症。
	德國麻疹抗体IgG/M	保護性抗体有無，以做為施打疫苗之依據。
自體免疫疾病	抗細胞核抗体ANA	自體免疫疾病的自體抗体篩檢。
	抗雙股DNA抗体	全身性紅斑狼瘡等自體免疫疾病的確認檢查。
過敏體質篩檢 過敏原抗体	過敏抗体total IgE	IgE苔高，大都與過敏有關，應加驗過敏原Sp.IgE。
	36種過敏原檢查	過敏原特異性IgE半定量檢測。
傷寒副傷寒	懷達試驗Widal test	餐飲從業人員傷寒／副傷寒指標勞檢。
骨質疏鬆酵素	骨骼鹼性磷酸酶BAP	骨骼鹼性磷酸酶反應骨質代謝或流失。
藥物濫用初篩	安非他命 amphetamine	安非他命類藥物代謝產物於尿液中。
	嗎啡morphine	嗎啡、鴉片、可待因等毒品的代謝產物排於尿中。
血脂肪進階	脂蛋白元Apo A-1	低值預測冠心病（CHD）優於HDL-C。
	脂蛋白元Apo B	高值預測冠心病（CHD）優於LDL-C。
	脂蛋白Lp(a)	高值可預測動脈硬化，腦心血管疾病之風險評估。
	脂蛋白電泳分析 Lipo-Ep.	利用電泳結果區別脂蛋白異常。

2 三高
預防保健

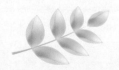

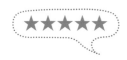

2 經常量血壓並做記錄的重要性

☻ 量血壓是最基本的保健工作

近年來，台灣地區十大死亡原因（詳見349頁）中，高血壓併發症（第十名）及與血壓過高的相關疾病如腦心血管疾病、心臟病、糖尿病都已擠入前五名。相信大家都清楚，三、四十歲以上的中老年人因血壓過高而面臨心血管疾病的威脅很普遍、且是常被討論的保健議題。

若要談高血壓（hypertension），首先應了解其定義。根據聯合國世界衛生組織（WHO）1999年的指引，120 / 80以下是理想的**收縮壓 / 舒張壓**（收縮壓又稱**高的血壓**，心臟收縮時動脈血管內的最高壓力，單位是mmHg毫米汞柱；舒張壓則是**低的血壓**，心臟舒張時動脈內壓力降至最低點的血壓值），139 / 89以下是正常血壓，140 / 90至160 / 95是偏高血壓，180 / 100以上便屬於高血壓。根據臨床觀察與學術研究，如果經常性血壓過高，罹患心臟病、中風及腎病等的機會也相應增加。年齡介於40至70歲的人，當血壓在115 / 75～185 / 115 mmHg的範圍內，收縮壓每升高20或舒張壓每升高10，都會使患有心血管疾病的風險增加一倍。

☻ 血壓高低是變動的

動脈血管是有彈性的，它承受血液流過單位面積管壁上之一收一放的側壓力，可用血壓計來測量。一般所謂的血壓是指主動脈壓，而平均血壓則是**（收縮壓＋2×舒張壓）／3 ＝ 1/3收縮壓＋2/3舒張壓**。

醫生或護士常用的「傳統」水銀血壓計較準確（需搭配聽診器較麻煩，民眾不易自行操作），不過，現今的電子型血壓計愈來愈進步又方便，只要兩種測量的血壓值比較誤差在10 mmHg以內，可被接受。

量血壓主要是「看高不看低」，雖然不少人（特別是女生）有經常性血壓偏低的「毛病」，但還不至於太危險（除非是病理性）。當因血壓過低而感到不舒服時，只要跑跑動動讓血壓上升即可，總比不明就裡的血壓持續高而又控制不易來得好。

整天的血壓在一定數值範圍內是變動的，隨著代謝速率、活動量、進

食、心情緊張而起伏，因此，最好在休息五分鐘後再測量血壓。測量前三十分鐘應避免抽菸、飲用咖啡、茶、含酒精的飲料及服用影響血壓的藥物；運動、奔走或吃飯、泡澡後，都要休息十至十五分鐘再量血壓。因血壓隨時在波動，一般連續三次、不同時間測量才能確定是否為高血壓。

☯預防高血壓該做些什麼？

原則上，高血壓可分為兩大類，一是佔患者九成的**本態性**高血壓，真正發生的原因或機轉不是很明確，可能與遺傳；年齡（中老年人血管「老舊」）；飲食、生活型態（吃重鹹、高脂肪、高熱量；不運動、抽菸；肥胖者）；情緒壓力（焦慮、急躁）及腎素-醛固酮（renin-aldosterone）調節系統失衡有關。另一種為**續發性**高血壓，這較易找出原因，大都與疾病相關，如嗜鉻性細胞瘤、庫欣氏症候群、甲狀腺機能亢進、主動脈狹窄、顱內壓升高等。

還有一種非常有趣的高血壓名為「白袍性」，也就是說少數人只要到了醫院（看到穿白袍的醫護人員）就會因緊張而血壓比平時高上兩、三成。

因此，我們常鼓勵有高血壓傾向的人，應遵從醫師的指示在家自行量血壓並做成紀錄。高血壓除了可用藥物來控制外，以下情事可協助預防高血壓：

一、規律的運動除了可減重外，亦能預防冠狀動脈疾病；降低血壓、血脂以及降低糖尿病、冠心病的致死率。

二、徹底改變不良的飲食習慣。低脂、低膽固醇、低鹽、少酒。

三、戒菸、減輕壓力。

四、避免蒸氣浴、泡過熱的水。

五、長期定時量血壓。

六、服降血壓藥後兩小時勿從事激烈活動。

在家量血壓要注意以下幾件事：

一、量血壓時要心情平靜，測量之前最好靜坐休息十到十五分鐘。

二、量血壓時要保持手臂與心臟呈水平同高，無論坐、躺臥都一樣。

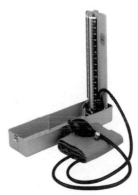

水銀血壓計

三、每天最好於早上九點、下午二點、晚上八點各量一次血壓。有使用降血壓藥物者，早上那次最好是在服藥前。

四、最好家中每位成人都知道如何使用血壓計、怎麼量血壓。

五、在家中量血壓發現有異常的話，要立刻就醫，並了解定期高血壓覆診的重要性。

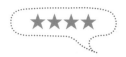

身高體重BMI及 腰臀比測量的意義

☯正視體重過重對健康的威脅

筆者是將邁入「不惑之年」的體重過重者，經常把「萬惡肥為首，百病胖為先」這句話掛在嘴邊，以提醒自己少吃、多運動，時時刻刻關心自己體重的增減和腰圍的粗細。同時，因目前從事的醫學檢驗工作與健康檢查有關，常以自己為例，積極宣揚體重過重對健康的威脅。

肥胖的定義是指體內脂肪過量，以體重為基準。由於成年人的肌肉、骨骼、臟器已不再成長，體重的升高大都表示體內脂肪細胞質與量的增加。男性的正常體脂肪含量為12～20%；女性20～30%，維持健康之最低體脂肪量分別是男性3～5%；女性10～12%。

利用身高、體重可簡單求出身體質量指數（body mass index；**BMI**，詳見下文），BMI過高可以表示肥胖，但肌肉發達的運動員可能有較高的BMI。許多研究指出，BMI高者，罹患疾病的機率愈大，BMI與健康息息相關，BMI只要超過**24**，與肥胖相關的疾病如高血壓、心臟血管疾病、關節炎、女性不孕症等之危險因子便開始增加。下頁表列出因體重過重（體脂肪過多）可能引起的健康問題和原因。

☯BMI值及理想體重之計算

身體質量指數（BMI）又名身高體重指數，是一種主要用於統計用途的計算值，由比利時人凱特勒（Adolphe Quetlet）於十九世紀中葉最先提出，其定義是「每平方公尺的身體表面積有多少公斤」，計算公式為：

$$BMI = 體重Kg / 身高m^2$$

舉例說明，身高170公分（1.7米）的成年男子體重85公斤，BMI $= 85 ÷ (1.7 × 1.7) =$ 29.4。

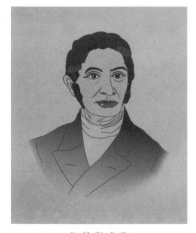

凱特勒肖像

如上文、下表所述，過高的BMI將使某些特定疾病的風險大幅提升，同樣也影響了壽命的長短。BMI偏高或偏低的人，都不比**BMI介於22～25**的人來的長壽，維持理想體重的重要性可見一般。

除了BMI之外，還有一種「標準體重」的計算公式：

（**男性身高cm－80**）**×70%**；（**女性身高cm－70**）**×60%**

對於著重健康或想減肥的人，最好很清楚自己的「理想體重」應落在什麼範圍，依衛生署（衛生福利部）根據相關研究於2002年四月所公佈台灣成人肥胖標準的BMI，換算自己的理想體重是有必要的。

以身高170公分的男性及160公分的女性爲例，**BMI＜18.5**（體重換算：男18.5×1.7×1.7＝53.5 kg；女47.4 kg）爲過輕；**18.5≦BMI＜24**（男53.5～70 kg；女47.4～61.4 kg）爲正常體重；**24≦BMI＜27**爲過重（男70～78 kg；女61.4～69 kg），**BMI≧27**（男78 kg；女69 kg以上）**即爲肥胖**。

另外的說法是，最有利於健康與壽命的理想值爲22，±10%（**19.8～24.2**）都是符合理想的範圍，男女皆同，年齡輕者適用較低的BMI，年紀大者可用高的BMI標準。根據BMI與身高，可以推算個人的理想體重。

健康問題	肥胖相關病症	可能的原因及說明
成年／肥胖型糖尿病（非胰島素依賴型／第二型糖尿病）		脂肪細胞增大，與胰島素的結合不良及訊息傳至細胞反應不佳，導致胰島素抗性增強。
高血壓		主因未明，可能是在增加的脂肪組織中血管分佈也增加，造成血液輸送的壓力與失控。
心血管問題	冠狀動脈心臟病（CHD）	肥胖者通常多吃少動，易造成血中膽固醇、三酸甘油脂升高，心血管疾病風險增加。
呼吸系統出問題		肥胖者的肺功能負荷加重。
骨骼和關節		膝蓋、腳踝、腰椎和髖關節的負荷過重。
消化系統	膽囊結石	因膽囊中的膽固醇含量增加，易造成結石。
	皮膚病	肥胖者皮膚皺褶處水份較高，真菌易滋生。
	各種女性癌症	雌性激素可由脂肪細胞產生，動物實驗顯示某些雌性激素過多會助長癌細胞的發展。
懷孕的危險性		分娩較困難，若需用麻醉劑時劑量要增加。
外科手術的危險		麻醉劑用量增加和傷口感染的機率較大。
死亡率高壽命短		如上所述的各種致病危險因子。

　　BMI原來的設計是一個用於公眾健康研究之統計工具，當我們需要知道肥胖是否為某一疾病的致病因時，可以收集計算一群相關人的BMI，再找出其數值及發病率是否有線性關聯。不過，隨著科技進步，現今BMI只是一個參考，真正要評估病人是否肥胖？**體脂肪率**比BMI更準確，而「**腰圍身高比**」、「**腰圍臀圍比**」又比體脂肪率好。最佳的方法其實要看**內臟脂肪**（這需使用儀器測量），若內臟脂肪正常但體脂肪率高，並不算過胖（如日本某些相撲選手）。因此，BMI的角色也慢慢改變，從醫學上的用途，轉為一般大眾**瘦身纖體**的簡易指標。

⊕測量腰臀比的意義何在？

　　由於BMI值無法把體脂肪計算在內，所以BMI超重者實際上可能並不肥胖。舉個例子，一個練健身的人，體重有很大比例的肌肉，他的BMI可能會超過30，如果身體的脂肪比例很低，那就不需要刻意減重。肥胖的定義是指**體內脂肪過多**（脂肪**細胞變大且數目增加**），正常體脂肪含量（以體重為準）男性為12～20%；女性是20～30%。

　　腰臀圍比值（waist to hip ratio calculator；**WHR**）是指腰圍除以臀圍的值。腰圍是反映**體脂肪總量和脂肪分佈**的綜合指標，臀圍則是表示**髖部骨骼和肌肉的發育情況**，因此，簡單來看，WHR值越大，腰腹或內臟就有可能堆積更多的脂肪。體脂肪之分佈可分為**上身肥胖與下身肥胖**兩型，上身肥胖型比較有心血管疾病、高血壓、糖尿病等慢性病的危險。故可利用WHR值來評估，若**男性大於0.9，女性大於0.85**，則為上身肥胖。另外，**皮下脂肪層**的厚度增加也反映出體內的脂肪過多。

　　根據衛生福利部的資料和建議，將國人的BMI（理想體重）、腰臀比（WHR）及體脂肪率指標，綜合整理於下表供參照。

狀態	BMI	加上WHR的疾病危險率			加上體脂肪（％）的疾病危險率		
一般標準	18.5～24.0	男<0.9	男>0.9	男>1.0	男<25	男>25	男>30
理想體重	22.0～24.0	女<0.85	女>0.85	女>0.95	女<30	女>30	女>35
體重過重	24.1～27.0	－	危險	高危險	－	－	高危險
中度肥胖	27.1～35.0	高危險	高危險	極危險	－	危險	高危險
嚴重肥胖	＞35.0	高危險	極危險	極危險	高危險	高危險	極危險

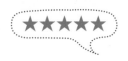

什麼是「三高」？代謝症候群？

⊕高血壓、高血糖、高血脂合稱「三高」

　　根據衛生福利部的統計，國人十大死因中與**代謝症候群**相關的死亡率高達35.7%，**高血壓、高血糖、高血脂（三高）**是主要危險因子，但國人「**三高控制率**」卻都低於三成。由於三高會交互影響，政府、醫藥界和民間社團經常發起一些健康推廣的活動如「健康綠燈一二三計劃」，努力宣導讓民眾了解——三高中只要出現一高，就得先設法控制另外兩高。

　　三高之間的關係密切，根據統計，20～60%的糖尿病人會合併高血壓，有50%糖尿病患者的血脂異常，而五十歲以上成年人，每兩人中其一有**血壓過高**

| 「三高」的危險值 |

	項目	單位	危險值	預防保健
血壓	血管收縮壓（高）	mmHg	>160	>140 / 90者應每天量血壓作記錄。
	血管舒張壓（低）	mmHg	>95	舒張血壓代表血管的彈性度，其控制有時比收縮壓還重要。
血糖	飯前血糖blood sugar AC 飯後血糖blood sugar PC	mg/dl mg/dl	>120～140 >140～200	血糖定期篩檢最為重要。正常人也應每半年檢查一次。
	醣化血色素HbA1c	%	>6.3	長期平均血糖的監控指標。
血脂	三酸甘油脂triglyceride		>150~200 >200~250	脂質代謝。糖尿病人定期追蹤。
	膽固醇總量cholesterol 高密度脂蛋白膽固醇 （HDL-Chol.）	mg/dl	<40	血管、粥狀動脈硬化；心血管疾病發生率；高危險群應經常追蹤檢查。

2

的問題。台灣每四位死亡者中就有一人死於「三高」相關疾病。根據國健署調查，國內高血壓患者服藥率男性47%、女性64%，有效控制率皆低於三成；**女性知道自己得高血脂症的比率更低於6%，男女服藥率約40%、控制率也僅三成。**

國內臨床研究指出，還沒出現三高症狀前，平時就得多運動、少吃油脂、多吃纖維食物。國人運動習慣極差，調查顯示，運動頻率在大學畢業後開始下降，四、五十歲才又警覺該規律運動。依新陳代謝科醫師的簡單建議：奉行日走萬步，腰間隨時掛著計步器；儘量不開車、多走路，以遠離三高威脅。

另外，許多民眾誤以為吃深海魚油膠囊能**降三酸甘油脂**。但醫師指出，除非長期服用才慢慢呈現效果，若只偶而或每天服用兩、三顆魚油，三酸甘油酯將**不降反升**。萬一買到不良品，還有可能吃下受油污和重金屬污染之大型魚所提煉的油脂。想有效控制三高，應奉行一二三步驟：

一、定期量血壓與經常檢查血糖、血脂。

二、良好飲食習慣、勤運動及保持好心情。

三、一旦發現有「三高」其中之一，應迅速就醫，尋求控制另二高之道。

⏀ 肥胖是百病之源

某派科學家（特別是專精減重、新陳代謝的醫師）相當贊同「百病胖為先，萬惡肥為首」這句話，基本理論是身體裡過多累積的**肥胖細胞**會分泌一種干擾胰島素作用的激素，形成「**胰島素阻抗**」問題，使得血液中的**血糖**和**血脂濃度**容易升高。

1988年美國史丹佛大學醫學院的教授們綜合各種研究成果，首次提出**X症候群**（syndrome X）與心血管疾病的關係，經過十多年的持續研究，目前將這症候群正式名為**代謝症候群**（metabolic syndrome）。代謝症候群（**筆者按：下頁表列出的五項指標中，有任三項即代表是代謝症候群**）是指有一些**心血管疾病危險因子**如「大腹便便」、過重、胰島素阻抗、高血糖、血脂異常、高血壓等，經常聚合在一起共同表現的臨床徵狀。雖發現這些因子有聚集現象，但造成的原因還是未知（X），這也是醫學研究者亟欲想知道的「蛋生雞或雞生蛋」問題——究竟是代謝症候群導致糖尿病、高血壓、心臟病、中風等，還是這些疾病引發代謝症候群。

最後，舉個民眾常聽到的「迷思」來說明三高或代謝症候群的**複雜性**。中醫說糖尿病是一種「消渴」，當體重過重者出現「三多」症狀時（已有糖尿病），吃多喝多反而一直消瘦，這種不正常的「減重」對三高防治來說不

指標	數值
血壓	≧ 130 / 85 mmHg
空腹血糖值	≧ 110 mg/dl
三酸甘油脂	≧ 150 mg/dl
「好的」膽固醇 （HDL-Chol.）	男 ≦ 40 mg/dl 女 ≦ 50 mg/dl
腰圍 cm 以肚臍為中心	男 ≧ 90；女 ≧ 80 （美國標準為102、88）

是「好事」嗎？有時候血糖太低，血壓反而會升高，呈現血糖低血壓竟然高的「逆向平行」？

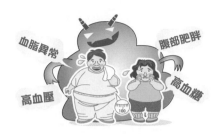

🔆代謝症候群的定義、預防與治療

有關代謝症候群的定義及臨床指引，目前主要分為兩類：一是1998年WHO提出的定義，但需利用測定尿蛋白的數據作為指標之一，較不方便。另一是2001年美國的國家膽固醇教育計劃（NCEP）所公佈的成人治療報告III（ATP III），裡面有提到一項簡易的指標——自我量腰圍（見上表）。

NCEP為了提供醫師治療心血管疾病危險因子的指引及方針，強調除了嚴格控制血脂外，還必須防治代謝症候群。台灣的指標除了參考NCEP定義外，亦考量「全國國民營養調查」的結果，下修腰圍標準。

根據NCEP的定義，美國人有代謝症候群的比例約22.5%，總人數比糖尿病4%盛行率換算的病人數要超過許多。台灣針對代謝症候群的全面性調查還在進行中，以現有的結果預估，依台灣的「腰圍標準」（見上表），代謝症候群的盛行率在男性和女性分別是23.8%、17.7%，此數字同樣比糖尿病的4～5%要高很多。

治療代謝症候群之首務是減肥與運動。體重減輕可立即看到壞的膽固醇（LDL-Chol.）下降的成果，也同時降低代謝症候群中其他的危險因子。而運動可以降低極低密度脂蛋白膽固醇VLDL-Chol.，並使HDL-Chol.升高，還有減少胰島素拮抗作用、降低血壓、改善心肺功能等效果。

此外，ATP III還建議，若體重控制和規律運動都無法改善，就要積極治療代謝症候群的根本問題，不管是血脂或非血脂因素。代謝症候群的出現，不只提醒醫師要如何關注全面性的心血管疾病因子，更應讓民眾了解心血管疾病相關的問題常是無獨有偶，不要只注意血脂高低、單看血糖值或只關心收縮血壓，應該為自己記錄所有代謝症候群的指標並力行健康規律的生活。

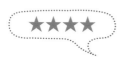

2 恐怖沉默的殺手　糖尿病

ⓣ 千錯萬錯在高血糖

一般人對糖尿病的印象可能還停留在——若血糖控制不好就有機會發生瞎眼、截肢等駭人併發症，但臨床上常見糖尿病人的主要死因其實是**腦心血管疾病**。換句話說，得了第二型（主要是肥胖引起）糖尿病的人，等於就是心血管疾病**高危險群**。因此，糖尿病人千萬不要以為只**把血糖控制下來**就高枕無憂，因為伴隨肥胖及高血糖而來的**高血壓、高血脂**也是心血管的隱形殺手（invisible killer）。

不可不知的糖尿病人三高數字

	研究統計的題目內容與數字
美國的研究統計	三位糖尿病患者有兩人死於中風或心臟病猝發。
	糖尿病人罹患心臟病及中風的機會是非糖尿病人的2～4倍，且心臟病發作時的病況比一般人來得嚴重許多。
	糖尿病人罹患心臟病的平均年齡也比非糖尿病人來得早。
	三高經常一併出現，超過50%的糖尿病人有血壓過高的問題。接近一半的糖尿病人都會有至少一項血脂（三酸甘油脂；膽固醇；高、低密度脂蛋白膽固醇）異常。
	70%的糖尿病人沒想過自己會有心臟病或中風的事，60%的糖尿病人渾然不知自己是另二高的危險群。
台灣的調查研究	國人十大死因第四位。
	糖尿病在台灣的盛行率約5%，估計有110萬人，實際就醫者只有一半，約60萬人。
	以美國的流行病學標準推估，約有70萬的糖尿病人死於中風或心臟病。

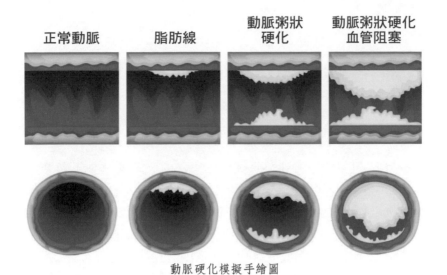

| 正常動脈 | 脂肪線 | 動脈粥狀
硬化 | 動脈粥狀硬化
血管阻塞 |

動脈硬化模擬手繪圖

　　令人憂心的是，糖尿病人的心臟病常是靜悄悄地來，不像非糖尿病人的心臟病常有胸痛、心跳加快、呼吸急促、盜汗等「先兆」。在毫無查覺甚至沒有感覺的情況下發作，糖尿病人因心臟病猝死的機會比其他人高。

千夫所指胰島素

　　糖尿病會和高血脂、高血壓扯上關係，主要原因在於控制血糖的荷爾蒙──胰島素。胰島素不是只「管理」醣份，也控制食物中的蛋白質、脂肪在人體內的代謝與利用，這三類營養素即是提供細胞運作的能量來源。但是，糖尿病人因各種原因導致胰島素分泌不足或失常，使得細胞無法吸收葡萄醣，糖份因而滯留在血中（血糖值高，糖尿病）。

　　由於細胞不能利用醣類以產生能量，爲了補償，只好轉而加速分解蛋白質和脂肪。脂肪大量分解，會使血液中的三酸甘油脂濃度升高，而三酸甘油脂與高密度脂蛋白膽固醇（high density lipoprotein-cholesterol）呈反向關係，血糖控制不下來，常伴有三酸甘油脂上升、高密度脂蛋白膽固醇不足的情況發生。

　　HDL-Chol.即爲一般俗稱「好的」膽固醇，具有清除周邊血管多餘膽固醇、帶回肝臟分解的功能，動脈想不硬化、血管要「清」，HDL-Chol.愈多愈好。糖尿病患者有些只是三酸甘油脂高；HDL-C低，但亦有膽固醇也高的混合型。血中膽固醇升高是動脈硬化的危險因子，血液較「油」、「濁」，流速變慢，加上血管壁附著太多油脂（管徑變窄，見上圖）、硬化後彈性差等因素都會造成血壓過高。

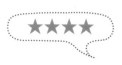

認識糖尿病

我們身體把澱粉類食物分解及轉變成結構較小的單醣（如葡萄醣），而吸收葡萄醣要靠胰臟所分泌的胰島素協助，它可以幫忙分解後的葡萄醣進入細胞內，提供身體能量。當我們的胰臟功能退化（老化）或其他生理因素（肥胖），導致胰島素分泌不足或合併**胰島素阻抗**作用，使得血中的葡萄醣過高，若持續的高血糖而引發症狀時，即是俗稱的**糖尿病**。

糖尿病初期無明顯症狀，須透過血糖篩檢（健康檢查）才能早期診斷及早治療。糖尿病是需要終生控制的慢性病，目前尚無法根治，但可以將血糖控制在理想範圍，避免後續的併發症，維持良好的生活品質。

⊕ 胰島素是如何調節血糖

胰島素（insulin）是一種賀爾蒙（分子量5.8 Kdt.的蛋白激素），幫助食物中的糖份能夠順利進入細胞以提供能量。當胰臟內的**胰島 β 細胞**不再製造胰島素或分泌不足，還是胰島素不能夠被細胞利用時，就會出現高血糖症。胰島素除了參與調節糖份代謝外亦可純化後用來**治療**糖尿病。

胰島素的分泌可分成兩部份，一是幫助維持空腹血糖之正常，稱為**基礎胰島素**；另一則是為了降低餐後血糖升高、維持餐後血糖的平穩，稱之**餐時胰島素**。餐時胰島素的早期分泌控制了餐後血糖升高的幅度和持續時間，其主要作用是**抑制肝臟內生性葡萄醣**的生成。透過該作用機制，血糖在任何時間均被控制在接近穩定正常的水平。

胰島 β 細胞受**內生**或**外來**性物質如葡萄糖、乳糖、核糖、精氨酸、**胰升糖激素**（glucagon）等的刺激而分泌胰島素。胰島素的基本生理作用是促進細胞膜上的**葡萄醣載體**將葡萄醣轉運入細胞（最重要是進入肌肉和脂肪組織的量），並透過控制胺基酸的吸收以增強DNA複製及蛋白質合成，還有利用**變構作用**來調節多種酶的活性。

第一型糖尿病患者在確診之前，大部份人的胰島 β 細胞已發生自體免疫性破壞，導致餐時和基礎胰島素分泌都減少。第二型（中年）糖尿病患者胰島 β 細胞的功能不良之進展較緩慢，常表現為胰島素阻抗，也同時存在胰島

素製造減少，因而出現空腹血糖正常但餐後血糖居高不下的情形。最終，餐後血糖數值可高達無糖尿病時生理狀態的四倍，並在進餐後血糖持續升高數小時，至下一餐前仍然顯著偏高（筆者按：這即是為何有時篩檢糖尿病也要測飯後血糖的原因）。

目前彌補餐時胰島素分泌不足的胰島素製劑有胰島素類似物等多種。「基礎胰島素」是胰島細胞24小時持續脈衝式分泌的胰島素，主要用於維持空腹血糖水平的正常。「糖尿病學指南」建議，在改善生活方式和口服藥治療後，如果血糖控制仍不滿意，應儘早開始胰島素治療，且首選是「基礎胰島素」與口服降血糖藥合用。若此療法仍不佳，根據指南，在此基礎上，就餐前再加用「速效胰島素」。目前用於彌補「基礎胰島素」不足的製劑主要有基礎胰島素類似物「地特胰島素」等。

按照胰島素的化學結構和來源可分為動物胰島素、人胰島素、胰島素類似物等三種。人胰島素如諾和靈系列，胰島素類似物如門冬胰島素、門冬胰島素30、地特胰島素注射液。

按作用時間的特點可分為速效胰島素類似物、短效胰島素、中效胰島素、長效胰島素（包括類似物）和預混胰島素（類似物）。常見的速效胰島素類似物如門冬胰島素；長效胰島素類似物如地特胰島素。

臨床試驗證明，胰島素類似物在模擬真正胰島素的分泌和減少低血糖發生的危險性上，優於人類胰島素。

⊕ 糖尿病的症狀與診斷檢查

糖尿病患者初期大都沒有特別的不適或臨床病徵，若沒有及早發現（透過預防篩檢）而自覺有多渴、多吃喝、多尿（俗稱「三多」）、體重下降、疲倦等「怪現象」時應該已確定「有了」糖尿病。糖尿病防治的重點是早期發現、儘早治療、長期追蹤檢查和監控血糖值，預防嚴重併發症（腎臟、眼睛、神經和大血管等病變）提早發生。

正常人血中的葡萄醣值會隨饑餓、飲食而有所高低起伏，胰島細胞是根據血中葡萄醣的濃度來分泌胰島素，血糖上升會刺激胰島素分泌，相對的血糖下降則抑制分泌。經此調節機轉，使血糖維持在一定的範圍。所以，我們一般所謂「多次」的血糖檢查，是可以區別正常或糖尿病人。

目前，國內針對用「血糖值」來診斷糖尿病（以筆者的觀點，或說篩檢出高血糖症危險群）已有共識，大多依據「美國糖尿病協會」1999年的指引（多年來經過修正），簡單劃分血糖檢查呈現以下結果任一，即可評估受檢

者為罹患糖尿病的高危險群：

一、空腹8～12小時＞120 mg/dl。

二、飯後大於飯前血糖值＋20 mg/dl（見註）。

三、飯後確實兩小時＞140 mg/dl。

四、有典型症狀之隨機（飲食狀況不明）檢查＞200 mg/dl。

五、其他進階血糖檢查如葡萄醣耐受性試驗、醣化血色素比例，超過建議的正常值。

　　糖尿病的發生與遺傳和體質有很大的關聯性。學理上，簡單將糖尿病分成第一（俗稱年輕型）、第二（成人、中年型）兩型。第一型與遺傳體質（如自體免疫）和環境因子（病毒感染、毒性化學藥劑）有關，病因是胰臟內負責製造胰島素的細胞受到破壞。第二型可能是由年紀、家族病史、肥胖、運動不足、情緒壓力、懷孕、藥物、營養失調等單一或綜合因素所引起，病因是胰臟分泌胰島素的功能衰退或身體細胞對胰島素產生抗性，都會引發高血糖症。

　　大多數的糖尿病患者初期沒有特別不適或臨床病徵，典型的高血糖症狀有「三多」、體重下降、疲倦、肌肉痙攣、腹痛嘔吐，嚴重時會嗜睡、意識不清。因長期高血糖所導致的全身性各器官慢性併發症有：腎臟病變（據統計，三位洗腎者中有一人是糖尿病友）；眼睛病變（如長期泡在高血糖下的視網膜小血管傷害）；神經病變（神經系統受到破壞、功能缺損，如腳痛、對光適應差、易跌倒等）；大血管或下肢靜脈病變（如腦中風、心肌梗塞、小腿或腳潰爛）。

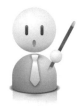

註：舉例說明，空腹血糖98看似正常，但飯後（兩餐間）或隨機血糖在不同日子三次所測的值分別是142、128、136。這種情況，受檢者有可能是「餐時胰島素」開始出現阻抗作用的潛在糖尿病高危險群。

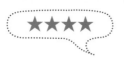

★★★★

糖尿病患者的飲食禁忌

糖尿病可說是一種「老」病，從它的英文病名diabetes mellitus可知糖尿病為何被列入與「營養、代謝」有關的綜合病症，中醫也根據臨床上所謂的三多症狀加上消瘦而名為「消渴」。因此，一般認為糖尿病的「發生」與不良的飲食結構和習慣關係密切。不過，筆者認為糖尿病的病因並不單純，上述那句話應該改成：**糖尿病的防治與**戒除「現代化」不良的飲食結構和習慣有重大關連。

目前醫界對糖尿病的治療已有共識，先教育病人**改進不好的飲食習慣、嚴格控制飲食內容、經常性適度運動、自我管理（監測）血糖數值**，最後才考慮用藥。另外，在治療期間，患者若不忌口，無論口服藥或胰島素針劑的效果將打折扣，甚至毫無用處。關於糖尿病患者的**飲食禁忌**整理於下表。

禁忌飲食及其理由	食物內容
含糖飲食：糖份直接被吸收，血糖上升快速。	麥芽糖、冰糖、各式砂糖；碳酸飲料；巧克力、糖果、甜糕餅；果醬、煉乳；霜（冰）淇淋；水果罐頭、濃縮果汁。
過於軟爛食物：澱粉久熬都轉成糊精，易被消化吸收，使血糖迅速上升。	粥、米糊；煮爛麵條、米粉、粿條。
酒精飲料：每克乙醇可產生七千大卡的熱量。	啤酒、烈酒、薄酒、保力達之類。
高膽固醇食物：糖尿病人的醣類代謝已失調，必會牽動脂質代謝也異常。	奶油；各種動物性油脂、肥肉、內臟。
高糖份水果及其製品：水果的果膠雖可延緩葡萄醣被吸收，但仍應食用低糖水果。	荔枝、龍眼（干）、甘蔗、紅棗；柿餅等。
助熱生火、辛燥傷陰食物：糖尿病體質是「陰虛為本、燥熱為標」，不宜多吃。	韭菜、芹菜、蒜苗；薑、辣椒；茴香；羊、鹿肉及其滷製品。
黃豆及其製品：糖尿病易併發腎病變、蛋白代謝異常，不宜多吃動植物蛋白。	豆漿；豆腐、豆干、豆皮、豆包等各式素豆製品。

2 如何靠日常飲食來控制血糖

🏆 健康檢查血糖值結果

　　如前文所述，一般人血中的葡萄醣值會隨饑餓、飲食而有所高低起伏，經胰島素的調節機轉，使血糖維持在一定的水平。因此，無論您是年輕型（遺傳）或中年型（肥胖、高血壓）糖尿病潛在的「正常」成人，務必要執行「多次」的血糖檢查才能判別是否已有糖尿病。

　　大多數糖尿病患者初期沒特別的不適或臨床病徵，通常是透過血糖篩檢（健康檢查）才被發現。至於已察覺有典型的**高血糖症狀**如多渴、多吃喝、多尿（俗稱「三多」），甚至體重下降、疲倦、肌肉痙攣、腹痛嘔吐、嚴重時嗜睡、意識不清等，更要勤做檢查、就醫用藥和以運動、飲食來控制血糖。

　　糖尿病是需要終生「奮戰」的慢性病，目前**尚無法根治**，但可以及早發

檢查項目	結果	建議處置
飯前血糖 mg/dl blood sugar AC	＜ 60	看醫生、複驗。隨身備糖果、巧克力等。
	70〜110	正常。40歲以上者每半年驗一次。
	110〜150	高危險群。定期追蹤、就醫。 可先用食物控制血糖看看（見50頁表）。
	＞ 180	先懷疑是糖尿病？就醫吃藥、食物控制。
飯後或隨機血糖 blood sugar PC	＜ 80	看醫生、複驗。隨身備糖果、巧克力等。
	90〜130	正常。40歲以上者每半年驗一次。
	130〜170	高危險群。定期追蹤、就醫。 可先用食物控制血糖看看（見50頁表）。
	＞ 200	先懷疑是糖尿病？就醫吃藥、食物控制。
醣化血色素比例 HbA1c	4.3〜5.7%	正常。每半年追蹤空腹血糖。
	5.7〜6.5%	高危險群。就醫並以飲食控制（見50頁表）。
	＞ 6.5%	確診糖尿病。就醫吃藥、食物控制。

現、提早治療，並將血糖控制在理想的範圍，避免後續併發症，維持良好的生活品質。所以，糖尿病防治的重點是早發現、常追蹤和監控血糖值，預防嚴重併發症提早發生。上頁表列出一般在做健康檢查時的血糖檢驗結果及其相對應之處置建議。

糖尿病建議之飲食指南

• 糖尿病飲食首重熱量控制

以平常飲食為基礎，藉調整熱量、蛋白質、脂肪及醣類的攝取，達到控制糖份代謝異常的一種習慣。

• 飲食控制的目的

1. 適量、均衡的營養，以維持理想體重及正常代謝。

2. 患者的血糖和血脂肪值，應控制在正常範圍內。

3. 避免或延緩糖尿病併發症的發生。

• 糖尿病人的飲食原則

遵循專業的飲食計畫，均衡適量攝取六大類食物，避免喝酒、多運動，以維持理想體重。定時定量，方便的話可少量多餐（一天五到六次）。

• 第二型糖尿病患者的飲食

通常合併中高齡、體重控制概念，即高纖、新鮮、少油、少鹽。

• 備有「常見食物GI值（升糖指數）與熱量表」供飲食參考

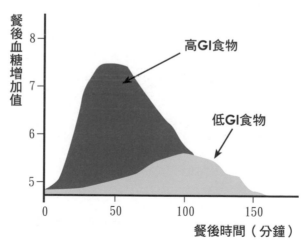

食物GI值高低與升糖情形

| 糖尿病高危險群或患者建議之日常飲食 |

	食物分類	烹煮法	吃	少吃	禁止
水份	一天6～8杯（250cc）溫開水 無糖的茶、清湯。		可	有熱量	
米飯雜糧	白飯（粥）、糙米飯（粥）；胚芽米；燕麥、麥片；玉米；麻薯。	蒸煮	可	熱量高 適量	
麵包製品	全麥、黑麥麵包；吐司、白吐司；培果、牛角麵包、法國麵包等各式精緻麵包。	簡單烘焙	可	熱量高 適量	
米麵粉類及製品	全麥、蕎麥麵條；白麵條、米粉、粿、油麵、烏龍麵；麵線、板條；全麥麵粉、低筋麵粉；綠豆冬粉。	水煮 涼拌	可	適量	油炸
	太白粉、麵包粉製品；義大利麵。		可	適量	勾芡羹湯
根莖瓜果	蒟蒻；甘薯、菜頭、竹筍；苦瓜；牛蒡；馬鈴薯、芋頭、山藥、胡蘿蔔；南瓜。	水煮、少油炒	可	GI較高 適量	
蔬菜	綠色葉蔡、結球葉菜；花椰菜；小黃瓜；豆芽；青椒；四季豆；蕃茄；洋蔥；胡蘿蔔；玉米；韭菜。	水煮、少油炒、涼拌	可		
水果	草莓、木瓜、柳丁、檸檬、蘋果、柿子、奇異果、櫻桃、桃子、哈密瓜、西瓜、芒果、葡萄、香蕉。		可		
	水果衍生製品如果醬、葡萄乾。			GI較高 適量	不吃為宜

	食物分類	烹煮法	吃	少吃	禁止
肉類海鮮	白魚肉、紅魚肉；魚卵；帶殼海鮮；軟體海鮮；加工魚丸；魚罐頭。	水煮、少油、煎烤		魚最好去皮	
	雞、鴨、鵝肉；牛、羊、豬肉、內臟。	水煮、少油煎、蒸		適量	
	加工、醃製肉品如火腿、香腸、臘肉、培根……等。			最好不吃	油炸
蛋豆堅果類	原味優格、脫脂牛奶、水煮蛋、植物奶油。			適量	
	毛豆、豌豆；白豆腐、低糖豆漿；杏仁、花生、腰果；鮮奶油。				
	油豆腐、豆皮、豆包；米漿；起士、全脂奶製品。				
	炸豆腐；鹹鴨蛋；甜煉乳。				不吃
點心	果凍、布丁；蘇打等鹹餅干。			適量	
	巧克力、牛奶糖；洋芋片；甜甜圈。甜的市售飲料、汽水、可樂、調味果汁。				不吃

健檢項目

臨床生化檢驗 ★★★★★	飯前／飯後血糖 blood sugar AC/PC
檢查意義綱要	代謝症候群及糖尿病篩檢、診斷、追蹤
健康檢查分類	糖尿病預防篩檢；內分泌機能檢查；消化代謝功能檢查

檢體／採集

　　0.3 cc以上血清、血漿。**避免溶血**、脂血。採血兩小時內分離血清。採血前空腹8～10小時（AC）。最好用NaF抗凝劑集血管的血漿。

檢測物

　　飲食攝取的各式碳水化合物經過消化分解成**葡萄醣**glucose（一種六碳醣hexose，右圖）被人體吸收，透過血液輸送至各組織給細胞利用。

　　正常人的血糖（血中葡萄醣）會隨饑餓、飲食而有所高低起伏，胰臟內胰島 β 細胞是根據血中葡萄醣的濃度來分泌胰島素（血糖上升會刺激胰島素分泌，相對的血糖下降時會抑制分泌），經此調節機轉使血糖維持在一定的範圍。

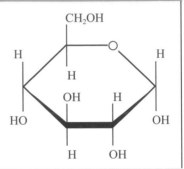

參考值

　　大部份實驗室依據其檢驗方法所提示之參考值，綜合整理如下：
70-80～110-115 **mg/dl**（空腹）；**<120 mg/dl**（飯後）
<130 mg/dl（隨機）；85～135-140 **mg/dl**（PC2hrs）
通報危險值：**> 500 mg/dl** 或 **< 40 mg/dl**

臨床意義

　　血液葡萄醣值是變動的，會隨年齡、每段期間生活習慣甚至每天的飲食而有**範圍內差異**，在民眾常聽過的「**抽血驗血糖**」、「**簡易血糖試劑片**」、「**驗尿糖**」中還是以採血分離血清或血漿化驗的血糖值較準，但仍要搭配多次檢查和抽血時明確表示的「飲食狀況」供醫事人員記錄。

　　人體紅血球的細胞膜可允許葡萄醣自由通透，葡萄醣在紅血球內和血液中達成平衡，濃度相當。正常人全血（扎指尖血用「**小型血糖機**」測）的葡萄醣值比血清或血漿**低15%**，不過，現今的小型血糖機大多有校正或比對血漿值計算調校，甚至「老

病號」靠自行認知「調整理解」數值。使用大型自動化檢驗儀器來測靜脈血較能反應出體內血糖的確實狀況。

糖尿病篩檢常碰到以下狀況，要特別注意：

一、糖尿病（如第二型）早期常出現「葡萄醣耐受不佳」情況—空腹血糖值正常，但隨即的飯後值卻高很多。

二、通常血漿血糖值大於180 mg/dl時，尿液才會出現「**尿糖陽性**」。不過，血中和尿裡的葡萄醣值並不完全呈現相對平行關係，臨床上偶見有血糖值超過200 mg/dl尿糖卻陰性；而血糖正常但尿糖呈陽性反應，為何會如此？醫學上未有定論。

血液被抽離身體後，紅血球**仍會代謝利用葡萄醣**（**糖解作用**），一般在室溫下未立刻分離血清之血糖值以**每小時5～7%**（**5 ～10** mg/dl）的速率下降。所以，醫事人員在無法馬上驗血糖的情況下，抽血後必須將血液置於含有**氟化鈉NaF**（**糖解抑制劑**）抗凝劑的試管冷藏保存。至於自動化檢驗方法和儀器試劑的測定差異不大，參考實驗室所提供的正常值即可。

重點說明

超過危險值者可能會有多尿、多渴、噁心嘔吐、疲倦、腹痛、肌肉痙攣。低於危險值者則會出現盜汗、虛脫感、精神不安、焦躁易怒、頭痛等不適。

血糖值可用於區別正常和糖尿病人（**高危險群篩檢**）及治療監控指標。最基礎、方便又較能確實反應身體狀況的是「**抽血驗血糖**」，短期內連續二到三次的檢驗結果綜合判斷較有診斷意義。一般血糖超過正常值者須複驗或做進一步的檢查。

健檢項目

臨床血液檢驗	醣化血色素；血色素糖化比例
★★★★	HbA1c glycohemoglobin；glycosylated hemoglobin
檢查意義綱要	糖尿病進階檢查及治療控制指標
健康檢查分類	糖尿病防治；糖尿病進階檢查；內分泌代謝功能檢查

檢體／採集

1 cc全血（抗凝劑**EDTA**管較佳），避免溶血。採血前不必禁食。

檢測物

血色素（hemoglobin）是紅血球中很重要的一種蛋白質，主要功能是將氧氣帶到身體各處供組織細胞運用。許多醣類可以附在血色素上，稱為**醣化血色素**（glycosylated hemoglobin）。血中的**葡萄醣**附著到紅血球裡血色素**A次單元**（subunit）β鏈的N末端，在測定的圖譜上區別為**A1c**。

由於血色素有四個次單元，正常成人絕大多數為$\alpha_2\beta_2$，這兩種亞基都可被糖基化（見下圖），各種醣化血色素中，最重要的是**HbA1c**。這種糖基化過程不需酵素催化，在紅血球**120天**左右的生命週期內，葡萄醣可不斷將血色素轉化為醣化血色素。**糖基化**作用是**不可逆**的，血色素一旦糖基化便會在紅血球細胞內積累，直到紅血球生命結束被代謝掉。

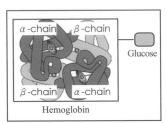

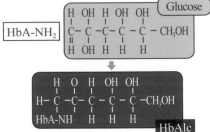

參考值

無論國內外，目前測定醣化血色素的標準方法為**高效能液相色層分析法**（**HPLC**），所提示之正常參考值如下。

　　HbA1c糖化百分比：4.0～6.0 %

臨床意義

HbA1c是最重要的一種醣化血色素，血中葡萄醣濃度愈高，HbA1c也愈高。葡萄醣一旦結合到血色素上，就不易脫落，醣化血色素可反映在紅血球生命週期（平均壽命80～100天）內血液葡萄醣的平均濃度，一般認為是四至八週內的葡萄醣水平，可做為兩至至三個月期間穩定血糖平均值的評估。

血糖控制較差的糖尿病患者，其HbA1c的比例會大大超過健康人。不過，有時糖尿病人若因其他疾病或生理症狀，如慢性失血、慢性腎衰竭、惡性貧血、溶血性貧血、地中海型貧血，而導致紅血球壽命降低，可能會出現高血糖而**醣化血色素正常**或**偏低（偽低值）**。

糖尿病確診的定義

1. 已出現「三多」症狀，偶發血糖高於200 mg/dl。

2. 飯前血糖值 ＞126 mg/dl；飯後血糖值 ＞140 mg/dl。

3. **醣化血色素比例 ＞ 6.5%**。

美國糖尿病學會建議（此規範對孕婦及孩童不適合）

1. 醣化血色素比例在**5.7～6.3**間是罹患糖尿病的高危險群。

2. 確認的陽性報告應在不同日子複檢。

3. 糖尿病控制者的**HbA1c若大於9.0%**時應積極處理。

重點說明

醣化血色素代表的是過去三個月受測者的平均血糖值，因為HbA1c的比例和平均血糖成正比，HbA1c檢測的特異性高且不像血糖值容易受到許多因素影響而有起伏變化。定期抽血驗醣化血色素，是一個非常有用的糖尿病診斷進階檢查和血糖控制指標。

過去有人曾建議使用醣化血色素做為糖尿病的篩檢工具，不過，正常人、葡萄醣耐受性異常的病人與糖尿病患者的HbA1c分佈也會有所重疊，在糖尿病的篩檢上並不比血糖測定來得有效益。

平均飯前血糖值與醣化血色素比例之對應參照

近二十年來，國際糖尿病協會（IDF）發佈第二型（中年型）糖尿病全球指引，建議**HbA1c應低於6.5%**。雖然這並不是每位病人都可以辦得到，但至少應該儘量在標準值內。如果測定結果**超過8%**，表示你的血糖控制方式需要做一些調整，建議至少每三個月檢查一次HbA1c，直到情況改善才放寬檢查的時間間隔。

如果平常測血糖只有在餐前、餐後或任何時候，這樣的血糖值因為變化大，可能無法正確評斷平時血糖控制的情形，所以HbA1c代表是長時間的血糖控制指標。下表列出HbA1c和平均血糖濃度的對照參考。

HbA1c測定是目前臨床醫師監控糖尿病的共識，但病人居家的「自我血糖管理」也很重要。由於患者日常在家只能使用簡易的血糖機測**全血血糖值**，因此美國糖尿病學會與國際性各臨床生化學會聯合提出一個簡單的換算公式（可與下表相呼應），供作**自我血糖管理**的參考基準。

$$醣化血色素（\%）= （飯前平均血糖值 + 46.7）÷ 28.7$$

一般而論，當醣化血色素＞9.0%，經由飲食、運動控制加上降血糖藥物治療，若無法在三到六個月內讓醣化血色素**降至6.5或7.0%以下**，則強烈建議使用胰島素針劑來控制血糖。

在罹患糖尿病的初期就能訂下**較嚴謹**（平均血糖值140 mg/dl；醣化血色素6.5%以下）的**血糖控制**，是預防糖尿病**併發心血管**和**腎病變**相當重要的關鍵。

HbA1c%	平均飯前血糖mg/dl	HbA1c%	平均飯前血糖mg/dl
5	90	10	250
6	120	11	290
7	150	12	330
8	185	13	360
9	220	14	395

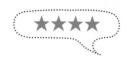

三酸甘油脂數值過高要注意

本篇部份內容主要參考「15位名醫談高血脂—血液中的隱形殺手」一書p79～85

不同於膽固醇多由身體自行製造，血液中的三酸甘油脂深受食物影響，過高時會威脅到心臟血管的健康。此情形常見於肥胖者及糖尿病人身上，該怎麼做才能降低三酸甘油脂、永保健康呢？

一般人印象中的「血脂肪」，是指空腹八小時以上血液中的脂質濃度。近年來，醫界已開始注意飯後的**血脂肪數值**（特別是**極易受飲食影響的三酸甘油脂**）濃度。臨床上發現，有心臟病史的人其飯後三酸甘油脂平均值似乎比一般健康成人來得高。

☯ 調節與代謝機制出了狀況

正常情況下，三酸甘油脂在進食三十分鐘後開始慢慢升高，六小時左右達到最高峰。吃過飯後，被消化的醣類會刺激胰島素分泌，除了調節血糖外，胰島素還會很快地進入**脂肪細胞**，與細胞接受器（receptor）結合後形成「指令」，命細胞**停止分解脂肪**以及製造一種脂蛋白脂解酶。脂解酶被分泌到血管壁上，將飯後血液中的脂肪分解成脂肪酸，除了直接供應活動的能量外，多的脂肪酸被脂肪細胞吸收儲存起來，剩下的來到肝臟，做為合成**極低密度脂蛋白**的材料。

但是，在高三酸甘油脂血症的人身上，前述既定的調節與代謝機制「走了針」。三酸甘油脂過高者多半是因為吃「尚好」、「尚油」或肥胖所致，吃太多時，體內的脂肪細胞持續擴大，最後開始分泌三種干擾胰島素作用的物質——**腫瘤壞死因子**（TNF-α）、**瘦素**（leptin）、**抗素**（resistin），這些細胞激素讓所有的脂肪細胞「抗拒」胰島素的指揮，不斷分解原本儲存的脂肪。另外，「胰島素阻抗」也會使得脂肪細胞減產脂蛋白脂解酶，如此，血管壁吸收三酸甘油脂的能力也下降，惡性循環又節節相扣，造成血中三酸甘油脂濃度居高不下。

脂肪細胞持續分解，生成愈來愈多的**游離脂肪酸**（free fatty acid），這些脂肪酸若無適當的細胞活動（身體運動）消耗掉，會被運到肝臟以做為合成**富含三酸甘油脂的極低密度脂蛋白**，又開啟另一個不良的循環。此狀況週而

復始，**持續性高三酸甘油脂血症**的血中都是「**內生性**」的三酸甘油脂，而非來自外食。肥胖；吃喝太多咖啡、甜食、含糖飲料，都會加劇持續性三酸甘油脂過高。這些朋友其血中三酸甘油脂的量不易自然降低，應從根本來改善「胰島素阻抗」或體重超重等問題。除了吃藥、減重外，增加低熱量食物、纖維、蛋白質的攝取以及多運動都是有幫助的。

✿高三酸甘油脂血症

　　暫時性高三酸甘油脂血症是指一般飯後（特別是多油、高脂肪食物）血中三酸甘油脂濃度暫時升高。臨床上，有時頗令人感到困擾——持續性高三酸甘油脂血症的平均三酸甘油脂數值約200～300 mg/dl，但暫時性的有時於飯後會飆升至800～1200 mg/dl。也就是說，持續性高三酸甘油脂血症的人之飯後三酸甘油脂通常約只上升一倍，相較穩定，反而是暫時性高三酸甘油脂血症增加的幅度巨大，約三至四倍。

　　暫時性三酸甘油脂易升高的人，主要是因為脂肪細胞沒有製造足夠的脂蛋白脂解酶，以應付剛吃進來的食物，突然大量湧進體內的油脂來不及被細胞分解吸收。這種三酸甘油脂的劇升，較易藉由飲食上的減少油脂攝取而改善，下降明顯。

　　體重標準的健康人，脂蛋白脂解酶分泌充足，清除血中多餘脂肪的動作很快，不會因進食而產生高三酸甘油脂血症。原本就有持續性三酸甘油脂過高的人，進食後三酸甘油脂上升兩倍，甚至在吃完豐盛的消夜後，隔天數值上千，這需要較長的時間（餓一餐也沒比較快）才漸漸回復到偏高「正常值」200～300 mg/dl。

　　雖然三酸甘油脂的代謝問題錯綜複雜，但基本上仍是受體質（遺傳）、性別和年齡三大因素影響。例如，日本的研究發現，血中三酸甘油脂過高的人中25%有**脂解酶缺陷**的遺傳問題。國內有「健康檢查報告」指出，三十歲以上的男性15%有持續性三酸甘油脂升高的情形，女性只有2～3%，一直到了五十歲，女性有三酸甘油脂過高問題之比例暴漲至15%（但比同年歲之男性高三酸甘油脂血症的比例還是低一點）。

✿健康的黃金定律

　　上述因「胰島素阻抗」所引發一連串的脂質代謝及「回饋抑制」等現象，雖屬於身體的自然防衛與調節（筆者按：太胖的細胞會想辦法甩掉多餘的油脂），但並非「高枕無憂」。若飲食絲毫不節制，總是吃比耗的多，持

續阻抗胰島素的作用，就可能一發不可收拾。對於肥胖的糖尿病患者來說，體重管理是最好的「治療」，因為只要一減重，「胰島素阻抗」的壓力便開始減輕。

改變飲食的習慣和內容可說是有「一箭雙鵰」之好處，既能減重又可降低三酸甘油脂，不過，無論如何調整，務必要控制總熱量及糖份的攝取。例如，有人聽說富含omega-3的魚油可降低膽固醇及三酸甘油脂，吃太多又未節制其他油脂食物，不僅好處沒加倍，還因總熱量過多而增重。糖類也是，甜食易使血糖升得快，血中胰島素太多易引發「胰島素阻抗」問題，三酸甘油脂降不下來。因此，營養師通常會建議一天的糖份攝取不宜超過**50公克**或總熱量的**10%**。

☝少吃油糖、多運動、勤做檢查

一般減重的飲食概念，是以各種方法減少（或取代）醣類和油脂的熱量。例如**複合性、低GI**（升糖指數）的碳水化合物，被消化吸收的速度比單醣慢，不會驟然改變血糖及胰島素的升降。其次，過去美國流行的一種減肥飲食是以高蛋白食物（只吃肉）為熱量的主要來源，目的是增加飽足感及降低血中三酸甘油脂。 但凡事過猶不及，營養師建議：複合式醣類食物不宜超過總熱量攝取的六成，否則，吃進過多的糖份仍是會轉成脂質儲存在脂肪細胞；同樣，高蛋白食物雖可使三酸甘油脂降低，但過量卻會帶來高膽固醇及高尿酸的風險。

目前醫師常開的降三酸甘油脂藥物主要是**纖維酸鹽類**（fibrates），其中Gemfibrozil「健非不脂」可壓制脂肪細胞分解，改善持續性高三酸甘油脂血症。另一種作用不同的降三酸甘油脂藥物clofibrate，是以促進脂蛋白脂解酶的分泌，幫助飯後清除血液裡的三酸甘油脂、極低密度脂蛋白。

其實，並非吃藥就好，維持血中三酸甘油脂正常之不二法門仍是遵守健康的「黃金定律」，**控制體重、少吃油糖、多多運動和勤做追蹤檢查**、知己知彼！

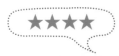

「劉備借荊州」三酸甘油脂
過高加重血管硬化機率

血中三酸甘油脂的變化相當快,特別是在用餐前後,正常人餐後數小時會白高峰值下降到一般水平。臨床上,常見一種名為「三酸甘油脂耐受性不佳」的現象,這是指具有此情形的人(通常已是高血脂症患者)在用完豐盛的晚餐後,三酸甘油脂飆高到數百、數千,並在隔日甚至兩天後還居高不下,這大多與飲食習慣及某些藥物的長期使用有關。

三酸甘油脂過高常導致血液循環不良,特別是在喜愛高熱量飲食、長期缺乏運動或已有另外兩高(高血壓、高血糖)的成人身上看到。

高脂血症的人,其極低密度脂蛋白、乳糜微粒或兩者通常都高(因為三酸甘油脂是其主要組成份)。這兩種脂蛋白的結構中有部分輔蛋白(或稱蛋白元如Apo-E、Apo-C2)與高密度脂蛋白(HDL)的輔蛋白相同,當血中三酸甘油脂過高時,表示已經用掉大量的Apo蛋白來組成極低密度脂蛋白和乳糜微粒,當不夠用時,腦筋動到高密度脂蛋白身上。

高密度脂蛋白釋出Apo蛋白「借給」它們(劉備借荊州,壓根不想還),導致高密度脂蛋白減少。一來一往之間,造成「壞的」膽固醇(LDL-Chol.)過多、「好的」膽固醇(HDL-Chol.)太少,因此,三酸甘油脂過高的壞處之一就是加重若膽固醇也高的「血管硬化危險機率」。

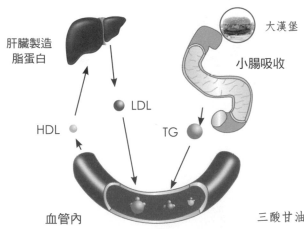

肝臟製造脂蛋白　大漢堡　小腸吸收　HDL　LDL　TG　血管內　三酸甘油脂的攝取、代謝與堆積

膽固醇為何有好壞之分？

2

血中膽固醇總量（cholesterol, total）可用來評估個體血脂肪的代謝狀態，特別是針對冠狀動脈疾病（冠心病，coronary heart disease；CHD）的高危險群，配合其他血脂肪檢查（三酸甘油脂、脂蛋白膽固醇）可預估動脈粥狀硬化的風險。

脂蛋白的合成與代謝

除了小腸製造乳糜微粒，大部份的脂蛋白是由肝臟所合成，剛製造出來的脂蛋白含有高比例的脂質，密度（density）很低，稱爲極低密度脂蛋白（VLDL）。極低密度脂蛋白到達周邊組織時，與乳糜微粒一樣，所攜帶的三酸甘油脂會被微血管壁上的脂蛋白脂解酶（lipase）分解，釋放出脂肪酸和甘油，「剩餘的」脂蛋白顆粒則繼續往其他的細胞前進。

隨著脂蛋白的「旅行」，三酸甘油脂的量逐漸減少，蛋白質和膽固醇的比例相對增加，這時脂蛋白的密度提高名爲低密度脂蛋白（LDL）。低密度脂蛋白是血液中攜帶膽固醇最多的脂蛋白，所運送的膽固醇名爲低密度脂蛋白膽固醇（LDL-Chol.），是造成血管阻塞、硬化的兇手之一，醫師簡單告訴民眾這是「壞的」膽固醇。低密度脂蛋白會載著剩餘的膽固醇回肝臟，重來一次新的代謝過桯。

血管清道夫 高密度脂蛋白

過多的低密度脂蛋白膽固醇沿著血管壁沉積時會威脅血管的健康，而高密度脂蛋白（HDL）像是「清道夫」，會協助將膽固醇清離血管壁，運回肝臟，其所帶走的膽固醇俗稱「好的」膽固醇（高密度脂蛋白膽固醇HDL-Chol.，參見73頁）。

由於HDL與LDL、VLDL的來源和代謝途徑不同，這還只是初步的了解，高密度脂蛋白膽固醇的代謝機制很複雜，目前尚未完全解開它是如何促進心血管健康的謎題。

在各類脂質代謝的過程中，任何一個環節出錯，都會造成脂蛋白這部

「運輸公車」拋錨，使得血液中的脂肪過高。這些問題部份與遺傳基因（家族性高血脂）有關，也有相當比例是由飲食及生活習慣不當所引起。例如，脂蛋白要進入細胞或回到肝臟前，都必須先與胞膜上的接受器結合後才能進入細胞。有些人因為基因異常導致這類接受器出問題，低密度脂蛋白無法進入細胞代謝，使得低密度脂蛋白膽固醇從血液中清除的速度變慢，造成高膽固醇血症（hypercholesterolemia）。如果攝食太多的膽固醇或飽和脂肪酸，也會導致細胞膜上的接受器不能快速將低密度脂蛋白帶進細胞，低密度脂蛋白停留在血中太多、太久，造成膽固醇（大多是低密度脂蛋白膽固醇）過高。

☯血管硬化指數、中風危險機率

根據醫檢界的經驗，一般認為「好膽固醇」HDL-Chol.應佔膽固醇總量的20%以上，才能達到預防血管硬化的功效，也就是所謂的血管硬化指數。比值愈高，發生粥狀動脈硬化而引發中風、心肌梗塞的危險機率也愈大。

血管硬化指數

T-Chol. / HDL-Chol. ＜ 5.0

另一種看法是，LDL-Chol.不宜超過HDL-Chol.的3.5倍，或LDL-Chol. / HDL-hol.C的比值應小於3.55。數值愈低，表示好、壞膽固醇的比例很完美，「血管較清」，較不易罹患腦心血管疾病。

中風危險機率

LDL-Chol. / HDL-Chol. ＜ 3.5

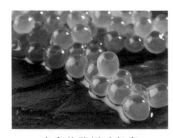 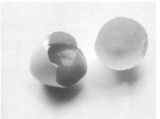 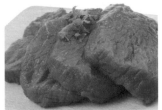

魚卵的膽固醇很高　　　　　　　　　　紅肉、蛋黃也不宜多吃

控制膽固醇的中庸之道

☻膽固醇的攝取要斤斤計較

若驗出總膽固醇量超過正常參考值（＞ 200 mg/dl），表示體內有「多餘」的膽固醇，而這大都來自過剩的蛋白質、脂肪、醣類吸收（吃太多）在肝臟所合成的膽固醇。因此，不只少吃高膽固醇的食物（參見下表），更要節制飲食量及固定運動以消耗熱量，是降低膽固醇最簡單且有效的方法。

植物性食物或油脂（如黃豆油、花生油）不含膽固醇，卻有與膽固醇結構類似的物質名為**植物固醇**。植物固醇的「好處」是不易被人體吸收，又可在腸道中與動物性食物裡的膽固醇互相競爭「**吸收管道**」（佔著茅X不拉X），因而減少了一些膽固醇吸收。另外，新鮮蔬果所含豐富的**纖維質**可減少腸道對脂肪的吸收，進而也間接降低了膽固醇。

☻中庸之道

隨著年齡增長，身體調節血中膽固醇濃度的能力也變差，平均而言，六十歲的人，每100毫升（ml）血液中的**低密度脂蛋白膽固醇**數值就比二十歲的人高出30～40毫克（mg）。長期飲食習慣不良，也可能造成身體調節膽固醇的能力降低。某些疾病會引起高血脂的問題，如**甲狀腺機能低下**、**糖尿病**等。

減少膽固醇吸收的飲食原則與生活習慣	
少 吃／不 宜	可 多 吃／如 是 做
酒、抽菸。	維持理想體重，多運動。
油炸、煎、油酥食物；各式動物皮。	烹調方式：蒸、煮、拌、滷、燉、烤。
紅肉（豬、牛）。	白肉（魚、雞）、植物蛋白（豆類）。
動物內臟；海鮮卵類（蟹黃、蝦卵膏、烏魚子…）；蛋黃及其相關製品。	含纖維質食物（全穀類、新鮮蔬果、各式未加工豆類）。
飽和脂肪酸含量高之油或食物。	含不飽和脂肪酸之油（植物油）。

　　凡事過或不及都不好，血脂肪也是一樣，太少，細胞無法發揮正常生理功能；過多，又對心血管造成威脅。所以，保持血脂的「中庸之道」是近年來大家很注重的養生關鍵。

　　糖尿病會和高血脂、高血壓（三高）扯上關係，主要原因在於控制血糖的胰島素。**胰島素不是只有「管理」糖份**，也控制食物中的蛋白質、脂肪在人體內之代謝與利用，這三類營養素即是提供細胞運作能量的來源。但是，糖尿病人因各種原因導致胰島素分泌不足或失常，使得細胞無法吸收葡萄醣，糖份因而滯留在血中（血糖值高，糖尿病）。由於細胞不能利用醣類以產生能量，為了補償，只好轉而加速分解蛋白質和脂肪。脂肪加速大量分解，會使血液中的三酸甘油脂濃度升高，而三酸甘油脂與高密度脂蛋白膽固醇呈反向關係，血糖控制不下來，常伴有三酸甘油脂上升、高密度脂蛋白膽固醇不足。

　　所以，若有血脂肪（三酸甘油脂、膽固醇）過高的問題，極有可能是胰島素也出了狀況，要一併積極檢查、治療與控制。

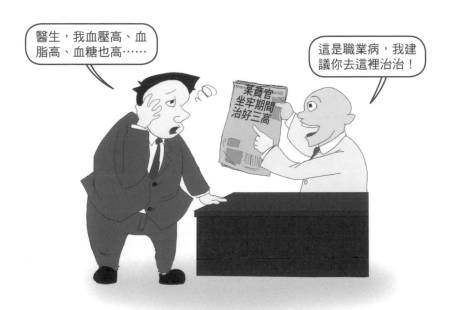

醫生，我血壓高、血脂高、血糖也高……

這是職業病，我建議你去這裡治治！

某貪官坐牢期間治好三高

健檢項目

臨床生化檢驗 ★★★★★	三酸甘油脂（三醯甘油酯；中性脂肪）triglyceride
檢查意義綱要	搭配其他血脂肪檢查共同評估脂質代謝異常及心血管疾病風險
健康檢查分類	血脂肪檢查；全身功能性檢查；心血管疾病預防篩檢

檢體／採集

0.3 cc血清、血漿。儘早分離血清，避免溶血。採血前最好空腹。

檢測物

triglyceride（**TG**）或 triacylglycerol（TAG）較正確的中文有機化學譯名是**三醯**（ㄒ一）**甘油酯**（ㄓˇ），但「醯、酯」這兩個字難打、難唸又不易交待，一般「貼近」民眾的説法為**三酸甘油脂**，更簡單則叫它「中性脂肪」。

稱作「三酸」，也無太大的問題，因為三酸甘油脂是一種由甘油（glycerol）和三個「醯化」的**脂肪酸**所組成的**酯類**化合物（見下圖），為動、植物性油脂的主要成份，可透過日常飲食攝取。

三酸甘油脂是所謂的「無極性」，與組成細胞膜的**類磷脂雙層**不會產生反應，因此可自由穿透細胞膜，「進出」細胞內外。

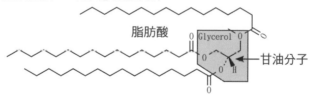

脂肪酸　　Glycerol　　←甘油分子

參考值

國內大部份實驗室依據其檢驗方法所提示之正常參考值大致相同，差異不大。

< 50～150 mg/dl

臨床意義

三酸甘油脂是動物體內俗稱「血脂肪」的一種中性酯類化合物，腸道吸收飲食中的動植物三酸甘油脂，在脂解酶（lipase）和膽汁的作用下被分解為**甘油和脂肪酸**。於血液內這些外來三酸甘油脂的甘油和脂肪酸會重組，形成**乳糜微粒**（chylomicrons）的組成部分，以此形態經由血液（或淋巴）循環系統進入脂肪組織。

另外，肝臟可將食入且多餘的醣類、蛋白質和脂肪酸，經一連串化學途徑合成為三酸甘油脂（內生性）並貯存於各組織的脂肪細胞內，以備身體不時之需（先存起來，當各處細胞有需要時再轉換成葡萄醣直接使用）。

　　三酸甘油脂是**極低密度脂蛋白**（VLDL）（70％）和**乳糜微粒**的主要成份，在新陳代謝過程中作為能源（其能量「密度」為醣類、蛋白質的兩倍，約每克9大卡）及食物中脂肪的**運輸工具**上，扮演很重要的角色。這種作用包括向細胞運輸脂肪酸，不同的組織可**釋放**或**吸收**脂肪酸作為能源。

　　脂肪細胞可以貯藏或生成三酸甘油脂，假如身體需要脂肪酸作為能源時，**胰島升糖激素**（glucagon）會促使脂解酶來分解三酸甘油脂，釋出**游離脂肪酸**。由於腦細胞無法使用脂肪酸作為能源，三酸甘油脂中的**丙三醇**會被轉化為葡萄醣供腦部作為能源來源。假如腦對葡萄醣的需求大於正常供給量時，脂肪細胞也會將三酸甘油脂分解，多出一些葡萄醣來供應。

　　臨床上，有關血液三酸甘油脂數值的異常升高或偏低之情況，整理於下表。

異常*	生理／飲食／習慣	病症	遺傳相關
升高 180～1000 mg/dl	懷孕；飢餓早期；近期高糖高脂飲食；酗酒、抽菸、壓力。	糖尿病控制不良、主動脈瘤、胰臟炎、脂肪栓塞、腎病症候群、動脈硬化、肝醣儲存疾病、黏液水腫、心肌梗塞、甲狀腺功能低下、痛風。	家族性高脂蛋白血症
下降 <50 mg/dl	營養不良、某些藥物的使用。	脂蛋白缺乏、甲狀腺功能亢進、刺狀紅血球症、肝門脈硬化、慢性肺阻塞。	

＊　美國National Cholesterol Education Program 2002年將三酸甘油脂正常參考值的上限下修為150 mg/dl。

重點說明

　　檢驗血中三酸甘油脂的高低，可用來評估受測者的脂質代謝狀態，特別是**繼發性高脂血症**的**危險群**（如控制不好的糖尿病患、甲狀腺功能低下者），三酸甘油脂被列為定期務必追蹤的項目之一。

如上文所述，三酸甘油脂是人體非常重要的脂質之一，無論它是外來（吃入過多）或內生（肝臟合成），正常成人的參考區間應落在50～150 mg/dl，低於下限值太多（如＜25 mg/dl）也不好。

高脂肪、高澱粉、太甜的飲食及大量飲酒易使三酸甘油脂數值升高，原因是長期高糖份飲食、喝酒過量；避孕藥、類固醇使用，均能經由增加VLDL的形成，而讓外來或內生的三酸甘油脂一直留滯於循環血液中。至於缺乏運動者，則因葡萄糖和脂肪酸被骨骼肌的利用率減少，而有較多的「受質」供應肝臟合成VLDL。

三酸甘油脂是透過血液輸送的主要脂質，每天約70～150公克「進出」血漿，乳糜微粒（人體內體積最大的脂蛋白）從腸道攜帶外源性三酸甘油脂，經由胸管至靜脈系統。在脂肪及肌肉細胞的微血管內，乳糜粒中90%的三酸甘油脂被特定的脂解酶分解。乳糜微粒經水解後產生脂肪酸及甘油，脂肪酸進入細胞被當成能量利用或貯存起來，殘餘的乳糜微粒顆粒由肝臟移除。內生性三酸甘油脂主要是由肝臟合成的VLDL攜帶至周邊的脂肪或肌肉細胞，同樣也被當做能量來源或貯存。脂解酶能迅速分解內生性三酸甘油脂，合成**中間密度脂蛋白**（IDL；intermediate density lipoprotein）。

⊙原發性及續發性高三酸甘油脂血症（**hypertriglyceridemia**）

乳糜微粒和VLDL濃度增加或殘餘的量會造成血漿的三酸甘油脂上升，正常情況下，餐後三酸甘油脂升高是因乳糜微粒的形成並進入循環系統。乳糜微粒「清除失能」者，導致嚴重的高三酸甘油脂血症（＞1000 mg/dL），並經常呈現**臨床性的胰臟炎**。空腹狀態的高三酸甘油脂血症，大部份是由於循環系統內VLDL的量升高所致。

⊙家族性混合型高脂血症（**familial combined hyperlipidemia**）

這是一種基因代謝疾病，造成VLDL、LDL；或兩者的升高。混合型高脂血症於成年後發病，與高脂蛋白血症的周邊表現無關（如眼瞼黃斑瘤），但肥胖及糖尿病會使之惡化。疾病特徵是脂蛋白元B（Apo B）生產過量，導致肝臟多合成三酸甘油脂。

最後，提出國內有經驗的醫事檢驗所有關「脂血」檢體與血脂肪的描述：採血離心後血清表層若見有乳酪狀懸浮物，三酸甘油脂大多超過800 mg/dl，血中富含乳糜微粒；血清中下層呈混濁狀，表示三酸甘油脂大約高過400 mg/dl，而此升高與VLDL較有關聯。

健檢項目

臨床生化檢驗 ★★★★★	膽固醇（總膽固醇）cholesterol, total（T-Chol.）
檢查意義綱要	搭配其他檢查評估血脂肪異常及心血管疾病、動脈硬化風險
健康檢查分類	血脂肪檢查；全身功能性檢查；心血管疾病、三高預防保健

檢體／採集

0.3 cc血清，heparin、EDTA血漿。**避免溶血**。採血前最好空腹。

檢測物

早在1930年代，科學家便已確立**膽固醇**（cholesterol）的化學結構式（下左圖），40年後開始注意到它與心血管疾病的關係（下右圖，動脈硬化斑塊），但至今，膽固醇對身體的各種影響仍有許多不明之處。

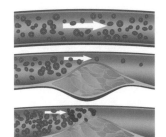

膽固醇斑塊的動脈（動脈粥樣硬化）的說明。（上）動脈是健康的；（中底）動脈斑塊的形成，破裂、凝血及血流阻斷。

人體內幾乎所有細胞都會合成膽固醇，這些「內生性」膽固醇以**小腸**和**肝臟**細胞製造最多，約占20%以上。「外源性」膽固醇是指動物性食物經消化自小腸吸收回血流，在肝臟重新略加「組合」的膽固醇。食物中的膽固醇以動物之神經組織和內臟含量最多，例如豬腦的膽固醇含量高達豬腦總重量的2%，其他如動物肝臟、腎臟；烏魚子；蛋黃等也含有高量的膽固醇。

一般我們所謂的**總膽固醇**包括**酯化**膽固醇（cholesterol-ester）和**游離**膽固醇（free cholesterol），兩者約為七三比。這些膽固醇分別來四種不同的脂蛋白——**高密度脂蛋白（HDL）**、**低密度脂蛋白（LDL）**、**極低密度脂蛋白（VLDL）**和**乳糜微粒**（chylomicron），所以，血清裡總膽固醇的量也就是指這**四種不同密度脂蛋白**中所帶有**膽固醇**的**總合**。

臨床意義

國內大部份實驗室依據其檢驗方法所提示之正常參考值：

< 120～200 mg/dl

美國國家膽固醇教育計劃（NCEP）所建議的標準如下：

正常理想 **< 120～200 mg/dl**

確定高值 **> 240 mg/dl**

邊緣高值 **201～239 mg/dl**（追蹤觀察）

參考值

　　人體內的膽固醇量受肝腎功能、營養狀態、內分泌運作及遺傳等因素影響，但其濃度穩定、短期變化不大，不受一、兩次飲食及身體活動量而有急遽升降，不像三酸甘油脂（參見65頁）。

　　單獨檢測總膽固醇的量其實臨床意義不大，應配合**高、低密度脂蛋白膽固醇**（HDL-Chol.、LDL-Chol.）和**三酸甘油脂**共同判讀，才能綜觀評估脂質代謝異常及心血管疾病、動脈硬化之風險。不過，筆者還是將有關單一總膽固醇數值的升高或下降在臨床上所見之情況，整理於下表供參考。

膽固醇異常	生理／狀況	疾病
> 240 mg/dl	糖尿病控制不良時；動脈硬化、心臟衰竭；黃疸、膽道阻塞；高脂蛋白血症。	庫辛氏症；腎絲球腎炎；與脂質代謝和堆積有關之疾病；慢性胰臟炎；腎病症候群；肝醣儲存堆積疾病。
< 120 mg/dl	營養或吸收不良；低脂蛋白血症；甲狀腺機能亢進；肝臟合成障礙。	溶血性貧血、惡性貧血；肝炎；尿毒症。

重點說明

　　膽固醇不全然是「壞東西」，它是我們人體不可或缺的脂質，是製造身體所有細胞之細胞膜、胞器膜的重要材料（人體內約有140公克的膽固醇，其中85%與細胞膜的構造有關）以及是合成許多**荷爾蒙**的**先驅物**。另外，膽固醇與**維生素D**和**膽酸**（食物脂肪的消化與吸收）也有很大關聯。

　　其他與膽固醇檢驗相關之重點，請參見上文「膽固醇為何有好壞之分」、「控制膽固醇的中庸之道」及下文「用高密度脂蛋白膽固醇來評估血管硬化風險」。

■ 血脂肪進階檢查

臨床生化檢驗 ★★★★	低密度脂蛋白膽固醇 low density lipoprotein cholesterol LDL-Chol.
檢查意義綱要	應用於冠心病（CHD）危險機率的推斷
健康檢查分類	血脂肪進階檢查；心血管疾病預防檢查

檢體／採集

　　0.3 cc血清、血漿。**儘早分離血清，避免溶血。採血前最好空腹。**

檢測物

　　脂蛋白（lipoprotein）係由**脂質**及**脂蛋白元**（apoprotein；Apo-p）組成的複合物，幾乎所有內生、外源性的脂質均與脂蛋白元結合成脂蛋白後，才能運送到身體各處。圓球狀脂蛋白（見下圖）的中心部位是非極性（**厭水性極強**）的三酸甘油脂和膽固醇酯（Chol-E），外面圍著親水性的Apo-p，Apo-p則可連接原先就不溶於水的磷脂質及游離膽固醇。

　　血清脂蛋白可利用超高速離心及電泳技術分成**乳糜微粒（CM）、極低密度脂蛋白（VLDL）、低密度脂蛋白（LDL）、中密度脂蛋白（IDL）、高密度脂蛋白（HDL）**五大類，探討LDL-Chol.、HDL-Chol.之前，有必要了解LDL、HDL之成份結構、性質外，更需對其運輸系統、細胞接受器、異化作用之酵素以及與動脈粥狀樣硬化之相關問題有所交待。

　　LDL分子中所含的膽固醇稱**低密度脂蛋白膽固醇（LDL-C）**，它在整個LDL分子結構中所佔比例相當穩定（45%上下），反過來當我們測出LDL-Chol.後可推估整體LDL的含量。過去，欲測定LDL-Chol.，檢體需經過「前處理」或以「換算法」求得，現已發展出可直接上自動化分析儀的試劑和方法。

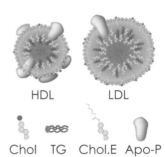

HDL　　　　LDL

Chol　TG　Chol.E　Apo-P

參考值

　　國內大部份實驗室依據其檢驗方法所提示之正常參考值如下：
　　< 130 mg/dl
　　美國國家膽固醇教育計劃（NCEP）所建議向下修正的標準：
　　正常理想 **< 100 mg/dl**；確定高值 **> 130 mg/dl**（就醫）
　　邊緣高值 **100～130 mg/dl**（追蹤觀察；以飲食、運動控制）

臨床意義

由於血中LDL-Chol.和HDL-Chol.的量與總膽固醇有關,也就是說當某個體的總膽固醇是130或200 mg/dl(都在正常範圍)時,其LDL-Chol.、HDL-Chol.的絕對數值會有差異,且兩者的比例也很重要。因此,有另一派檢驗學者認為LDL-Chol.和HDL-Chol.的正常參考值應以兩者的比例來表示較好,即**正常理想**之LDL-Chol. < 3.5 × HDL-Chol. mg/dl。另外舉個例子,用下表來說明LDL-Chol.、HDL-Chol.較特殊的正常參考值看法。

	Chol.	LDL-C	HDL-C	Chol./HDL-C	臨床看法
個案一	180	128	30	5.3	128雖然正常但比140還不好,因為HDL-C不足。
個案二	230	140	45	4.2	

LDL是人體很**重要**但被視為「**不好**」的脂蛋白,它把肝臟裡的膽固醇運送到全身各組織供細胞使用(下圖)。但血中的LDL過多時會沉積在周邊組織或血管,例如在**心臟冠狀動脈**或中小動脈的管壁上,若與纖維蛋白原、血小板、巨噬細胞(macrophage)等作用,易形成**粥狀樣硬化**(下頁圖)、血管栓塞。因此,當驗出LDL-Chol.過高時(大於130 mg/dl 或大於3.5倍HDL-Chol.),則屬於易有心血管疾病(冠心病CHD、動脈硬化、中風、微血管疾病)的高危險群。

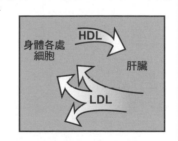

LDL-Chol.異常升高於心肌梗塞、冠狀動脈硬化、庫辛氏症、第二型高脂蛋白血症、甲狀腺功能不足、肝門靜脈硬化。而也在糖尿病、腎病、紫質病患者及懷孕時見到上升的情形。

重點說明

血中總膽固醇量可用來評估整體脂質的代謝狀態,LDL是血液中**攜帶膽固醇最多**的脂蛋白,所運送的LDL-Chol.為造成血管阻塞、硬化的兇手之一,醫師簡單告訴民眾這是「**壞的膽固醇**」。LDL將身體所需的膽固醇隨血流帶給各組織細胞使用,剩餘的會運回肝臟,重新另一次的代謝過程。但是,萬一有過多的LDL沿著血管壁沉積時會威脅血管的健康,此時,有血管壁「清道夫」雅稱的**高密度脂蛋白(HDL)**會協助將膽固醇清離血管壁,運回肝臟。美國國家膽固醇教育計劃(NCEP)另建議,要利用LDL-Chol. 檢驗數據來評估心血管疾病(如冠心病coronary heart disease;CHD)風險及治療預後追蹤時,應加入危險因子一併來看(整理如下頁表)。

三高預防保健

受測者狀況	風險因子*	正常值mg/dl	說明
CHD及相同風險者	糖尿病人	＜100	標準降低
複數風險因子者	≧ 2個	＜130	五個中任何兩個
風險因子低者	0-1個	＜160	大於160才算異常

＊ 風險因子：（1）抽菸（2）高血壓≧140／90 mmHg（3）HDL-C＜40 mg/dl者（4）第一級CHD相關者（男＜55歲；女＜65歲）（5）年齡因素（男≧45歲；女≧55歲）。

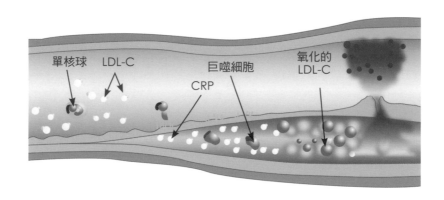

血脂肪進階檢查

臨床生化檢驗	高密度脂蛋白膽固醇
★★★★★	high density lipoprotein cholesterol　HDL-Chol.
檢查意義綱要	評估三酸甘油脂過高者之冠心病、動脈硬化、中風危險機率
健康檢查分類	血脂肪進階檢查；三高預防保健；心血管疾病預防篩檢

檢體／採集

　　0.3 cc血清、血漿。**儘早分離血清**，避免溶血。採血前最好空腹。

檢測物

　　在三種主要的脂蛋白中，以高密度脂蛋白（HDL）所含的三酸甘油脂及膽固醇的量最少，比例也很穩定（約20%左右），**脂蛋白元Apo A1**卻相對多很多。

　　目前各實驗室大都用全自動分析儀直接定量偵測血中的**高密度脂蛋白膽固醇**（**HDL-Chol.**），不僅準確、方便、價格合理，干擾因素也很少。得知HDL-Chol.的量亦可評估整體HDL的多寡。

參考值

　　國內大部份實驗室使用之檢驗試劑、方法所提出的HDL-Chol.正常參考值，有以下四種表示，整合如下供參考。

　　愈多愈好：**> 40 mg/dl**（反向判讀意味，不預設限之高的指數）
　　參考區間：**40～55 mg/dl**（95%正常、「好的」群體在此範圍）
　　男女有別：男：**35～55 mg/dl**；女：**40～65 mg/dl**
　　相對表示：**> 0.2的總膽固醇mg/dl**（同支檢體，同時做）

臨床意義

　　從**五種脂蛋白**（乳糜微粒、極低密度、低密度、中密度、高密度）的性質和結構來看，過去認為解離自所有脂蛋白中的膽固醇總合即是我們所測得之總膽固醇，LDL（含中密度脂蛋白IDL）和HDL內部的膽固醇佔了80%，而密度極低（含大量三酸甘油脂）的VLDL、乳糜微粒內的膽固醇合計不到20%。因此，加上三酸甘油脂的變數，提出一個推算LDL-Chol.或HDL-Chol.的公式，整理如下供參考。

$$HDL\text{-}C\,(LDL\text{-}C) = T\text{-}Chol. - LDL\text{-}C\,(HDL\text{-}C) - 1/5\ TG$$

筆者按：　根據國內各實驗室實際比對的經驗，當三酸甘油脂大於250 mg/dl時，利用此公式所換算的HDL-Chol.或LDL-Chol.數據開始出現問題，超過400是一定不能用。因此，還是直接用自動分析儀來測定所得之結果較可靠。

重點說明

　　過多的LDL沿著血管壁沉積時會威脅血管的健康，而HDL卻像是**清道夫**，會將膽固醇清離血管壁，運回肝臟（如下圖）。這還只是初步的了解，由於HDL與LDL、VLDL的來源和代謝途徑不同，且由HDL所攜帶的HDL-Chol.代謝機制複雜，目前還沒完全解開它是如何幫助血管保持健康的謎題。

　　由於HDL的主要功能是將原本可能沉積在血管壁上的膽固醇（由LDL運送之LDL-Chol.）清運回肝臟代謝，當測出血液中的HDL-Chol.正常或增多時，表示體內HDL的量與運作功能正常，努力「忙」於工作才有此結果。反之，當「好的」東西（HDL-Chol.）不多時，代表發生心臟血管疾病的危險機率比較高。

　　其他請參見上文「膽固醇為何有好壞之分」、「控制膽固醇的中庸之道」章篇。

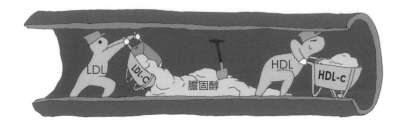

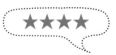

用高密度脂蛋白膽固醇
來評估血管硬化風險

根據國內外的經驗，執行四項血脂肪套檢即三酸甘油脂TG、膽固醇Chol.、低密度脂蛋白膽固醇LDL-C、高密度脂蛋白膽固醇HDL-C所得到的檢驗數據，可用來交叉、綜合評估血管硬化、血管栓塞、腦中風等心血管疾病的風險機率，特整理於下表供各方參考。

愛吃高糖類、含不飽和脂肪酸食物者，其高密度脂蛋白膽固醇的檢驗數值常較低，其他如抽菸、肥胖又不愛運動者的高密度脂蛋白膽固醇也不會高。欲改善高密度脂蛋白膽固醇偏低的日常飲食，可參見右表。

多吃　具有改善效果	
低膽固醇食物	深海魚肉、魚油。
	橄欖油、芥花油。
	黃豆及其製品。
	水溶性纖維素如：蔬菜莖、菇、瓜、燕麥、海帶、紫菜。
避免食用	
油脂、紅肉、海鮮。	豬牛油、奶油、棕櫚油、椰子油。動物內臟、加工肉品、魚卵。
糕點；甜食、甜果。	油烤甜餡點心、荸薺橄欖、蛋黃酥、乳酪冰淇淋、巧克力。

檢驗數值與說明	臨床意義
HDL-C比平均值每少5%。	心血管疾病罹患風險增加25%。
HDL-C應佔T-Chol.的20%以上。	才有預防血管硬化的功效。
Chol. / HDL-C的比值應小於5.5。	血管硬化風險指數，愈低愈好。
LDL-C ／ HDL-C的比值應小於3.55或HDL-C數值的3.5倍應大於LDL-C。	發生粥狀動脈硬化而引起中風、心肌梗塞的危險機率較低。
禁食之TG＞200；Chol.＞250。 Chol.＞250；LDL-C＞130。	動脈硬化、心血管疾病風險很高。

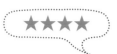

2 三高預防保健檢驗
異常之建議的後續檢查

由於三高預防及代謝症候群的基本篩檢項目血糖、血脂肪或量血壓,大都易受日常作息及飲食的影響,因此,**後續的追蹤不外乎一個「勤」字**。無論日常或定期檢測的結果異常與否,都應遵從指示多做幾次(見下表),這樣才能確認身體的狀況是否已透過檢查忠實又完整地呈現出來,以利之後的保健或就醫。

檢驗項目／ 正常參考值	數值呈現結果與進一步之追蹤或進階檢查			說明
	數值	檢查項目	日期／次數	
血糖 飯後／隨機 blood sugar PC/rd. ＜130 mg/dl	正常	飯前血糖	半年內兩次	
	高值	飯前血糖 醣化血色素	三個月內 兩次	
三酸甘油脂 TG ＜100～150 mg/dl	正常	三酸甘油脂(空腹)	半年一次	飲食後或空腹各有其判斷意義。
	高值	三酸甘油脂(空腹) 低密度脂蛋白膽固醇	一個月內	
	低值	脂解酶lipase 甲狀腺功能亢進檢查 T3/T4/TSH	三個月內	脂肪的代謝異常。
膽固醇 Chol. ＜120～200 mg/dl	正常	膽固醇(空腹)	半年一次	節制飲食,看是內生性或外來性。
	高值	低密度脂蛋白膽固醇 高密度脂蛋白膽固醇	一個月內	占總膽固醇比例,預估心血管疾病風險。
		同半胱胺酸Hcy.	每三個月	

血壓、血脂肪過高之進階檢查的概念，在於預估腦心血管疾病的**危險機率**，高、低密度脂蛋白膽固醇的檢驗是一定要做的。另外，近年來兩項檢驗──**高感度C反應蛋白**（hsCRP，見218頁）和**同半胱胺酸**（homocysteine，見221頁）愈來愈受到內科醫師的重視，認為在**評估心血管疾病**的機率上很有價值。

　　同半胱胺酸是一種製造甲硫胺酸（methionine，人體必需胺基酸）過程的前驅物，某些遺傳因素、飲食營養或代謝的失調，可能會導致同半胱胺酸的過度製造。當濃度超過12～15 μ mol/L時易引起血管內的凝血機能亢進（**血栓**），加重（比正常人高出兩、三倍）腦、頸動脈狹窄或硬化；心肌梗塞及阿茲海默氏症等的風險。

2 如何靠日常飲食來降低血脂

高血脂的主角之一　膽固醇

血液裡的膽固醇有**內生性**和**外來性**兩種來源，大部份是由身體各器官組織（特別是肝臟）的細胞依其生理作用自行合成。另外則是來自飲食，不光是油脂，吃進過多的澱粉類和蛋白質，在體內也會透過細胞生理代謝作用轉換成脂肪。

身體會視「**總需求**」來調節膽固醇的量，也就是說，當肝臟細胞等感受到「有量」時合成就少，反之亦然。因此，年輕或正常人體內膽固醇的濃度，應都可維持在一定範圍。但若吃進（含其他食物轉換來）的膽固醇量超過可自動調整的空間時，即會造成血中膽固醇偏高。

此外，會影響血中膽固醇濃度的不只是飲食裡的膽固醇，還有脂肪酸。脂肪酸可分為飽和與不飽和，一般說來，**飽和脂肪酸**對血脂肪成份有較大的影響。

台灣有心臟病的人持續增加，年齡群降低，以冠狀動脈硬化發作需要十幾、二十年的時間來看，**發病年輕化**顯示現代人的飲食習慣在過去二十年來**有了很大改變（變壞）**。高熱量、高脂、高膽固醇的飲食，加上少勞動，使得膽固醇升高，以致臨床上看到很多**四十歲上下**動脈硬化的病人。適當調整飲食對降低膽固醇有很大的助益，進而降低罹患心血管疾病的機率。依據台大李源德教授所作的研究——針對未有冠狀動脈心臟病但有高膽固醇的金山居民，進行三個月的飲食控制，結果顯示，膽固醇總量有效降低5%；低密度脂蛋白膽固醇有效降低9%，而且，對男性的效果比女性好上近兩倍。

檢查結果呈現高血脂

檢查項目	危險值 mg/dl
三酸甘油脂	＞150～200
膽固醇總量	＞200～250
低密度脂蛋白膽固醇	＞130～150
極低密度脂蛋白膽固醇	＞35～45

⊙如何吃的健康？

治療高血脂症應從飲食做起，至少確實執行三至六個月，若未能達到預期目標，再由醫師評估用藥治療。高血脂症的飲食治療可從幾個方向來進行，包括：

一、減少飲食膽固醇的攝取。

二、減少飽和脂肪酸的攝取。

三、多吃水溶性纖維。

四、控制飲食與消耗總熱量。

天然食物中，只有動物性來源如肉、內臟、蛋、奶（奶製品）等才有膽固醇。膽固醇含量多的食物絕對好吃，因為飽和脂肪所帶來的好口感。各種食物所含的膽固醇量不同，右表

	常見高膽固醇食物排行榜		
	食 物 名		食 物 名
1	豬、牛腦	11	乳酪
2	蛋黃	12	雞肫
3	腰子、肝臟	13	鮑魚
4	魚	14	鰻魚
5	魚卵	15	章魚
6	蚵仔	16	雞皮
7	豬、牛心	17	蟹
8	牛油	18	蝦
9	龍蝦	19	干貝
10	蛋糕	20	蛤蜊

列出常見的**高膽固醇食物**，**排名愈前面的盡量少吃或不要碰**。一般以為蛋黃的膽固醇含量高而不敢吃，若因而吃太多的肉類反而更糟，其實蛋黃沒那麼可怕，只要一週不要超過三、四個，紅肉類不宜過量才是上策。

減少飽和脂肪酸的攝取逐漸比控制膽固醇食用量還重要。簡單來說，凡在室溫下易形成固體狀的油脂（無論是動物或植物性）都含有大量的飽和脂肪酸，如肉類脂肪、牛豬油、奶油、椰子油。飽和脂肪酸吃得愈多，愈易造就動脈硬化，而不飽和脂肪酸比較不會造成動脈硬化。另外，以化學結構來看，某些不飽和脂肪酸的**不飽和鍵結**是細胞合成不來的，因此需仰賴**外食的**必需脂肪酸，以製成身體所需的含脂質化合物如前列腺素。

| 靠飲食降低血脂肪指南 |

食物分類及名稱		頻率	說明
肉類	白肉（如雞、魚）	可吃	白肉的飽和脂肪酸較少。
	深海魚的肉、油脂	常吃	大量的omega acid有助預防心臟病。
	紅肉（如豬、牛、羊）	少吃	紅肉比白肉含有更多的飽和脂肪酸。
食用油			飽和油易使膽固醇升高，不飽和油反之。
	豬油、牛油、奶油	少吃	動物油含有較多的飽和脂肪酸。
	橄欖油、芥花油	常吃	富含單元不飽和脂肪酸的烹調油。
	花生油、芝麻油	可吃	不飽和脂肪酸的量中等。
	棕櫚油、乳瑪琳	？	天然植物油還可以，但人造加工的油，飽和脂肪酸多。
	大豆沙拉油	可吃	但會連好的膽固醇（HDL-C）一起下降。
豆穀	豆漿、豆腐等黃豆製品	常吃	飽和脂肪酸很少，可降低血脂。
	堅果nuts、穀物grain	可吃	好油及纖維有飽足感，減少總熱量攝取。
纖維素	水溶性纖維		纖維可分為不溶性和水溶性。
	根莖類蔬菜、十字花科菜	常吃	水溶性纖維排除膽固醇的效果更佳。
	瓜類、菇、海帶、紫菜	常吃	

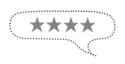

用好的生活型態來控制血脂

不好的生活型態會促使膽固醇總量升高，美國國家膽固醇教育計劃NCEP（National Cholesterol Education Program）「報告III」推薦多面向的生活好習慣，以降低罹患冠狀動脈心臟病的風險。這套名為TLC（therapeutic lifestyle changes）「具療效的生活型態改變」主要特色有：

一、降低飽和脂肪的攝取量。飽和脂肪的攝取量要低於總卡路里的7%（參見下表TLC日常飲食建議）。

二、降低膽固醇的攝取量。膽固醇的每日攝取量要低於200 mg。

三、儘量選吃有降低壞膽固醇（LDL-C）效果的食物。例如植物固醇（plant stanols）2.0 g／天；可溶性纖維10～25 g／天。

四、控制體重，不抽菸。增加運動量到達「規律運動」之標準。

營養素	建議攝取量
飽和脂肪[1]	小於總卡路里7%。
多元不飽和脂肪	最多佔總卡路里10%。
單元不飽和脂肪酸	最多佔總卡路里20%。
總脂肪	總卡路里25～35%。
碳水化合物[2]	總卡路里50～60%。
纖維	20～30 g／天。
蛋白質	接近總卡路里15%。
膽固醇	一天少於200 mg。
總卡路里（熱量）	注意熱量攝取與消耗[3]間的平衡，維持理想體重。

資料來源：美國國家衛生院「全國膽固醇教育計劃」NCEP
1. 反式脂肪酸是另一種會提高LDL-C的脂肪，應少攝取。
2. 碳水化合物應主要攝取自富含複合醣類的食物，包括穀物（特別是全穀類）、水果及蔬菜。
3. 一天的熱量消耗應該至少包括適度的運動（每天可消耗2000大卡）。

3 一般尿液及血液的檢查

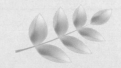

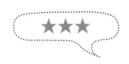

尿蛋白篩檢與腎臟病變的關係

尿液常規（routine urinalysis）為相當重要的健檢項目，也是醫院住院或門診病人常作的例行檢查。與其他臨床檢驗相比，尿液檢查有非侵襲性、檢體取得容易、操作簡單迅速、收費低廉等優點。尿液常規檢查最主要的用途，在於**腎臟或泌尿系統疾病**的診斷和對於疾病治療效果的評估，以及某些代謝或全身性疾病如糖尿病、自體免疫疾病、內分泌失調等的初步診斷。

腎病症候群（nephrotic syndrome）如早期的腎絲球腎炎、懷孕時的子癇症、糖尿病性腎病變等，最常出現的可能是**2＋以上的蛋白尿**。換句話說，只要發現有2＋以上的蛋白尿即可診斷為腎臟病變而不是泌尿道的問題，在執行尿沈渣鏡檢發現有**上皮細胞**（epithelium）或**圓柱體**（cast）時，也可幫助診斷腎臟病變。

🔘 蛋白尿proteinuria

尿液可說是血液流經腎絲球微血管壁之過濾作用所形成的液體，正常成人每分鐘平均約有1200毫升血液進入腎臟，形成125毫升濾液（非最後的尿量）。血液中的分子物質能否通過腎絲球與分子的**大小**、**半徑**及**帶電荷**有關，大多數的血清蛋白如白蛋白（albumin）在正常生理pH值下具有陰電性，不易通過。原則上，分子量小於50 Kdt.的物質較易被腎絲球過濾出去而來到腎小管，白蛋白的分子量為69 Kdt.，大多無法通過腎絲球，只有不到0.1%的血漿白蛋白能被濾過。此外，少量的小球蛋白、球蛋白輕鏈及溶解酶（lysozyme）等，也會隨著尿液被排除。

腎絲球過濾液的蛋白質濃度約10～25 mg/dl，亦即每天約有18～45 g的蛋白質通過腎小管，其中大部份會被腎小管再吸收。由於正常人尿液中的蛋白質很微量，正常上限約20 mg/dl，因此，以醋酸、磺基水楊酸試驗或尿液試紙等方法很難測得「蛋白尿」。正常尿液蛋白的成份約為40%白蛋白、40%Tamm-Horsfall醣蛋白（由遠端腎小管和集尿管的上皮細胞所分泌）、15%免疫球蛋白以及5%其他各種血漿蛋白。健康成人每天從尿液排出的蛋白應少於150 mg，兒童則不超過100 mg。

一般尿液及血液的檢查

蛋白尿是指尿裡面的蛋白過多，有蛋白尿的人可能沒有症狀，若有症狀大多與腎病相關。依照蛋白尿出現的時間可分為間歇性（良性暫時、功能性、姿態性、直立性）蛋白尿或持續性（腎前、腎性、腎後）蛋白尿，重覆多次測定可了解是間歇性還是持續性？蛋白尿的確定檢查有尿沉渣分析和血液腎功能生化檢查，至於尿蛋白到底是何種成份及分佈比例則需要用電泳法（electrophoresis）來區別。

不管是哪一型持續性蛋白尿的患者都應做「完整的」尿液分析、尿液培養及血清肌酸酐（creatinine）測定，醫師也應明瞭要同時觀察患者是否有腎臟以外的異常症狀和是否有家族腎病史。如果每日尿蛋白排出量超過2500 mg表示腎絲球可能已有病變，不過，收集24小時尿液測定蛋白總量在臨床實際操作上不是很方便，因此，以隨機檢體驗尿蛋白較可行，但必須同時測定尿液肌酸酐才能換算出每日尿液排出蛋白量（g/day）。正常人隨機尿液蛋白濃度 / 肌酸酐（urine protein/creatinine）應小於0.2。

依照蛋白的量，可分為重度、中度和輕度蛋白尿。重度蛋白尿又稱為腎病蛋白尿，其定義是指每日尿液排出的蛋白量約>3 g/1.73m^2（人體表面積）或每日約>50 mg/kg（體重），這顯示腎絲球的通透性可能已有嚴重的改變。腎病症候群的特點有大量蛋白尿、低白蛋白血症（hypoalbuminemia）、水腫、高脂血症（hyperlipoemia）及脂尿症（lipouria）。其他與蛋白尿相關的實驗室檢查有：血清白蛋白、總蛋白、補體（complement）以及尿液和血液的蛋白電泳分析，這些都有助於了解、區別蛋白尿的起因和評估腎臟病況。

◆重度蛋白尿與血液癌篩

上下泌尿系統的癌症，特別是腎組織的惡性腫瘤，不易用血液裡的腫瘤標幟物來早期篩檢（參見後文295頁）。因為，經濟又方便的「驗尿」可以顯出一些「端倪」，只不過若有與癌症相關的檢驗結果，代表意義即可能是已有「癌發」病灶。

健檢機構若在您的尿液檢查確認有多次的尿蛋白強陽性時，一般會建議您再抽血進階檢查兩項腫瘤標幟物。這是因為受測者已呈現嚴重蛋白尿，八、九成「腰子」已出狀況，即將有腎衰竭危機。而加驗常用於篩檢非小細胞肺癌（NSCLC）的細胞角質素蛋白（Cyfra 21-1）及子宮頸、消化道鱗狀細胞癌（SCC）抗原，則可評估（非惡性腫瘤比例11～16%）當下是否已有腎衰竭，早期找出腰子問題，避免洗腎才是重點。另外，膀胱癌轉移時，Cyfra 21-1有70%機率呈陽性。

一般臨床檢驗 ★★★★	尿液常規檢查（尿液化學試紙＋尿沉渣鏡檢） urine routine（UR）；routine urinalysis
檢查意義綱要	廣泛用於腎臟、泌尿道疾病；系統或代謝性異常之基礎篩檢
健康檢查分類	腎功能；泌尿系統疾病或代謝異常之基礎檢查

檢體／採集

8～10 cc「中段尿」。隨機採集，**早晨初次**的尿液較佳。

檢測物

　　尿液依採集的時間及方式，可提供不同目的診斷之用。

　　一、隨機尿液檢體：在門診時立即採集尿液作檢查，方便、省時，但因尿液成份變化較大，只應用於篩檢或一般檢查。

　　二、早晨初次尿液：通常早晨初次尿是尿液檢查最好的檢體，可反應腎臟濃縮功能及提高泌尿道感染診斷率。

　　三、二十四小時尿液：由於尿液中某些物質在一天當中變化不定，因此收集24小時尿液，測定一天的物質排出總量會較有意義。

⊙**尿液的收集與處理**

　　過去用於尿液培養（減少尿道雜菌或細胞污染）時才採集的「中段尿」，現今已普遍有正確收集「中段尿」來做一般尿液檢驗的觀念。最理想的方式為受檢者須做局部尿道口清潔，再取中段尿（女性尤其重要）。若同時要做糞便檢查則先取尿，以避免受到糞便的污染。

　　明確告知受檢者如何取得**中段尿**：受檢者先排掉一些尿液，將尿液排入乾淨塑膠尿杯內（筆者按：最好不要使用紙杯，因為品質不良之紙杯內層防水膜會溶出，干擾尿液脂肪方面的測定），再將杯內新鮮尿液倒**八分滿**至乾淨、無菌、有刻度，外層有標示之塑膠容器或白蓋／黃頭尿管，蓋好封蓋送驗。

　　尿液常規檢查屬於**優先處理**，檢體隨到隨做，尿沉渣最好在兩小時內分析。2～8℃保存超過八小時以上為不良檢體，報告會予以註記。個案若為疑是肝膽疾病患者，應使用鋁箔紙包住試管避光。

　　正值月經週期之婦女最好不要做尿液常規檢查。

⊙**尿液的主要成份**

　　尿液中含量最多的溶質是尿素；鈉、鉀和氯離子，尿中鈉、鉀、氯的排泄主要受飲食影響，因此，尿中鈉、鉀或氯濃度的變異很大。同時，蛋白質的攝取多寡也會影響尿中尿素的含量。其他尿液的成份有醣類、脂肪酸、微量膽固醇及其他含氮物質

一般尿液及血液的檢查

（肌酸酐、胺基酸、微量蛋白質和醣蛋白）、含硫物質（硫酸、硫化物、半胱胺酸）、有機或無機磷酸鹽、體內的有機代謝物（如草酸、丙酮酸、檸檬酸等）、微量金屬、荷爾蒙、維生素、膽色素等。

尿液

0.05%	氨
0.12%	硫酸鹽
0.12%	磷酸鹽
0.6%	氯
0.01%	鎂
0.015%	鈣
0.6%	鉀
0.1%	鈉
0.1%	肌酸酐
0.03%	尿酸
2%	尿素
95%	水

正常尿液主要成份

　　上述某些成份在全身代謝性疾病時會大量增加，由其增加的程度（異常高）可幫助診斷疾病，但此均須作特殊的尿液檢驗，大多無法由簡易的尿液常規檢查出來。尿中也有非常少量的固形物質或細胞，如鹽類的晶體，或偶而可見的紅血球、白血球、上皮細胞、圓柱體等。

⊙尿液的物理性質（**physical examination of urine**）

　　即所謂的**目測外觀**（appearance）及**比重**（specific gravity）測定，而外觀則以記錄尿液的**顏色**（color）、**性狀**（clarity混濁度）為主。

⊙尿液的化學試紙測定（**chemical examination of urine**）

一、比重specific gravity（物理）。

二、酸鹼值pH。

三、尿糖glucose。

四、蛋白質protein。

五、潛血反應occult blood。

六、尿膽素原urobilinogen。

七、尿膽紅素bilirubin。

八、亞硝酸鹽nitrite。

九、酮體ketone body。

十、白血球脂酶leukocyte esterase。

⊙尿沉渣鏡檢重點觀測或分析物質（**urine sediment microscopy**）

一、血球類：如紅血球RBC、白血球WBC。

二、細胞類：如各式上皮細胞（epithelium）。

三、圓柱體（casts）：

　　1. 類圓柱體cylindroids

　　2. 無細胞圓柱體acellular casts

　　3. 細胞圓柱體cellular casts

　　　紅血球、白血球、上皮細胞、混合（mixed）細胞、細菌（bacterial）等圓柱體。

四、結晶體（crystals）：
　　1. 酸性尿液之正常結晶
　　　 非晶性尿酸鹽（amorphous urates）、尿酸（uric acid）、草酸鈣（calcium oxalate）、馬尿酸（hippuric acid）等。
　　2. 鹼性尿液之正常結晶
　　　 非晶性磷酸鹽（amorphous phosphate）、晶性磷酸鹽（crystalline phosphate）、磷酸鈣（calcium phosphate）、碳酸鈣（calcium carbonate）、重尿銨酸鹽（ammonium biurate）等結晶。
　　3. **異常結晶** crystals in abnormal uri- ne：膽紅素（bilirubin）、胱胺酸結晶（cystine）、酪胺酸（tyrosine）、白胺酸（leucine）、膽固醇、血鐵質（hemosiderin）、磺胺劑（sulfonamide）、安比西林（ampicillin）、放射照影劑（radiographic media）等結晶。

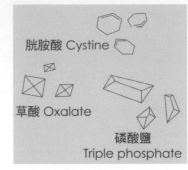

三種重要尿結晶物手繪圖

五、細菌：非病理意義的污染或細菌生長。
六、寄生蟲：要區別陰道污染或真的尿路感染。
七、其他：如假性沉渣、無臨床意義的精蟲。

參考值

⊙尿液化學試紙十項

尿液化學項目	正常參考區間	備　註
酸鹼值	5.0～8.0	尿化學四項
葡萄醣（尿糖）	陰性（－）	尿化學四項
蛋白質	陰性（－）	尿化學四項
潛血反應	陰性（－）	尿化學四項
比重	1.003～1.035	物理性質
尿膽素原	正常 ≦1.0 mg/dl	
膽紅素	陰性（－）	
酮體	陰性（－）	
亞硝酸鹽	陰性（－）	
白血球脂酶	陰性（－）	

⊙尿沉渣鏡檢或自動化分析

外觀與尿沉渣分析	正常參考區間	備　註
顏色	淺黃～黃	忠實具體描述，供其他
性狀	清澈	判讀參考。
紅血球	0～5個 / HPF	
白血球	0～ 5個 / HPF	記錄具體數量。
上皮細胞	0～5個 / HPF	
圓柱體	無發現 / LPF	所有圓柱體。
結晶體	無發現 / HPF	記錄異常結晶。
細菌	無發現 / HPF	污染+～4+表示。
寄生蟲	無發現 / HPF	記載有臨床意義之物，
其他	無發現	供醫師參考。

＊ H（L）PF是指一個顯微鏡高（低）倍視野。

⊙尿液化學分析

　　由於**乾式化學分析技術**的進步，半世紀前用手工加簡易儀器操作（相對稱為**濕式化學**）來測定尿液中成份的方法，已完全進化成現今普遍使用、極為方便準確的**試紙條**（reagent strip）。一般用來篩檢尿液的試紙條上之項目為上述的4項或10項（另也見有特殊項目如維生素C），研發廠商從歐美、日本知名品牌到台產、陸製都有，品質價格不一。無論採用哪一種廠牌，使使用前應詳閱「產品說明書」，並依其指示進行操作，這是作業標準化的重點。

　　尿液試紙條（urine strip）是將含有各種藥劑成份之膜片格，以相隔適當距離附著在塑膠條片上（右圖），而長條狀膠片上與藥劑膜片格間為吸水物質，以利沾附尿液時能藉由虹吸現象將尿液均勻與試藥膜結合，並防止多餘的尿液在膜片格間流動、相互污染。

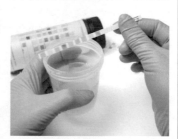

比對尿液試紙反應的結果

　　當尿液中的「待測物」與試紙條上的試藥結合，在一定時間後會依反應強弱（待測物的量）呈現不同顏色變化，再比對「顏色對照圖」來判讀其反應結果。從**微量（±）**、**1+**到**4+**為報告方式，有些需要數據的項目（比重、pH、尿膽素原）則為「半定量」對照。

由於圖片有色差、肉眼判讀有個人視差，加上尿液沾量、瀝乾；反應時間一致性等需要標準化，這些若能交由電腦控制的儀器來取代人工處理，較為方便快速又準確。一般可使用手動簡易型的判讀機（見右圖），當有大批尿液常規檢查則應採取大型全自動尿液分析儀，以減少人為疏失，提升尿液化學分析的精確性。

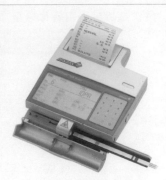

⊙利用光學折射原理測定色差

除了各人「眼光」不同外，周遭光線的亮度也會影響試紙反應後對顏色的判讀，很難要求達到「標準化」，因此，製造尿液試紙條的廠商大多已研發出取代人工判讀的半自動或全自動儀器。

簡易型尿液試紙判讀機

這類機器大多採用**光反射原理**，不同顏色光源分別打在試紙條反應區上，折射後由photocell接收、感應及處理。由於尿液本身有顏色且深淺不一，好的試紙條（適合上機）都有一不含藥劑的空白區（blank），當作「基礎參考值」，試紙條所有項目區所反射回來的數據都要扣除參考值後才是真正的反射值。儀器將判讀的光學資料轉換成反應「結果」，直接在儀器上show出、列印或傳輸到電腦**檢驗資訊系統**（LIS），媒合相對應受檢者資料後以「報告模式」發出。

⊙先進的尿沉渣自動化分析

承襲血液中各式細胞的計數和分類原理技術，科學家想要針對尿液中的「有形成份」提供自動化之分析原理及儀器，已持續超過三十年的功夫。

某家知名的日本公司憑藉半世紀以來在血液自動化分析的經驗，逐步研發Fully Automated Urine Analyzer System（含與**尿液化學分析儀**串連的軌道及**管理軟體**）日益成熟。

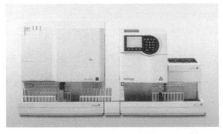
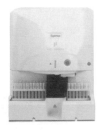
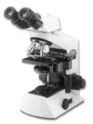

從尿化學到尿沉渣採全自動雙向儀器串連分析，
電腦判讀有疑時再由醫檢師以顯微鏡觀測

原則上，這種**尿沉渣自動判讀儀**的硬體和檢測原理沒什麼獨到之處，大多利用細胞溶解、染色、流體細胞計數（flow cytometry）和光學散射原理（使用**紅色半導體激光**是一大特色），但如何將各種光學數據轉換成有意義的「訊息」差異判斷，倒是該公司常年研發與著力最多之處。根據資料，它有三大基本參數：利用**定量顯示的分析參數**來研判紅血球、白血球、上皮細胞、圓柱體和細菌；利用**定性顯示的標記參數**和**標記項目定量顯示的特異性參數**來分析結晶、真菌、小圓細胞、病理性圓柱體、黏液絲和精蟲，另外還有**臨床診斷用參數**來分析**尿電導率**和**紅血球形態訊息**。

臨床意義

臨床上，尿液常規一般被認為用來篩檢**肝膽**、**腎臟尿路**、**糖尿**、**感染發炎**及**出血**，異常的可能意義分述如下：

一、外觀、顏色：因特殊飲食、生理代謝、中西藥物使用、感染、肝膽功能異常、血液以及少見的遺傳代謝性疾病，所造成尿液顏色及性狀方面的異常。

二、比重：可評估飲水習慣（配合尿液顏色深淺比對）、腎臟濃縮能力及某些生理（如脫水、下痢、長期打點滴）或病理意義。

三、酸鹼值：尿液的酸鹼度可用來推測個人飲食偏好、體質、腎臟功能是否異常及結石成份。

四、葡萄糖：參照比對血糖可推測腎臟閾值，並可與比重數據互為對照。

五、蛋白質：觀察腎臟功能或損害的重要指標。另外則是與感染及蛋白質漏損有關。

六、潛血反應：排除經血污染的可能性後，尿中出現紅血球指向肌肉損傷、腎絲球病變、上下尿路結石。

七、尿膽素原：尿膽素原出現在尿液中常因太過勞累或肝膽、溶血性疾病所致。

八、膽紅素：與血液的總膽紅素值比對，可推測是膽道阻塞所導致的升高。

九、酮體：饑餓過久，糖尿病性的脂肪酸利用會使酮體出現於尿液中。糖尿病人的尿液若有微微水果香，與酮體有關。

十、亞硝酸鹽：尿液放置過久或尿液受細菌污染而大量繁殖的指標，與人體生理或是否受細菌感染無關。

十一、白血球脂酶：白血球脂酶出現代表尿裡有不少的白血球，再配合尿沉渣之白血球數量，評估感染發炎以及是否要做尿液培養。

十二、紅血球：與尿液**潛血反應**略有不同，尿中出現大量紅血球甚至尿液呈黃棕色、紅色之血尿（hematuria）大多與尿路創傷、結石、腎絲球傷害有關。

十三、白血球：大量的白血球與結石、上下泌尿系統感染發炎（亦可看到膿細胞pus cell）有關。

十四、上皮細胞：尿路正常剝落之上皮細胞或陰道污染，但也有觀察感染來自腎臟、膀胱或尿道的意義。

十五、**圓柱體**：與尿蛋白同等重要，代表尿阻滯、結石之發炎且指向腎損傷。

十六、**結晶物**：配合酸鹼值排除正常結晶，異常結晶之出現可推估日常飲食、藥物來源及與結石的關係。

十七、**細菌**：用以推測檢體的新鮮度有關。是否發炎？要看白血球量。

十八、**寄生蟲或真菌**：除了特別診斷醫囑用高倍視野仔細鏡檢**白色念珠菌**或**埃及血吸蟲蟲卵**有無外？一般很少會去留意，偶而見到的陰道滴蟲、蟯蟲卵甚至陰蝨（crab lice）都屬於「**外圍**」污染。

重點說明

尿液的**氣味**（感染發炎、糖尿病）、**泡沫**和**量**現今已較無臨床意義（被其他科學數據取代）。尿液的**比重**和**滲透壓**，無論曾加或降低各有其生理或少數病理因素所影響（應用在疾病診斷意義不大）。

綜合來看，與**糖尿病**篩檢有關的尿液分析項目有**pH值**、**葡萄醣**、**酮體**、**蛋白質**；肝膽功能異常的檢查則只有與膽紅素、尿膽素原相關；針對**腎臟疾病**或**尿路感染**、**結石**等的檢查項目則是**pH值**、**蛋白質**、**紅血球（血色素）**、**白血球脂酶**，而腎臟功能異常時也常與高血壓、心血管疾病有關。

尿沉渣方面，主要是檢查出細胞、圓柱體、異常結晶和非污染性微生物（黴菌、寄生蟲卵），各有其生理或少數病理診斷意義。

尿液化學分析與
尿沉渣鏡檢的基本學理

☺尿液的形成

　　人類兩個腎臟約有**240萬個腎元**（nephron，見下圖），是尿液形成的基本組織。每個腎元的解剖結構由**腎絲球**（glomeruli）和**腎小管**（renal tubule）兩者組成，而腎絲球即為富含微血管的**球囊狀物**（**鮑氏囊**Bowman's capsule），直接通連而成為腎小管。

　　人體內每分鐘流經腎臟的血液量約1.2公升，其中20%的血漿量會經由腎絲球微血管，將水份或分子量小於50 Kdt.的溶質過濾進入鮑氏囊，形成腎絲球過濾液而通達腎小管。腎絲球每天所產生的過濾液量大約有180公升之多，但這些過濾液通過腎小管時，大量的水份（99%以上）和多數的鹽類、電解質、胺基酸、蛋白質、葡萄糖等體內所需的物質，會再吸收回血液循環內，所剩的過濾液即被濃縮成**尿液**，正常每天約有**1至2公升**。

☺尿液分析的基本學理

·**酸鹼值pH**

　　ｐＨ值即是指溶液的氫離子濃度（hydrogen ion）。正常飲食，下身體每天產生約50～100 mEq的氫離子，透過尿液將多餘的氫離子排出體外，以避免氫離子滯留體內造成「酸中毒」。因此，測定尿液的pH值，可看出腎小管維持血漿及細胞外液氫離子濃度的能力。

一、正常尿pH值4.5～8.0

　　正常成年人在適當飲食下，24小時尿液的平均值約

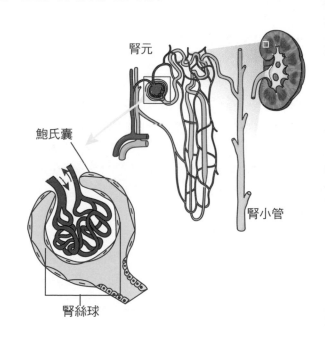

腎元解剖圖

6.0。攝取過多的蛋白質（奶蛋肉）時尿液較酸，蔬菜素食者的尿液pH值大多超過6.0。用餐後一小時之尿液pH值接近7.0（偏鹼性），原因是多數的氫離子被用於胃酸消化；睡眠時間尿液偏酸，因爲多數的細胞在行**呼吸作用**所致。

二、酸性尿acid urine

　　愛吃肉者、代謝性酸中毒（饑餓、腹瀉、糖尿病人）、呼吸性酸中毒（發高燒、肺氣腫）以及某些代謝性疾病（苯酮症）都會出現酸性尿，而服用酸鹽類藥物治療鹼性結石所產生的酸性尿是有酸鹼中和的目的性。

　　至於另一種酸性尿是因爲尿中有糖份，且被順著尿液排出體外的酵母菌或腸內菌所利用發酵的結果。

　　當腎小管功能受損（氫離子與陽離子交換能力下降）會導致腎性酸中毒，而鉀缺乏的患者也會使尿液的pH值下降。

三、鹼性尿alkaline urine

　　食用大量蔬菜、柑橘類水果（梅、李、莓類除外，易產生酸性尿）和服用鹼鹽類藥物治療酸性結石會形成鹼性尿。久置的尿液或某些造成尿道感染的細菌會使尿素（urea）分解產生氨（NH_3）而讓尿液呈鹼性，呼吸性或代謝性鹼中毒（長期抽胃液、施打利尿劑；劇烈嘔吐也會排出鹼性尿。

· 尿葡萄醣glucose

　　尿液裡明顯存在有葡萄醣時稱爲**葡萄醣尿**（glucosuria）或**糖尿**（glycos-uria），而醣尿（mellituria）則是指尿液裡有醣類物質。尿液是否出現葡萄醣由血糖值、腎絲球過濾率及腎小管再吸收能力來決定。

　　正常情形下，腎小管對葡萄醣的再吸收能力約250～350 mg／min，假如某個體的腎絲球平均過濾速率是125 ml/min，而動脈血糖濃度爲200 mg/dl，因此每分鐘進入濾液的葡萄醣有250 mg。若該個體腎小管對葡萄醣再吸收能力低於250 mg，可能就會有葡萄醣從尿中排出。

　　一般而言，血糖濃度高於160～180 mg/dl以上，腎小管將無法完全再吸收濾液裡的葡萄醣，此血液中葡萄醣濃度的臨界值稱爲「**腎閾值**」（renal threshold for glucose）。

　　不過，正常尿液也可能會測得微量的葡萄醣，健康成人空腹時的尿液葡萄醣濃度約2～20 mg/dl。通常**血漿血糖值大於180 mg/dl** 時尿液才會出現「**尿糖陽性**」，不過，血中和尿裡的葡萄醣值並不完全呈現相對平行關係。臨床上偶見有血糖值超過200 mg/dl尿糖卻陰性；而血糖正常但尿糖呈陽性反應，爲何會如此？醫學上未有定論。

　　出現糖尿最主要的原因是**血中葡萄醣過高**，稱爲**高血糖症**（hyperglycemia），依據尿中出現的醣類物質可區分為「葡萄醣性糖尿」、「非葡萄醣糖尿」。其他血糖或糖尿病相關的資料可見「三高」章節39～56頁。

· 尿蛋白protein

尿液可說是血液經腎絲球微血管壁之「超過濾」作用所形成的液體，正常成人**每分鐘**平均約有**1200 毫升**血液進入腎臟，形成**125 ml濾液**。

腎絲球**鮑氏囊的作用**像是一個「分子篩」，只能容許水及一些較小的分子（如葡萄醣、尿素等）通過，血液中的分子物質能否通過鮑氏囊，與分子的**大小**（大於40～50 Kdt.不易通過）、**半徑**（大於40 Å）及**帶電荷**（腎絲球的基底膜具有陰電性，會排斥、降低**陰電性粒子**的過濾作用。大多數的血清蛋白如**白蛋白**在正常生理pH值下具有**陰電性**，容易被屏除、阻礙通過）有關。

原則上，分子量小於50 Kdt.的物質很容易被鮑氏囊過濾出去而來到腎小管。白蛋白的分子量為69 Kdt.，大都無法通過鮑氏囊（腎絲球壁），只有不到0.1%的血漿白蛋白能被濾過。此外，少量的視網醇結合蛋白（retinol binding protein）、B2微球蛋白（β2-microglobulin）、免疫球蛋白輕鏈（immunoglobulin's light chain）以及溶菌酶（lysozyme）等，也會隨著尿液被排除。

腎絲球過濾液的蛋白質濃度約10～25 mg/dl，亦即**每天約有18～45 g的蛋白質通過腎小管**，其中大部份的蛋白質會被腎小管再吸收。由於正常人尿液中的蛋白質很微量，正常上限約20 mg/dl，因此，以醋酸、磺基水楊（sulfosalicylic acid）試驗或尿液試紙等方法很難測得「蛋白尿」。

正常尿液蛋白的成份約為40%白蛋白、40%Tamm-Horsfall醣蛋白（由遠端腎小管和集尿管的上皮細胞所分泌）、15%免疫球蛋白以及5%其他各種血漿蛋白。健康成人每天從尿液排出的蛋白應少於150 mg，兒童則不超過100 mg。

蛋白尿（**proteinuria**）是指尿裡面的蛋白過多，有蛋白尿的人可能沒有症狀，若有症狀大多與**腎病**相關。依照蛋白尿出現的時間可分為**間歇性蛋白尿**或**持續性蛋白尿**，重覆多次測定可了解是間歇性或持續性？蛋白尿的確定有尿沉渣分析和血液腎功能生化檢查，至於尿蛋白到底是何種成份及分佈比例則需用電泳技術來區別。

間歇性蛋白尿可以再細分為**良性暫時**（benign transient）、**功能性**（functional）、**姿態性或直立性**（postural or orthostatic）三種蛋白尿。至於**多次重覆測定都呈陽性**的持續性蛋白尿有：

1.**腎前**（pre-renal）**蛋白尿**：與腎臟疾病無關如本瓊氏蛋白尿（Bence-

Jones proteinuria）。

　　2.腎性（renal）蛋白尿：最常見的是腎絲球基底膜受損的腎絲球性（glomerular）蛋白尿，另有腎小管性（tubular）蛋白尿。

　　3.腎後（post-renal）蛋白尿：大都是起因於腎盂、輸尿管、膀胱、尿道或外生殖道等部位的發炎或變性，通常會伴隨有紅血球、白血球。

　　蛋白尿往往是在執行尿液常規檢查時才發現的！當有蛋白尿的情況時首先須排除「偽陽性」的可能因素，例如要區別間歇性蛋白尿，然後參考受檢者過去是否有病史，並配合尿沉渣及其他相關檢查。

　　不管是哪一型持續性蛋白尿的患者都應做「完整的」尿液分析、尿液培養及血清肌酸酐（creatinine）測定，醫師也應明瞭要同時觀察患者是否有腎臟以外的異常症狀及是否有家族腎病史。如果每日尿蛋白的排出量超過2500mg表示腎絲球可能已有病變，不過，收集24小時尿液測定蛋白總量在臨床實際操作上不是很方便，因此以隨機檢體驗尿蛋白較可行，但必須同時測定尿液肌酸酐才能換算出每日尿液排出蛋白的量（g/day）。正常人隨機所測定的尿蛋白與肌酸酐之比值（urine protein / creatinine）應小於0.2。

　　依照蛋白的含量，可分爲「重度」、「中度」和「輕度」蛋白尿。重度蛋白尿又稱爲腎病蛋白尿，其定義是指每日尿液排出的蛋白量約 > 3g / 1.73 m^2（體表面積）或每日約 > 50 mg/kg（體重），這顯示腎絲球的通透性可能已有嚴重的改變。腎病症候群（nephrotic syndrome）的特點有大量蛋白尿、低白蛋白血症（hypoalbuminemia）、水腫、高血脂症（hyperlipoemia）及脂尿症。

　　其他與蛋白尿相關的實驗室檢查有：血清白蛋白（albumin）、蛋白總量（total protein）、補體（complement）以及尿液和血液的蛋白電泳分析，這些都有助於了解、區別蛋白尿的起因和評估病況。

・潛血occult blood

　　利用某些簡單的化學方法能測出尿液中微量的血液成份，名爲「潛血試驗」。潛血之化學反應除了可測出尿中的紅血球（如肉眼可辨視的血尿hematuria）、血色素（血色素尿hemoglobinuria），甚至連肌紅蛋白（肌紅蛋白尿myoglobinuria）都能測得到，正常尿液中不應該出現這些血液物質。臨床上，血尿最常見（腎臟、泌尿系統問題如結石，易導致上下尿路出血），血色素尿較少，而肌紅蛋白尿就更少見了。

　　若潛血反應呈現陽性結果，必須進一步查明原因，若同時執行尿沉渣分析要注意觀察：1.是否有紅血球？其數量是否與潛血反應呈色的價數成比？2.有否紅血球或血色素圓柱體（cast）？3.是否有紅血球之影細胞？4.女性尿

液是否出現許多上皮細胞或可能被經血污染？而且，要警覺！血尿、血色素尿、肌紅蛋白尿可能個別存在，亦有同時出現的機會。

· 比重specific gravity；sp. gr.

同溫下，物質與純水在相同體積的重量比稱為比重，若把純水的比重設定為1.000，相較溶液中的溶質濃度愈高、密度愈大，比重數值也愈大。

尿液的量和濃度，顯示腎臟是否正常控制體內水份及電解質的平衡。腎小管和集尿管能回收一部份血漿過濾液中的水份（尿液的「濃度」應大於血漿過濾液），測定尿液的比重或滲透壓可明白尿中總溶質的濃度，稀薄（無濃縮）的尿液是腎臟疾病或抗利尿激素ADH（anti-diuretic hormone）缺少的一個指標。

正常尿液的比重隨著水分攝取之多寡而異，因此隨機尿的比重差異很大，可從1.003到1.025不等，通常介於1.010～1.025。適當水份攝取及飲食的24小時尿液比重約1.015～1.022；早晨初次尿液的比重較高，約1.015～1.025；新生兒尿液的比重約1.002～1.004。若隨機尿液的比重大於1.020，表示腎臟的「濃縮」能力良好；若超過1.040（有些報告為1.035）應可推測有「異物」（像是葡萄醣、放射顯影劑等）存在。

除去蛋白質之腎絲球過濾液的比重約1.007，換算滲透壓約等於285 mOsm/ kg water（血漿裡蛋白質所造成的滲透壓僅約2 mOsm / kg water），如果這些濾液在腎臟中不經過任何處理，只有在通過腎小管時的簡單擴散作用，其比重會上升至1.010。也就是說，腎臟若完全喪失濃縮（或稀釋）能力，排出的尿液其比重仍可維持在1.010。因此，醫學檢驗上將比重1.010的尿液稱為等濃度尿（isosthenuria）；低於1.010的稱低滲透尿（hyposthen uria）；高於1.010則是高滲透尿（hypersthenuria）。

· 膽紅素bilirubin

血液循環中老化的紅血球大多是被脾臟、肝臟、骨髓等處的網狀內皮系統（reticuloendothelial system）之吞噬細胞（phagocytic cell）所吞噬，在吞噬細胞內的血色素和血紅質（heme）被一連串的酵素反應催化成膽紅素。膽紅素形成後會被釋出進入循環系統而與血中的白蛋白結合（未與蛋白結合的膽紅素溶解性很低且對細胞有毒性），此時的膽紅素被視為「未共軛化」（unconjugated）。

未共軛化的膽紅素隨血液流進入肝細胞前會先與「攜帶蛋白」（白蛋白）分離，再與肝細胞之「膜攜蛋白」（membrane carrier protein）結合才能穿入肝細胞內，最後形成共軛膽紅素（參見170頁）。共軛膽紅素對細胞無毒

性且溶於水，又稱爲**直接膽紅素（direct bilirubin）**。共軛膽紅素被送到膽囊時，部份膽紅素會被再度氧化成膽綠素（biliverdin），因此，正常膽汁的顏色才會有點偏綠。70～80%的膽紅素是來自紅血球血色素之代謝產物。

　　大部份的共軛膽紅素從膽小管排出，經肝管進入膽囊或經總膽管進入十二指腸。在腸道中會受一些細菌水解回未共軛膽紅素，然後被腸道內的厭氧菌還原成新膽紅素原（mesobilirubinogen），再繼續被還原爲糞膽素原（stercobilinogen）或尿膽素原（urobilinogen）。這些膽紅素相關物質的化學結構都很類似，只是「氫化」的程度不同，三者均無色且都能與Ehrlich氏試劑反應，習慣上統稱爲**尿膽素原**。

　　人體每天產生的尿膽素原約有10～20%被大腸吸收而進入血液循環（大部份進入門脈循環），被肝臟攝取回去，再次利用分泌爲膽汁。只有少量（2～5%，1～4 mg/天）的尿膽素原是從尿液排出。其餘八、九成留在大腸的三種尿膽素原會氧化爲新膽汁鹽（mesobilin）、糞膽素（stercobilin）及尿膽素（urobilin），這是正常糞便呈黃棕色的原因。

　　一般情況下，只有很少量的共軛（直接）膽紅素會從膽道回流循環系統，因此血液裡共軛膽紅素的量很低。除非肝臟嚴重受傷，妨礙到肝細胞裡的共軛膽紅素被送至膽小管，使得共軛膽紅素堆積在血流中（**進不來也排不去**），這即是**抽血驗直接膽紅素（D-Bil.）看其數值可推估肝膽細胞受損的程度**。

　　由於共軛膽紅素沒有與任何蛋白質結合（分子量不大），理論上很容易從腎絲球過濾出去而隨尿排出。不過，正常狀況尿液中的共軛膽紅素也是相對很少（一般化學法不易測得，陰性率極高），只有在某些黃疸疾病時才會顯著上升。

　　正常成人尿液中的膽紅素量大概在0.02 mg/dl左右，當尿液膽紅素呈陽性（量增加）時，表示膽道可能阻塞（如總膽管內結石、胰臟腫瘤壓迫使總膽管出口狹窄）。膽紅素含量高的尿液呈深黃色，搖晃後也會出現深黃色泡沫，患者通常伴隨有黃疸症狀。有關正常人與黃疸患者之**膽紅素和尿膽素原在血液及尿液的變化**可參考下表。

　　肝門靜脈周圍發炎或纖維化會使肝細胞腫脹或膽小管壓力增加；急性病毒性肝炎或藥物引起的膽汁滯留（黃疸未出現前），使得尿液裡會出現膽紅素。因此，測定尿液膽紅素有助於診斷和追蹤感染性肝炎的病程──若膽紅素呈陽性而尿膽素原呈陰性，表示肝內或肝外膽道阻塞。

　　另外，檢查尿液膽紅素也可用來區別黃疸的類型，溶血性黃疸不會出現膽紅素（其他請參考下表）。

・尿膽素原urobilinogen

　　正常人每天約從尿液排出0.5～2.5單位（unit）的尿膽素原，鹼性尿會使腎小管對尿膽素原的再吸收減少，反之，在酸性尿，尿膽素原的再吸收增加（自尿液排出被測得的量較少）。

　　肝藏受損或肝功能不良，從腎臟濾出的尿膽素原增多。若因病毒性肝炎、藥物或毒性物質使得肝細胞受損、肝門脈硬化、肝臟充血以及充血性心臟病，再度循環的尿膽素原無法隨膽汁進入腸道，只好透過腎臟泌尿系統排出（尿中尿膽素原增加）。另外，若嚴重發燒導致脫水而造成「高濃度」尿液，尿膽素原也會相對增加。

　　溶血性疾病患者尿液的膽紅素呈陰性，但持續排出多量的尿膽素原，糞便顏色會較深棕色。總膽管完全阻塞（如膽結石太大顆）病人的尿液尿膽素原呈陰性（要注意此狀況用敏感度較低的尿液試紙測定法不易區別），且糞便顏色較淺。廣效性抗生素會連大腸的正常菌叢（normal flora）一併消滅，導致尿膽素原的形成減少，尿液和糞便中的尿膽素原也少。

・酮體ketone body；ketones

　　正常生理狀態下，碳水化合物與脂肪的代謝會維持一定平衡，但當因生病（糖尿病）或其他因素（長期饑餓）導致代謝碳水化合物產生障礙時，組織細胞會優先分解脂肪做為能量來源。「不正常」途徑引發脂肪代謝不完全，形成一些中間產物aceto acetic acid、β-hydroxybutyric acid和acetone，這三者合稱酮體（ketone body）。

　　60、70年代的研究報告指出，正常人血液中存在有微量的酮體，含量介

	血液		尿液		糞便
	總膽紅素 mg/dl	直接膽紅素 mg/dl	膽紅素	尿膽素原 mg/day	顏色
正常個體	0.2～1.0	0～0.2	陰性	0.5～3.4	棕色
肝前黃疸（溶血性）	上升	正常	陰性	上升	棕色
肝性黃疸					
肝細胞疾病	上升	上升	陽性	不一定	淡棕色
吉伯氏病	上升	正常	陰性	下降	棕色
Crigler-Najjar症候群	上升	下降	陰性	下降或正常	淡棕色
Dubin-Johnson症候群	上升	上升	陽性	下降	淡棕色
肝後阻塞性黃疸	上升	上升	陽性	下降或正常	淡棕色

於0.5～2.0到3.0～4.0間，其中β-hydroxybutyric最多（約占78%），acetone最少（2%）。在某些疾病，可能會改變醣類的代謝，使得過多脂肪被分解，結果大量生成的酮體堆積在血中，稱為酮血症（ketonemia），然後從尿液排出即為酮尿症（**ketonuria**）。血和尿中的酮體顯著增加，是一種綜合病症，叫做酮病（ketosis）。

已出現「三多」症狀而渾然不知或未妥善控制的糖尿病人常見有酮尿，表示可能會進行到危險的酮酸毒症（ketoacidosis），不過，約占酮體20%之一的acetoacetic acid有時高達50 mg/dl依舊沒有任何臨床症狀。

兒童和青少年的糖尿病患者較易出現酮酸毒症之傾向，通常與感染或治療上的問題有關。當受測者的尿糖超過1～2 g/dl時，一定要加驗酮體（所以同時執行十項尿化學分析要比四項來得完整），口服降血糖藥（或改變治療、控制方式時）的糖尿病人除了定期抽血關心飯前飯後血糖值外，還必須加驗尿酮體，了解整體醣類和脂肪的代謝平衡。

嬰兒和兒童在急性發燒或中毒導致嘔吐或腹瀉、時常嚴重嘔吐的孕婦、惡質病、麻醉後、經常過度劇烈運動的人、不吃澱粉或以饑餓法節食者，可能常會有酮體出現於尿中，這些稱為**非糖尿性酮尿症**（non-diabetic ketonuria），相對於上段所述的**糖尿性酮尿症**（diabetic ketonuria）。

・亞硝酸鹽nitrite

亞硝酸鹽試驗是一種**快速間接測定尿液細菌**的方法。許多常見的尿路感染菌如大腸桿菌*E. coli*、腸桿菌*Enerobacter* sp.、變形桿菌*Proteus* sp.和克雷伯氏桿菌*Klebsiella* sp.，當這類菌種在膀胱內的量達到10^5～10^6/ml 以上時，會還原硝酸鹽（nitrate）成為亞硝酸鹽（nitrite）而使亞硝酸鹽尿液試紙片呈色（陽性反應）。

由於此項因細菌代謝所產生的化學反應需要時間（細菌在體溫下的尿液四小時以上），因此最好以早上第一泡中段尿為檢體，可排除一部份的偽陰性。若容器不乾淨、受到污染及檢體在室溫下放置過久，其他**非尿路感染、也可還原硝酸鹽**的細菌增生，導致陽性加重或偽陽性結果（鏡檢看到異常多的細菌可略做區別，報告加註「檢體可能受到污染」）。

若亞硝酸鹽試驗結果為陽性，不可據此判定為「無菌感染」。測定尿液亞硝酸鹽不能取代傳統之細菌塗片鏡檢和尿液培養，尿液試紙化學分析只能用在臨床上尚未出現菌尿症症狀前的篩檢。

・白血球酯酶leukocyte esterase

從嗜中性白血球（neutrophil）一級顆粒（azurophilic granular）內發現有

十種具脂酶（esterase）活性的蛋白，當尿液裡有白血球（大多數為嗜中性球）且溶解釋出的這些蛋白可保有數小時的脂酶活性，而近年來所發展出的尿液試紙可測定脂酶活性高低，間接評估白血球數量。

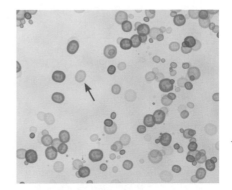

尿中紅血球

尿液中若發現有白血球，往往暗示尿道可能有感染。過去大多以尿沉渣鏡檢才能得知是否有白血球？但只以顯微鏡觀察白血球數量常有誤失，因此，檢查尿液之脂酶可作為鏡檢白血球數量的輔助檢查。健康個體的尿液存在有少許的白血球，所以大多數的尿液試紙測定靈敏度設定在10～30個嗜中性球／μl尿液（相當於2～6個白血球／HPF）。若尿液被陰道分泌物污染，可能會導致尿液脂酶偽陽性結果，不過，陰道分泌物裡有許多鱗狀扁平上皮細胞在尿沉渣鏡檢下很容易被看到，可以此做為區別。

‧紅血球、白血球、上皮細胞

雖然尿液化學分析項目裡與紅血球、白血球相關的有潛血反應、脂酶活性（參考上文），尿沉渣鏡檢若有看到這些細胞（含上皮細胞），還是有略為不同的臨床意義和區別。不過，大概也超脫不了尿路創傷；結石；腎絲球傷害；腎臟、泌尿系統感染發炎等範疇。

尿液沉渣中未經染色之紅血球的形狀、外觀受「環境」因了影響而不同，正常情況於高倍（400x以上）視野下紅血球呈邊緣清楚的「圓圈」盤狀（右上圖）；若尿液放置過久，紅血球內的血色素被釋放出來，導致影像變成較淡、空洞的圓圈，稱為影細胞或鬼細胞（shadow cell or ghost cell，右上圖箭頭）；如果尿液的濃度很高，紅血球會皺縮，表面呈粗糙鈍鋸齒狀。另外，要注意區別紅血球與油滴或酵母菌之不同。

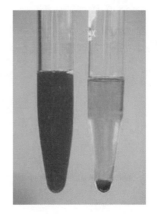

正常尿液可發現有少量的紅血球、白血球，紅血球約0～2/HPF（3～12/μl尿液），若紅血球多而使尿液呈薄霧狀，稱微血尿（microhematuria）；若「血量」多到讓尿液呈紅色或紅棕色，即是所謂的血尿（右圖，離心前後）。

尿液中紅血球異常多且同時出現紅血球圓柱

體，可視爲是**腎臟的出血**；若找不到紅血球圓柱體且無蛋白尿，則應是下尿路的出血。當尿液裡的紅血球圓柱體增多，要觀察紅血球的外形有無扭曲變形（異形紅血球dysmorphic erythrocyte）以區別是否爲**腎絲球出血**（若80%以上紅血球維持正常的外形表示非腎絲球出血）。這些異形紅血球可能來自腎小管、與結石有關或下尿路疾病。須注意，**正常數量的尿液紅血球應是扭曲和正常外形的都有**。

正常尿液裡的白血球大多是**多形核球**（polymorphonuclears；**PMNs**），單核的白血球（淋巴球、單核球）較少見，若有，以淋巴球居多。由於尿沉渣鏡檢沒有染色，不易分辨白血球的種類（如血液的白血球分類），也無此需要。

在高倍視野下，嗜中性球呈現出有顆粒的球形外觀，直徑約12 μm，新鮮尿液裡白血球的細胞核、顆粒等細微結構可清楚辨識。但當細胞開始退化時，PMNs會因細胞核不易觀察而與腎小管上皮細胞難以區分，這時可在玻片裡加一滴稀醋酸或上下調整顯微鏡的聚光器（condenser），這有助於增加PMNs細胞核的清晰度（如下左圖）。

尿液裡的白血球很容易溶解，在室溫下2～3小時即會損失一半，因此實驗室在取得檢體後無論尿化學或鏡檢都應立即分析。

當劇烈運動或發燒時，尿液中的白血球可能會暫時增多。幾乎所有的腎臟和尿道疾病所導致之白血球增加，大多來自嗜中性球，若伴隨有**白血球圓柱體**（見下右圖）、**白血球-上皮細胞圓柱體**，可視爲與腎臟疾病有關。白血球中度增加並出現白血球圓柱體，可能是細菌性（慢性腎盂腎炎）或非細菌性（急性腎絲球腎炎、狼瘡腎炎）腎臟病。另外，結石會使尿液滯留（增加感染機會）或造成局部黏膜發炎，一堆白血球會隨尿液排出；膀胱腫瘤或各種急慢性下泌尿系統（膀胱炎、攝護腺炎、尿道炎、龜頭炎）也會使尿中白血球增多。

若白血球大量出現於尿液而呈混濁樣，稱之爲**膿尿**（pyuria），當沉渣裡的白血球聚集成群或數量之多（＞ 50/HPF），表示有急性感染。根據研究，

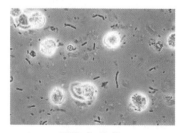

PMNs細胞核

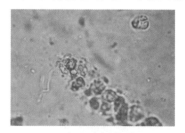

白血球圓柱體

比較尿液試紙測定脂酶與鏡檢計算白血球數量的「一致性」，測定脂酶的敏感度大都可達到80～95%。

正常尿液中經常可看到一些少量的上皮細胞（見下圖），是從腎臟和下泌尿道的黏膜組織剝落而來，大多不具特殊病理意義。依照上皮組織的位置和形態可將尿液中見到的上皮細胞分為三大類：

一、鱗狀細胞squamous cell

尿沉渣中最常見也最易分辨的細胞是鱗狀細胞，該細胞分佈在尿道遠端三分之一處以及女性陰道，可作為分泌物污染的指標。

二、變形（transitional）上皮細胞

分佈於腎盂、輸尿管、膀胱和尿道近端三分之二處，外形呈圓型或梨形，屬於中型（20～25 μm）上皮細胞，正常剝落。

三、腎小管上皮細胞

比白血球略大（15～20 μm），若源自腎元近端腎小管之上皮細胞，在細胞一側有微絨毛狀的邊緣；若來自亨利氏彎、遠端腎小管或集尿管的上皮細胞，則無此微絨毛狀的凸出邊緣。老化細胞會正常剝落。

· **圓柱體**

如上文所述，尿是腎絲球過濾液被濃縮、吸收後所形成，再依序經由腎小管、腎盂、輸尿管、膀胱、尿道等尿路系統排出體外。在分析尿液的檢驗項目中，除了因身體代謝所正常或異常「排入」尿中的化合物（可統稱「腎前成份」）如比重、酸鹼值、糖份、蛋白、膽紅素、尿膽素原、酮體等，上下泌尿系統在尿液流經時，也會因正常生理或病理因素而「加」些東西到尿裡，例如蛋白成份、血液（尿路損傷）、血球、上皮細胞、膿細胞，以**形成圓柱狀的物體**在沉渣中。

這些物質或細胞在腎小管內腔與尿中的Tamm-Horsfall醣蛋白形成膠狀，內部再混入一些其他成份，以腎小管為「鑄型」所生成的即是圓柱體，隨著尿流排至尿中。**細長的圓柱體**是在**腎小管**形成，而**粗大的圓柱**則在**集尿管**處生成的。圓柱體的碎片有時很容易與黏液渣等混淆，因此，在外型的鑑別必須非常小心。

根據鏡檢下的形態，圓柱體有許多種類（參見87頁及105頁表）。大多是無色透明，有時也會有被色素染色的情形，例如紅血球圓柱體（下頁圖）、膽

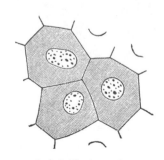

上皮細胞 in urine

紅素或膽汁著色的圓柱體。在血色素沈著症的病人尿液常見有血色素尿，可看到輕微紅色的hemosterine圓柱體。有關各種圓柱體在鏡檢下的特徵及可能形成的原因整理於下頁表。當發現特定的圓柱體明顯增加時，可強烈懷疑腎臟實質的病變，若圓柱體和血球、細胞共存，則提供了鑑別腎臟、尿路系統疾病的重要情報（見下表）。

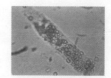

紅血球圓柱體

· 結晶物crystal

　　在正常的腎絲球運作，所謂「腎前性」固態成份是無法在腎絲球濾液中被發現，只有溶於血漿水份中的化合物才在濾液裡。由於尿的酸鹼值、尿中鹽類濃度、腎小管濃縮能力以及外圍溫度的變化會導致尿成份析出，最後形成尿沈渣中的結晶。

　　由於在正常尿中亦可見到結晶，故有必要分辨正常、酸性或鹼性尿下的結晶種類及形狀（見88頁）。例如異常的胱胺酸、酪胺酸或膽紅素結晶在嚴重的肝臟疾病可發現，由於胱胺酸和尿酸結晶很容易搞錯，在未確認前可懷疑為胱胺酸（配合臨床症狀或主訴）。另外，近年來因醫療需求或新藥開發，使得尿沉渣鏡檢時發現許多「新」結晶，如磺胺劑、造影劑結晶等。這些結晶大都具有獨特的外觀、折射及高比重，鑑別上不難。一般說來，尿結晶物對腎臟和尿路系統方面的病理診斷並不怎麼特別重要。

檢查結果以輕微（±）陽性（＋、2＋）到嚴重（3＋、4＋）來表示					
病症	尿蛋白	圓柱體	紅血球	白血球	上皮細胞
腎臟綜合病徵	3＋～4＋	3＋	±	±	＋
腎炎	2＋～4＋	2＋	2＋	±	＋
尿路結石	±～1＋	±～1＋	3＋	±	＋
尿道感染	±～1＋	±	±～1＋	2＋～4＋	3＋

圓柱體種類	顯微鏡下特徵	可能形成的原因
玻璃狀 hyaline cast	無色透明，折射率低。	正常或激烈運動後。 **病理**：急性腎絲球、腎盂腎炎；慢性腎臟病；嚴重急性高血壓。
顆粒性 granular cast	密集不透明顆粒排列。	嚴重蛋白尿、直立性蛋白尿。 **病理**：急、慢性腎綜合病症；鬱血性心臟衰竭。
蠟狀 waxy cast	對比鮮明，輪廓清晰有折射感。斷面大都不規則。	**病理**：急性或嚴重慢性腎病；糖尿病性腎病；嚴重高血壓。
脂肪 fatty cast	在柱狀間質內可見有透明脂肪小顆粒。	**病理**：糖尿病；慢性腎綜合病症；汞中毒。
上皮細胞 epithelium cast	間質內有扁圓或不規則細胞，胞質折射胞核易見。	中毒，病毒感染。 **病理**：腎絲球腎炎；尿道感染。
紅血球 RBC cast	黃橙色柱狀間質內有許多高折射率的圓形物。	**病理**：急性腎絲球腎炎；慢性腎臟病；狼瘡性腎炎；嚴重急性高血壓；膠原病。
白血球 WBC cast	半透明柱狀間質內有許多圓球狀物，胞核易見。	激烈運動後；感染、發燒。 **病理**：急性腎絲球、腎盂腎炎；慢性腎臟病。
混合細胞 mixed cast	各種細胞或成份的綜合存在於柱狀間質內。常見是上皮細胞-白血球、紅血球-白血球。	視細胞或成份組合之綜合原因。
寬闊形 broad cast	大型、片塊狀的柱狀物。	**病理**：急性腎小管壞死；尿路阻塞；嚴重慢性腎病。

一般尿液及血液的檢查

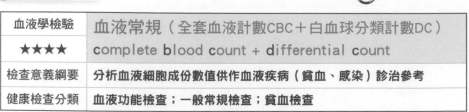

血液學檢驗 ★★★★	血液常規（全套血液計數CBC＋白血球分類計數DC） complete blood count + differential count
檢查意義綱要	分析血液細胞成份數值供作血液疾病（貧血、感染）診治參考
健康檢查分類	血液功能檢查；一般常規檢查；貧血檢查

檢體／採集

1～2 cc EDTA全血。無禁食或採血時間限制。避免溶血，可冷藏。

檢測物

　　一般所謂的「**血液常規**」blood routine可分為「全套血液計數」**CBC**和「白血球分類計數」**DC**兩部份，通常是CBC和DC一起做，亦可視需求或健保「給不給付」而只做CBC。

　　全套血液計數的檢測項目（物）可分成以下三大類八小項：

一、細胞數量：白血球WBC（white blood cell）、紅血球RBC（red blood cell）、血小板Plt.（platelet）。

二、紅血球細胞內容物：血色素Hb.（hemoglobin）的量。

三、計算分析值：

  1. 血球容積比Hct.（hematocrit）為血球數佔全血液量的容積比例。

  2. 平均紅血球容積mean corpuscular volume（MCV）即每個紅血球平均大小。

  3. 平均紅血球血色素mean corpuscular hemoglobin（MCH）是指每個紅血球內平均的血色素量。

  4. 平均紅血球血色素濃度mean corpuscular hemoglobin concentration（MCHC）是指所有紅血球血色素的濃度平均值。計算法來自Hb./Hct.×%。加上MCV即可輔助判斷貧血，實用性不大，多「送」的數值。

　　白血球分類計數的檢測項目（物），有五、六項**比例**或數量（分類 % ×白血球總數即得**絕對數量**值）：

　　一、嗜中性球netrophil：正常**分葉核Seg.**（segmented）為主，另有少見的**帶狀核（band）**嗜中性球（見下頁圖）。

　　二、淋巴球lymphocyte：大、小淋巴球機器不會分。

　　三、單核球monocyte

　　四、嗜酸性球eosinophil

　　五、嗜鹼性球basophil

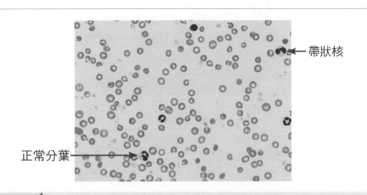

帶狀核

正常分葉

　　一般實驗室早已使用全自動血液分析儀和試劑，所提示的血液常規檢查正常參考值大致類似，整理如下表：

	項目	數值	單位
八項血液計數	白血球 WBC	3.5～10.0	千個10^3 / μl
	紅血球 RBC	男：4.2～6.2 女：3.7～5.5	百萬10^6 / μl
	血色素 Hb.	男：12.3～18.3 女：11.3～15.3	g / dl
	血球容積比 Hct.	男：39～53 女：33～47	%
	MCV	80～99	fL
	MCH	26～34	pg
	MCHC	30～36	g / dl
	血小板 Plt.	150～400	千個10^3 / μl
白血球分類	嗜中性球分葉核	39～74	%
	淋巴球	19～48	%
	單核球	2.0～10.0	%
	嗜酸性球	0.0～7.0	%
	嗜鹼性球	0.0～1.5	%

　　除了正常參考值外，實驗室通常會依據一般臨床原則，對常規和其他相關血液檢查異常偏高或低的結果**進行recheck**及**品管審視**，如果複驗後仍然異常，將依照「危險數據」（見下表）標準立即通報送檢單位。

項目	數值
白血球數量 WBC	<1.0或>30 10^3 / μl
血色素 Hb.	<5.0或>20 g / dl
血球容積比 Hct.	<18%
血小板 Plt.	<30或>1000 10^3 / μl
帶狀核嗜中性球 Neut.-band	>20%
骨髓細胞 myelocyte	>6%
骨髓前細胞 promyelocyte	任何發現
骨髓芽細胞 blast	任何發現
血液寄生蟲 blood parasite	任何發現

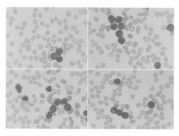

白血病末梢血出現未分化成熟的造血細胞

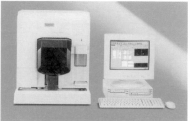

國內常見的全自動血液分析儀

　　血液自動分析技術和儀器的研發已有數十年歷史，從檢體吸取、分注、處理（溶解血球）到測量（光學細胞學）、分析計算資料，美日大廠各有其獨到技術，目前幾乎沒有一家實驗室不用。

臨床意義

　　全套血液常規各項檢查數據的超出正常參考範圍（上升、下降或兩者），可能是有臨床意義，特整理於下頁表供參考。

項目	異常	臨床意義
白血球數量	上升	發炎（結石、阻塞等）、細菌性感染（病毒感染大多不生反降）；藥物引起；腫瘤、典型白血病（很高）。
紅血球數量	上升	嚴重燒燙傷、脫水、劇烈運動後；壓力或心血管疾病等造成的血液濃縮。
	下降	**貧血**；骨髓造血抑制；維生素缺乏；出血、溶血；肝臟疾病。
血色素	上升	嚴重燒燙傷、脫水；紅血球增多症；慢性肺阻塞。
	下降	**缺鐵性貧血**；失血、溶血；肝臟、甲狀腺疾病。
血球容積比	上升	嚴重燒燙傷、脫水；**紅血球增多症**。
	下降	**貧血**；失血、溶血；肝臟、心臟方面的疾病。
>105為大球症 平均紅血球容積 MCV <75為小球症	上升	酗酒；維生素B12、B6、葉酸缺乏；**惡性貧血、免疫溶血性貧血**。
	下降	放射線治療；G6PD缺乏；**缺鐵性貧血、海洋性貧血**。
平均紅血球 血色素量 MCH	上升	新生兒、嬰兒；寒冷凝集素作用；**大球性貧血、惡性貧血**。
	下降	**缺鐵性貧血、小球性貧血**。
平均紅血球 血色素濃度 MCHC	上升	新生兒；遺傳性球性紅血球；寒冷凝集素作用；使用肝素。
	下降	低血色素貧血、巨大球性貧血；些微下降於缺鐵性貧血、海洋型貧血。

項目	異常	臨床意義
血小板	上升	懷孕；感染、發炎；手術後、產後；CML；癌症；脾切除；慣用類固醇；急性出血；真性多血球症（polycythemia）。
	下降	**出血性疾病**；擴散性血管內凝集（DIC）；脾腫大；骨髓再生不良；病毒感染；**自體免疫疾病**；白血病（CML）。
嗜中性球分葉核	上升	**急性（帶狀核細胞增加明顯）細菌性感染、發炎**；敗血症；過敏；燒燙傷；中毒。
單核球	上升	EBV感染；梅毒；何杰金氏病；全身性紅斑狼瘡。
淋巴球	上升	病毒、弓漿蟲感染；梅毒；單核球增多症；淋巴性白血病。
	下降	細菌感染時（比例上減少）。
嗜酸性球	上升	**寄生蟲感染**、瘧疾；結核；**過敏病**（特別在氣喘、濕疹）。
嗜鹼性球	上升	藥物過敏；甲狀腺功能低下；腎炎。

重點說明

　　在全套血液計數八項檢查中，**紅血球數目、血色素量、血球容積比**三者是用來**評估貧血**程度的基本指標，一般說來，有貧血症時數值**大多偏低**；若為紅血球增多症，數值則升高。

　　血液常規檢查在臨床上的使用頗為普遍，除了可做為基礎的健康檢查（**了解身體及血液的基本狀況**）外，主要是輔助醫師做血液疾病或發炎感染的初步判定，也可藉數據高低來評估疾病嚴重程度及治療成效。

人工血液抹片鏡檢的意義

一、三十年前，無論筆者是學生或任教於陽明醫學院（現在的陽明大學）時，血液自動化分析（特別是白血球分類計數）尚未完全發展成熟、普遍使用。因此，當年是學、教做血液抹片（blood smear），染色吹乾後，利用顯微鏡下的高倍視野一個一個計算各種白血球分佈比例（當時使用的計數器見下圖）。

在檢視血液抹片時，受過特別訓練且認真的醫檢師會注意是否有異常型態的白血球出現（如帶狀核嗜中性球、病毒感染有時可見的非典型淋巴球）。而若是血癌（白血病）病人，末稍血液中常發現有許多白血球系列或紅血球、血小板系列的不成熟分化（各種前期）血球細胞，這是血液自動化分析儀器所無法完全取代人工鏡檢的地方。

醫師若開立「血液抹片鏡檢」醫囑，這是個獨立的檢查且有健保代碼與「給付」，但給付點值太少。

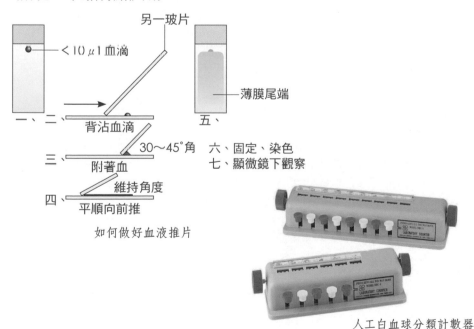

另一玻片
＜10μl血滴
一、二、 背沾血滴
三、 附著血 30～45°角
四、 維持角度 平順向前推

如何做好血液推片

薄膜尾端
五、
六、固定、染色
七、顯微鏡下觀察

人工白血球分類計數器
（三隆檢驗儀器有限公司）

血液學檢驗 ★★★	嗜酸性白血球計數　eosinophil count
檢查意義綱要	測量計算一種與過敏發炎有關的白血球數量給醫師診治參考
健康檢查分類	一般常規及過敏體質（過敏炎症）篩檢

檢體／採集

　　1～2 cc EDTA全血。無禁食或採血時間限制。避免溶血，可冷藏。

檢測物

　　血液裡的一種白血球，直徑大約12～16 μm（微毫米），兩葉細胞核。透過染色（對**酸性染劑如伊紅eosin**有親和性），細胞質被著染出許多磚紅色大顆粒（下圖），因此名為嗜伊紅顆粒白血球（eosinophilic granulocyte）或簡稱**嗜酸性球**（eosinophil）。

　　嗜酸性球佔所有白血球1～5%（正常參考值亦有範圍較廣的0～7%），主要的生理功能是**吞噬寄生蟲抗原與抗體的複合物**（寄生蟲侵入人體後刺激我們的免疫系統產生抗體，當對應的抗體與寄生蟲抗原結合後會吸引嗜酸性球前來幫忙破壞）以及協助**調節過敏變異反應**的嚴重程度。與過敏免疫反應有關的即是可溶性顆粒中的細胞素和蛋白，如組織胺（histamine）、陽離子蛋白（eosinophil cationic protein；ECP，參見473頁）等。

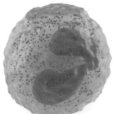

嗜酸性球模擬圖

參考值

　　15～300 / μl（以全自動血液分析儀SYSMEX XT-1800i為例）

臨床意義

　　血液分析儀使用細胞分流flow cytometry技術，得到完整的白血球計數與白血球分類比例，進而算得嗜酸性球數量。

　　九成以上的嗜酸性球數量的上升（超過5%或大於300/μl）與過敏病（特別是**氣喘、異位性皮膚炎**）或寄生蟲感染有關，其他少數增多的情況可能是由惡性腫瘤、肺結核、何杰金氏症、藥物過敏等所致。正常人的嗜酸性球比例不應該超過3%，若＞7%或＞400/μl稱為**嗜酸性球增多症**。

重點說明

　　請參見107頁。

血液學檢驗 ★★★	纖維蛋白原　fibrinogen；Fbg.
檢查意義綱要	評估先天或後天纖維蛋白原缺乏所引起的血液凝固異常問題
健康檢查分類	各式肝疾、類風濕性關節炎、溶血性貧血、白血病輔助檢查

檢體／採集

3.2% sodium citrate（**藍頭抗凝管**見右圖）全血2.0 ml。立即離心取血漿，**4小時**內分析完，避免溶血。無禁食或採血時間限制。

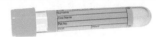

藍頭抗凝管

檢測物

纖維蛋白原（fibrinogen）又稱**第一凝血因子**（**Factor I**），是由肝細胞（hepatocyte）所製造的鏈狀（有 α、β、γ 三種結構）醣蛋白，水溶性、分子量約340 Kdt.。血小板破裂時會釋出一些**凝血致活酶**（如zymogenprothrombin），並促發一連串「凝血酵素」的轉變，經**凝血酶**（thrombin）之作用將纖維蛋白原轉變成不易溶解的纖維蛋白單體（fibrin monomer）。

在**第十三a凝固因子**（Factor XIIIa）參與下，使得纖維蛋白單體立即形成結構較強、交叉連結（cross-linked）的**纖維蛋白**（fibrin），並扭結其他血液細胞成團，凝固成**纖維蛋白凝塊**（血塊，fibrin clot）。這即是人體血液凝固機制的最後階段，在纖維蛋白原→纖維蛋白→血凝塊的過程中，纖維蛋白原是最主要的元素。

參考值

現今大都使用**血液凝固分析儀**（blood coagulation analyzer）來測定與凝血相關的因子、蛋白和凝固時間（coagulation time）。以日本SYSMEX CA-500所提示的正常參考值為：**200～400 ng/dl**

臨床意義

在正常的凝血機制運作下，當血塊形成的同時，纖維蛋白也會誘使血小板聚集，觸發**纖維蛋白溶解反應**（fibrinolysis）。因此，如果血液纖維蛋白原的測定值偏低，表示可能**量**（總量不足）與**質**（先天基因缺陷或後天疾病所造成的分子結構異常）其一或都出了問題，皆會**發生血栓**（纖維蛋白易生成）或**出血症狀**（纖維蛋白溶解反應過盛，凝血塊不易形成）。體內纖維蛋白原的量不夠，名為**低纖維蛋白原血症**（hypofibrinogenemia）；品質異常則稱**不良纖維蛋白原血症**（dysfibrinogenemia）。兩者皆有先天性或後天所造成，常見的情形整理如下分述。

一般尿液及血液的檢查

3

⊙先天性纖維蛋白原完全缺乏（afibrinogenemia）

纖維蛋白原檢測值：幾乎0。

其他檢查：如出血時間（bleeding time；BT）、凝血時間（clotting / coagulation time；BT）、凝血酶原時間（prothrombin time；PT）、活化部份凝血活酶時間（activated partial thromboplasin time；APTT）都延長。

見於罕見的隱性遺傳異常、肝臟合成纖維蛋白原能力嚴重缺失、血小板細胞膜無纖維蛋白原、病人自幼即有出血性疾病。

⊙纖維蛋白原不足（先天性）

纖維蛋白原檢測值：< 100 ng/dl。

其他檢查：PT、APTT大都正常。

見於異合子型隱性遺傳異常，可合成纖維蛋白原但量不足。症狀較輕微偶有出血。

⊙纖維蛋白原功能不良（先天性）

纖維蛋白原檢測值：大都正常。

見於染色體顯性家族遺傳缺失，纖維蛋白原結構異常無法形成纖維蛋白。55%無症狀；25%出血症狀；20%動靜脈栓塞；14%有出血症狀及動靜脈栓塞。

⊙纖維蛋白原不足（後天性）

纖維蛋白原檢測值：< 70～150 ng/dl。

其他檢查：PT、APTT大都正常。

可能肇因於嚴重肝病、急性瀰漫性血管內凝集（acute DIC）、原發性纖維蛋白溶解症等。患者可能會有血栓或出血。＜70時會出現血液凝固機制不良的情形。

⊙纖維蛋白原功能不良（後天性）

纖維蛋白原檢測值：大都正常。

大都由肝膽疾病所造成，如慢性活動性肝炎、肝硬化、急性肝衰竭、阻塞性黃膽。

重點說明

一、患者常有不明的出血或血栓，評估是否因缺乏纖維蛋白原所引起。

二、當PT、APTT時間延長時，可輔助探索凝血機制是哪裡出問題？

三、醫師在診療瀰漫性血管內凝集（DIC）等特殊凝血疾病（見上文）時，可藉纖維蛋白原值來評估嚴重程度和治療成效。

檢測纖維蛋白原，除了主要是看纖維蛋白原先天或後天的量與質異常所造成出血或栓塞之病因，以**健康檢查的思維**或「切入點」來看，列為「高階健檢」項目之一，應是著眼於纖維蛋白原的測定，有輔助診斷下表所列病症（紅字）的效益。

纖維蛋白原增多及不足所代表的臨床意義表

	檢驗結果	生理現象	病症
升高	400～450	經期	肝炎。
	＞450		類風濕性關節炎；組織傷害和急性感染、發炎。
減少	100～200	流產；羊水栓塞；urokinase等藥物治療	嚴重燒傷；肝硬化；先天性溶血性貧血；攝護腺癌及肺癌轉移；冷凝及大球蛋白血症；瀰漫性血管內凝集（DIC）。
	＜100	凝固因子缺陷；血小板減少性紫瘢	多發性骨髓瘤；白血病；淋巴瘤。

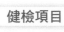

健檢項目

血庫學檢驗 ★★★	ABO及Rh血型鑑定　ABO/Rh blood typing
檢查意義綱要	基本ABO及特殊Rh血型確定
健康檢查分類	常規檢查

檢體／採集

1～2 cc EDTA全血。無禁食或採血時間限制。**避免溶血**，可冷藏。

檢測物

所謂的**血型**（blood type），是依據**紅血球**表面上具有遺傳性的分子結構（抗原）來作分類，目前國際輸血協會認可的血型（主要major、次要minor、亞型subtype）約有三十種，超過600種抗原。以最基本且重要的ABO/Rh血型來說，個體的紅血球上有某種抗原，相對應的抗體就不會存在於血漿中（參見下表）。若輸入的血源血型與接受者的血型不一致時，會發生**溶血反應**，可能導致接受者死亡。輸入Rh$^+$血即D抗原時，接受者體內會產生抗體。

	A型	B型	AB型	O型	Rh陽性	Rh陰性
血型						
紅血球表面抗原	A抗原	B抗原	A抗原、B抗原	無	D抗原	無
血液中的抗体	anti-B	anti-A	無抗体	anti-A、anti-B	無抗体	無抗体

參考值

A 型、B型、AB型、O型；Rh$^+$（Rh陽性）

臨床意義

將受測者的血液滴在玻片（玻片法slide method）上，再加入適量的血型抗体製劑（anti-A、anti-B及ant-D），輕輕搖晃、等待反應。紅血球表面上抗原（待測物）透過與抗體結合而將紅血球連結起來聚成一群，此稱為**血球凝集作用**（hemagglutination），在玻片上看起來一團團紅紅的（陽性）；若是均勻沙沙的則無凝集（陰性）（上頁圖）。

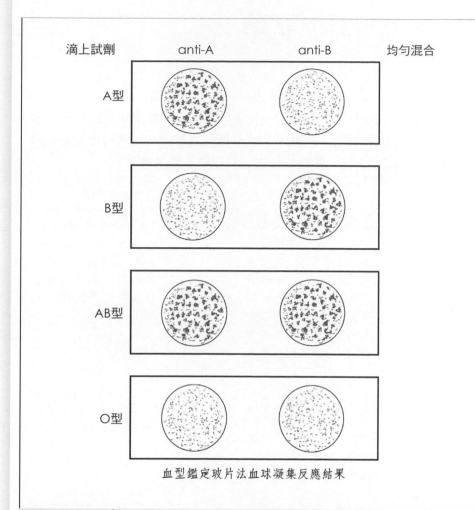

血型鑑定玻片法血球凝集反應結果

重點說明

若應用於輸血前的「合血」，使用試管法（tube method）取代玻片法較不易誤判，若凝集作用不明確時可用顯微鏡輔助觀察。

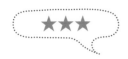

3 醫院常做的凝血試驗

在臨床血液學檢驗中，有一部份是檢查與血小板、凝血因子、血塊形成等功能有關的凝血試驗。雖然一般的健康檢查不會有這些凝血試驗項目，但卻是醫院（開刀手術前）常做的檢查，整理於下表供參考。

檢查項目	方法與目的	參考值	臨床意義與應用解說
出血時間 bleeding time （BT）	初步扎耳垂止血檢查，不需儀器、不限地點。常用於手術前，不具特異性的止血力參考。某些凝固因子缺乏如血友病，其血小板、血管收縮力正常時仍可暫時止血（BT正常）。	60～180秒	**BT延長**：血小板太少、不好；凝固因子缺乏；微血管收縮差；嚴重肝病；抗凝血藥物如Aspirin不當服用。 BT與CT的結果不存在特定平行關係。
凝血時間 clotting time （CT）	手術前用毛細管現場採血看血液自然凝固所需時間。初步評估內在路徑凝血作用及凝血酶、纖維蛋白的形成能力。	180～360秒	血友病；纖維蛋白原缺少；嚴重肝病；抗凝血藥物過量服用。 僅供初步診斷參考，若存疑應以APTT來確認。
凝血酶時間 thrombin time （TT）	取血漿，以體外凝固法測定凝血酶凝固所需的時間（時間長表示凝血酶的量少）。第三階段凝血機制。	16～18秒	**延長3秒以上有診斷價值**。DIC；肝硬化；先天或後天低（無）纖維蛋白原血症；低纖維蛋白分解產物血症。
凝血酶原時間 prothrombin time（PT）	取血漿，在體外模擬凝固的外在及共同路徑，測定凝血酶原活化所需的時間。	10.6～12.4秒	手術前測止血力；尋找不明出血的病因；評估肝功能；監控抗凝劑藥物的療效。

檢查項目	方法與目的	參考值	臨床意義與應用解說
活化部份凝血活酶時間 activated partial thromboplastin time（APTT）	取血漿，在體外模擬凝固機制，用來評估除了 Factor VII、XIII以外的凝固因子缺乏。時間延長表示凝固機制因子的質或量有缺陷。	24.0～25.5 秒	外科手術前出血評估；篩檢有出血傾向的人；有血栓症狀或病史者；DIC；肝硬化；heparin及相關抗凝藥物使用之成效評估。**延長10秒以上有意義。**

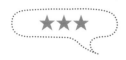

特殊血型簡介

一般尿液及血液的檢查

🔵最重要的血型ABO

血型可說是血液的「身份證」，是指紅細胞的分型（typing），其依據是紅細胞表面是否存在某些可遺傳的抗原物質。已發現且經「國際輸血協會」承認的血型系統有三十種，其中最重要的兩種為**ABO**和**Rh血型**。

血型系統對輸血具有重要意義，以不相容的血型輸血可能造成溶血反應發生，造成溶血性貧血、腎衰竭、休克以至死亡。所以，輸血前最重要的工作是「合血」，也就是檢查供應者（donor）與接受者（receptor）的ABO和Rh血型是否相符？如A⁺的血應輸給完全相同血型的人。

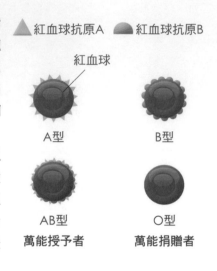

由於O型血的紅血球上沒有A、B抗原（AB型的紅血球上A、B抗原均有，見右圖），因此，過去在緊急情況下暫時可將O型的血或「濃縮紅血球」（pack cell）輸給任何血型的人，故有**「萬能捐贈者」**（universal donor）之稱。相反的，AB型的人可接受所有血型的全血，稱為**「萬能授予者」**（universal receptor）。（筆者按：喜愛討論「血型與個性」統計學的人，常把AB型的人個性較自私、「怪怪的」歸因於這種生理現象）但此「權宜之計」也不是完全沒有風險，臨床上發現，若輸血過快也是會發生溶血反應。

🔵特殊血型Rh

奧地利籍醫師蘭德斯坦納Karl Landsteiner（下頁圖）和Weiner在1940年（筆者按：蘭德斯坦納和其學生自1900起陸續發現ABO等血型並於1930年榮獲諾貝爾醫學獎），將印度恒河猴（*Rhesus macacus*）的紅血球注入兔子體內後，得到免疫血清。此血清裡有種抗体不僅能凝集恒河猴的紅血球，且與85%

白種人的紅血球亦會形成凝集反應（hemagglutination），因而證明了絕大多數人類與恒河猴的紅血球有某共同抗原，故以Rh命名。

凡是紅血球上有Rh抗原（筆者按：又稱D抗原。過去血型抗原以發現先後依序命名為A、B、C、D，後來C型是因紅血球上無抗原而改成O零，

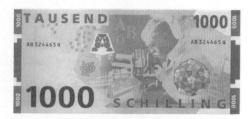

即O），稱為Rh⁺（**陽性**）。這樣就使已發現的紅血球A、B、O及AB四種主要血型，又再附加一分為二成Rh⁺和Rh⁻兩類，共八種血型。ABO血型的血清抗体（如B型血中的anti-A）是人體自然生成，至於無論在Rh⁺或Rh⁻型血中出現不該有的anti-D（Rh抗体），則是來自懷孕或輸血之外來的免疫刺激。

Rh血型是繼ABO血型發現後臨床意義最大的一種血型，也是較複雜的血型系統之一（共有C、c、D、d、E、e六種不同抗原），Rh血型不合的輸血亦會危及病人的生命。Rh血型的發現，使輸血工作更加科學化，並在進一步提高**新生兒溶血病**的實驗診斷和維護母嬰健康上（母子Rh血型不合的妊娠有可能發生死胎、早產和新生兒溶血症），扮演重要的角色。根據研究統計，Rh陽性在中國漢族及東方多數民族人中占99.7～99.5%（**台灣人Rh陰性率為0.2～0.5%**）；歐美白種人Rh陽性率約85%；黑人則是96%。

由於紅血球上的Rh抗原表現為**性聯顯性遺傳**，即Rh陰性媽媽和Rh陽性爸爸所生的小孩為Rh陽性，男女皆陰性者才會有陰性**寶寶**。

Rh陰性受血者或妊娠者接受Rh陽性抗原**刺激**（Rh陽性胎兒的造血和免液系統發育完全後，與母血透過臍帶而交流的免疫作用）之機率為99.6～99.8%，經過一次輸入Rh陽性血後（以孕婦的觀點是首次懷陽性胎兒時已被Rh陽性紅血球所**免疫化**），50%以上的Rh陰性者會產生**Rh抗体**，如果再次輸入Rh陽性血液時（二次及以後懷陽性寶寶之危險率提高）便容易發生「輸血」反應，造成母子均有生命危險之虞。由此潛在的危機，看來Rh血型檢查的重要性並不亞於A、B、O血型。

◐血型是由演化及天擇而來

有關「血型成因」的推測，經過百年來之研究，西方各領域的學者大都已有共識——人類的各種血型是由進化和生活天擇所決定。

利用現今的免疫學及分子生物科技追溯人類歷史之推測，四種主要的

ABO血型並非在所有人類、同時間都一起出現，而是由於進化和人們不斷在不同氣候地區定居下來後才逐漸形成。主因是當新的飲食結構隨生活環境改變而成型，人的消化和免疫系統（紅血球上演變出新的、具有抗原性的蛋白分子）也會隨之改變，因而有所謂的「新血型」出現。

以O型血來說，歷史最悠久，大約起源於公元前六至四萬年間的尼安德塔人身上。AB血型出現最晚，推測還不到一千年的時間，屬於比較「現代」的血型。主要是因大都攜帶A型抗原遺傳基因的印歐語民族和攜帶B型的蒙古人融合在一起後所產生的。

據統計，AB血型的人可能承襲了耐病能力，他們的免疫系統更能抵抗細菌，但卻易患惡性腫瘤？根據研究推測，或許很快會出現第五種血型，新血型可能會被命名爲C型。數百年後，我們的子孫中只有這種「新血型」的人才能在人口過於稠密、自然資源所剩無幾的嚴重污染（如核子幅射）世界上生存下來，到時ABO血型的人可能會逐漸凋零。

1927年後，學者陸續發現紅血球上除了A、B抗原外，還有M、N、S、s凝集原。正常血清中並不存有這些抗原物質的抗体，因此在輸血上較不構成問題，但於親屬遺傳關係鑑定上則有參考價值。

⊙稀有血型

稀有血型是指罕見的血型。這種血型不僅在ABO血型系統中存在，常以次要（minor）或亞型（subtype）稱之，而且在稀有血型系統中也還存在一些更爲罕見的血型。隨著輸血醫學的深入研究，科學家們已將所發現的稀有血型，分別建立起的獨特系統，如Rh、MNSSU、P、Kell、Kidd、Lutheran、Deigo、Lewis、DUFFY等一系列稀有血型。還有一種叫孟買型的罕見血型，這種人的紅血球上，沒有A、B和H抗原，但在血清中卻同時存在抗A、B和H三種抗体。在特殊血型系統中除了Rh外，其他各種罕見血型在總人口中所占的比例極小。因此，它們在臨床上遠遠不及ABO、Rh血型系統來得重要。但具體而言，這些次要、罕見血型的「用血不當」，確實有發生嚴重輸血反應而致命的案例。

隨著社會進步，人民生活水準的提高，國內醫界早就展開罕見血型的檢測（如醫學中心的血庫、財團法人捐血中心），建立完整的罕見血型資料庫，對於保障少數族群的身體健康與就醫平權需求，具有深遠的意義。

尿液常規檢驗異常
之建議的後續檢查

誠如前文所述，所謂的「尿液常規」是指最基本、最常用、有預防篩檢意味的檢查。無論各項目結果異常與否，都應定期（如半年一次）執行，因為某些潛在的代謝方面問題或腎臟、尿路病變有時進行的很快，若很久才驗一次將失去早期發現、儘早治療的意義。

檢驗項目／ 正常參考值	數值呈現結果與進一步之追蹤或進階檢查			說明
	數值	檢查項目	日期／次數	
酸鹼值 pH 5.0～8.0	<5.5	調整飲食、生活習慣後再驗一次	一個月內	嚴重之代謝性、呼吸性酸中毒。
	>8.0	調整飲食、生活習慣後再驗一次	一個月內	嚴重之代謝性、呼吸性鹼中毒。
尿糖 glucose 陰性（－）	>1+	再複驗一次尿糖及抽血隨機血糖	七天內	糖尿病追蹤複驗。可區別其他尿糖成份。
	>3+	空腹／飯後二小時血糖各一	七天內	糖尿病確認。
		醣化血色素HbA1c		是否已長期糖尿病？
尿蛋白 protein 陰性（－）	>1+	再複驗一次尿蛋白 24小時尿液分析	三天內	先區別暫時或持續性（病理）蛋白尿。
		血清總蛋白量、白蛋白		腎前蛋白因素。
	>3+	血尿素氮、肌酸酐、eGFR 尿液微白蛋白 （microalbumin）	三天內	腎功能障礙；腎臟病變；腎炎、損傷。
潛血反應 occult blood 陰性（－）	>1+	配合尿沉渣紅血球／圓柱體鏡檢結果	三天內	確認尿道破損程度。紅血球數量。
	>3+	血尿素氮、肌酸酐、尿酸／結石成份分析	三天內	靠近腎臟的尿路結石是否影響腎功能？

一般尿液及血液的檢查

一般尿液及血液的檢查

檢驗項目／正常參考值	數值呈現結果與進一步之追蹤或進階檢查			說明
	數值	檢查項目	日期／次數	
尿膽素原 urobilinogen ≦1.0 mg/dl	>3+	血液常規CBC	十天內	溶血性疾病。
		肝膽酵素GOT、GPT、γ-GT、Alk-P		急性肝炎、肝損傷。
膽紅素 bilirubin 陰性（－）	>3+	膽紅素T-Bil.、D-Bil. 肝膽酵素GPT、γ-GT	十天內	肝細胞病變；肝前溶血、肝後阻塞黃疸。
酮體 ketones 陰性（－）	>2+	再驗一次酮體	七天內	減重饑餓、酮病。
		醣化血色素HbA1c		第一型糖尿病常見。
白血球脂酶 leuko. esterase 陰性（－）	>2+	配合尿沉渣紅血球／圓柱體鏡檢結果	七天內	量的多寡？區別感染或汙染。
		尿液培養urine culture		泌尿道感染病。
尿沉渣紅血球 0～5/HPF	>50	尿素氮、肌酸酐、尿酸	三天內	血尿的嚴重程度。結石？已影響了腎功能？腎損傷。
尿沉渣白血球 0～5/HPF	>20	血尿素氮、肌酸酐、eGFR	三天內	尿路感染、發炎。腎綜合病徵。
尿沉渣上皮細胞 0～5/HPF	>10	鏡檢發現 膿細胞pus cells	三天內	看量及種類來區別尿路感染或污染。
尿沉渣圓柱體 沒有發現	>10	血尿素氮、肌酸酐、eGFR 尿微白蛋白（microalbumin）	七天內	腎功能障礙；腎臟病變；腎炎、損傷。
尿沉渣結晶物 沒有發現	有病理性	血尿素氮、肌酸酐、尿酸 結石成份分析	七天內	尿路結石與腎功能。若自尿中撿拾石頭。
細菌、真菌 沒有發現／很少	有病理性 有病理性	尿液培養（urine culture）	七天內	量多反而是污染。區別污染或感染。

★★★★

血液常規檢驗異常
之建議的後續檢查

從血液常規的內容來看，很容易明白若有異常的情況時應加驗和追蹤的項目是哪些？血球、血小板的質和量劇烈變化，大多與骨髓造血系統有關；白血球反應了**感染、發炎**及**免疫能力**的問題；紅血球、血色素、血球容積比和三項計算值的異常追蹤則指向各種**貧血症**。

一般尿液及血液的檢查

檢驗項目／ 正常參考值	數值呈現結果與進一步之追蹤或進階檢查			說明
	數值	檢查項目	日期／次數	
白血球數量 3.5～10千/μl	<3.5	極低時應迅速就醫 再驗一次WBC	三天內	血液腫瘤科進一步檢查、診治。
	>12	白血球分類計數DC C反應蛋白CRP	三天內	除細菌感染、發炎外另要看白血病。
紅血球數量 4.0～6.0百萬/μl	<3.0	肝酵素GOT、GPT 膽紅素T-Bil.、D-Bil. 各種貧血相關檢查	七天內	**肝膽疾病**、溶血。惡性、再生不良性貧血。
	>7.0	再驗一次RBC	一個月內	紅血球增多症。
血色素 Hb. 11.8～17.5 g/dl	<10	serum iron、TIBC、 ferritin、 transferrin	一個月內	以診斷**缺鐵性貧血**為主。
	>19	再驗一次Hb.、RBC	一個月內	RBC常一起升高。
平均 **紅血球容積** **MCV** 80～99 fL	<75	血鐵、TIBC、 ferritin	一個月內	缺鐵性貧血。
		血色素電泳Hb-Ep.		**海洋性貧血**。
	>105	葉酸folate、 維生素B12	一個月內	大球症。惡性、免疫溶血性貧血。

檢驗項目／正常參考值	數值呈現結果與進一步之追蹤或進階檢查			說明
	數值	檢查項目	日期／次數	
平均紅血球血色素量 MCH 26～34 pg	＜25	serum iron、TIBC、ferritin、transferrin	一個月內	以診斷**缺鐵性**、**小球性貧血**為主。
平均紅血球血色素濃度 MCHC 20～36 g/dl	＜18	serum iron、TIBC、ferritin	一個月內	缺鐵性貧血。
		血色素電泳Hb-Ep.	一個月內	海洋性貧血。
血小板 Plt. 150～400千/μl	＜90	凝血試驗BT、FDP 血液抹片檢查	一個月內	血小板缺乏之出血、DIC 貧血、白血病。

4 貧血問題

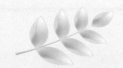

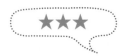

如何利用健康檢查篩檢出 一般及遺傳性貧血的問題

貧血的定義、分類及原因

導致貧血（anemia）的原因有許多，分類方法也頗為複雜（筆者按：視予以分類者如醫師、生物學家、醫檢師的觀點或目的而不同），在介紹各種貧血的檢驗前應先闡明其分類，這樣才有助於一般讀者了解貧血及其檢查結果所代表的意義。

基本上，人類的貧血問題主要與血液中紅血球之量與質有關，這可能是先天或後天因素所造成的紅血球數量不足、大小不一、畸形（如鐮刀狀）、紅血球內的血色素量少或有缺陷等。接下來，筆者以紅血球大小做為分類基準來介紹與貧血相關的檢查。另整理成表格，方便一目瞭然與敘述對照。

・正球性貧血

「正球性」是指紅血球的大小和外形還算正常，包括溶血性貧血、再生不良性貧血，因白血病或其他血液惡性病所造成的貧血，另外，癌症患者接

分類	貧血症	常見的檢查結果意義與說明
正球性貧血	溶血性、先天或後天（化療）再生不良性貧血；因白血病或其他血液惡性病所造成的貧血。	紅血球數量偏低；MCV、MCHC均正常。 各種原因單純所引起的骨髓製造紅血球不良。
大球性貧血	以惡性貧血為主。鐮刀型貧血、溶血性貧血也見有大型紅血球。	當MCV＞105，紅血球多呈巨大狀。維生素B12的吸收與胃壁的內在因子有關。葉酸缺乏大都因飲食不均衡。
小球性貧血	缺鐵性貧血、海洋性貧血。含鐵蛋白紅血球母細胞貧血。因各種慢性病所引起的貧血。	若MCV、MCH正常，可排除海洋性貧血。MCV、MCH皆低則缺鐵性貧血或海洋性貧血都有可能。
怪球性貧血	鐮刀型、溶血性、再生不良性貧血；球狀紅血球貧血。	MCV、MCHC正常或異常都有可能，加驗紅血球形態檢查來判斷。

受化療時也可能導致貧血。化療目的在於「殺傷」腫瘤細胞，同時也可能破壞骨髓中的正常造血細胞，當然包括了紅血球生成細胞，因而造成紅血球、血色素生成不足的現象。

・**大球性貧血**

造成大球性貧血的主因是缺乏維生素B12或葉酸（folic acid；folate），俗稱惡性貧血。

長期酗酒、短期飲酒過量；某些抑制代謝藥物之使用；萎縮性胃炎、接受胃繞道或切除手術（如胃癌）者易有大球性貧血症狀。原因是胃壁細胞會分泌吸收維生素B12所需的「內在因子」（intrinsic factor），當因發炎、酒精或藥物引發胃黏膜萎縮及胃切除時，導致內在因子缺乏所造成維生素B12 無法吸收或吸收不足。

葉酸缺乏則常因飲食不當，少吃深綠色蔬菜、動物內臟、柑橘類水果、豆奶類等食物，或是酗酒者之慢性酒精中毒（血中的高濃度酒精會阻斷骨髓對葉酸的反應，妨礙紅血球生成），最後引發大球性貧血。

・**小球性貧血**

小球性貧血包括缺鐵性貧血、海洋性貧血（台灣過去稱為地中海型貧血thalassemia）、因各種慢性病（如自體免疫疾病、腎臟病、甲狀腺功能低下、惡性腫瘤、鉛中毒）引起之貧血、含鐵蛋白紅血球母細胞貧血等。

在台灣，常見的小球性貧血有：

一、缺鐵性貧血

主因是鐵質流失或吸收不良所造成的血色素合成量不足，因此，有人認為缺鐵性（或低血色素）貧血並非疾病，而只是與許多潛在疾病相關的症狀表現。多半可能由於慢性出血，如女生因月經量大或妊娠時，男人則常見於胃潰瘍或痔瘡出血。其他可參見137頁。

二、海洋性貧血

海洋性貧血是指一種先天遺傳、慢性的溶血性貧血，這是因為血色素分子結構上胺基酸變異（遺傳缺陷）所造成的血色素功能失常。依基因變異的情況可分為 β 海洋性貧血、輕型 α-地中海貧血及重型 α-地中海貧血。

輕型地中海貧血通常無礙，不須過度擔心，要注意的是配偶是否也有地中海型貧血，如果夫妻雙方都帶有輕型地中海貧血的基因，則可能會生出重型地中海貧血的子女。所以，最好是打算懷孕前儘早做檢查（如婚前健檢）。另外，就是注意不要被誤診為缺鐵性貧血，盲目服用鐵劑、造成身體「鐵中毒」。其他可參見145頁。

．「怪」球性貧血

各種不同原因的紅血球病變或貧血症，會造成紅血球的形狀、大小及攜帶血色素量的改變，醫檢師用高倍顯微鏡觀察**紅血球的外形**（morphology檢查），以敘述式報告輔助醫師來判斷貧血發生的原因。

用紅血球外觀來推測與貧血的關係要注意是「因」還是「果」？一般因遺傳性紅血球細胞壁異常所導致的紅血球異狀外觀之貧血症，大都與溶血性和低血色素性貧血有關，例如hypochromia（淡染）、anisocytosis（大小不均）、poikilocytosis（形態差異太大）、spherocyte（球形；又分巨球和小球形）、sickle cell（鐮刀細胞）、target cell（靶狀細胞）、tear-drop from（淚滴狀）、oval-shape（卵桿形）等（如下圖）。

貧血的檢驗
．全套血液計數CBC

八項全套血液計數中，紅血球數目少、血色素量偏低與貧血有關，大家較易理解。另外兩個重要的計算值MCV（mean corpuscular volume；紅血球

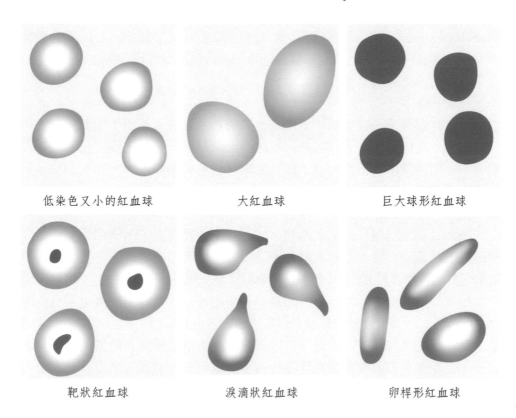

| 低染色又小的紅血球 | 大紅血球 | 巨大球形紅血球 |
| 靶狀紅血球 | 淚滴狀紅血球 | 卵桿形紅血球 |

平均容積）、MCH（mean corpuscular hemoglobin；每個紅血球平均的血色素量）則是用來評估紅血球的大小及所含的血色素。所以，MCV 及 MCH 皆低，表示受檢者若有貧血症的話，應屬於小球性低色素的情形。

缺鐵性貧血及海洋性貧血是兩種最常見的貧血症，在檢查上所呈現的也是小球性低色素。若 MCV 及 MCH 都正常，可排除地中海型貧血（海洋性貧血的一種），但兩者皆低並非一定是地中海型貧血，因為還有缺鐵性貧血的可能。

．小球性低色素貧血之檢查

當篩檢出 MCV、MCH 皆低的個案時，一般建議先加驗血清鐵（serum iron）、鐵蛋白（ferritin）及血鐵總結合能力（TIBC），若要再執行血色素電泳分析（Hb-Ep.）來診斷缺鐵性貧血的話，主要是區分海洋性貧血與鑑別地中海型貧血。

．血色素電泳分析檢查

血色素電泳 Hb-Ep.（hemoglobin electrophoresis）是用來分析變異血色素的量及分佈百分比，主要目的在於鑑別海洋性貧血，而不是用來看有沒有貧血或海洋性貧血，缺鐵性貧血患者的血色素電泳結果大都是正常的。其他有關血色素電泳之介紹可參見144頁。

．應用於貧血的DNA分子診斷技術

相關內容可參見144頁「血色素電泳」章篇及147頁。

國內常做與貧血有關的檢驗整理於下兩表，主要是讓有醫學背景的讀者，更容易了解檢查結果所代表的意義及一些說明。

貧血檢驗需求	重點內容	說明
基本必做篩檢	全套血液計數CBC 　　紅血球RBC、血色素Hb.量； 　　平均紅血球血球容積MCV； 　　平均紅血球血色素量MCH。	找出紅血球數目、血色素量偏低者是**貧血篩檢最重要的第一步**。其他參見上文。
找出貧血原因	血清鐵 serum iron、 血鐵總結合能力 TIBC。	缺鐵、惡性、再生不良、出血性貧血；海洋性貧血。
	鐵蛋白 ferritin； 維生素B12、葉酸測定。	缺鐵、溶血、惡性、巨細胞、再生不良性貧血。
	膽紅素 bilirubin、G6PD、 銅離子 Cu。	找出紅血球溶血的其他原因。

貧血檢驗需求	重點內容	說明
找出貧血原因	寄生蟲（蠕蟲）感染。	隱性失血。非主要目標檢查。
	血色素電泳、Hb F定量。	遺傳海洋性貧血鑑別。
	DNA分子診斷分析	找出紅血球變異之基因問題。
	紅血球形態鏡檢	參見上文。
其他進階檢查	Coomb's test；網狀紅血球量。	自體免疫溶血性貧血。
	運鐵蛋白 transferrin	缺鐵性貧血、鐵細胞性貧血。
	凝血試驗 PT、APTT。	溶血、出血傾向。

CBC檢驗的數值	進一步加驗	結果	可能之貧血診斷
Hb. < 10 g/dl MCV < 75 fl	血鐵SI、TIBC	偏低	缺鐵性貧血 （iron deficiency anemia）
	鐵蛋白	低或正常	
	血色素電泳	正常	
	血鐵SI、TIBC	正常	輕度 α 型海洋性貧血、 （輕型地中海貧血） β 海洋性貧血。
	鐵蛋白	正常	
	血色素電泳	正常	
Hb. < 10 g/dl MCV < 80 fl MCH < 25 pg	血鐵SI、TIBC	正常	α-thalassemia帶基因者、 輕型地中海貧血。
	鐵蛋白	正常	
	血色素電泳	HbA2略高	
	血鐵SI、TIBC	正常	重型地中海貧血 （重型 α-thalassemia）
	鐵蛋白	正常	
	Hb-Ep.：**HbA1** ↓ **HbA2** ↑		
	Hb-Ep.：**Hb**-other type 出現		

健檢項目

血清生化檢驗 ★★★	鐵蛋白　ferritin；Fer.
檢查意義綱要	評估身體內鐵質的儲存情形並輔助診斷與鐵質相關的貧血症
健康檢查分類	血液功能檢查；貧血的進一步確認檢查

檢體／採集

0.5 cc以上血清、血漿。無禁食或採血時間限制。離心後冷藏兩天。

檢測物

鐵蛋白（ferritin）是一種殼球狀蛋白，分子量約450 Kdt.，由24個次單體（subunit）環繞成。每個次單體，分別由各一條的輕鏈（L chain）和重鏈（H chain）胺基酸團所組構，在**空心球體**中隔出八條**親水性**離子通道及六條**疏水性**的離子通道。儘管此輕鏈、重鏈具有高度「同源性」，但其質量和等電點皆不相同，含有較高比例重鏈的鐵蛋白才有利用氧氣將**鐵離子**（Fe）轉為「**三價鐵**」（Fe^{+++}）的能力，每個鐵蛋白可以儲存約4500個三價鐵離子。在鐵蛋白內，鐵離子與磷酸鹽、氫氧根離子（OH^-）共同形成結晶。

從鐵蛋白又稱「儲鐵蛋白」可知，其主要生理功能是**儲存**食物中的鐵以供需要的細胞（如紅血球）利用，並使鐵離子的儲存維持對細胞無害的**溶解狀態**。對所有的哺乳動物來說，鐵蛋白像是一個「緩衝區」，讓鐵離子缺乏或過量在此達到平衡。

鐵質要被細胞所利用，需要一些化合物（如NADH、維生素C）的協助，將鐵離子**還原成「兩價」**才能結合並再氧化成三價鐵離子來儲存、釋放。影響鐵離子的釋出與鐵蛋白內的「含鐵量」無關，而是與鐵蛋白的大小及成熟度有關。

鐵蛋白分佈於所有組織，以肝（L鏈居多）、脾、心肌（H鏈為主）、骨骼肌和骨髓最多，甚至腫瘤細胞或發炎部位也曾生成，是人體反覆利用、儲存鐵質最主要的「結合蛋白」，也是評估體內可利用之「儲鐵量」最好的指標。

參考值

依據抗原抗體免疫反應之檢驗方法所提示的參考值如下：

20～60歲男性：**22-30～320-400 ng/dl**

17～60歲女性：**10-13～150-290 ng/dl**

洗腎病人可接受範圍：**150～300 ng/dl**

缺鐵性貧血（IDA）常見：**0.7～30 ng/dl**

　　大部份的鐵蛋白存在於上述的特定組織細胞內，雖然只有少數隨循環系統流動，但血液裡鐵蛋白之濃度高低是可以反應出身體組織的鐵質儲存量。因此，測定血中的鐵蛋白可用來診斷**缺鐵性貧血**（iron deficiency anemia；IDA）和因鐵質堆積過多所造成的**血色素沉著症**（hemochromatosis），當然，洗腎病人體內的鐵質儲存狀況也可用鐵蛋白的數據來評估。腎病「老友」的腸胃已無法吸收鐵質，常要注射鐵劑以取代飲食，反因而造成鐵蛋白比正常人要高。

　　利用鐵蛋白數值來鑑別診斷不同類型的貧血症，常見的升高、降低所代表意義如下表。

檢驗結果	貧血症	其他
偏低	小球性貧血	嬰兒
	缺鐵性貧血（＜10 ng/ml）	嚴重失血
正常或高值	海洋性貧血	
	各種變異血色素的貧血	
＞1000 ng/ml		過量的鐵質沉積

　　由於鐵蛋白也是一種**急性期反應蛋白**（acute phase reactant；APR，參見490頁），因此，下表內所列出的情況（上標*號）常引起鐵蛋白升高。另外，其他生理及病理因素所造成的鐵蛋白濃度異常變動，整理於下表。特別要提，當鐵蛋白含量多的肝、脾、骨髓等組織因病損傷時，細胞會持續放出鐵蛋白（體內的**血鐵量正常**），這些情況所引發的高值鐵蛋白，是沒有什麼疾病診斷意義。

檢驗結果	貧血以外的病症	其他
ferritin低值	腸胃道的惡性疾病。 嚴重吸收不良的結腸炎。	胃酸過多的潰瘍。
ferritin高值	以肝細胞癌、肺癌為主。 其他未治療或轉移的癌症。 淋巴瘤；何杰金、非何金氏病；白血病。	伴隨器官損傷的自體免疫疾病。
	慢性感染*、發炎*； 肝疾*、關節炎*。	酗酒、輸血。

重點說明

　　身體內鐵質開始流失的初期，鐵蛋白不斷**釋出鐵離子給運鐵蛋白**（transferrin）攜帶到各處組織供利用，此刻，血清鐵（serum iron）的濃度還維持正常。但隨著「儲存鐵」漸漸耗盡，血中鐵蛋白的含量也愈來愈少，當低到無法正常供應體質時，嚴重影響紅血球和血色素（含鐵分子的血基質）的攜氧運作，最後出現貧血症狀。鐵蛋白**在測到血清鐵不足前**，即已反應出身體的「鐵倉庫」早就清空了。

血清生化檢驗 ★★★	血中鐵 serum iron；SI
檢查意義綱要	鑑別缺鐵性貧血，並可與其他的慢性發炎疾病作區別
健康檢查分類	血液功能檢查；貧血的進階確認檢查

檢體／採集

0.5 cc血清、肝素血漿。最好空腹採血。避免溶血。**洗腎當下不宜。**

檢測物

人體裡有六十多種金屬及非金屬的「無機元素」，血液中的無機元素依其存在方式可分成三類：**一、游離型的離子（電解質）**，如鈉（Na）、鉀（K）、氯（Cl）、鈣（Ca）、磷酸鹽（phosphate）等。二、**半數呈游離離子，另一半與蛋白結合**，如鈣（Ca）、鎂（Mg）。三、佔體重萬分之一以下，**完全與蛋白結合的「中重」金屬**，如鐵（Fe）、銅（Cu）、鋅（Zn）等。

鐵（iron）是身體的重要元素，總重量約4～7克，幾乎全部與細胞的「呼吸」作用有關。每日的需鐵量約為5～20毫克（mg），均衡飲食下，自食物中即可獲得。

鐵質主要以下列情況存在於體內。68%的鐵於骨髓中結合成紅血球內的血色素；在網狀內皮系統（RES）、肝、腎、脾等組織內結合成鐵蛋白（ferritin，見133頁），名為「**儲存鐵**」，加上其他存在於肌紅素（myoglobin）、細胞色素（cytochrome）裡的共約25%；其餘的屬於「**動態鐵**」（無法死板板的以百分比估之），結合於血液中的運鐵蛋白（transferrin），可隨時提供給需要的組織（如肝臟、骨髓）使用，當然，「新來」的鐵也是要與運鐵蛋白來結合並運輸。

本檢驗項目名為**血清鐵（serum iron）**，是專指測定血液中**運鐵蛋白**的**鐵含量**。其來源相當多樣，自腸道吸收食物中的鐵；也可以是鐵蛋白所釋出的「儲存」鐵；但大部份是來自網狀內皮系統吞噬衰老紅血球後所回收的鐵。

參考值

國內一般實驗室所提示的正常參考值整理如下：
不分男女：30-65～155-170 µg/dl
男：60-65～170-175 µg/dl；女：50-53～166-170 µg/dl

臨床意義

正常情況下，人體每天所自食物所吸收的鐵質量不多（除非刻意補充鐵劑），相對的經由膽汁、糞便、尿、皮膚排出體外的鐵也很少。在鐵不斷地被循環利用下，

大量鐵質流失的主因大都是「失血」，如手術、大量經血、懷孕、生產甚至哺乳，因此，女性朋友缺鐵的情形（不一定有貧血症）較為常見。

有關血清鐵測定異常的生理因素和疾病整理於下表供參考。

血清鐵數值	生理病理因素	病症
升高	多次輸血後。	
	紅血球破壞增加且合成減少。	再生不良性貧血。
	鐵與血基質之結合有障礙、葉酸缺乏、紫質症。	鉛中毒；維生素B6缺乏、惡性貧血。
		急性白血病。
	肝細胞壞死導致鐵釋出過多。	急性病毒性肝炎。
		血色素沉著症*。
降低	一般的感染，特別是網狀內皮系統發炎使得鐵釋放到血中的量減少。	發炎等慢性病。
	燒燙傷、腸胃潰瘍之出血；與儲鐵、運鐵有關之蛋白大量流失。	鐵流失之癌症（如肝癌）、嚴重腎病。
	營養不良導致運鐵蛋白不足。	**缺鐵性貧血***。

* 血色素沉著症（hemachromatosis）常見的檢驗數據：鐵蛋白上升、血清鐵正常或上升、血鐵總結合能力（TIBC）正常或上升。

* 缺鐵性貧血（IDA）常見的檢驗數據：鐵蛋白減少、血清鐵下降、血鐵總結合能力（TIBC）上升。

重點說明

如上文所述，血清鐵只是測定身體一小部份在血中與運鐵蛋白結合的鐵含量，況且這還是變動性很大的「動態鐵」，用來推估身體的總鐵量其實是有爭議的。因此，臨床上已慣於把血清鐵和血鐵總結合能力（TIBC）「綁」在一起檢驗，並且要報告**運鐵蛋白飽和度**計算比值（saturation of transferrin，參見139頁），這樣較能客觀反應體內的缺鐵狀態。

在臨床生化檢查中，測定血清鐵和血鐵總結合能力較為常用且經濟，特別是以**婦兒科的貧血病診治**需求量最大。

血清生化檢驗	血鐵總結合能力
★★★	total iron binding capacity；TIBC
檢查意義綱要	鑑別缺鐵性貧血，輔助診斷惡性肝疾、血液疾病，出血
健康檢查分類	血液功能檢查；貧血的進階確認檢查

檢體／採集

0.5 cc血清、肝素血漿。最好空腹採血。避免溶血。**洗腎當下不宜。**

檢測物

鐵（iron）在自然界的分佈很廣，動物體比植物多。無論食物裡的鐵離子是三**價鐵**（Fe^{3+}）或**亞鐵**（Fe^{2+}），透過胃液的鹽酸作用，通通轉為亞鐵後被十二指腸黏膜吸收，又都迅速氧化成三價鐵，再與鐵蛋白元（apoferritin）結合成**鐵蛋白**（ferritin）來儲存。

絕大部份釋入血中的鐵皆與屬於 β-球蛋白的**運鐵蛋白元**（apotransferrin）結合成**運鐵蛋白**（transferrin；TRF）。而運鐵蛋白裡的三價鐵，經由血液循環進入骨髓中提供給合成血色素之用，也是輔酶（coenzyme）和肌紅素（myoglobin）的鐵成份來源。另外，少部份於肝、脾等器官及網狀內皮系統內的巨噬細胞（marcophage）以鐵蛋白儲存。有關人體鐵質的代謝整理於下圖。

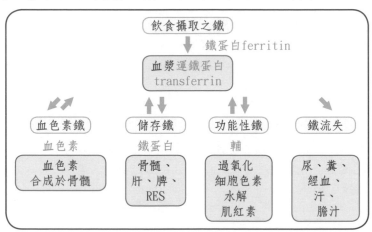

血鐵總結合能力（total iron binding capacity；TIBC）是指血液中與鐵結合的蛋白內有多少鐵？最主要的即是每蛋白分子可與兩個三價鐵結合的運鐵蛋白，加上其他少數蛋白能與鐵結合的最大容量便是TIBC。不過，正常的運鐵蛋白與鐵結合之

飽和度只有**20～45%**，其他未與鐵結合的運鐵蛋白可稱為「不飽和鐵結合量（能力）」（unsaturated iron binding capacity；UIBC）。因此，**TIBC等於SI（血清鐵）加UIBC**，而TIBC也可用來間接評估運鐵蛋白的量。

參考值

國內一般實驗室所提示的正常參考值整理如下：
不分男女：**200-210～340-360 µg/dl**
男：**260～400 µg/dl**；女：**260～445 µg/dl**

臨床意義

　　由於直接定量運鐵蛋白（參見140頁）的開發比較晚，過去常用TIBC換算的方式來預估運鐵蛋白的可能量。先測出SI和UIBC後再計算TIBC（µg/dl），乘以70%即間接得知運鐵蛋白（mg/dl）的量。至於運鐵蛋白的**結合鐵飽和度**（saturation of transferrin），則可用血清鐵占血鐵總結合能力的百分比**（SI/TIBC%）**來表示，例如某個案的SI測得80 µg/dl；TIBC 250 µg/dl，運鐵蛋白的鐵飽和度為32%。

　　TIBC主要是反應運鐵蛋白與鐵的結合力，任何會造成運鐵蛋白含量改變的因素都會影響TIBC的檢驗結果。有關TIBC常見的上升、下降情況整理於下表。

TIBC µg/dl	生理及藥物使用	臨床病症
> 500		缺鐵性貧血。
350～500	懷孕；服用鐵劑。	急、慢性肝炎。
< 200	出血、營養不良、蛋白流失（腎病）、甲狀腺功能低下；使用類固醇、ACTH等藥物。	肝疾、肝硬化；腫瘤新生；惡性貧血、海洋性貧血。

重點說明

　　在臨床上，TIBC與血清鐵、運鐵蛋白鐵飽和度（SI/TIBC）共同用於評估**缺鐵性貧血（IDA）**及**血色素沉著症**。血色素沉著症的病因，可分為原發性染色體隱性遺傳或繼發性大量鐵質堆積在肝、脾和網狀內皮組織，以繼發性患者來說，因過量的鐵劑使用或多次輸血、嚴重肝疾，引發器官衰竭、肝硬化加劇、心肌病變或糖尿病等綜合病症。血色素沉著症個案的檢驗數據，血清鐵或TIBC或許不會太高，但鐵蛋白有大量增加的現象。另外，運鐵蛋白的鐵飽和度有生理性之晝夜變化，早晨最高，傍晚時最低。

　　日常飲食中，紅肉、深綠色葉菜、蛋及水果有較多的鐵來源。維持好的肝細胞功能可使運鐵蛋白有足夠的量，TIBC才會處於正常狀態。某些草藥喉糖中的St. John's wort成份會抑制鐵質吸收。

貧血進階檢查

血清生化檢驗 ★★★★	運鐵蛋白　transferrin；TRF
檢查意義綱要	鑑別診斷貧血，輔助診斷惡性肝疾、血液疾病，失血
健康檢查分類	貧血的進階確認檢查；肝炎、肝功能、營養狀態之輔助檢查

檢體／採集

0.5 cc血清、肝素血漿。避免**溶血**、**脂血**檢體。無特別飲食限制。

檢測物

　　人體內無論什麼來源的鐵，幾乎皆與apotransferrin結合成運鐵蛋白（transferrin；TRF）。它是一種分子量77 Kdt.、含6%醣質的醣蛋白，具有可逆性結合多價陽離子如鈣、鐵、銅、鋅、鈷的能力，其中以鐵和銅較有生理意義。

　　一個運鐵蛋白可與兩個三價鐵（Fe^{3+}）結合，其親和力以生理酸鹼度7.4時最強，愈酸則愈弱。

　　肝臟是運鐵蛋白主要的合成場所，其次為網狀內皮系統和內分泌器官（如睪丸、卵巢）。運鐵蛋白是身體內最重要的鐵質「運送」蛋白，將腸黏膜吸收來的鐵送到「儲存」及「製造」（骨髓中血色素）的地方去，約有20～45%的運鐵蛋白與鐵保持結合狀態，生命半衰期七天。另外，運鐵蛋白也有刺激生長的特性。

參考值

　　過去，無論是「直接測定法」或「間接-UIBC法」所得到的TIBC（參見138頁），可用來換算評估運鐵蛋白的量。現今，一般實驗室已都採用免疫學方法直接定量測定運鐵蛋白的濃度，提示的正常參考值整理如下：

　　200-205～340-360 mg/dl

臨床意義

合後才能使**鐵離子自由進出細胞膜**。不同組織細胞上的接受器數量差距頗大，「求鐵若渴」者如肝細胞、紅血球，其細胞表面有**相當多的運鐵蛋白接受器**。因此，運鐵蛋白可說是各器官、組織間及細胞內外鐵質流通的必要物質。

　　與血清鐵、TIBC相關，當發生**缺鐵性貧血**時，肝臟會有所反應地略加強運鐵蛋白之製造。因此，常得血清鐵下降、TIBC上升，運鐵蛋白明顯增加之檢查結果。在懷孕後期、使用雌激素；病毒性肝炎時也會使血液中的運鐵蛋白上升。

運鐵蛋白減少於先天性合成障礙、營養不良；蛋白損失（腎炎）、腫瘤新生；溶血性疾病；肝炎；慢性發炎等。

由於運鐵蛋白的半衰期只有七天，比白蛋白**更能快速反應營養狀態**，如與**前白蛋白**（prealbumin）一樣可用於評估大手術後的營養回復。

重點說明

最後，臨床檢驗上有關血清鐵、血鐵總結合能力（運鐵蛋白）及運鐵蛋白飽和百分比的病症診斷意義整理於下表。

臨床病症	serum iron	TIBC（TRF）	Sat. of TRF %
血色素沉著症	正常或上升	正常或略降	高
缺鐵性貧血	下降	上升	低
海洋性貧血	上升	下降	高
惡性貧血	上升	下降	高
慢性溶血性貧血	下降	上升	低
肝炎	上升	上升	高
肝硬化	正常或略降	正常或略降	正常或低
慢性感染、發炎	正常或略降	正常或略降	正常或低
腎病綜合症候群	正常或略降	正常或略降	高
惡性腫瘤	正常或略降	正常或略降	正常或低
低蛋白血症	下降	下降	高

貧血進階檢查

血清免疫檢驗 ★★★	葉酸 folate；folic acid
檢查意義綱要	評估葉酸供應、葉酸治療追蹤及分析造成巨球性貧血的原因
健康檢查分類	血液功能檢查；貧血的進階確認檢查

檢體／採集

0.5 cc血清。**避光**，避免溶血。冷藏保存兩天內。**最好空腹八小時。**

檢測物

葉酸（folate；folic acid）又名**維生素B9**，水溶性，來自食物、腸道細菌合成，為身體必須的營養素之一。葉酸與細胞複製及維繫生長有關，是參與生理蛋白合成及造血作用的重要因子。人體每天的葉酸使用需求與飲食吸收量差不多，除非連續二、三十日「入不敷出」，血液中的葉酸量才會低於正常值。但**血清葉酸濃度**與組織真正的葉酸「儲量」是不對等，只能說反應體內**近期**的葉酸**供需狀態**。

參考值

一般依據抗原抗体免疫反應之檢驗方法所提示的參考值如下：
正常：**5.4～17.0 ng/ml**；略低：**3.4～5.4 ng/ml**；缺乏：**< 3.4 ng/ml**

臨床意義

陸續的研究指出，葉酸不足是某些疾病的誘發原因，特別是在長期缺乏所引起的**紅血球製造不全**（megaloblastic；巨大造血母細胞），導致**大球性貧血**（平均紅血球容積**MCV大於105**），最後連血小板和白血球都會減少。

另外，胎兒的神經管缺陷（無腦症、神經脊裂）可能與孕婦的葉酸缺乏有關。而在老人家方面，長期葉酸缺乏會增加罹患腦心血管疾病的機會。其他的葉酸不足常見於洗腎、營養不均、吸收不良、維生素B12也缺乏；懷孕、泌乳消耗；酗酒、抗凝劑使用；**大球性、溶血性、惡性、鐮刀型**等**貧血**；急性骨髓白血病（AML）。

重點說明

搭配**全套血液計數**（CBC），葉酸常與維生素B12一起檢驗，重點在找出**大球性貧血**（MCV大於105；正常參考值80～100 fl）是否為葉酸和維生素B12缺乏所致。反過來說，MCV正常但血清葉酸低，並不代表有大球性貧血，只能推測葉酸的使用量大於吸收量。當血球或組織細胞的「葉酸儲量」已耗盡且持續補充不足時，血清葉酸一定很低，或許大球性紅血球漸漸出現，MCV值上升。葉酸攝取（或治療）過量，會造成血清葉酸濃度暫時性偏高，所幸，臨床上少見有「葉酸中毒」的情形發生。

■ 貧血進階檢查

血清免疫檢驗 ★★★	維生素B12　vitamin B12；Vit. B12
檢查意義綱要	用於評估貧血症、胃切除病人、素食者的維生素B12的供需狀態
健康檢查分類	血液功能檢查；貧血的進階確認檢查

檢體／採集

0.5 cc血清。**避光**，避免溶血。冷藏保存兩天內。**最好空腹八小時。**

檢測物

維生素B12為水溶性，天然來源須靠動物性食物（此即素食者應常吃維他命B群補充劑的原因）。只有胃壁細胞（parietal cell）分泌一種名為「**內在因子**」（intrinsic factor）的醣蛋白存在並與之結合下，才能被腸胃道所吸收。肝、腎、心三個臟器共有一年的維生素B12「儲量」，當身體快速生長或大量細胞更新（如**肝細胞再生修補、紅血球代謝**）時，需求大於吸收，才會動用到儲量。

維生素B12與上文所述的葉酸相似，其濃度高低會影響生理蛋白、脂肪酸的合成以及造血作用、細胞DNA複製。長期維生素B12缺乏的人，除了有**貧血**或**紅血球的病變**外，還可能會發生嚴重的**神經性病症**如周邊神經病變、脊椎神經退化等。

參考值

一般依據抗原抗體免疫反應之檢驗方法所提示的參考值如下：
正常：210-247～911-950 **pg/ml**（95%的健康正常個體）
略低：**200～246 pg/ml**
缺乏：**< 200 pg/ml**

臨床意義

測定血中的維生素B12含量是評估缺乏症普遍使用、也最靈敏的指標，同樣地，得到低值只代表供應少於需求，並非組織細胞內的儲量也少的缺乏症。

維生素B12偏低的情況，常見於口服避孕藥、鎮靜藥物、抗生素等、化學療法；營養不均、吸收不良、懷孕、素食者；葉酸或鐵缺乏；萎縮性胃炎、胃切除或繞道手術、局部性迴腸炎；惡性、鐮刀型貧血；酒精性肝炎。

導致血中維生素B12升高的病因有鬱血性心臟衰竭、糖尿病、慢性腎病、阻塞性肺疾、肝細胞大量損傷、真性多血球症等。

重點說明

維生素B12缺乏，常見的症狀有舌頭會平滑、紅、痛；疲倦、暈、喘等貧血相關症；肢端感覺錯亂的神經異常。

貧血進階檢查

血液學檢驗	血色素電泳分析
★★★	hemoglobin electrophoresis；Hb-Ep.
檢查意義綱要	分析變異血色素的量及分佈百分比以用於鑑別海洋性貧血
健康檢查分類	特殊檢查套組；遺傳性地中海貧血鑑別檢查

檢體／採集

1～2 cc EDTA全血。最好當天檢驗完。採血前無特別飲食限制。

檢測物

　　血色素（hemoglobin；**Hb**）又稱為**血紅素或血紅蛋白**，是紅血球內很重要的一種蛋白，主要功能是攜帶氧氣到身體各處供細胞利用並帶走二氧化碳。血色素由四個次單元（亞基；subunits）構成，每個次單元為一條 α 或 β 胜肽鏈盤繞摺疊包覆——**血基質（heme）**，一個次單元的分子量約16.1 Kdt.。正常成人的血色素以由 $\alpha_2\beta_2$ 組成的**Hb A**（或Hb A1）為主，佔96.5～96.0%，另外的Hb A2則占3.5～4.0%。

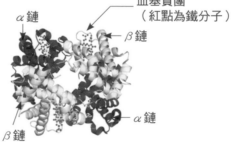

血基質團
（紅點為鐵分子）

α 鏈

β 鏈

α 鏈

β 鏈

血色素構造圖

　　當人類**第16對**（控制 α 胜肽鏈）、**第11對**（控制 β 胜肽鏈）染色體的基因有缺損時，所製造出來的即為**變異血色素**（variant Hb）。簡單說，α 鏈異常，造成 α 海洋性貧血症；β 鏈出問題，導致 β 海洋性貧血症。人類在胚胎時期尚有其他控制不同血色素蛋白鏈的基因存在，分別以 γ、δ 等羅馬字母命名之，出生後，正常血色素是由 α 和 β 鏈構成。

　　人體各細胞的生理功能皆有所謂的「代償作用」，當 β 鏈控制基因生變時，胚胎期的 γ 鏈基因會被激化，取代原來 β 鏈控制基因的功能，這時 γ 鏈與正常的 α 鏈配對所形成的稱為**胎兒血色素**（Hb F；$\alpha_2\gamma_2$）。由於Hb F之氣體交換靈活性不如成人**正常血色素Hb A1**，只適用於胎兒，出生後的血色素若仍含有高比例的Hb F，可能會引發缺氧、貧血等病症。

參考值

　　一般實驗室的Hb-Ep.分析結果以各種變異血色素的圖式（patterns）和%（如右圖）發報告，正常參考值如下：

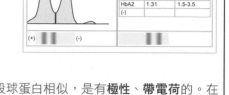

Fraction	Value(%)	Normal(%)
(+)		
HbA	55.4	96.7-98.5
HbS	42.27	-
HbA2	1.31	1.5-3.5
(-)		

Hb A1　**94.3～97.8%**

Hb A2　**2.2～3.7%**

　（灰色地帶 3.7～4.0%）

Hb F　**0.0～3.7%**

other type　**0.0%**

　　Hb四條胜肽鏈所組成的血紅蛋白與一般球蛋白相似，是有**極性**、**帶電荷**的。在一定酸鹼值的緩衝液環境下予以通電，蛋白會依其**等電點**、**分子大小**、形狀及所帶**電荷**之不同，以不同速率向電場中的陰極或陽極移動，因而達到細微差異之variant Hb分離。

臨床意義

　　Hb-Ep.主要是用來分離各種不同的血色素並加以鑑別，可診斷出大部份的**海洋性貧血**及**血色素病變**（hemoglobinpathies），但對**輕度α海洋性貧血症**（地中海貧血）或其**帶基因者**，則無法透過電泳分析區別出來，應以PCR或其他DNA分子診斷技術來確認。

　　一般說來，執行Hb-Ep.的重點在於明瞭：

　　一、正常該出現的Hb A1和Hb A2比例（96：4）是否有異？

　　二、是否有其他變異型Hb如Hb F、Hb H、Hb S、Hb-barts？

　　由於α型海洋性貧血症是指血色素的α鏈有缺陷，但正常的Hb A1（$\alpha_2\beta_2$）和Hb A2（$\alpha_2\delta_2$）都有**兩條α鏈**，其輕微減少或不良情形，甚至影響貧血的症狀無法用電泳圖分佈來鑑別。中、重度（有明顯**小球性低血色素貧血**症狀）的α海洋性貧血因曾另外合成Hb H或Hb-barts（均因四條蛋白鏈有二、三條缺陷），於電泳圖上顯現出來，可供鑑別診斷。

　　有關輕度α海洋性貧血病人或其帶基因者無法藉由Hb-Ep.診斷出來的情形，在**婚前健檢**或**孕婦產檢**時顯得特別重要！女性朋友CBC檢查中的MCV低於75 fl時，其未婚夫（或先生）的MCV若是正常，則無需再進行任何檢驗（遺傳給下一代α海洋性貧血的機率極低）。若MCV同樣也低於75 fl，我們強烈建議男女雙方都要做Hb-Ep.，假如任何一方鑑別出有變異血色素，反而防治（或醫治）遺傳性中重度α海洋性貧血的醫療措施較為明確。我們比較擔心的是Hb-Ep.之「表面」正常，這是需要做進一步的檢查如thalassemia DNA PCR來加以確認。

首先，還是得不厭其煩地說明，雖然Hb-Ep.的檢驗費用不算貴，但它不是用來**檢查「地中海型貧血」**或**篩檢貧血症**的有無，而是用於鑑別因基因缺陷所導致的血色素異常疾病（筆者按：當然血色素一旦異常，直接表現就是帶氧功能不良及「貧血」症狀）。Hb-Ep.常用於MCV偏低、未確定原因的溶血性貧血或紅血球增多之Hb鑑別，不過，還是得先驗**血鐵**（serum iron）和**血鐵總結合能力**（TIBC）來排除**缺鐵小球性貧血症**。

variant是指Hb上**胺基酸的變異**，常在電泳圖上不同位置出現。地中海貧血是基因promoter或enhancer出了問題，導致不製造α胜肽鏈或製造不足。離子交換液相色層分析法（HPLC）可正確定量Hb A2及Hb F，這是篩檢β海洋性貧血最重要的工具。當懷疑有variant Hb時，再進一步以電泳定性確認。若個案同時存在缺鐵性貧血及β海洋性貧血時，Hb A2不見得會超過正常參考值，因此，國內某家優良醫事檢驗所根據經驗，建議同時參考海洋性貧血電泳／HPLC檢查報告增列之備註說明，筆者特別將之整理如下表。

最後舉個實例來說明，以DNA分子診斷來檢測100名MCV小於80 fl的疑似貧血案例，所得結果為：α三基因缺陷5%、α二基因缺陷52%、α單基因缺陷6%、β海洋性貧血25%、缺鐵性貧血9%及正常3%。

例行的檢查	可正確篩檢
MCV小於80	α二基因缺陷、α三基因缺陷。 部份的α單基因缺陷。 部份的β海洋性貧血。
電泳／HPLC	**可正確辨識** α三基因缺陷、所有的β海洋性貧血。
MCV小於80加 HPLC	**全部篩檢出來** α三基因缺陷、α二基因缺陷為主。 β海洋性貧血。
MCV大於80加電泳／HPLC	**可以篩檢出** 3.6% 的β海洋性貧血。 電泳圖正常時排除了： α三基因缺陷、β海洋性貧血。

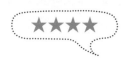

什麼是海洋性貧血？

第二節主要參考李綜合醫院官網

早在1949年，Pauling等人在研究鐮刀型紅血球貧血患者的血色素時，就發現其與正常人不同，並證實這種異常的血色素在缺氧條件下是造成紅血球鐮刀形變和溶血的主因。並提出了「基因分子病」這個新概念，引起醫界對血色素結構異常及變異血色素與遺傳性貧血之關係的重視。近年來，由於血液生化檢查和分子生物技術的不斷發展，相繼發現並鑑定出許多新型變異的血色素。電泳技術（electrophoresis）是用於分離及鑑定血色素最簡便、準確的方法之一，廣泛應用在遺傳性貧血、異常血色素等疾病的臨床診斷。

地中海貧血的英文thalassemia源自希臘文，概略意思是the sea in the blood「血中的海」，最初是因地中海沿岸的貧血症而得名，1997年四月衛生署統一改稱海洋性貧血。海洋性貧血是一種自體隱性遺傳的血液疾病，它是因為血色素中的蛋白鏈合成異常，導致紅血球變小的先天性貧血，主要分佈於地中海附近、中國長江以南、台灣和東南亞一帶。

海洋性貧血為台灣常見的單一基因遺傳疾病，大約6%（4.5%為α海洋性貧血；1.5%為β海洋性貧血）的人帶有這種缺陷基因，帶基因者的身體狀況通常與一般人無異，不見得會出現明顯的貧血症狀。

貧血基因的DNA分子診斷

目前已知台灣常見的α海洋性貧血基因型有七種，而β海洋性貧血的基因型約二十種，迄今尚有約2%疑似海洋性貧血帶基因者的基因型仍無法判定。在台灣，同時帶有α型和β型海洋性貧血或合併缺鐵性貧血的個案為數不少，此將導致診斷誤差。

由於國內外分子診斷設備及技術的靈敏度、準確度仍無法達到百分百，以下分子遺傳檢驗方法報告之準確率目前訂為98%，僅供醫師臨床診斷參考。

一、Gap-PCR、ACRS-PCR、PCR restriction site分析。

二、核酸定序（sequencing）。

三、SNP（single nucleotide polymorphism）和STR（short tandem repeats）分析。

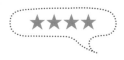

4 缺血、貧血者的保健飲食

⊙ 先做檢查才知道是不是貧血？

我們一般或中醫常說的「欠血」、「缺血」定義較模糊，意思大概是指體內欠缺讓「氣血運行」順暢的東西，如血色素不足（攜氧能力弱）、缺乏鐵質（吃不夠或代謝問題造成血色素功能異常）、影響紅血球數量或品質的營養素失衡（葉酸、維生素B12）等。至於西方醫學所稱的貧血（anemia）則較嚴謹，病因定義也較細分許多（參見128頁）。

無論是先天不良（如遺傳性海洋性貧血）或後天失調（如缺鐵性貧血）；不論是紅血球或血色素的「質」與「量」出了問題，對於有感覺「血氣不足」的朋友，**最重要的是先做檢查**（如下兩表），再由醫師診斷是否真的罹患貧血症？且知道是哪種貧血？再進行藥物治療或靠日常飲食來保健。基本上，較輕微、後天性的貧血或許可藉所謂的「食療」來改善。

基本檢查項目	結果	建議處置
紅血球RBC數目 （×10^6/μl）	男＜4.5 女＜4.0	**出血、溶血、貧血。** 看醫生；複驗。
血色素Hb.量 （g/dl）	男＜14 女＜12	**失血、溶血、缺鐵性貧血。** 就醫；複驗。
血球容積比Hct. （%）	男＜36 女＜34	**失血、溶血、貧血。** 看醫生；複驗。
平均紅血球容積 MCV	＞100 fl	惡性貧血、免疫溶血性貧血。就醫。
	＜80 fl	缺鐵性貧血、海洋性貧血。就醫；複驗。
平均紅血球血色素量 MCH	＞34 pg	大球性貧血、惡性貧血。就醫；複驗。
	＜26 pg	小球性貧血、缺鐵性貧血。就醫；複驗。
平均紅血球血色素濃度 MCHC	＞36 g/dl	**遺傳性球狀紅血球。**
	＜30 g/dl	缺鐵性貧血、小球性貧血。

進階檢查項目	結果	貧血診斷
當MCV＜80；MCHC＜30		TIBC↑、鐵蛋白↓：缺鐵性貧血。 只有鐵蛋白↓：運鐵蛋白缺乏症。
血清鐵 serum iron μg/dl	正常 或 ＞170	TIBC↑：維生素B6缺乏、葉酸缺乏性貧血。 鐵蛋白↑：感染、發炎、腫瘤引起之貧血。 海洋性、惡性、再生不良性等貧血。 若血色素電泳異常：海洋性貧血。
血鐵總結合能力 TIBC μg/dl	＜200	缺鐵性貧血。
運鐵蛋白 transferrin mg/dl **SI/TIBC saturation%**	＞340	出血、惡性、海洋性等貧血。
	＞360	缺鐵性貧血。
	＞70	鐵細胞、再生不良性、海洋性貧血。
當MCV正常；MCHC正常		
網狀紅血球計數	↑	間接膽紅素I-Bil.↑：溶血性貧血。
	↑且 間接膽紅素↑	若昆姆試驗Coomb's test陽性：**自體免疫溶血性貧血。**
	↓	骨髓檢查脂肪髓：再生不良性貧血。
當MCV＞100；MCHC＞36 **維生素B12** pg/ml	＜240	惡性貧血、鐮刀型貧血。
葉酸 ng/ml	＜3.37	溶血性、巨細胞性貧血；鐮刀型貧血；惡性貧血等。
血色素電泳 Hb-Ep. （分佈圖形、百分比）	使用在「變異」血色素病變之貧血（如β海洋型貧血）和地中海型貧血之確認診斷，以及針對MCV偏低、未確定原因的溶血性貧血、紅血球增多症做鑑別診斷。另外可搭配血清鐵檢查來分辨小球性貧血。	
	高或低於正常比例 Hb A：94.3～97.8% Hb A2：2.2～3.7% Hb F：0.0～2.0%	地中海型貧血、 α或β海洋性貧血。 異常報告，求診血液科醫師診治。

或許很多人懷疑自己貧血，卻從未做過全套血液計數（CBC）等檢驗，也不太明白造成貧血的原因。貧血可能與營養失衡有關；也可能是身上帶有某種不好的遺傳基因；也許是不正常失血（如經血過多）或某些疾病、藥物所引起的。嚴重的貧血可能危及生命，但如果定期追蹤、治療，是還不至於有「生命危險」的問題。

🔴 貧血或缺血高危險群之飲食

一、貧血患者飲食要多樣化，做到不偏食、不忌嘴，多吃高蛋白、易消化吸收的食物。當有消化功能不良時，可將部分菜肴做成菜泥（如菠菜泥、豬肝泥）或湯羹服食。

二、貧血患者要十分重視維生素B群及維生素C的補充。

三、各類型的貧血者都應忌食油膩和刺激性食物。如高濃度白酒、菸、咖啡、濃茶等，茶葉中所含的單寧酸（tannic acid）能使鐵質沉澱，影響鐵離子的吸收。

四、貧血患者常伴有**脾胃功能減弱**，如食慾不振、食後腹脹。此時可選擇一些開胃健脾、消食化積的東西做為輔食，如話梅、山楂。

｜ 貧血患者建議飲食表 ｜

食物分類	建議常吃	可吃
補血肉類、海產	魚肝、豬肝；腰子；豬血、豬腳；豬牛骨髓；烏骨雞；鱔魚；海參、海帶、海藻、紫菜。	牛、羊肝；牛雜。
奶蛋豆類	雞蛋、牛奶；紅豆、黑豆、黃豆及豆類相關製品。	連皮花生粒；黑芝麻；杏仁。
蔬果類	油菜、莧菜、菠菜、花菜；紅蕃茄；金針菜；磨菇、香菇、黑木耳；紅棗；桃子、葡萄、櫻桃、蘋果、水梨。	胡蘿蔔；鮮藕；荔枝；龍眼肉；桑椹；柚柑。
中藥材添加	山楂、當歸、熟地、冬蟲夏草、枸杞、黃耆、黨參、山藥、何首烏、三七、紅花（少量）。	阿膠、雞血藤、仙鶴草、女貞子、淫羊藿、補骨脂。

五、日常宜補充酸性食品。**酸性環境有利於鐵質的吸收**，特別是在胃酸缺乏時更重要。在防治貧血期間，可同時服用富含維生素C、A之食物。青少年、兒童不要喝汽水等飲料。

　　六、貧血患者常伴有吸收功能不良。因此在烹飪方式上，宜多用蒸、煮、久燉、煲湯及熬、燴等，少用煎炸、燻烤，並注意營養成份的留置。

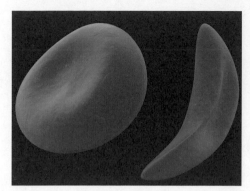

正常與鐮刀型紅血球

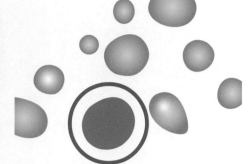

巨大球狀紅血球

5 肝膽相照

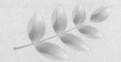

5 肝功能檢查之說明與選擇

肝膽相照

⏣有關肝膽機能的檢查

　　肝膽組織或肝細胞的病變多少會引起肝臟功能異常，由此可做為評估肝疾的參考，針對**檢驗肝病**而設計用於診斷、治療和預後的各種生化、血清免疫學檢測法可合併稱為**肝功（機）能檢查**。

　　從上個世紀到今天，為鑑別診斷黃疸症及一些肝病所發展出的許多肝功能檢查項目，若仔細算應有超過百種，下表列出與肝臟代謝機能相關的肝功能檢查供參考。

肝機能類別	一般項目	特殊檢查
醣類代謝	飯前／飯後血糖（葡萄糖）	半乳糖耐受性試驗GTT
蛋白質代謝	蛋白總量total protein 白蛋白Alb.、球蛋白Glo.、 白球蛋白比A/G ratio	黏蛋白mucin、纖維蛋白原 fibrinogen、胺基酸amino acid、氨NH₃
酵素活性測定	轉氨基酶GOT、GPT 鹼性磷酸酶Alk-P 醯轉酶γ-GT 乳酸脫氫酶LDH 膽鹼脂酶ChE	5'-核甘酸酶5'-NT 白胺酸胺肽酶LAP 醛縮酶ALD
膽紅素代謝	總量T-Bil.、直接D-Bil. 尿膽素原urobilinogen	膽汁酸bile acid
脂質代謝	膽固醇cholesterol 膽固醇酯Chol. esters 三酸甘油脂triglyceride	脂蛋白lipoprotein 磷脂phospholipid
凝固因子製造	凝血酶原時間PT（血液學）	維生素K耐受性試驗
同功異構酶 isoenzyme	鹼性磷酸酶Alk-P同功酶 乳酸脫氫酶LDH同功酶	γ-GT同功酶 LAP白胺酸胜肽同功酶
維生素	葉酸folate、維生素B12	
解毒負荷機能		BSP試驗、ICG試驗

(左側欄位：生化學檢查)

肝機能類別		一般項目	特殊檢查
金屬／電解質		鈉、鉀、氯離子 血清鐵serum iron 血鐵總結合能力TIBC	銅、鎂、鋅
血清免疫學	**肝炎病毒感染** **hepatitis virus** **infection**	五種B肝病毒血清學標記： 表面抗原抗体HBsAg/Ab、 e抗原抗体HBeAg/Ab、核 心抗体anti-HBc IgG/M	C肝抗体anti-HCV A肝抗体HAV-IgM/IgG
	腫瘤標幟物 **tumor markers**	甲型胎兒蛋白AFP 癌胚抗原CEA	
	蛋白製造	脂蛋白電泳Lipo-Ep.	免疫球蛋白電泳 Ig-Ep.
其他	**肝炎病毒基因量** **（證據）**	HCV RT-PCR	電腦斷層掃描CT scan
	肝臟病理學		生檢切片biopsy
	其他肝膽問題	膽結石成份分析	十二指腸液分析

🕐 如何選擇合適的肝功能檢查

　　肝功能檢查主要用於肝膽病症、各式急慢性肝炎、肝硬化、肝癌輔助等之評估，國內各實驗室大都因需求（如醫囑、健檢）和檢驗敏感度、應用性加以挑選、組合使用，行之多年較常用的檢查組合整理如下頁表。

　　最後，對於肝功能損傷檢驗（下頁表）要有幾點認識，提出說明如下：

　　一、肝功能檢查大都是以**血液中的成份為測定標的**，特異性並不好。

　　二、每個肝細胞（肝臟是人體僅次於皮膚的最大器官）有多種不同的生理機能，當肝膽出現問題時並非每個細胞遭受同樣程度的損害，檢查結果只能代表「綜合性」的判定。

　　三、根據研究報告，只要約有**四分之一的肝臟**即可維持正常生理功能，摘除85%的肝臟才會出現異常。可見肝細胞相當「強韌」、有「耐力」，必須受到極大程度的傷害後，才可能出現肝機能障礙。肝細胞的再生速度很快，通常肝機能變壞程度在一般瀰漫性肝損傷要比局部壞死來得嚴重。

　　四、於肝病期間，同一項肝功能檢查的數值，有很大的變動。因此，除非是健康體檢供追蹤參考，醫師根據檢驗報告來做診治時會特別小心。

	肝膽損傷／功能差	慢性肝臟病變／腫瘤
全套血液計數	平均紅血球容積MCV。	
基礎生化學檢驗	轉氨基酶GOT；轉醯酶 γ -GT；膽紅素T-Bil.、D-Bil.；三酸甘油脂。	GOT、GPT；γ -GT；Alk-P；LDH。
特殊生化學檢驗	酒精alcohol濃度；葉酸folate。	
血清免疫學檢驗	B肝表面抗原HBsAg。	AFP、CEA。

| 肝功能檢查項目之基本選擇 |

肝功能檢查項目	健康體檢	黃疸之鑑別	肝膽障礙之診斷	重症度之判斷	肝病過程之觀察	療後評估
尿液膽紅素	◎	●				
總蛋白量 total protein	●		●	●	●	
白蛋白 albumin	●		●	●	●	
轉氨基酶 GOT、GPT	●	●	●	◎	●	
鹼性磷酸酶 Alk-P	●		●	●		
轉醯酶 γ -GT	●	◎	●		◎	◎
乳酸脫氫酶 LDH	●		●			
總膽紅素 T-Bil.	●	●	●	●	●	◎
直接膽紅素 D-Bil.	◎	●		◎		
膽鹼脂酶 ChE			◎	●	●	
三酸甘油脂 triglyceride	●	●		●		
膽固醇 cholesterol	◎	◎		●		
凝血酶原時間 PT				●	◎	
蛋白電泳	◎		●	●	●	◎
混濁試驗（ZTT等）			●	●	●	
BSP（ICG）試驗		●	◎	●		◎
B肝病毒表面抗原 HBsAg	●		●			
B肝病毒e抗体 HBeAb	◎	●	●	●		

●：必要的檢查項目。◎：可加驗的檢查項目。

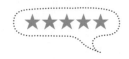

四種基本且重要的肝機能酵素

🔵 認識肝臟

　　肝臟（liver，見下圖）是人體僅次於皮膚的第二大器官，它相當的精密且重要。肝臟的生理功能雖然複雜，但簡單說只有「代謝」二字，中醫對肝臟的器官功能描述為「臥血、舒泄、調氣」。

　　成人的肝臟重約兩公斤，為「倒L型」的紅棕色「細胞團」實質器官。解剖位置在身體的右上腹區（橫隔膜之下、胃右上側、右腎前方），大部份被肋骨、軟肋骨所圍，質地柔脆。肝臟是由難以計數的肝細胞（hepatocyte）層圍著各大小血管、肝膽管道而成，分為左、右（稍大，佔六成）兩葉。

　　不同於其他腹腔器官，肝臟有「雙重」的血液系統供應。肝動脈為「能量」血管，接收來自心臟的動脈血氧（「工廠」本身的能源）；肝門靜脈則是「功能」血管，收集消化道靜脈血裡的養份（「工廠」處理工作的「貨」源）。

　　由「任務導向」即可理解為何肝臟的血流供應量如此豐富，約占身體所有血量的14%，兩公斤的肝臟內常有兩公升的血（成人每分鐘1.5～2.0公升血液流經肝臟）。其中25%來自肝動脈，75%由肝門靜脈流入，至於出肝血管則是肝系靜脈。

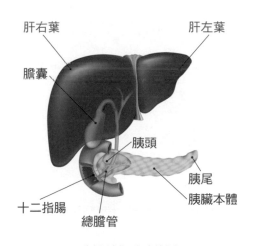

肝臟解剖位置手繪圖

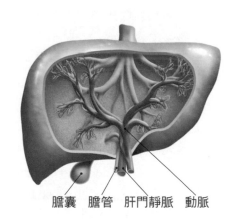

肝臟動（紅色）靜脈及膽管（綠色）走向

⚫ 您的肝細胞在做些什麼事？

肝臟的功能非常精細，可說是人體最忙碌的器官，目前尚未有任何人工裝置能模擬肝臟的所有功能，也就是說，沒有東西能取代肝細胞所努力執行的「工作」。肝臟是人類器官中唯一有再生能力的，即使好的肝細胞少於三成，仍可維持肝臟的正常運作，並分化出新的肝細胞來修補。

各種食物經攝取、消化、分解後都集中到肝臟，經過肝細胞一番繁複的處理，有用之物質透過血液輸送給全身有需要的組織細胞使用，沒用的東西則想辦法排出體外，以免造成毒害。這都要靠肝細胞內的化學反應，特別是各種酵素（酶）的作用來完成，所以，各式肝臟疾病和生化物質的檢驗都與肝細胞好壞或其釋出的化合物脫離不了關係。在未逐一介紹肝細胞的功能前，總括來說，肝臟在生理上扮演排毒、存糧（能量醣原也就是肝醣）、製造（各種分泌性生理蛋白；消化用的膽汁）等重要角色。

人體所攝取的碳水化合物、脂肪、蛋白質等都必須經過肝細胞之「處理」，才能產生熱量和有用的物質為身體所用，要完成這些工作必須依賴細胞內的酵素，而扮演「輔酶」角色的維生素也是不可或缺。肝細胞所執行的重要工作簡單分述如下：

一、**醣（能量來源）的新陳代謝**，需要維生素B1、B2、B12之協助。

1. 肝醣合成（glycogenesis）：把葡萄醣轉成肝醣來儲存（肌肉細胞也有此功能）。

2. 肝醣分解（glycogenolysis）：把肝醣分解成葡萄醣給有需要的細胞使用。

3. 葡萄醣新生（gluconeogenesis）：利用胺基酸、乳酸、甘油來合成葡萄醣。

二、**蛋白新陳代謝的主要場所**，需要維生素B1、B2、B12之協助。

1. 胺基酸合成。

2. 蛋白的分解、重組與製造。

三、**脂質的代謝**。脂蛋白、膽固醇的合成，生成三酸甘油脂。

四、**磷與鈣的代謝**。需要維生素D。

五、**特殊物質的生產**。

1. 胎兒時期的紅血球主要來自肝臟。

2. 似胰島素生長因子1（insulin-like growth factor-1）。

3. 血小板生成素（thrombopoietin）。醣蛋白激素，調節骨髓製造血小板。

六、**分解與分泌作用**。

1. 分解胰島素和其他內分泌激素，有用的物質回收再利用。

2.吞食分解老化紅血球的血色素，形成膽紅素排出及再次循環利用。大部分的肝膽疾病都會有黃疸症狀，這是因為肝臟無法持續將膽紅素排出，而在體內累積所造成的結果。

3.分泌膽汁及膽酸。

4.轉換蛋白質的氨（ammonia）成尿素（urea）排出，以免積毒傷害細胞。

七、**解毒與排泄**。通常需要維生素B1、B2、B6、B12、C、K的協助。

八、**倉儲功能**。

1.經消化吸收的營養素大都存在肝臟如高效能轉換的肝醣、膽固醇。

2.維生素A（一年的供應量）、D（一至四個月供應量）、B12；鐵、銅。

四種重要的肝功能酵素

我們雖然把GOT、GPT、Alk-P和γ-GT稱為「肝酵素」，但這些酵素並非只存在於肝細胞內，身體其他器官組織的細胞內也有，甚至量還比肝細胞要多。只是當有肝膽方面的病症時，這些出現於血液中且易被用檢驗方法在體外測得之酵素，大都忠實地反應出肝細胞受損情形。因此，當明白這些「檢驗用」酵素的「出處」（細胞含量整理於下表）時，對這些酵素是如何被用於實驗診斷及其臨床意義，就會有更清楚的輪廓。

· **天門冬胺酸轉氨基酶 GOT**

於胞質及胞器粒線體內，代謝胺基酸的酵素之一。在2-氧化穀胺酸鹽（2-oxoglutarate）存在下**轉移走天門冬胺酸**（L-aspartate）的**氨基**（-NH$_2$），形成**麩胺酸**（glutamate）及苯醋酸（oxaloacetate）。

一般是懷疑脂肪肝、肝臟或心肌（梗塞）損傷時出現在血中，但也不能排除腎臟、胰臟病變的可能或數值加成。

· **丙胺酸轉氨基酶 GPT**

位在胞質內代謝胺基酸的酵素。於2-氧化穀胺酸鹽（2-oxoglutarate）存在下轉移走丙胺酸（L-alanine）的**氨基**，形成**麩胺酸**（glutamate）及丙酮酸（pyruvate）。

臨床上，常用GPT來看肝細胞的**受損程度和急慢性肝炎的區分**，當然也可用來評估肝病治療的成效。

單就評估肝臟發炎來說，GPT的

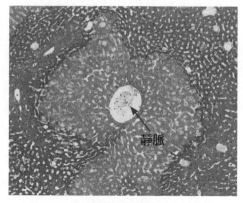

靜脈

肝臟組織切片
（中央大白點可能為靜脈或膽管腔）

「特異性」比GOT要好，GPT上升的數據結果高於GOT。在長期飲酒、過度疲勞；服用肝毒性藥物（止痛劑、aminoglycoside類抗生素如健他黴素）；溶血性疾病、心臟方面的問題、阻塞性黃疸、肌肉炎之個案，也會異常升高。

· **鹼性磷酸酶 Alk-P**

顧名思義，**磷酸酶**是一種能夠將相對應受質（substrate）去磷酸化的酵素，即水解**磷酸單酯**上的**磷酸功能基**成磷酸根和自由羥基，許多生物體細胞內普遍存在的磷酸酶為鹼性磷酸酶（Alk-P），**攝護腺**則有**酸性磷酸酶**（prostate acid phosphatase；PAP）。

人體的磷酸酶大量存在於肝膽、骨骼、腸胃道及胎盤等組織的細胞內，只是臨床上鹼性磷酸酶的異常升高常見於肝膽疾病和骨骼生長。

· **麩胺酸(醯)轉移酶 γ-GT（GGT）**

常見於腎、肝細胞粒腺體裡的一種酵素（膽道、腦、唾液腺、攝護腺也有少量），主要的生理作用是催化轉移**麩胺酸**和一些**胜肽**的醯基，以利運送及自由通過細胞膜。

血液中所測到的 γ-GT大多來自肝臟、膽道細胞所分泌，在診斷常見的肝膽疾病上，特異性很好。

身體代謝酒精或某些藥物時會誘發肝、膽道細胞（粒腺體）的活性，分泌 γ-GT，因此在酗酒或服藥期間（不一定都會造成中毒、肝炎） γ-GT值會升高（GOT、GPT上升的情形不定）。 γ-GT除了作為**酒精（藥物）性肝炎**的重要指標外，亦可搭配其他所謂的**肝膽酵素**來評估膽道疾病及肝炎、肝硬化、肝癌等。當肝炎惡化時，數值上升許多，反之，舒解時下降。

分佈	GOT	GPT	Alk-P	γ-GT
肝臟	多	很多	很多	中
心肌	多	少		少
肌肉	中			
腎臟	中	多		很多
胰臟	中	少		多
紅血球		少		
骨骼			很多	
小腸			多	
胎盤			多	
肺臟				中

健檢項目

臨床生化檢驗	天門冬胺酸轉氨基酶
★★★★	aspartate aminotransferase；AST（GOT）
檢查意義綱要	評估肝臟發炎或肝細胞損壞的程度
健康檢查分類	肝膽功能套組；「小心肝」預防檢查

檢體／採集

　　0.3 cc血清或肝素血漿。避免溶血。採血前**最好空腹**八小時以上。

檢測物

　　AST過去的名稱為glutamate oxaloacetate transaminase（**GOT**）麩胺酸苯醋酸轉氨基酶，是一種**代謝胺基酸的酵素**，有兩型「同功異構酶」（isoenzyme），分別在細胞質和粒腺體內。GOT大量存在於肝臟、心臟和肌肉組織（如下圖）的細胞裡，腎臟、胰臟也有，正常情況下血清的GOT很少，但當這些部位組織的細胞受到各種破壞時，GOT會被釋出到血中而被測到。因此，可藉由GOT數據的高低來評估**心肌梗塞**、**肝膽疾病**和**肌肉損傷**等。GOT並無「器官專一性」，幸好，臨床實例上GOT單獨升高的情形不常見。

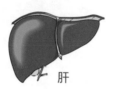

AST(=GOT) 肝　　心肌

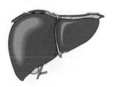

ALT(=GPT) 骨骼肌

參考值

　　國內大部份實驗室所提出之正常參考值可分為「區間」和「上限」兩類，整理如下，各有其「表示」意義。

正常：**5-15～37-41 U/L**；**< 37-45 U/L**

通報危險值：**> 500 U/L**

當血中的GOT大於正常參考值時，一般是懷疑**脂肪肝**或**肝臟**、**心肌**的**損傷**，不過，也要注意不排除腎臟、胰臟細胞損壞導致數值上升和加成（同時受損）的可能。急性心肌梗塞6～8小時內GOT會上升，48～60小時後慢慢降低回正常。

GOT的異常可分為幾個層級來說明，製成下表。

重點說明

臨床上，GOT常與下頁介紹的GPT同時測定，來評估肝臟細胞發炎或壞死的程度。在大部份的肝病，GOT、GPT會同時上升，只是GOT的數值通常比GPT低，而**GOT高過GPT**時，可能是有慢性肝炎逐漸演變成**肝硬化**或**肝癌**之傾向。

	異常數值描述	臨床生理病症
劇烈升高	高於20倍參考值上限	急性肝中毒、病毒性肝炎。
中度上升	4至10倍參考值上限	慢性活動性肝炎、肝外膽道阻塞、閉鎖性黃疸；心肌梗塞；傳染性單核球增多症。
輕微增加	1至4倍參考值上限	脂肪肝（肥胖、酒精性）、肝硬化、膽管硬化、肝癌；胰臟炎；重金屬中毒；骨骼肌受損；腎臟病變。
降 低	低於參考值下限	尿毒症患者（洗腎者通常較低）。

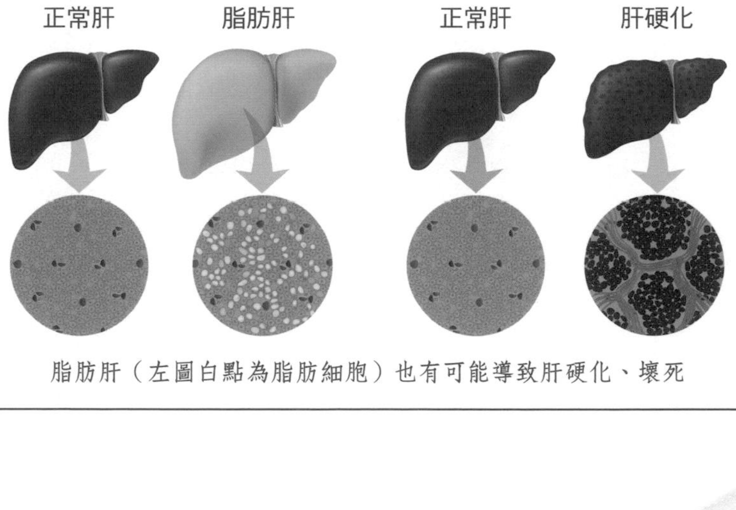

正常肝　　　脂肪肝　　　　正常肝　　　肝硬化

脂肪肝（左圖白點為脂肪細胞）也有可能導致肝硬化、壞死

健檢項目

臨床生化檢驗	丙胺酸轉氨基酶
★★★★★	alanine aminotransferase；ALT（GPT）
檢查意義綱要	評估肝臟發炎、肝細胞損壞的程度及治療復原指標
健康檢查分類	肝膽功能套組；「小心肝」預防檢查

檢體／採集

0.3 cc血清或肝素血漿。避免溶血。採血前**最好空腹**八小時以上。

檢測物

　　ALT過去被叫做glutamate pyruvate transaminase（**GPT**）麩胺酸丙酮酸轉氨基酶，絕大部份**存在於肝細胞**（腎臟次之），在各種體液、紅血球、心臟、胰臟也可發現的一種與胺基酸代謝有關之蛋白鏈狀細胞酵素。

　　當這些細胞受損時，特別是肝細胞，會釋出大量的GPT到血液中。如俗稱的「**猛爆性**」（急性）**肝炎**，GPT可達1000～3000 U/L以上，而若為慢性肝炎的上升大多不會超過「通報危險值」500 U/L。

　　GPT及GOT的活性在血液抽離身體後會逐漸緩慢下降（數值每天下降2～3%），無論是全血或血清，冷藏、冷凍也無法保持其數值不遞減。優良的檢驗單位都會注意這些小細節，以確保品質及受檢者的權益。

參考值

　　國內大部份實驗室所提出之正常參考值可分為「區間」和「上限」兩類，整理如下，各有其「表示」意義。

正常：**4-15～40-54 U/L**；**＜34-45 U/L**

通報危險值：**＞500 U/L**

臨床意義

　　原則上，**肝細胞受損程度愈嚴重GPT數值會愈高**，但在慢性和急性肝炎的預後好壞評估上則不一定成正比關係。也就是説，急性肝炎時GPT雖上升很高，並不表示治療的預後不好；反之，慢性肝炎的GPT上升不多，但治療可能較困難、時間要更久。

　　單就評估肝臟發炎來説，GPT的「特異性」比GOT要好，GPT上升的數據結果高於GOT。在長期飲酒、過度疲勞；服用肝毒性藥物（止痛劑、aminoglycoside的抗生素如健他黴素）；溶血性疾病、心臟方面疾病、阻塞性黃疸、肌肉炎之個案，GPT也會異常升高。

　　臨床上，GPT常與GOT搭配測定，用來評估肝臟細胞發炎或壞死的程度以及區分急慢性肝炎，也是肝病治療的評估指標。

　　在早期的肝臟細胞損害，GPT上升幅度大都高於GOT，定期檢查可追蹤肝炎進行的變化。在肝炎未儘早處理，漸漸演進成肝硬化、肝癌（如下圖）、肝中毒等肝病時，GOT會「**迎頭趕上**」與GPT一起高，所以，醫師常將GOT/GPT**比值大於1**的肝炎病人視為較難治療的個案。

重點說明

　　另外，GOT和GPT同時升高而GOT大於GPT的情況也見於**酒精性肝炎**、膽囊炎，若同時 γ **-GT**（**麩胺酸轉移酶**，見167頁）明顯上升則可確立診斷。翻譯自日文的「實用臨床檢查—檢查項目解説」一書中也有提到GOT、GPT兩者高值時的相對診斷組合，去蕪存菁地簡單整理如下表供參考。

GPT、GOT數值	臨床病症
GPT ＞ GOT （均正常或略高）	脂肪肝；急、慢性肝炎；積血肝。
GPT ＞ GOT （均高值或GOT正常）	慢性肝炎、肝硬化、肝癌；閉塞性黃疸；心肌梗塞；筋肉疾患；惡性腫瘤。

　　以台灣醫院血庫或捐血中心的經驗，若要篩檢肝炎血袋，常選用GPT來檢查。由此可知，**情非得已時**，GOT、GPT要擇一來做為肝功能健檢項目，**以GPT為佳**。

正常肝　　　　　　　肝硬化　　　　　　　肝癌

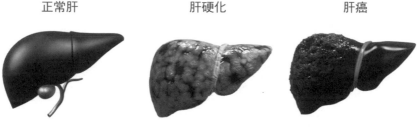

從正常肝漸漸演進成肝纖維化（硬化）到肝癌

健檢項目

臨床生化檢驗	鹼性磷酸酶
★★★	alkaline phosphatase；Alk-P（ALP）
檢查意義綱要	常用於評估肝膽、骨骼方面疾病的發生和預後
健康檢查分類	肝膽功能套組；「小心肝」預防檢查

檢體／採集

　　0.3 cc血清或肝素血漿。避免溶血。採血前**最好空腹**八小時以上。

檢測物

　　磷酸酶（phosphatase）是一種能將**相對應受質**（substrate）**去磷酸化**的酵素，即**水解磷酸單酯**上的磷酸功能基成磷酸根和自由羥基，許多生物體細胞內普遍存在的磷酸酶為**鹼性磷酸酶**（Alk-P）。

　　基本上，磷酸酶分為半胱胺酸（cysteine）依賴和金屬離子（如鎂、錳）活性依賴兩大類。人體的磷酸酶大量存在於肝膽、骨骼、腸胃道及胎盤等組織的細胞內，只是臨床上鹼性磷酸酶的**異常升高**常見於**肝膽疾病**和**骨骼生長**。

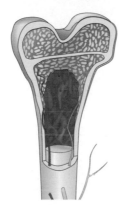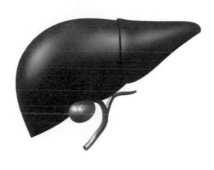

骨骼和肝臟所含的鹼性磷酸 最多

參考值

　　測定血清中的酵素活性（特別是鹼性磷酸酶），其正常值（無論參考區間的上限或下限）受不同廠牌試劑、儀器影響而頗有差異，國內常見的正常參考區間綜合如下供參考：

20-38～108-136 U/L；＜600 U/L（十八歲以下的小朋友）

臨床意義

發育中的兒童、青少年其鹼性磷酸酶「正常升高」在臨床上最常見，平均數值可達200～300 U/L。這是因為骨質在成長時，鹼性磷酸酶的活性大增所致，一旦發育期結束，則降回到成人的正常值。所以，在骨折（骨質生長速率提升以利修補斷骨）及骨骼疾病（如**多發性骨髓瘤**、**骨癌**）的個案，鹼性磷酸酶也有顯著升高（四至五倍正常值上限）的情形。

中高度上升（兩至三倍正常值上限）在肝膽方面的病症有：急性肝炎、阻塞性黃疸、膽結石、肝硬化、肝癌等。其他數值增高的原因有：懷孕、敗血症、惡性腫瘤、特殊藥物使用。至於異常偏低常見於營養不良、貧血、慢性腎炎、維他命D過量、甲狀腺功能低下等。

重點說明

診斷朝向肝膽疾病時，除了數據高低（太高反而可能是骨頭的問題）外，務必要搭配其他肝酵素（如GOT、GPT或γ-GT）和肝膽功能檢查的結果一起評估。

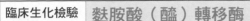
臨床生化檢驗	麩胺酸（醯）轉移酶
★★★★★	γ-glutamyl transferase；γ-GT（GGT）
檢查意義綱要	肝膽疾病高敏感度指標
健康檢查分類	肝膽功能套組；「小心肝」預防檢查

檢體／採集

0.3 cc血清。避免溶血。採血前**最好空腹八小時以上及不要喝酒**。

檢測物

γ-GT舊名為γ-glutamyltranspeptidase（GGTP）咖瑪麩胺酸轉胜肽醯基酶，現今不強調轉胜肽醯基（transpeptide），直接以轉移酶（transferase）名之，簡單叫做**麩胺酸轉移酶**（gamma-GT）。

它是細胞粒腺體裡的一種酵素，腎、肝的組織最常見；其次是胰、肺、膽、腦、心，唾液腺、前列腺等也有。γ-GT的主要生理作用是催化轉移γ-**麩胺酸**和一些**胜肽**的**醯（酸）基**，以利運送及通過細胞膜。

血中測到的γ-GT大都來自肝臟、膽道細胞所分泌，在診斷常見的肝膽疾病運用上特異性很好。

γ-GT的化學分子結構

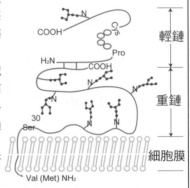

參考值

血清中的γ-GT活性，其正常值不僅男女有別，且分為「區間」和「上限」兩類，國內常見的正常參考值綜合整理如下供參考。

男：**<45-73 U/L**　女：**<38-45 U/L**　不分：**<45 U/L**

男：**7-15～55-85 U/L**　女：**5-9～38-55 U/L**　不分：**4～42 U/L**

通報危險值：**>500 U/L**

臨床意義

身體代謝酒精或某些藥物時會誘發肝、膽道細胞（粒腺體）的活性，分泌γ-GT，因此在酗酒或服藥期間（不一定都會造成中毒、肝炎）γ-GT值會升高。當酒精、藥物造成肝膽功能障礙或其他原因引起的膽道阻塞、黃疸時，GOT、GPT上升的情形不定，但γ-GT則相對明顯（即所謂的**診斷特異性**）。

肝膽相照

γ-GT除了做為**酒精（藥物）性肝炎**的重要指標外，亦可搭配其他的「**肝膽酵素**」來評估膽道疾病及肝炎、肝硬化、肝癌等。當各種肝疾惡化時，γ-GT數值上升許多，反之，舒解時下降。

不過，一般肝炎γ-GT的上升並不明顯，肝硬化、慢性肝炎或其他嚴重肝膽疾病時，γ-GT通常會超過100 U/L以上，也與疾病的嚴重程度有一致的關聯性（數值愈高病症愈嚴重）。

由於鹼性磷酸酶（Alk-P）的來源還有骨骼，在一般評估肝膽功能的異常，γ-GT之特異性相對比鹼性磷酸酶來得高。

γ-GT上升結果可能與下表所列出的情況有關。

狀況分類	生理／病理／疾病
酒精和藥物	酗酒；使用phenobarbital、methaqualone、phenytoin等；acetaminophen中毒。
生理狀況	極度肥胖；α1-antitrypsin缺乏。
膽的病症	膽囊炎、膽汁滯留、膽道閉鎖、阻塞性黃疸。
肝的病症	膽汁性肝硬化、脂肪肝、肝炎、肝癌。
其他問題	腎類脂質病、腎臟癌；胰臟炎；充血性心臟衰竭、心肌梗塞等。

重點說明

γ-GT在細胞的分佈雖然腎臟組織也不少，但一般認為它對因酒精或藥物中毒所引發之肝膽病症判定上，具有相當重要的價值。簡單結論，γ-GT對**肝膽疾病**如膽道阻塞、原發膽汁性肝硬化、慢性肝炎、**肝的惡性腫瘤**、**腎功能衰竭**等的診斷很有幫助。

對阻塞性黃疸、慢性酒精性肝炎、急慢性酒精或藥物中毒之**追蹤治療監測**亦有臨床助益。相較於其他的肝膽酵素GOT、GPT、Alk-P，γ-GT對**膽道阻塞**（各種肝膽結石可能發生的位置見右圖）的診斷最敏感，上升最快。而於肝、胰臟癌細胞轉移至肝膽時，γ-GT的濃度也會明顯上升。

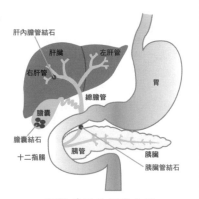

肝膽結石的好發位置

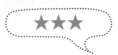

診斷特異性較高的
鹼性磷酸同功異構酶

由於鹼性磷酸酶（Alk-P）的器官組織特異性不高，過去想用單一項鹼性磷酸酶的數值來區別肝臟病變和骨骼的正常生理現象或疾病時，的確有其困難或不具臨床意義。好在，就評估肝膽問題上，還有其他的酵素及化合物可搭配一併檢測（參見上文），用「排除法」可大致判斷是肝臟或骨頭所造成血中的鹼性磷酸酶上升。

一甲子前，科學家們在研究鹼性磷酸酶時，利用蛋白電泳分析技術陸續發現它有九型同功異構酶（isoenzyme），經學術界確認且技術成熟後，現已應用於臨床診斷。

不同器官的鹼性磷酸酶其九型同功異構酶之分佈比例不同，經過比對正常電泳結果（如下圖）及計算後，即可知道鹼性磷酸酶總量異常是屬於那一種？例如肝臟型（正常值10～65 U/L）、骨骼型（正常值15～62 U/L）、胎盤型、小腸型（正常值0～2 U/L）等。

過去，一般實驗室在無法執行鹼性磷酸酶電泳（Alk-P electrophoresis）時，常以加熱法（未化驗前先將血清加熱）來區別肝臟或骨頭的鹼性磷酸酶。肝臟型較「耐熱」，同樣加熱56℃肝臟型的「半衰期」為5～10分鐘，而骨骼型只有2分鐘。

正常小朋友的骨骼型同功異構酶約占85%，在「等大人」前偶見有短暫的高磷酸血症。繼發性副甲狀腺亢進會引起骨骼細胞的活化，此時，鹼性磷酸酶的劇烈升高大都為骨骼型。至於在妊娠毒血症或懷孕時的升高，電泳結果可見到「次要的」胎盤型明顯增加。

根據研發，有一種可用來評估骨質代謝的磷酸酶名為骨質特異鹼性磷酸酶（bone alkaline phosphatase；BAP），試劑商品名Ostase®。有健保代碼，若自費檢驗約五、六佰元。

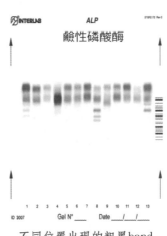

不同位置出現的粗黑band
即為主要的同功異構

肝膽相照

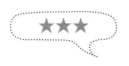

5 膽紅素的正常代謝與測定

膽紅素bilirubin的來源

血液循環中衰老的紅血球細胞膜發生變化，流經脾臟、肝臟或骨髓等處時，這些器官之**網狀內皮系統**（reticuloendothelial system；RES）的巨噬細胞（macrophage）可加以「辨識」，進而吞食「回收」這些紅血球。此時，血色素被分解成**蛋白**（**globin**）和**血基質**（**heme**），後者被一連串的酵素反應催化成膽紅素（參見172頁圖示）。

在末稍組織所製造的膽紅素會被釋出進入循環系統而與血中的白蛋白（α1-globulin亦可）結合，此時的膽紅素稱為 unconjugated「未共軛化」，無論是否與蛋白結合，同被視為**游離膽紅素**。未與蛋白結合的膽紅素為脂溶性、顏色較亮黃，容易通透細胞膜沉積於細胞中且有毒性，例如新生兒血中若有大量（20 mg/dl）的脂溶性膽紅素時可能會傷及腦部組織。

至於與蛋白結合後的**膽紅素暫時複合物**轉為水溶性，除了便於在血中運送至肝臟外，也限制膽紅素任意進出各種細胞的胞膜，如此才不會對組織造成毒害。

水溶性膽紅素在進入肝細胞後，會與葡萄醣醛酸（glucuronic acid）結合成單體或雙體（為主）的**葡萄醣醛酸膽紅素**，即共軛（conjugated，或稱「接合」）膽紅素。共軛膽紅素被送到膽囊時，部份膽紅素會再度氧化成膽綠素（biliverdin），因此，正常膽汁的顏色才會有點偏綠。

膽紅素的測定

百年前，van den Bergh和Snaper首先提出以Ehrlich之diazo（偶氮基）反應測定血液中的膽紅素，據此反應形式，通常可將膽紅素分類如下頁表。

經過多年的發展，目前普遍已知膽紅素可以根據與**偶氮試劑**的不同反應效率而分為兩種類型：**游離膽紅素**與偶氮試劑反應緩慢，必須先加入甲醇、乙醇、尿素、乙酸鈉、苯甲酸鈉或咖啡因、表面活性劑等破壞氫鍵後，才能與試劑作用生成紫紅色的偶氮化合物；而**接合膽紅素**中由於丙酸基團被取代，膽紅素不存在有分子內氫鍵，因此與偶氮試劑作用迅速，產生紅色偶氮

性質	未共軛膽紅素	共軛膽紅素	
英文縮寫	U-Bil.	C-Bil.	
別名一 （來源）	游離膽紅素 血（hemo）膽紅素	接合膽紅素 肝（chole）膽紅素	
生成部位	網狀內皮系統	肝或腎	肝臟
與葡萄醣醛酸接合	無	單體接合	雙體接合
與偶氮試劑反應	間接、很慢	直接、稍緩	直接、迅速
別名二	間接膽紅素 I-Bil.	直接膽紅素 D-Bil.	
溶解性質	脂溶性	水溶性	
光線照射	不穩定	較穩定	
經腎臟隨尿排出	不能	可以	
膽汁中	無	有，占10%	有，占90%
對組織細胞之毒性	大	無	
在血中升高之主因	大量溶血	實質性黃疸	閉塞性黃疸

化合物。所以，前者又簡稱為**間接（反應）膽紅素（I-Bil.）**；後者則是**直接（反應）膽紅素**（direct bilirubin；D-Bil.）。

這裡所指的用偶氮試劑來定量膽紅素的方法，早期常用對氨基苯磺酸重氮鹽或添加甲醇的van den Bergh法或Malloy and Evelyn法，目前大都使用改良式Malloy and Evelyn法來測定直接膽紅素（D-Bil.）。至於將血液檢體中**所有的間接膽紅素（I-Bil.）轉成直接型**後再進行偶氮基反應，可測出膽紅素總量（total bilirubin；T-Bil.），而間接膽紅素（I-Bil.）則為T-Bil.減去D-Bil.所得之計算值即可。

最後，針對D-Bil.和I-Bil.一些「便宜行事」的認知，提出淺見供各界讀者參考：正常人血中的膽紅素很少，其中約八成是與白蛋白結合的**游離膽紅素**，其餘為**共軛膽紅素**。值得注意的是，I-Bil.和游離膽紅素以及D-Bil.和共軛膽紅素之間，並沒有完全相對等的關係。也就是說並非所有的I-Bil.等於游離膽紅素；D-Bil.等同共軛膽紅素。以自動分析儀測定D-Bil.時，反應的程度與偶氮試劑之濃度、反應時間和pH值有很大的關係，並非所有的共軛膽紅素都能在短時間內與偶氮試劑反應呈色（所以才有**迅速型**和**稍緩型**的**直接膽紅素**）。

另外，檢體內原本不多的游離膽紅素（I-Bil.）也能在血清中存在有尿素、尿酸的情況下，打開氫鍵迅速參與反應，而使D-Bil.的測定略為偏高。

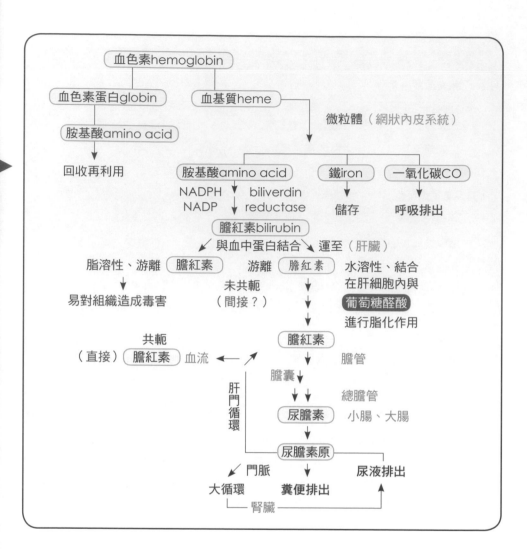

臨床生化檢驗 ★★★	膽紅素總量（總膽紅素） bilirubin, total；T-Bil.
檢查意義綱要	評估溶血性疾病及膽肝方面的障礙
健康檢查分類	全身功能性檢查；肝膽機能套檢

檢體／採集

0.3 cc血清或肝素血漿。**最好避光**、空腹。儘早離心，避免溶血。

檢測物

膽紅素（bilirubin）是來自血紅素的代謝產物，是人體一種重要的膽色素，呈黃橙色、有毒性，可對大腦和神經系統引起不可逆的損害。膽紅素為臨床上**判定黃疸**的重要依據，也是**肝膽功能好壞**的指標之一。

膽紅素是一種鏈狀**四吡咯化合物**（tetrapyrroles，許多生物膽色素的共同結構），含有四個吡咯環（見右圖），分子量約585；分子式$C_{33}H_{36}O_6N_4$。雖然膽紅素含有兩個羥基或酮基、四個亞氨基和兩個羧基這些親水基團，結構也與同為膽色素系列的膽綠素（biliverdin）相差無幾，但膽紅素在水中的溶解性卻比膽綠素要差很多。

膽紅素是非極性的脂溶性物質，難溶於水，但對血漿中的蛋白具有很高的親和力。膽紅素在離開巨噬細胞之後（詳見172頁代謝圖文），在血液中主要是與白蛋白結合來運輸。

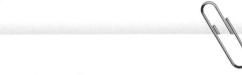

血紅素

Co（排出）
Fe（再被利用）

O_2
NADPH + H^+

微粒體血紅素
加氧酶系

膽綠素

NADPH + H^+　膽綠素還原酶

膽紅素
醇式

膽紅素
酮式

參考值

不論試劑或儀器廠牌，大部份實驗室之正常參考值差異頗大，綜合整理如下：
0.0-0.5～1.0-2.0 mg/dl
剛出生的新生兒略高於成人上限值，七天內升高至10～12 mg/dl以下，此後逐

漸下降到五個月大，至青少年時再上升達正常成人之水平值。性別方面，男人平均約比女人高上0.6～1.0 mg/dl。另外，飯後抽血檢查膽紅素會減少一些；略增加於饑餓、運動後；夏季（紅血球代謝速率高）比冬季稍高。

臨床意義

　　正常人膽紅素的日產量約250～300 mg，大部份（85%）是來自衰老的紅血球，其餘少量為骨髓中未成熟、無效的紅血球或含血基質（heme）的細胞化合物如肌紅蛋白（myoglobin）、細胞色素（cytochrome）等，經172頁所述之代謝途徑生成。臨床上有不少病症（參見下文、下表）會導致血清膽紅素增加，即所謂的**高膽紅素血症**（hyperbilirubinemia）。

　　一般俗稱的黃疸症是指血清**總膽紅素**升高所造成的皮膚和眼睛泛黃（下頁圖），黃疸症可因172頁圖述的任何一個膽紅素生成環節發生障礙所引起，導致直接膽紅素（D-Bil.）、間接膽紅素（I-Bil.）其一或兩者同時異常升高。

　　I-Bil.的升高經常是由**溶血性疾病**引起（參考下表），而**D-Bil.的上升**則常見於**膽汁排泄障礙**（膽汁淤積）。根據臨床經驗，D-Bil.單獨升高並不多見，通常是D-Bil.高於I-Bil.的一起增加，此類肝膽疾病和膽道阻塞常引起多重功能障礙，引發混合型高膽紅素血症。

T-Bil.	D-Bil.	I-Bil.	生理／病理因素	臨床病症
上升	－	－	空腹過久；酗酒；藥物使用；肺梗塞。	**溶血**、阻塞性**黃疸**；膽結石、膽囊炎；酒精、中毒、阻塞、傳染、病毒性**肝炎**。
－	上升	－	肝硬化；特定藥物使用。	肝細胞性、阻塞性**黃疸**；急性、酒精、中毒、阻塞、傳染、病毒性**肝炎**。
－	－	上升	新生兒生理性黃疸、新生兒溶血；輸血錯誤；自體免疫輸血反應。	肝細胞、溶血性黃疸；蠶豆症（G6PD缺乏）；**溶血相關疾病**如海洋性貧血、球形紅血球增多、惡性貧血；體腔內出血。
上升	正常	上升*	**新生兒黃疸**；血型不合之**輸血**。	溶血性**貧血**；惡性疾病。

T-Bil.	D-Bil.	I-Bil.	生理／病理因素	臨床病症
上升	上升	正常	膽汁淤滯；膽管、膽囊**結石**；膽管**狹窄**。	**肝內外阻塞性黃疸**；胰頭癌；毛細膽管型肝炎。
上升	上升	上升	**肝硬化**	**急性黃疸型**、慢性活動性、中毒性**肝炎**。

* I-Bil. 升高的病理機制為膽紅素生成增加、白蛋白減少或肝細胞無法代謝膽紅素（如肝細胞運送缺陷之吉伯氏症候群Gilbert′s syndrome）。

重點說明

利用T-Bil.、D-Bil.來診斷黃疸、肝膽機能障礙或溶血方面的疾病時，有以下幾點要注意：

一、在一般的健康檢查中，偶見有**T-Bil.升高而與肝病無關**的個案，主要判斷的理由是其他肝功能檢查項目如GPT、Alk-P、 γ-GT等都正常（這也是為何許多全身性或功能性的檢查要整套多項同時執行）。此種T-Bil.（有時合併I-Bil.）些許上升的情形，常見於**吉伯氏症候群**（正常人輕微黃疸）或**輕度溶血性疾病**。

二、由於單純的肝膽病症很少引起重度的黃疸或高膽紅素血症，所以當T-Bil.的檢驗數值大於30 mg/dl，通常意味有合併**溶血**或**腎功能問題**的嚴重肝病。

三、只靠T-Bil.的數據並無法鑑別肝細胞性或膽汁淤塞性黃疸，還需要其他檢查之輔助。

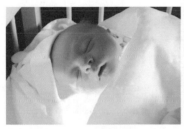
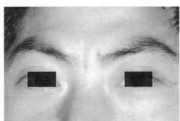

新生兒黃疸　　　　　　　　　　　成人黃疸

健檢項目

臨床生化檢驗 ★★★	直接膽紅素　direct bilirubin；D-Bil.
檢查意義綱要	評估溶血性疾病及膽肝方面的障礙
健康檢查分類	全身功能性檢查；肝膽機能套檢

檢體／採集

同總膽紅素T-Bil.檢查（參見173頁）。

檢測物

經**肝臟代謝回流的共軛（結合）膽紅素**，與檢驗的偶氮試劑作用迅速、可「**直接**」測得。間接膽紅素I-Bil. ＝ T-Bil. － D-Bil.。

參考值

國內大部份實驗室提示之正常值：**0.0-0.1～0.3-0.5 mg/dl**。

臨床意義

有關黃疸患者之膽紅素在血液及尿液的情形整理於下表。

各種黃疸	血液		尿液	糞便
	T-Bil.	D-Bil.	膽紅素	顏色
正常個體	0.2～1.0	0～0.4	陰性	棕色
肝前黃疸（溶血性）	上升	正常	陰性	正常
肝性黃疸				
肝細胞疾病	上升	上升	陽性	淡棕色
吉伯氏症候群	上升	正常	陰性	
Crigler-Najjar症候群	上升	0.0	陰性	淡棕色
Dubin-Johnson症候群	上升	上升	陽性	淡棕色
肝後阻塞性黃疸	上升	上升	陽性	淡棕色

重點說明

請參見174～175頁。

肝膽相照

健檢項目

臨床生化檢驗 ★★★	全蛋白量（總蛋白） total protein；TP
檢查意義綱要	反應營養狀態、滲透壓平衡；輔助篩檢肝、腎方面的疾病
健康檢查分類	全身功能性檢查；肝膽機能套檢

檢體／採集

0.3 cc血清或肝素血漿。溶血、脂血檢體不宜。採血前最好空腹。

檢測物

蛋白質（protein）是一種複雜的有機化合物，由**胺基酸**（amino acid）**分子**呈線性排列所形成的**多胜肽**（polypeptide）**團**，相鄰胺基酸殘基的羧基（COOH）和氨基（NH$_2$）通過胜肽鍵（peptide bond）連接在一起。

蛋白質的胺基酸序列是由對應基因所「編碼」，除了遺傳密碼（genetic code）所轉譯的二十種「標準」胺基酸外，在蛋白質中，某些胺基酸殘基還可以被轉譯後修飾，發生結構的變化，從而對蛋白質進行激活或調控。多個蛋白質可以連在一起，往往是透過結合成穩定的蛋白質複合物（complex），以發揮某一特定功能。出現在血液裡的蛋白質大都是由肝臟及網狀內皮系統所合成，依結構及功能不同而可分為**白蛋白**（**albumin**）和**球蛋白**（**globulin**）兩大類。

在此，一般所指的**血清蛋白質含量檢驗**，是利用**銅離子**在鹼性溶液中，會與所有蛋白質胜肽鍵上的羧基（carbonyl）結合，生成紫色的**雙縮脲複合物**（**biuret**）而測定之，當然也包括全部的白蛋白和球蛋白。至於白蛋白和球蛋白也可獨立檢驗（見180~184頁），有自己的「健保代碼」、不同的測定方法以及臨床意義。

參考值

biuret試驗屬於傳統比色法，敏感度稍差且易受樣本中硫酸銨、氨、甘油等的干擾，但準確度很好，不受蛋白質種類及小於等於兩個胜肽鍵的雙胜或胺基酸的影響，是測定血中蛋白質總量簡單又有效益的標準方法（golden standard）。

國內大部份實驗室是以此試驗法的自動分析儀器來檢驗血中蛋白質，所提示之參考區間有些許差異，為方便記憶，合併整理如下：

6.0-6.5～8.0-8.7 g/dl

臨床意義

蛋白質是生物體非常重要的有機化合物，其功能視種類和結構而定。如參與所有細胞生理代謝、訊息傳遞的**酶**即是蛋白；細胞核內外保存重要遺傳物質的**核蛋白**；

荷爾蒙、激素的部份結構；運輸血液中的物質如攜氧的**血色素**；負責止血的**凝血蛋白**以及與體液免疫（humoral immunity）即抗原抗體反應有關的**球蛋白**等。而含量最多的白蛋白，則與組織細胞的生長或修復、調節滲透壓、酸鹼值緩衝有關。

影響血清總蛋白量的主要因素為**肝、腎、免疫系統**及**營養狀況**，另外休克、脫水（嚴重燒燙傷、嘔吐、腹瀉）、大量出血等也會造成總蛋白在血液中量的增減。有關總蛋白異常的情況詳列於下表。

	生理／病理因素引起	常見的臨床病症
高蛋白血症	脫水、嚴重嘔吐；球蛋白增多。	多發性骨髓瘤。
	慢性感染；膠質病；肝、腎病變。	自體免疫膠原蛋白病。
		愛迪生氏病；澱粉樣變性病。
低蛋白血症	下痢；水腫；嚴重燒燙傷。	肝硬化、傳染性肝炎。
	多水症；吸收、營養不良。	腎病症候群、慢性腎絲球腎炎。
	懷孕；急性發炎；慢性肝病。	甲狀腺機能亢進。
	原發性高血壓。	充血性心臟衰竭。
	出血；胃潰瘍。	急性膽囊炎。

重點說明

台灣檢驗醫學的發展與教育，從啟蒙到成熟至今已逾一甲子，對這些**基礎生化學檢驗項目**的了解，一脈相傳。以血清全蛋白量為例，我們必須闡明，基本上總蛋白是指白蛋白和球蛋白這兩種大量蛋白的總合，測定蛋白總量在臨床只有以下「輔佐診斷」的用途：

一、評估受測者身體的營養狀況。

二、肝臟（**肝機能、肝臟製造蛋白質的能力**）方面的疾病。

三、腎功能異常所導致的蛋白流失（輔助診斷腎臟的病變）。

四、某些特殊疾病所引起的蛋白異常。評估是否需要做進一步檢查如各種**蛋白電泳**（protein electrophoresis）的必要。

臨床上，以醫檢師的觀點，利用蛋白量高低來篩檢身體的機能哪裡出了問題時？尿蛋白似乎比血液蛋白（檢查項目如總蛋白、白蛋白、球蛋白）來得重要、較有意義。尿液裡出現大量的蛋白質，通常是表示腎臟方面有了狀況，不過，也有其他「**非腎臟**」因素。

　　在此，特別列出**蛋白尿常見的原因**於下表供參考，也可與血中蛋白總量異常增加的狀況相對照。

	蛋白尿	常見的原因
非腎因素	**暫時性蛋白尿**	出血；發燒、脫水；壓力。
	非腎臟的疾病	急性感染；中毒；心臟疾病等。
	腎前因素	充血性心臟衰竭；多發性骨髓瘤；澱粉樣變性病。
	腎後疾病	嚴重的膀胱炎、膀胱腫瘤；藥物引起的蛋白尿。
與腎臟有關	**腎病**	栓塞性血小板缺乏性紫斑；結締組織病；冷凝球蛋白病。
	腎絲球病變	腎絲球腎炎、慢性腎盂腎炎；全身性紅斑狼瘡腎炎。
	間質性病變	細菌性腎盂腎炎；結石、藥物沉積。
	腎小管疾病	腎小管酸中毒、急性腎小管壞死；重金屬中毒。

健檢項目

臨床生化檢驗 ★★★	白蛋白　albumin；Alb.
檢查意義綱要	反應身體的營養狀態、滲透壓平衡，輔助篩檢肝臟方面的疾病
健康檢查分類	全身功能性檢查；肝膽機能套檢

檢體／採集

0.3 cc血清或肝素血漿。溶血、脂血檢體不宜。採血前最好空腹。

檢測物

　　白蛋白（albumin）的分子量66 Kdt.，由584～590個胺基酸組成，由於半胱胺酸（cysteine）含量較高，因此相對而言它含有比較多的**硫分子**（sulphur）。白蛋白屬於「廣義的球蛋白」，因為蛋白胜肽鏈大都糾聚成團，有時是單體或雙體成聚（見下圖）。白蛋白的親水性很強，約每毫升（ml）水可溶18毫克（mg）白蛋白，等電點為pH 4.6。在牛奶和雞蛋也有與人體血清裡相同的白蛋白。

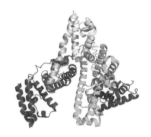

左右雙體的白蛋白結構模式圖

　　白蛋白是血液中最主要的蛋白質，佔所有**血清蛋白總量**（total protein）**一半以上**，絕大部份由肝臟製造。在人體內最重要的作用是**維持膠質滲透壓**；做為**結合蛋白**，幫忙運送膽紅素、脂肪酸、荷爾蒙、激素、代謝物、毒素、藥物等及其他不溶於水的化合物。血中白蛋白之量的增減，也直接左右了血清蛋白的總量。

參考值

　　染料結合（dye-binding）廣泛應用於蛋白質的臨床實驗，經過研發改良，近十年使用染料**溴甲酚紫**（bromcresol purple，**BCP**）來測定白蛋白。國內現今的自動化儀器（automatic analyzer）與試劑大都已改用BCP法，所提示的正常參考區間大致雷同如下：

　　3.5～5.0-5.3 **g/dl**

臨床意義

　　由於肝細胞是合成血清白蛋白的主要「場所」，當有嚴重肝炎、肝硬化或肝腫瘤時，白蛋白的生成勢必有所障礙，而在血清中的含量也會變少。

　　在腎臟方面，白蛋白幾乎全透過腎臟再吸收回血液，**尿中出現白蛋白**時，應可看出腎臟已有病變。也就是說，腎臟病患者之腎絲球過濾吸收白蛋白的能力出問題後，白蛋白流失於尿液，使得血液中的白蛋白明顯劇降。至於其他引起**低白蛋白血症**（hypoalbuminemia）的生理病理因素有體水過多症、營養或吸收不良、嚴重燒燙傷、急性發炎、心臟衰竭、庫辛氏症（Cushing's syndrome）等。

重點說明

　　測定血清白蛋白通常用來評估受檢者的營養狀態、肝臟機能好壞（利用白蛋白的量，間接看出肝細胞是否正常）、腎絲球病變以及膠質滲透壓的平衡（白蛋白的量反應血漿體積的改變）。

　　白蛋白是維持體內膠質滲透壓最重要的蛋白，過低時往往導致水腫發生，例如肝癌病人常因白蛋白過低而有腹水之現象。白蛋白**劇烈升高**的情況並不常見，以嚴重脫水引起居多。

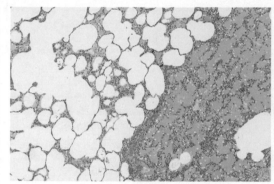 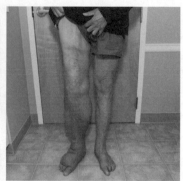

組織水腫細胞切片圖　　　　嚴重低蛋白血症所導致的下肢水腫

健檢項目

臨床生化檢驗 ★★★★	球蛋白　globulin；Glo. 白蛋白球蛋白比值　A/G ratio
檢查意義綱要	**評估免疫狀況，特別是若受到肝炎病毒感染及肝病嚴重程度**
健康檢查分類	**全身功能性檢查；肝膽機能套檢**

檢體／採集

0.3 cc血清或肝素血漿。溶血、脂血檢體不宜。採血前最好空腹。

檢測物

　　絕大多數的血清蛋白（見下表）呈現「球狀蛋白」（globular protein）結構，在此所述的**球蛋白（globulin）**較為狹義，是指血清蛋白扣除白蛋白外的大分子、結構緊密多變之蛋白。

　　大都可溶於水的血清蛋白在鹼性環境下通予電流，這些蛋白分子會依帶電荷及大小（輕重）泳向一方電極而呈現不同分佈聚落（右圖）。這群球蛋白因分子量不同（92～120 Kdt.）依序有 α_1、α_2、β、γ 四類球蛋白，即是要檢測的目標物。有關人體血液裡常見的功能蛋白列於下表供參考。

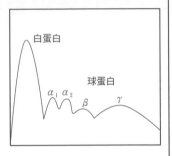

	分類	功能概述	蛋白名
血清球蛋白	α-globulin	serpins 蛋白酶抑制蛋白	α1-antitrypsin、α2-antiplasmin、 α1-antichymotrypsin、antithrombin。
		carrier protein 攜帶蛋白	α1-transcortin、α2-ceruloplas-min、 retinol binding protein。
		其他功能	α2-marco globulin、 α2-haptoglobin、α1-orosomucoid （acid glycoprotein）。
白蛋白	serum albumin	維持膠質滲透壓平衡，結合蛋白。	albumin、prealbumin。
	others		C reactive protein、parvalbumin、 lactalbumin（α-lactalbumin）。

分類		功能概述	蛋白名
其他球蛋白	β-globulin	carrier protein 攜帶蛋白	sex hormone-binding globulin、transferrin。
		其他功能蛋白	angiostatin、hemopexin、plasminogen、Factor H、β2-microglobulin、properdin。
	γ-globulin	immunoglobulin 免疫球蛋白	IgG、IgA、IgM、IgE、IgD。
	other globulins		fibronectin（fetal fibronectin）、macro/micro globulin、transcobalamin、α-lactalbumin、β-lactoglobulin（lactoferrin）、thyroglobulin。

參考值

　　如前文所述，血清球蛋白是指「非白蛋白」（non-albumin）的其他所有蛋白，若使用**biuret法測得總蛋白量**（所有血液裡的蛋白一網打盡）、**BCP**（或**BCG**）**法測白蛋白**，以總蛋白量減去白蛋白即可得球蛋白值而無需另行單獨偵測（多做可能多錯）。國內大部份實驗室所提供之正常參考區間，合併整理如下以利記憶：

1.5-2.4～3.5-3.9 g/dl（下限差異較大）

　　A/G ratio是指測得**白蛋白**和**球蛋白**後的計算**比值**。國內大部份實驗室所提供之參考區間（與總蛋白、白蛋白的測定有關）合併整理如下：**1.0～2.0-2.5**（白蛋白至少要與球蛋白**等值到2.5倍量**）。

　　雖然白/球蛋白比值為計算所得，在一般自費健檢也屬於「贈送」項目，但配合總蛋白、白蛋白、球蛋白含量，檢視A/G比值仍有部份臨床意義（詳見下文）。

臨床意義

　　因α、β、γ三類球蛋白的生理功能不同，α、β球蛋白的量相較穩定，不易大起大落（除非與球蛋白生成有關的特殊疾病）。所以，臨床上發現，當血清球蛋白有明顯增減時應與最大群的γ球蛋白即免疫球蛋白的量有關。γ球蛋白的升高通常意味體內有活躍的免疫反應，特別是在病毒感染，以及過敏、惡性腫瘤發生時。

　　有關血清球蛋白量增加或減少的生理、病理原因整理於下頁表。

	生理／病理因素	疾病
球蛋白上升	肝硬化、慢性肝炎。	多發性骨髓瘤、白血病。
	活動性肺結核、肺炎。	全身性紅斑狼瘡SLE。
	類風濕性關節炎。	
球蛋白下降	注射腎上腺皮質激素後。	
	先天性無γ球蛋白血症。	

重點說明

　　拿球蛋白的量與白蛋白相比較，可「側面看出」**肝臟疾病**的嚴重程度。正常情況下，白蛋白的濃度應比球蛋白高，但在嚴重的病毒性肝炎甚至演進成肝硬化或肝癌時，常呈現白蛋白下降（壞的肝細胞無力合成白蛋白）、球蛋白量升高之勢（肝細胞受損會引發身體製造一些球蛋白來救援）。因此，A/G比值**會接近1**，甚至**小於1**時可能代表肝疾愈嚴重。

　　至於長期多次檢驗球蛋白，其數值都偏高且無明確的感染、發炎或肝臟病症，應把診斷目標朝向**淋巴性**或**骨髓性惡性腫瘤**而執行**免疫球蛋白電泳**（immunoglobulin electrophoresis）檢查。這些與造血或免疫機能有關的骨髓瘤具有大量製造**單一種類免疫球蛋白**（monoclonal protein）的傾向，在電泳下會出現**特異的波峰**（peak，見下圖）而得到鑑別。

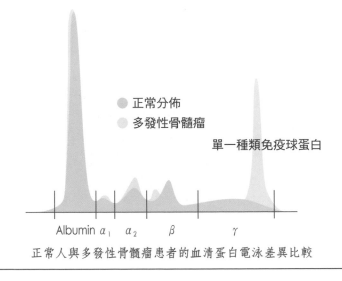

● 正常分佈
● 多發性骨髓瘤

單一種類免疫球蛋白

Albumin　α_1　α_2　β　γ

正常人與多發性骨髓瘤患者的血清蛋白電泳差異比較

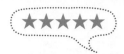

肝膽功能檢驗異常
之建議的後續檢查

常做的基本肝膽功能檢查是指四種肝酵素加兩項膽紅素，依據159頁所述，與肝功能有關的酵素並不是只在「肝膽俱裂」時才會跑到血中，其他地方如心肌、腎臟、骨骼若有損傷或病變，一樣會大量釋出。因此，除非是追蹤，肝膽功能檢查大都整套做，多項數據一併評估才不易誤判且不會「浪費」。至於下表列出其他「紅字」加驗或進階確認項目的檢查意義，可參見163、167、289頁。

檢驗項目／正常參考值	數值呈現結果與進一步之追蹤或進階檢查			說明
	數值	檢查項目	日期／次數	
天門冬胺酸轉氨基酶 GOT <40 U/L	40～60	其他肝膽檢查一併評估	半年一次	長期追蹤GOT。
	>100	再驗一次GOT、GPT；LDH、CK-MB。	一個月內	除了肝、膽還有可能是心臟問題。
		γ-GT、甲胎蛋白AFP。		慢性肝炎、肝硬化。
丙胺酸轉氨基酶 GPT <42 U/L	50～70	其他肝膽檢查一併評估	半年一次	長期追蹤GPT。
	>100	γ-GT、HBsAg、HBeAb。	一個月內	何種急慢性肝炎？肝硬化、肝癌。
		甲胎蛋白AFP		

檢驗項目／正常參考值	數值呈現結果與進一步之追蹤或進階檢查			說明
	數值	檢查項目	日期／次數	
鹼性磷酸酶 Alk-P 35～129 U/L	>200	GPT、γ-GT、T-Bil.、D-Bil.。	一個月內	肝膽方面疾病、腫瘤之進階追蹤。
		腫瘤標幟：AFP。		
	>400	Ostase、骨密掃瞄檢查。 腫瘤標幟：B2-MG。	十天內	骨骼問題；骨折、骨質疏鬆；骨隨瘤、癌。
		電泳分析Alk-P Ep.		進階確認骨或肝。
麩胺酸轉移酶 γ-GT 4～42 U/L	40～80	長期追蹤γ-GT。	半年一次	特別是酗酒者。
	>100	γ-GT、T-Bil.、D-Bil. 腫瘤標幟：AFP	十天內	肝或膽的問題？慢性肝炎、肝硬化、肝癌。
		BUN、Crea./eGFR。		腎功能衰竭。
總膽紅素 T-Bil. 0.4～2.0 mg/dl 直接膽紅素 D-Bil. 0.1～0.5 mg/dl	正常	配合其他肝膽檢查異常	半年一次	一併評估後追蹤。
	紅字高	若D-Bil正常，加驗：CBC；肝膽酵素GPT、γ-GT。	半年一次	溶血性貧血；膽結石；肝、膽腫瘤。
		若D-Bil.也升高加驗：GOT、GPT、γ-GT、Alk-P。腫瘤標幟AFP、CA 19-9。	十天內	肝內外阻塞黃疸；慢性中毒肝炎；肝硬化、肝癌；胰頭癌。

如何靠日常飲食保持健康　愛肝篇

☉保肝護肝前要先了解肝膽疾病

健康檢查中常做的肝膽功（機）能套組，主要是協助醫師診斷或民眾自行了解以下可能的疾病：

一、因膽紅素異常所反推的阻塞或溶血性黃疸、膽結石、膽管炎等。

二、肝內膽管、膽道阻塞（膽汁滯留）引起的發炎、肝腫大等。

三、急性毒害性肝炎（如酒精、藥物或有毒化學劑所引起的「肝中毒」）。

四、急性傳染性肝炎（如A、B、C型肝炎病毒及其他微生物所引起的感染症）。

五、各種急性轉慢性的肝炎、肝硬化或不可復原的肝膽惡疾。

六、原發性肝膽惡性腫瘤及續發性轉移肝癌（加驗甲胎蛋白AFP）。

這些肝膽疾病的各項相關抽血檢查異常程度及代表意義不盡相同（整理成189頁表供參考），所以要整套一起檢驗才有利於判斷。

排除新生兒黃疸，成人輕微黃疸並不能說罕見，特別在台灣，因為大多與「肝的問題」有關。除了把升高的總膽紅素細分為間接或直接型膽紅素來區別溶血性或阻塞性黃疸外，還需要其他的肝臟機能檢查結果來協助診斷（如下兩頁表「基礎肝膽功能檢查與肝病對照」）。

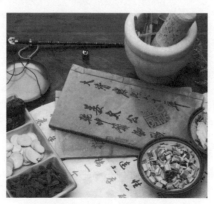

不少中藥材具有護肝效果

☯ 護肝飲食的原則

　　如前文（158頁）所述，肝臟是個很精密且功能複雜的重要器官，它的好壞會牽扯其他臟器和血液免疫系統，也深深影響整體的健康表現，正如那句廣告用語：「肝若好，人生是彩色的！」

　　與肝膽有關的病症相當多，不論急症或慢性病變都應循正常的就醫管道（中西醫均可）診治，千萬不要誤信偏方。肝臟「自己」都有問題需要醫治，還要排解吃進來不好的東西，等於是雪上加霜、慢性自殺。

　　由於肝臟最主要的工作是代謝、解毒和排除，加上中醫對肝臟功能的觀念是「臥血、調氣、舒泄」，因此，對於潛在受肝膽疾病威脅者（如疲勞熬夜爆肝族；慢性肝炎、B肝帶原者；有肝膽病史、家族肝癌史的人）之日常保健飲食，應從天然、活氣血、滋補、無負擔著手。190頁表列出一般的「保肝食物」供作飲食參考，還是得提醒，即使是天然的東西也該遵循中庸之道，過與不及都是不好的。

	檢查項目	溶血反應	吉伯氏症候群	Crigler-Najjar症候群
間接膽紅素增加	**尿膽素原***			
	尿液	有	N	N
	糞便	有	N	N
	血液膽紅素			
	T-Bil.（總量）	+	N	N
	D-Bil.（直接）	2+	N	+
	各種酵素			
	GOT	N	N	N
	GPT	N	N	N
	Alk-P	N	N	N
	γ-GT	N	N	N
	LDH	2+	N	N

	檢查項目	慢性肝細胞病變			肝、管病變		肝後期病變	
		酒精性肝炎	肝中毒	活動性肝炎	原發性膽管硬化	肝臟內膽汁滯留	原發／續發性肝癌	阻塞性膽囊膽管結石
以直接膽紅素升高為主	**尿膽素原***							
	尿液	+/N	+	+/N	+/N	L	+/L	+/L
	糞便	L	L	+/L	L	L	L	L
	血液膽紅素							
	T-Bil.	2+	2+	+/N	4+	2+	+/N	4+
	D-Bil.	+	+	+/N	2+	+/N	+/N	2+
	各種酵素							
	GOT	2+	3+	3+	2+	+/N	3+	3+
	GPT	+/N	N～4+	3+	+	2+	2+	3+
	Alk-P	+/N	+/N	+/N	4+	2+	3+	3+
	γ-GT	2+	2+	2+	4+	2+	3+	3+
	LDH	2+	2+		2+	2+	4+	2+

* 尿膽素原是「尿液常規」化學檢查項目裡的urobilinogen（≧ 1.0 mg/dl）。

註：N：正常；L：降低；+/ N：正常或略為升高。以下（）內代表一般的正常參考值。

D-Bil.（0.1～0.5 mg/dl）：+：0.3-0.8；2+：0.8-1.5；3+：1.5-3.0；4+：>3.0。

T-Bil.（0.4～2.0 mg/dl）：+：2.0-3.0；2+：3.0-7.0；3+：7.0-13.0；4+：>13.0。

GOT（<40 U/L）：+：40-60；2+：60-150；3+：150-500；4+：>500。

GPT（<42 U/L）：+：42-80；2+：80-200；3+：200-500；4+：>500。

Alk-P（35～129 U/L）：+：130-200；2+：200-300；3+：300-450；4+：>450。

γ-GT（4～42 U/L）：+：50-100；2+：100-200；3+：200-400；4+：>400。

LDH（135～350 U/L）：+：350-500；2+：500-900；3+：900-1500；4+：>1500。

肝膽相照

食物分類	建議常吃	說明
五穀雜糧	糙米、胚芽米、燕麥、全麥麵包。	可促進新陳代謝、細胞再生。
蔬菜和水果	菠菜、芹菜。	舒肝養血、止煩渴、助消化、滋陰潤燥。
	大小黃瓜、青花椰、綠甘藍、蔥、蒜、竹筍。	中醫認為肝屬「木」，藍、綠色蔬菜有益肝氣循環代謝，能舒緩肝鬱、防範肝疾，有明目及提昇免疫力的功能。
	檸檬、奇異果、芭樂。	清肝解毒，增加肝細胞酵素活性。
	蕃茄、李子、木瓜、鳳梨。	清肝解酒、生津利尿，幫助蛋白質吸收，以利肝細胞修補之用。
動物蛋白	白肉（魚優先、雞次之）。	補充低脂無負擔之蛋白質。
	動物肝臟。	吃肝補肝？
	牡蠣、蜆、蛤蜊等貝類。	富含Ω-3脂肪酸（EPA、DHA），清肝、解油脂。
奶蛋豆菇	脫脂牛奶、優格。	肝胃一體，利消化吸收。
	綠豆、青毛豆。	降肝火、利尿，同青色蔬果。
	香菇、黑木耳。	深色食用菌，利肝防癌。
其他	海帶、白醋。	
食用藥材	菊科植物小飛雉的種子。	提煉出乳薊（milk thistle），強肝解毒。
	紅棗、黑棗。	清血管、利肝。
	馬鞭草、粉紅玫瑰。	調理肝胃。
	洛神、金線蓮。	提升免疫力，護肝防癌。
	杜仲、黨參、白朮、兔兒草。	補肝固腎、強筋骨、抗氧化。

6 腎功能及痛風預防

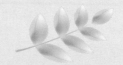

腎臟病預防保健最基本的檢查

血清肌酸酐和腎絲球過濾率

依據早期診斷、積極治療的原則，血清肌酸酐（creatinine，見195頁）對於慢性腎臟疾病進行到ESRD（end-stage renal disease）過程的偵測敏感度不足，美國NKDEP（國家腎臟病教育計劃）建議，實驗室除了測定肌酸酐外，應同時報告預估的腎絲球過濾率eGFR（estimated glomerular filtration rate）。

就肌酸酐數值加上年齡、性別等因素之計算factor（如有必要可包括種族的差異性），使用以下公式求得之eGFR可用來即早找出有腎臟病變的高危險群，以利預防性的保健照護。因此，二代成人預防保健檢查將之增列為新項目。

$$eGFR = 186 \times (sCrea.)^{-1.154} \times (年歲)^{-0.203} \times (女性0.742) \times (種族因素)$$

由於使用的檢驗試劑不同，有時第一個常數使用175（依試劑提供廠商之建議或說明）；目前（種族因素）暫時以1計，亞太臨床生化學會正在積極建立這一個常數的統計差異（如0.95或1.05）。此計算值有個地方要特別注意：血清肌酸酐每改變0.1 mg/dl時，預估腎絲球過濾率（eGFR）在100附近的計算值將有15%的誤差，而150附近則有20%。

測得血清肌酸酐值，利用公式來估計腎絲球每分鐘過濾量（ml），提供醫師對腎臟病診斷之參考、篩檢出慢性腎臟病高危險群以及糖尿病早期照護。下表列出慢性腎病變分期與GFR數值對照參考。

第一期	腎臟開始出現損傷	GFR正常≧90
第二期	腎臟輕度損傷	GFR稍低60～89
第三期	腎臟中度損傷	GFR中度下降30～59
第四期	腎臟重度損傷	GFR重度下降15～29
第五期	腎臟衰竭	GFR嚴重低＜15

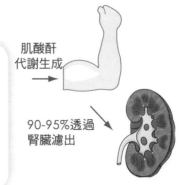

肌酸酐代謝生成

90-95%透過腎臟濾出

健檢項目

臨床生化檢驗 ★★★	血液尿素氮 blood urea nitrogen；BUN
檢查意義綱要	腎功能指標；反應腎臟過濾、排泄尿素的生理原因或病理變化
健康檢查分類	全身功能性檢查；腎臟機能檢查

檢體／採集

0.3 cc以上血清、肝素抗凝劑血漿。儘早分離血清，避免溶血。

檢測物

顧名思義，**BUN**（blood urea nitrogen）是指血液中**尿素**的**氮含量**。蛋白質、胺基酸是生物體重要的營養素，經消化分解所產生的代謝物（氮「殘渣」），在肝細胞內透過「尿素循環」轉換為尿素（urea），尿素以胺基酸的氨（NH_2）和二氧化碳（CO_2）為基本結構（見右圖）。若完全去除血清裡的蛋白，剩下的即為**殘餘氮**，健康者血中有一半以上是**尿素氮**。

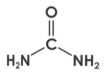

尿素的化學式

循環系統裡的尿素經由腎絲球過濾，少部份被腎小管再吸收，大都自尿液排出。由此可知，正常人體的BUN應是一種穩定值，即每100毫升（ml）血清，尿素氮約為7～28毫克（mg）。若血中的尿素氮升高，稱為氮血症（nitrogenemia），代表可能是蛋白代謝（高蛋白飲食）或腎臟生理及病理因素所造成的結果。

參考值

國內大部份實驗室依據其檢驗方法所提示之正常參考區間，無論上限或下限值都有些許差異，綜合整理如下：

5-9～23-28 mg/dl

臨床意義

BBUN是臨床上最常用來評估腎臟機能的指標檢查之一。當腎功能發生障礙或腎臟生病受傷（如急慢性腎絲球、腎病症候群）時，腎臟無法順利將尿素排出體外，導致過多的BUN累積在血中，嚴重時會漸漸危及其他器官。當BUN濃度極高，即為俗稱的「尿毒症」，不妥善醫治，將走上終生洗腎（血液透析）的悲途。

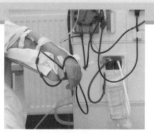

洗腎是件痛苦又麻煩的事

臨床上，一般將高尿素氮血症（hyperureanitrogenemia）的生理及病理肇因歸為腎前、腎性、腎後三大類。**腎前**是指血中蛋白質過量、腎臟的循環血流不足；**腎性**為一切腎臟病變受損所導致的濾除功能不全；**腎後**則是泌尿道阻塞或尿液滯留所引起的腎小管再吸收過多。當有酸血症；精神超激昂；昏迷、錯亂；疲倦、噁心、嘔吐等也會使BUN升高，有時數值的上升還頗為劇烈。

至於最常見的低值BUN，出現在嚴重肝臟受損，肝細胞無法將蛋白質代謝的「廢物氮」合成為尿素再排出。其他的BUN下降情形見於長期素食、營養不良者或懷孕晚期。

重點說明

嚴格說來，BUN並不是很好的**腎臟病篩檢**項目。因為許多與腎臟無關的因素也會影響BUN的數值，例如長期高蛋白飲食；嚴重脫水、腹瀉、嘔吐，不過，這些「腎前因素」所導致的BUN上升大都不會太高。若是真因為腎臟病變引發的長期高氮血症，此時，腎臟病症往往已進展到相當程度。就單一項BUN來說，並不具備**早期篩檢腎臟病**的檢驗意義，但對一般成人而言，利用BUN來**綜合評估腎功能**仍有一定的便捷性和經濟效益。

綜合上述論點，監控腎臟病患的病情，BUN是很好的選擇。欲篩檢早期腎臟病，**尿蛋白**及**尿液微白蛋白**（microalbumin）比BUN更能反應實際的病況。

BUN的正常參考範圍是8～26 mg/dl，其數值常因以下非病理因素而有所變動。

一、飲食：BUN受飲食蛋白含量及腎臟過濾功能而有變化。

二、性別：成年男子比女子稍微高一點。女性的BUN在生理期之前會上昇，在懷孕後期則降低。

三、年齡：出生半年嬰兒BUN值最低，1～6歲時會接近成人。這是因為嬰兒期的尿素合成作用未成熟，殘餘氮比較多。到五十歲以後，BUN會隨著年齡而增加，這可能是全身的體液量減少，影響流進腎臟內的血液量。

四、其他：在運動、腹瀉、嘔吐、發燒之後，BUN會些許增高。

臨床上通常將23～26 mg/dl視為「臨界高值」，若多次檢驗均落在此範圍，應先檢討有沒有脫水、發燒、貧血、藥物使用等日後再檢查時還要搭配尿蛋白、尿沈渣、肌酸酐廓清試驗，當作診斷的參考。

健檢項目

臨床生化檢驗 ★★★★	肌酸酐　creatinine；Crea.
檢查意義綱要	腎功能特異指標，可反應腎臟過濾機能好壞
健康檢查分類	全身功能性檢查；腎臟機能檢查

檢體／採集

　　0.3 cc以上血清、肝素（heparin）抗凝劑血漿。儘早分離血清，避免溶血。**採血前八小時避免劇烈運動**比禁食重要。

檢測物

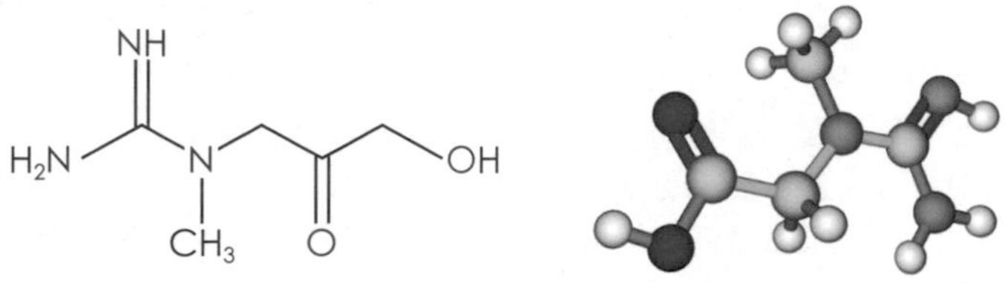

肌酸 creatine

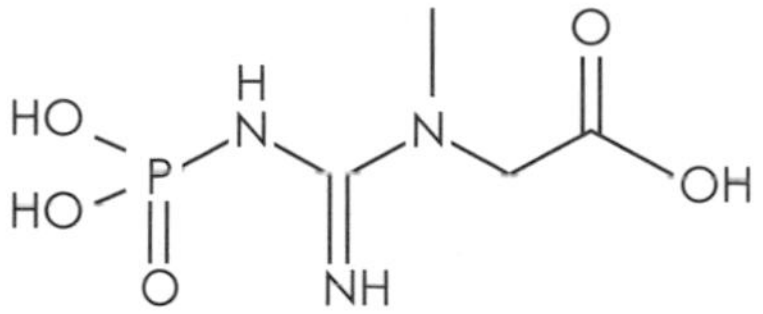

磷酸肌酸 phosphocreatine

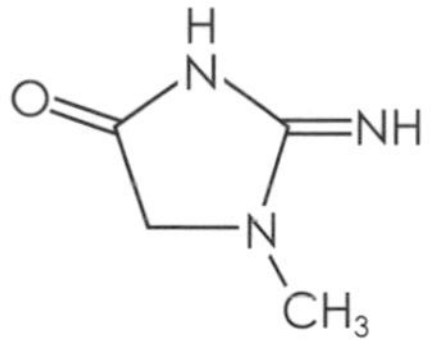

肌酸酐 creatinine

　　肌酸酐（creatinine）又稱肌酐，是身體骨骼肌的肌酸（creatine）磷酯化成磷酸肌酸（phosphocreatine），再經無氧、非酶促反應所生成的終產物。

　　肌酸酐屬於身體正常的代謝廢物，對一般人來說，每日產生的肌酸酐量是恆定的，而肌酸酐的生成與人體肌肉量（特別是**骨骼肌**）成正比。因此，男性的數值通常比女性高一點；經常鍛練肌肉如運動員和「非素食者」的數值也較高。

參考值

　　國內大部份的實驗室依據其檢驗方法所提示之正常參考值，無論上限或下限值都有些許差異，以及有些提出男女有別的參考區間，為方便記憶，合併整理如下。

　　不分男女：**0.5-0.9～1.0-1.5 mg/dl**

　　男：**0.7～1.5 mg/dl**　女：**0.6～1.3 mg/dl**

　　肌酸酐是肌肉中肌酸的正常分解廢物，由腎臟排出到尿液中。由於肌酸酐自腎絲球濾出到腎小管後將不會被再吸收，且產生的速率（肌酸代謝）穩定又沒有其他來源或影響（如飲食、運動量），所以，**當腎絲球的過濾（GFR）**出了問題，肌酸酐會滯留、累積在血液中，造成檢測時數值偏高。因此，可藉由血液肌酸酐濃度高低來評估腎功能的好壞。

　　理論上，肌酸酐在血液中的值**相當穩定**，它不像尿素氮（BUN，見193頁）容易受蛋白質和水份影響，唯有肌肉發達之粗勇者要比矮、瘦小者略高。肌酸酐上升於肌肉病變（萎縮或肥大）；腎炎、腎病變、腎血管栓塞；高氮血症；鬱血性心衰竭；營養失調等。另外，臨床上觀察到，在傍晚抽血所驗的肌酸酐值普遍要比白天平均高上兩至四成。

　　肌酸酐是穩定的腎功能檢驗指標，常用於評估腎功能障礙及腎臟病症的病情監控，但不適用於**早期腎臟病篩檢**。理由是當肌酸酐連續幾次所測得的數值都偏高時，表示腎臟病的狀況通常已**壞到不可逆**的程度。

　　一般於不同的日子超過四次檢驗肌酸酐值均超過2.0 mg/dl時，為廣義的**腎功能衰竭**；若高於7.0 mg/dl以上，可能已發展成尿毒症，要有接受洗腎（血液透析治療）的心理準備。

健檢項目

臨床生化檢驗 ★★★★	尿酸 uric acid；UA
檢查意義綱要	**評估細胞代謝及腎功能；痛風診斷、治療追蹤及尿路結石發生**
健康檢查分類	**全身功能性檢查；腎臟機能檢查**

檢體／採集

0.3 cc以上血清，只能用**肝素血漿**。儘早分離血清，避免溶血。採血前**最好空腹**八小時。

檢測物

嘌呤　　　　腺嘌呤　　　　鳥嘌呤

次黃嘌呤　　　　黃嘌呤　　　　尿酸

各種嘌呤pyridine和尿酸的化學分子式

尿酸（uric acid）是**嘌呤**（pyridine，細胞內的核酸RNA、DNA含有許多嘌呤環狀結構物。見上圖）在肝臟分解代謝所形成的最終產物，它是一種完全氧化、帶有鹼基環的酸。一部份尿酸經血流在腎臟濾過後，再吸收而留存於血液中，其它自尿中排出。尿酸在血中的濃度與**腎臟功能好壞**、**嘌呤代謝速率**、吃下多少富含嘌呤的食物有關。

參考值

國內大部份的實驗室依據其檢驗方法所提示之正常參考值有些許差異，大致上可簡單以下列範圍來表示或記憶。

男：**3.0-4.8～7.0-8.7 mg/dl**　女：**2.0-3.0～6.0-8.0 mg/dl**

有關測定血中尿酸濃度的用途及尿酸過高（hyperuricemia高尿酸血症）的臨床意義整理於下表供參考。

過多尿酸沉積在關節所造成的痛風，若持續多年不積極治療、處理，結晶物會逐漸擴大（見下圖），環繞關節的結締組織，最後形成堅硬的痛風石（tophi）。

重點說明

檢測尿酸的用意	生理病症	說明
痛風（gout）的診斷與治療評估	痛風為**尿酸結晶**引起的發炎反應。	血中尿酸太多，沉澱於關節或柔軟組織，刺激神經疼痛不已。
	高尿酸血症可能會引發痛風。	細胞代謝加速或腎臟排泄功能變差，導致尿酸升高。
評估腎臟功能好壞	腎功能衰竭。	無法排除過多的尿酸。
高尿酸血症相關	因藥物引起。	如利尿劑、低劑量之Aspirin使用。
	酸中毒、酒精攝取。	阻礙尿酸的代謝。
	高三酸甘油脂誘發。	如肥胖者、糖尿病患。
	慢性鉛中毒。	
	甲狀腺功能低下、尿崩症、愛迪生氏症。	
評估尿路結石的發生機率	腎臟損傷、腎結石。	血中**尿酸高**，在腎臟或尿路也會高，若遇到適當的酸性環境易形成**尿酸鹽結晶**。
	下泌尿道結石。	
體內是否有大量組織壞死的危機	過度饑餓、發炎、惡性貧血、心臟衰竭；腫瘤相關、化療。	大量組織崩解、細胞壞死，嘌呤釋出太多，經代謝後尿酸升高。

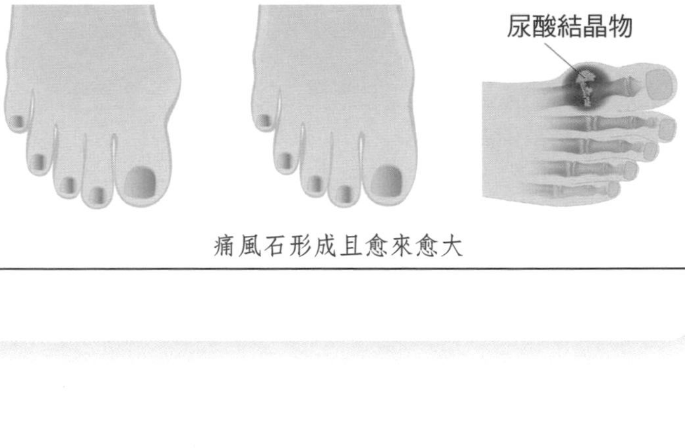

尿酸結晶物

痛風石形成且愈來愈大

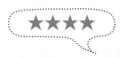

腎功能尿酸檢驗異常
之建議的後續檢查

嚴格說起來，檢驗血清尿素氮、 肌酸酐甚至加上各種因素考量的計算值eGFR以及驗尿蛋白，都不能算是最好的**腎臟病「早期」篩檢工具**（但它們經濟方便又無其他更好的選擇）。理由是當這些檢驗的數值呈現異常或排尿出現大量蛋白時，表示腎功能或許**已壞到朝腎臟病變**的方向一去不復返。

因此，以預防保健之角度來看腎功能檢驗的後續追蹤，著重於成人及中年長者的**定期多次檢查**，無論之前的檢驗結果異常與否。易於理解，一年做兩三次檢查與三、五年才難得做一次的人，是誰最終要去**洗腎中心**報到？至於尿酸也是如此，雖然**尿酸**高並不代表一定會**痛風**、**結石**，但總是反應出在飲食及代謝、排泄上有問題，罹病機率高出許多。改變生活飲食習慣加**定期多次監控尿酸值**，是唯一的保健之道，比服用**降尿酸藥物**還重要。

檢驗項目／正常參考值	數值呈現結果與進一步之追蹤或進階檢查			說明
	數值	檢查項目	日期／次數	
血液尿素氮 BUN 8～26 mg/dl	正常	長期追蹤尿素氮。	半年一次	40歲以上者。
	<6	四種肝酵素GOT、GPT、Alk-P、γ-GT。總蛋白、白蛋白。	一個月內	嚴重肝細胞受損。補充蛋白營養。
	>30	尿液常規檢查（蛋白、沉渣）。尿微白蛋白（microalbumin）。	七天內	區別腎前與腎性／腎後因素。

| 檢驗項目／正常參考值 | 數值呈現結果與進一步之追蹤或進階檢查 | | | 說明 |
	數值	檢查項目	日期／次數	
肌酸酐 Crea. 男 0.7～1.5 　mg/dl 女 0.6～1.3 　mg/dl	正常	長期追蹤肌酸酐。	半年一次	40歲以上者。
	>2.0	尿液常規檢查（蛋白、沉渣）。	七天內	確定是否已有腎衰竭傾向。
		肌酸酐連做四次。	一個月內	
		後腰部超音波	七天內	腎臟病變。
腎絲球過濾率 **eGFR** 正常 ≧ 90 危險 < 29	正常 低值	同 肌酸酐。		
尿酸 UA 男 4.8～8.7 　mg/dl 女2.6～8.0 　mg/dl	正常	長期追蹤 uric acid。	每年一次	酗酒、肥胖者。
	>10	尿液常規檢查（結晶、潛血）。	一個月內	尿路結石？ 腎功能好壞。 與TG高有關？
		尿素氮、肌酸酐再追蹤兩次。		
		三酸甘油脂。		

痛風患者的飲食指南

高尿酸血症等於痛風？

臨床上發現，有時無法將痛風與尿酸數值過高劃上等號，不少人長期尿酸偏高，卻從未「痛風發作」。尿酸是否會堆積在「易感痛」的部位，似乎受到另一些不明的生理或代謝因素影響；抑或是沒有「感受」到痛風和誤檢、誤診所致。

國內某知名醫事檢驗所曾為文指出：一項針對痛風族群的統計分析，發現「痛風族」中的最低尿酸濃度約為6.0 mg/dl，非「痛風族」的最高尿酸濃度則是9.5 mg/dl。另一項研究顯示，尿酸值長期在7.0 mg/dl以上者，一生罹患痛風的機率為20%；8.0 mg/dl以上30%；9.0 mg/dl以上者則大於九成有痛風發作的機會。

避免吃過多富含普林的食物

有高尿酸血症傾向的人，須注意調整飲食習慣（避免高嘌呤食物）及多喝水，可有效降低血中尿酸濃度，減少腎臟負擔及痛風發作率。有關日常食物所含的嘌呤（普林）量見下頁表。在此特別提醒，高嘌呤食物有動物內臟、紅肉、肉汁、高湯、黃豆製品、菠菜、菇類、蘆筍以及含有咖啡因的飲料。

由於民眾或醫師常有先入為主的觀念，普遍認為痛風發作時檢驗尿酸應可得到「高值佐證」，但事實呢？除了痛風症狀與尿酸數值沒有百分百正比關係的學理依據和臨床觀察外，若痛風患者已先行服用消炎（如類固醇）甚至降尿酸藥物才就診抽血檢驗（又未事先告知醫師），此時，尿酸大都在正常值以下或偏低（會影響尿酸的藥物，應停藥三天後檢驗才有意義），這是國內臨床檢驗機構經常會提及的「醫檢爭議」之一。

除了藥物外，低蛋白或低嘌呤的食物、經常性飲用過量的茶、大量的維生素C攝取等，都可能造成血中尿酸下降。對高尿酸血症的人來說是否該多吃呢？過與不及都是不好的！

根據流行病學的研究調查，痛風或高尿酸血症是有遺傳性的，某一族群或家族的人（曾有研究指出如台灣的部份客家人？），通常是因嘌呤／尿酸

代謝途徑有輕微的先天缺陷，例如少了一種代謝酵素所導致的高尿酸血症及痛風。

| 一般食物的嘌呤（普林）含量表 |

食物分類	低嘌呤食物 100 g含0～25 mg	中嘌呤食物 100 g含25～150 mg	高嘌呤食物 100 g含＞150 mg
奶類製品	牛奶、羊奶及其乳製品。		
肉蛋類	雞蛋、鴨蛋；皮、鹹蛋；豬、鴨血。	瘦豬、牛肉；雞肉、心、胗；鴨肉、腸；豬皮、肺、腰等。	豬肝、雞肝、鴨肝、雞腸、豬腸、豬脾、牛肚等。
魚類、海鮮及其相關製品	海蜇皮、海參；海藻、海帶。	草、鯉、鱔魚；旗鯧、秋刀魚；烏賊、螃蟹、鮑魚。	鰱、吳郭、烏、馬加、皮刀、四破、鯊魚；牡蠣、蚌。
五穀根莖類	糙米、白米、糯米；小麥、燕麥；蕃藷、芋頭、蓮藕。	胚芽。	
豆類及其製品		豆漿、豆腐、干；味噌；綠、紅、黑豆。	黃豆、發芽豆類。
蔬菜類	除了右方兩欄中、高普林之蔬菜外。	青江菜、茼蒿、各式豆菜、菇、銀耳等。	蘆筍、紫菜、香菇、豆苗、黃豆芽等。
水果類	柑橘類、蓮霧、蘋果、梨子、枇杷、哈密瓜、黑棗。		
油脂、堅果類	各種植物油、各種瓜子。	各種動物油、花生、腰果。	
其他食物	葡萄乾、龍眼乾、蕃茄醬、糖果、冬瓜糖、果凍等。	栗子、蓮子、杏仁、酪蛋白、枸杞。	肉汁、濃肉湯、雞精、酵母粉、各種酒品。

7 心臟功能檢查

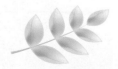

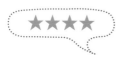
心臟功能檢查

心電圖檢查EKG

心臟的構造簡單分為左、右心房和左、右心室四個腔室，外有堅韌的心肌層層圍構而成，是血液循環身體的中心及動力來源。心臟可說是人體的一種「壓縮幫浦」，每分鐘大約收縮七、八十次，把血液從心臟壓出，送到全身。為確保心臟中血液的進出只朝單一方向流動，室房之間是靠四片脈瓣（肺動脈瓣、三尖瓣、二尖瓣、主動脈瓣）的開閉來調節。

基本原理與檢查目的

心臟在收縮和擴張時，心肌會發出微弱的電位差，當這種弱電流以人當作導電體流經全身時，可透過安置在胸腔及手腳皮膚表面上的電極，轉移到電流計，其所記錄的波紋圖形印在紙上，即是electroc (k) ardiograph（ECG；EKG）心電圖。

心電圖是相當重要的一項心臟功能檢查，藉由圖形將心臟傳導系統所產生的電氣生理表現記錄下來，藉此了解心臟的活動情形及心搏（跳）是否正常或心臟每次收縮所產生的P、Q、R、S、T等波形是否規則？

EKG檢查的目的是用來了解心臟的活動情形，雖不能反映心臟的結構變化，但可診斷心律不整、心肌肥大、心肌梗塞、心包炎以及藥物對心臟之影響等病症。當心電圖上出現異常，顯示心臟可能有某種障礙，可用來及早發現心臟的疾病。

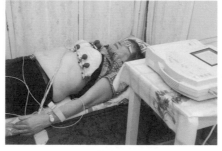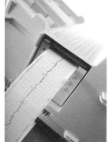

心電圖電極位置及報告紙列印

心電圖的操作與正常參考值

標準靜態心電圖是一種六個肢導程（limb leads）加六個胸導程（precardial or chest leads）的12 leads EKG，或稱為完全心電圖（complete EKG）。

利用十二個位於水平面（橫切面，六個胸導程V1～V6）及垂直面（縱切面，六個肢導程I、II、III、aVL、aVR、aVF）上的導程（如上頁圖），記錄心臟十二個不同方向的電氣生理變化。使用吸附電極鈕或可拋棄式電極片貼在胸導程的六個位置上，四個電極夾子分別夾住兩隻手腕、兩隻腳踝處，右腳可視爲接地線（減少干擾），從左腳開始往心臟方向算分別是aVF-lead III、aVL-lead I、aVR-lead II三組六個導程。

正常的心電圖記錄每一次心跳週期（平均約0.8秒）心肌細胞電氣傳導之情形，應包括完整的心房去極化P波、心室去極化QRS複合波、心室再極化T波以及PR間隔（代表心房電氣衝動傳到心室）、QT間隔（代表心室的完整收縮，即再極化時間）、ST間段（等電位期）（見下左圖）。

常見的異常心電圖可分爲ST抬高弓背向上、ST抬高弓背向下、J點抬高提早復極、ST水平型下降、ST下斜型下移、ST上斜型下移，醫師會依據圖型及受測者的其他狀況綜合評估診斷心律不整、心肌梗塞或心包炎等心臟功能障礙。

🔵 心電圖檢查的注意事項

一、檢查前的準備首重向受測者仔細解釋檢查的目的與步驟，並營造一個安全、舒適的檢查環境或氛圍，讓受測者能處於一種放鬆、信任的狀態下接受檢查，特別是要避免女性朋友與男醫檢師間的「尷尬」。

二、有關EKG操作的步驟，每家醫事（療）機構都差不多且簡易，在此建議執行檢查的醫護人員要注意細節（如去除金飾、電極片黏貼位置、傳導凝膠的正確使用等）即可，並避免影響EKG波形的受測者因素如四肢移動、因冷顫抖。

三、任何EKG之判讀都必須與受測者的臨床表徵相配合，如血壓、意識程度、胸痛情形描述（萬一有的話）、呼吸狀況、尿量及四肢溫度。

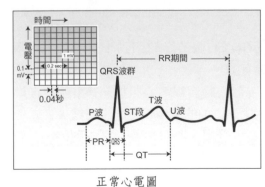

正常心電圖

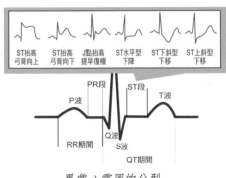

異常心電圖的分型

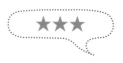

7 檢驗心肌酵素的意義

☕ 常用於檢驗的心肌酵素

　　一般臨床檢驗上所指的心肌酵素，是指當心臟功能異常或心肌受傷時所釋出到血液中而被化驗出來的酵素，這都是參與不同生理化學反應所必備的酶（enzyme）。例如乳酸脫氫酶（lactate dehydrogenase；LDH）與細胞內葡萄醣（glucose）的代謝有關；GOT天門冬胺酸轉氨基酶（aspartate aminotransferase；AST）則是胺基酸（amino acid）代謝；肌酸激酶（creatine kinase；CK）催化肌酸磷酸（creatine phosphate），以提供肌肉收縮的能量來源。

　　但這些可做為心臟功能檢查的正常生理酵素都面臨相同的問題。一是器官特異性不高，除了心肌外其他器官或組織的細胞也有，例如肝細胞的GOT；LDH於肝、腎、骨骼、紅血球；CK在腦、腸、骨骼也不少，不過，此缺失可藉由臨床症狀搭配及進一步的同功異構酶如CK-MB檢查而獲得改善。另外，這些酶在心臟方面疾病，特別是急性心肌梗塞（acute myocardial infraction；AMI）時的劇烈升高大都來得急也去得快，也不具「長期追蹤」性。因此，心肌酵素檢查逐漸轉為「輔助」診斷心臟、骨骼、肝、腎、腦方面的疾病。檢驗科技一日千里，近年來有關心肌梗塞的急症診斷，已發展出針對專一性和靈敏度更佳的肌鈣蛋白（cardiac troponins）之免疫定量檢查。

　　雖然抽血的心肌酵素檢查在臨床診斷上已退居「二線」，但其所具備的便利與經濟性，在有基本問診、病史及心電圖之下，被列入「健檢常規」還是可被接受的。配合其他進階檢驗，心肌在評估心臟功能及心血管疾病預防上仍有一定的用處。

　　若同時檢驗GOT、GPT，且只有GOT的數值介於四到十倍參考值上限（160～400 U/L），則可能與心肌問題有關。

　　一般說來，血清LDH大幅升高常見於心臟衰竭、心肌梗塞，肝膽方面問題、肌肉萎縮及骨骼疾病之異常則是中度。LDH的減少較無臨床意義。

　　CK顯著上升（＞400 U/L）見於心肌受損、心肌梗塞；肌肉萎縮、多肌炎；腦創傷、腦腫瘤；甲狀腺炎與機能亢進。輕度心肌梗塞，CK的數值不一定會升高，但CK-MB（同功異構酶MB型）絕大多數會異常。

臨床生化檢驗 ★★★	乳酸脫氫酶　lactate dehydrogenase；LDH（LD）
檢查意義綱要	心肌梗塞、心臟功能異常、身體組織細胞受傷評估的基礎指標
健康檢查分類	全身功能性套檢；心臟機能檢查

檢體／採集

0.3 cc以上血清、肝素血漿。儘早分離血清，**避免溶血**。最好空腹。

檢測物

乳酸脫氫酶（lactate dehydrogenase；**LDH**）是一種與葡萄糖代謝有關的酵素，廣泛存在於人體各器官組織（整理於下表）的細胞內，幾乎身體所有的組織受損傷或細胞死亡時都會釋出LDH。

LDH是催化L型乳酸（L-lactate）氧化成丙酮酸（pyruvate），同時把氫離子轉移給輔酶NAD（變為NADH）的酵素。此反應（見下圖）可因溶液的酸鹼值不同而相互可逆，如pH值9.0時L-lactate → pyruvate，當較中性（pH值7.4）則L-lactate ← pyruvate。

LDH的分子量約137 Kdt.，各由兩條H、M多胜肽次單元所組成的四元體，有五種**同功異構酶**（isoenzyme）$L_1 \sim L_5$（詳見下文）。LDH在紅血球內的量約為游離在血中的100～400倍，因此，檢體若溶血或隔太久未將血球分離，易造成偽陽性。特別的是，LDH於$-20°C$解凍後活性下降許多，尤其是L_4、L_5。

組織器官	LDH活性WLU/g
腎臟	300,000
肝臟	260,000
心肌	240,000
骨骼肌	133,000
紅血球	120,000
血清	50～400

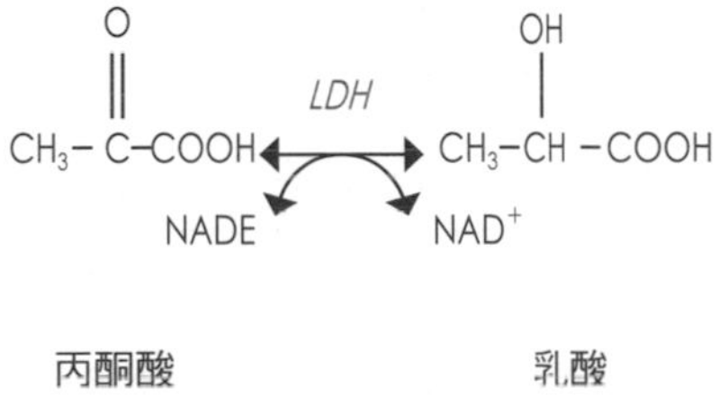

$$CH_3-C-COOH \xrightleftharpoons[NADE]{LDH} CH_3-CH-COOH$$

丙酮酸　　　　　　　乳酸

LDH的作用

參考值

國內各實驗室所使用測定LDH的方法和自動化分析儀設計原理類似，但參考區間有不少差異（有些還分男女），整理如下：

120-210～246-425 IU/L　　男：**85～227 IU/L**；女：**81～234 IU/L**

任何組織損傷均會使血清中的LDH升高。過去將LDH檢驗做為心肌梗塞的輔助觀察也很有價值，雖然LDH不如**肌酸激酶**（creatine kinase；CK）或GOT上升得早，但升高的時間卻比CK持久。若真是心肌梗塞發生時，一到三天內LDH開始升高，再來二至五天時達到高峰值，維持10～14天後降回到正常值。利用LDH來檢查心臟方面之問題，最大的缺點是**特異性不高**加上「**起始**」時間**稍慢**，近年來已逐漸被**心肌肌鈣蛋白I和T**（troponin I/T）所取代。

一般說來，臨床上LDH升高常見於心肌梗塞、肝膽方面疾病、肌肉萎縮及骨骼疾病，血清LDH異常增加（減少較無臨床意義）程度與臨床病症之關係整裡於下表。

異常值 IU/L	生 理／病 理／疾 病
輕度上升 **400～700**	酗酒、劇烈運動後；手術、中毒；甲狀腺功能低下；**肝病**；**膽道炎、膽道阻塞**；腎綜合病症；癲癇；感染。
中度升高 **700～1500**	昏迷；**肌肉萎縮**；肺栓塞；貧血；燒傷；腫瘤；溶血症、白血病；傳染性單核球增多症。
大幅顯著 **＞1500**	**心臟衰竭、心肌梗塞**；嚴重肌肉壞死；**病毒性肝炎**；休克、缺氧窒息；巨紅芽球性貧血。

LDH檢驗對於心肌梗塞等心臟功能問題評估較有意義，雖然在許多肝炎、肝疾LDH也會升高，但臨床上大都以敏感度、特異性較好的GOT、GPT做為肝膽方面的檢查指標。若進階執行同功異構酶電泳分析（LDH isoenzyme electrophoresis），依同功酶分佈的位置與量，則能區別疾病可能發生的組織器官。

臨床生化檢驗 ★★★	肌酸激酶　creatine kinase；CK（CPK）
檢查意義綱要	心肌梗塞及肌肉方面疾病評估或監測的指標
健康檢查分類	心臟功能、心血管疾病預防套檢；心臟機能進階檢查

檢體／採集

　　0.3 cc以上血清、肝素血漿。儘早分離血清，**避免溶血**。最好空腹。

檢測物

　　肌酸激酶（creatine kinase；CK）的正確化學名是ATP:creatine N-phosphotransferase，過去稱為**肌酸磷化酶**CPK（creatine phosphokinase）。與乳酸脫氫酶（LDH）類似，在鎂離子存在下，可依溶液的酸鹼值（pH值9.0或6.4）不同，相互可逆地催化肌酸磷酸creatine phosphate←→肌酸creatine。

　　肌酸磷酸為高能量磷酸鹽，在細胞中，肌酸激酶可迅速催化肌酸磷酸成**肌酸**及**ATP**（下左圖），以提供肌肉收縮的能量來源。肌酸激酶遍佈全身組織，以**骨骼肌**、**心肌**含量最多，至於肌酸激酶在各器官組織的活性多寡（以血清中的肌酸激酶當作1，來做活性或含量的比例倍數基準）整理於下表。

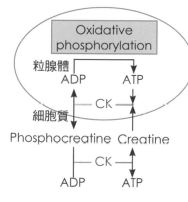

肌酸激 的生理作用

組織器官	活性
骨骼肌、腎臟	50,000
心肌、肝臟	10,000
腦、腸胃、妊娠時子宮	5,000
膀胱	4,000
子宮	2,000
肺、甲狀腺、腎、攝護腺	500
肝、脾、胰、膽囊、胎盤	100
血清	1

　　凡是偵測血中的酵素（當作指標物），要注意活化劑或抑制劑的問題。由於紅血球內含有與CK類似的肌激酶（myokinase），若檢體溶血可能會導致「**偽陽性**」（**數值偏高**）。CK在血清中相當不穩定，加入適當的硫氫化物如cysteine、glutathione可穩定其活性。

參考值

國內各實驗室所使用測定肌酸激酶的方法和自動化分析儀設計原理類似,參考區間差異不大,但有些區分男女,整理如下:

24-26～190-192 IU/L

男:**35-39～145-200 IU/L**;女:**26-30～140-192 IU/L**

臨床意義

從肌酸激酶在各組織的分佈情況,即可明白當細胞損傷並釋放到血中之量升高時,所代表的臨床意義(整理於下表)。一般認為,肌酸激酶是用於心肌梗塞、骨骼肌之生理病理及中樞神經(腦)系統傷害的診斷與監測之指標檢查。

異常值 IU/L	生理／病理／疾病
輕中度上升 **150～500**	劇烈運動後(肌肉過度使用)、皮肌炎;外傷手術;甲狀腺炎;腸傷害;燒傷;癌症;肝昏迷;中毒。
大幅顯著 **＞500**	**心肌受損、心肌梗塞;肌肉萎縮**、多肌炎;腦創傷、腦腫瘤;甲狀腺炎與機能亢進。
下降 **＜25**	肌肉質量不足;腦下腺前葉分泌不足;避孕丸、皮質素等藥物服用。

檢測肌酸激酶對橫紋肌溶解(rhabdomyolysis)等的肌肉疾病也有幫助。檢查腦脊髓液(CSF)裡的肌酸激酶活性,可做為腦部傷害預後的評估。肌酸激酶在肝臟的含量很少,對肝炎、肝病的診斷,連輔助的價值都沒有,這點與LDH大有不同。

重點說明

血清肌酸激酶增加,大多發生於肌肉和腦的損傷。在急性心肌梗塞(AMI)發生4～8小時開始上升,24～36小時達到高峰,維持三、四天後降回到正常值,若持續不降,表示預後差。由於許多非心臟方面的問題或疾病,肌酸激酶也會上升,因此,對於心肌梗塞的診斷,肌酸激酶的特異性不高,近年來,已逐漸被檢測肌酸激酶同功酶(CK-MB)或心肌肌鈣蛋白I和T(troponin I/T)所取代。

有關肌酸激酶的同功異構酶電泳及CK-MB之介紹見211頁。

心臟功能進階檢查

臨床生化檢驗	肌酸激酶同功異構酶MB型
★★★★	creatine kinase isoenzyme form MB；CK-MB
檢查意義綱要	**輔助心肌梗塞及心肌方面問題評估的指標檢查**
健康檢查分類	**心臟功能、心血管疾病預防套檢；心臟機能進階檢查**

心臟功能檢查

檢體／採集

　　0.5 cc以上血清、肝素血漿。儘早分離血清，避免溶血。不需禁食。

檢測物

　　肌酸激酶（CK）是由兩個不同次單元**M**（肌肉）、**B**（腦）配對組成的雙體分子（dimer），各次單元（subunit）為36個胺基酸聚合而成的單胜肽鏈，排列組合成三種同功酶**MM型**、**MB型**、**BB型**，各次單元胜肽鏈都有其獨立的活性。所有肌酸激酶同功酶在組織的分佈情形（量）、特性及升高所代表的意義整理於下表。

組織分佈%	CK-BB（CK1）	CK-MB（CK2）	CK-MM（CK3）
骨骼肌	0	10	90
心肌	0	20～40	80～60
腦、腸、攝護腺	100	0	0
血清（電泳正常值）	0	0～6	94～100
半衰期（小時）	3	10	20
分子量（Kdt.）	88.4	87	85
臨床意義	腦部受傷；腸胃、攝護腺、肺、乳房、卵巢腫瘤。	AMI特異性指標。	急性橫紋肌溶解、肌肉萎縮、肌肉炎等肌肉方面的問題。

　　利用電泳技術（electrophoresis），在pH 8.5下，CK-BB向陽極泳動的速度最快（所以另名為CK1），CK-MB次之，CK-MM幾乎原地不動。另外，還有一種**粒腺體同功酶**（CK-mt）具有兩個相同的次單元，移動到陰極，故名為CK4。

參考值

　　國內各實驗室有做CK-MB檢測的大都使用自動化免疫分析儀，參考值差異不大，但有「區間式」或「上限式」，整理如下：

0.5-0.6～5.5-6.3 ng/ml 或 ＜5.0-6.0 ng/ml

臨床意義

　　血清肌酸激酶增加，大多發生於肌肉和腦的損傷。肌酸激酶在急性心肌梗塞（AMI）發生4～8小時開始上升，24～36小時達到高峰，維持三、四天後降回到正常值。由於許多非心臟方面的問題或疾病，肌酸激酶也會上升，因此，對心肌梗塞來說，肌酸激酶的**特異性不高**。近年來，肌酸激酶升高的受測者，通常須加驗CK-MB或同功酶電泳（如下圖）。

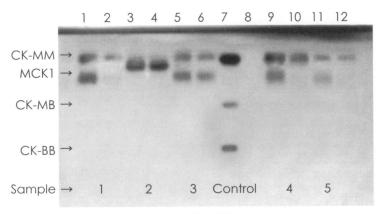

CK同功　電泳結果圖

　　輕度心肌梗塞，肌酸激酶的數值不一定會升高，但CK-MB絕大多數會異常。不過，不能只憑CK-MB一項之上升就斷言是**AMI**，有時**嚴重的骨骼肌傷害**也會引起CK-MB升高，應加驗其他檢查或以心電圖結果及臨床症狀才能綜合評判。

重點說明

　　CK-MB主要存在於心肌中，靠血清之偵測，明白它占全部肌酸激酶活性的20%。約5%的CK-MB也可在攝護腺、脾臟或骨骼肌中被發現，其表現的量隨著肌肉類型功能的不同而異。在**AMI**後，CK-MB會出現在周邊血液中，反應出心肌細胞的受損程度。其上升和下降（與肌酸激酶同步，參見209頁）配合**心電圖**的改變及臨床**胸痛病史**，通常用來考慮診斷AMI。

心臟功能檢驗異常
之建議的後續檢查

用健康檢查的觀點來看心臟功能常規劃的**抽血酵素檢驗**，已不再著眼於心臟衰竭、心肌梗塞等的臨床急症診斷，而是轉變成搭配其他生化檢驗一同的「輔助」性全身功能（當然仍以心臟為主）檢查之角色。

以方便又經濟的項目LDH、CK來說，配合其他檢驗可輔助診斷**肝膽功能、肌肉方面問題及溶血性疾病**。而在有理學問診的基礎上，長期追蹤或視為進階檢查，仍有評估心臟功能及心血管疾病預防的價值。

檢驗項目／正常參考值	數值呈現結果與進一步之追蹤或進階檢查			說明
	數值	檢查項目	日期／次數	
乳酸脫氫酶 LDH 135～350 IU/L	正常	重抽血複驗一次LDH。	三天內	排除檢體所造成的偽陽性。
	高值	肝酵素GOT、Alk-P、γ-GT。 B肝標記HBsAg、HBcAb。 血液常規CBC 肌酸激酶同功酶CK-MB。 心電圖EKG。 心肌肌鈣蛋白I troponin I。	十天內	肝膽疾病。 急性病毒性肝炎。 溶血性貧血、白血病。 心肌梗塞、心臟衰竭。 心電氣異常。 急性心肌梗塞。
肌酸激酶 CK 25～190 IU/L	正常	就醫，由醫師來看臨床症狀後做進一部檢查。	三天內	若有心臟不適感或胸痛。
	高值	肌酸激酶同功酶CK-MB。 心電圖EKG。 CK同功酶電泳分析。		確認心肌梗塞。 心臟功能問題。 心臟／肌肉問題？

8 腦心血管
疾病預防

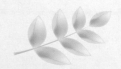

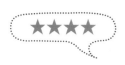

「愛心」健康檢查套組

爲預防心血管疾病和了解心臟肌肉功能，無論國內外的健檢機構都有推出所謂的「愛心」健檢套組（見下頁表），基礎預防兩仟元，加上進階檢查共五仟元內均屬合理。無論是基本幾項或高階全套，重點項目應包括**理學檢查**（量血壓、體脂肪測量）、**臨床生理學**（心電圖）及**抽血生化檢查**（心肌酵素、血脂肪）等。

在此特別提醒，若檢驗出來**血脂肪過高**（腦心血管疾病的大敵）而想降低血中的膽固醇和三酸甘油脂，最基本的是要**改變生活型態**（包括飲食習慣、規律運動、不抽菸等）和**定期追蹤檢查**。如果已確實調整生活型態，但膽固醇特別是**「壞的」膽固醇**依然居高不下，應盡早就醫由醫師來評估給予藥物、積極治療的可行性。

腦心血管疾病預防

項目		正常參考值	臨床應用與意 義
理學檢查	量血壓 收縮／舒張	< 130/85 mmHg	心血管疾病的基本指標。高血壓。
	身高體重記錄		計算BMI值→肥胖指數。
	量腰圍、臀圍	< 90cm（男）<80cm（女）	「中廣型」肥胖即是一種心血管疾病危險因子。
	體脂肪測量		隱性肥胖。
基本預防	醣化血色素 HbA1C	4.6～6.3%	六成糖尿病人有心血管疾病風險。
	三酸甘油脂 TG	30～150 mg/dl	脂肪代謝異常，心血管疾病因子。
	膽固醇總量 T-Chol.	< 200 mg/dl	動脈硬化危險因子。
	好的膽固醇 HDL-C	> 40 mg/dl	冠狀動脈、心血管疾病危險機率。
	壞的膽固醇 LDL-C	< 130 mg/dl	冠狀動脈粥狀硬化、心肌梗塞。
	Chol./HDL比值	< 5.5	評估血管硬化機率。
	LDL-C/HDL-C比值	< 3.55	評估腦中風機率。
	乳酸脫氫酶 LDH	135～350 IU/L	心臟衰竭、心肌梗塞。
	肌酸激酶 CK	25～190 IU/L	心肌炎、心肌受傷。
臨床生理檢查 心電圖EKG		Normal	基本心臟電化學功能。
進階項目	肌酸同功激酶 CK-MB	0.5～6.3 ng/dl	長期胸痛、急性心肌梗塞。
	a型脂蛋白 Lp（a）	< 30 mg/dl	動脈硬化、中風綜合評估因子。
	脂蛋白元 Apo A-1	104～225 mg/dl	低值，心血管疾病機率愈低。
	脂蛋白元 Apo B	46～174 mg/dl	冠狀動脈心臟病、心絞痛。
	高感度CRPhs-CRP	< 0.2 mg/dl	心血管疾病危險指標。
	同半胱胺酸 Hcy.	4.0～17.0 μmol/L	動脈栓塞、中風等危險因子。

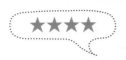

高感度C反應蛋白 應用於心血管疾病篩檢

☎C反應蛋白是什麼？

C反應蛋白（C-reactive protein；CRP）是在1930年被發現的一種血清微量化合物，最初以為它是一種抗体，後來才知道CRP是不具特異性的急性發炎蛋白（參見488頁）。

簡單說，CRP檢驗是利用**純化的肺炎雙球菌莢膜多醣體或抗CRP免疫血清**當作**抗原**，附著在媒介物（最常用的是**乳膠latex**）上與血清裡的CRP進行抗原抗体結合反應（凝集或沉澱）。國內目前常做的CRP檢測法有定性和定量兩種，較進步且有意義的是利用**散射比濁計**（nephelometer）來測定免疫沉澱反應，並定量出CRP濃度之方法。

定量法除了可提升對CRP的特異性外，亦因選用**高敏感性試劑**而能精準測得**更低濃度**的CRP，即所謂的**高敏感度C反應蛋白**（high sensitive C-reactive protein；**hsCRP**）。

健康、正常人體內的CRP很微量，應該不超過0.5 mg/dl。一旦身體發生「緊急狀況」如急性感染、發炎；大量組織急遽破壞，短時間內肝臟受到細胞激素（如白血球間介素interleukin）的「指令」而大量製造「異常」蛋白CRP，約在4～6個小時內快速上升，一、兩天含量到達高峰。

☎評估心血管疾病危險率

對血清或身體而言，**高感度CRP**其實是指同一樣東西，差別只在於使用較敏感之分析方法和試劑所做的**人為區分**。過去，當實驗室只能給（－）的**定性報告**，而研究發現有許多潛在的發炎或心血管疾病，呈現< 0.5 mg/dl之相對高值是有臨床意義但無法被檢出時，才積極研發hsCRP的偵測。hsCRP是指能精確定量更低濃度的CRP（敏感度10倍以上，最低應可測到0.01 mg/dl），近年來，發現可用於評估心血管疾病的危險機率。

某些實驗室把單位改成mg/L（每百毫升改成一公升），數字放大10倍以拉近距離，如hsCRP測得**0.05 mg/dl**或**0.5 mg/L**。此更改單位表示而讓數值不會差太多、易於比較（如CRP 0.5 mg/dl比hsCRP 0.5 mg/L）的作法，見仁見

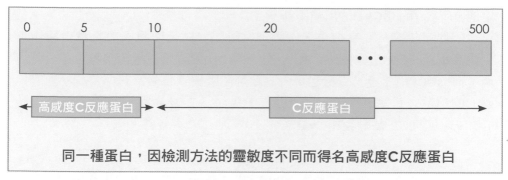

簡單示意CRP與hsCRP偵測差異，注意圖上數字指出相對關係而非明確的濃度。

智，筆者的觀念傾向保持單位一致，數值直接突顯可偵測的低量，如hsCRP 0.05 mg/dl之表示也不錯。

CRP檢查的應用對象為高血壓、糖尿病患者及心血管「危險指標」（如cholesterol／HDL-C＜5.5，參見75頁）出現異常的人，加入hsCRP一起評估，更有助於了解受測者發生心血管疾病（CVD；cardiovascular disease或腦血管疾病（CVD；cerebrovascular disease）的風險。根據統計，傳統「血油」指標——總膽固醇、三酸甘油脂、LDL-C偏高者，若同時hsCRP也高，發生CVD的機率會比hsCRP正常的人高出二至四倍。

依hsCRP的測定結果，劃分成幾種等級來預估CVD或AMI（急性心肌梗塞或冠狀動脈栓塞；acute myocardial infraction）的發生率整理於下表。不過，須提醒，hsCRP用在評估CVD雖好，但不適用於治療的監測。

國內某經營有方的醫事檢驗所曾提出，將hsCRP與「傳統心血管指標」結合評估的概念，特別整理如下頁表供各界參考。

無論是CRP或hsCRP，當測到高值時還是應朝急性炎症或大規模組織傷害方向評估，即使是只驗出hsCRP ＞ 0.1 mg/dl也不能一口咬定受測者必定會得CVD。有這方面經驗的醫師會間隔兩週（排除急性炎症之恢復）再驗一次，且建議hsCRP用於CVD的「負向」評估較好，即長時間處於穩

	CVD發生風險	等級
數值	＜0.1 mg/dl	低
	0.1～0.3 mg/dl	中
	＞0.3 mg/dl	高
	AMI發生風險	等級
數值	＜0.07 mg/dl	低
	0.07～0.11 mg/dl	中低
	0.12～0.19 mg/dl	中
	0.20～0.38 mg/dl	高
	＞0.38 mg/dl	很高

定低值時表示罹患CVD的風險不高。

　　因此多年來只要有機會，筆者經常建議：應全面將一般全身健康檢查生化套組裡的**CRP更換成hsCRP**。單一項CRP檢查用在臨床診療上還有其價值，而hsCRP用於發炎篩檢也可，重點是健康檢查套組常有「傳統心血管指標」的項目一起做，當**Chol.、TG、HDL-C、LDL-C**呈現些許異常時，驗hsCRP即有輔助評估**發炎**和**CVD**機率之「一石二鳥」效益。

罹患CVD風險	Chol./HDL-C	LDL-C mg/dl	hsCRP mg/dl
高	> 7.0 或	> 160	> 0.1
	5.0~7.0 或	130~160	> 0.3
中	> 7.0 或	> 160	< 0.1
	5.0~7.0 或	130~160	0.1~0.3
低	< 5.0* 或	< 130*	－

＊　此結果顯示受測者的CVD風險低，不需加入hsCRP評估。

生化免疫檢驗 ★★★★	同半胱胺酸　homocysteine；Hcy.	
檢查意義綱要	評估心血管疾病（搭配血脂肪檢查）、血凝機能亢進的危險機率	
健康檢查分類	心血管疾病預防進階檢查	

檢體／採集

0.5 cc EDTA、肝素血漿。**一小時內分離血漿，儘速檢驗**或冷藏。

檢測物

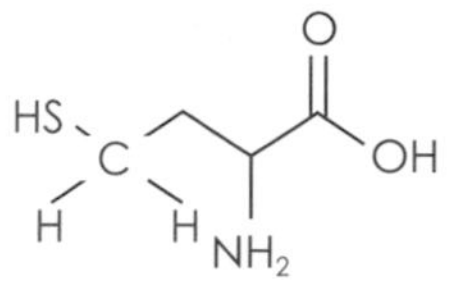

　　同（型）半胱胺酸（homocysteine，或稱**高半胱胺酸**）的化學名為2-氨基-4-硫基丁酸，化學式$C_4H_9NO_2S$。是一種胺基酸半胱胺酸（cysteine）的異種，在側鏈部份硫醇基（-SH）前，有一個額外的亞甲基（$-CH_2-$）（右圖）。

　　同半胱胺酸是製造**甲硫胺酸**（methionine，人體必需的一種**脫胺酸**）過程所必備的甲烷基前驅物，來源大都來自消化的動物蛋白。而甲硫胺酸藉由葉酸（folate）、維生素B2（riboflavin，核黃素）、維生素B6（pyridoxine）、維生素B12（cobalamin）等的代謝，也可得到產物——同半胱胺酸，因此，臨床檢驗上常見的血中葉酸、維生素B12應與同半胱胺酸數值成反比。

參考值

　　國內各實驗室所使用檢驗同半胱胺酸的方法和自動化分析儀設計原理類似，將胜肽鍵及雙硫鍵還原後，以化學冷光免疫法測定總量，所提示的正常參考區間整理如下：

3.7-4.4～12.4-17.2 μmol/L。
若用血清來檢測，所得數值通常會比血漿高出5～10%。

臨床意義與重點說明

　　根據國外的研究報告，某些遺傳因子或因營養素失調，會導致體內同半胱胺酸的過度製造。濃度太高的結果會破壞血管壁的內皮層，同半胱胺酸與「壞的」膽固醇（LDL-Chol.）共同加重了動脈粥狀硬化，容易引發心血管方面的疾病如心肌梗塞、腦中風。另外，還有研究指出，過多的同半胱胺酸可能與阿茲海默氏症（老人癡呆）有關，且可用來評估血管內凝血機能亢進（腦、心血管栓塞）。

　　當長期缺乏維生素B12、葉酸時，會引發同半胱胺酸的升高，這可能說明了素食者在不吃動物性營養素或油脂的情況下，照樣有罹患心血管疾病的風險。臨床上統計，同半胱胺酸每增加5 μmol/L會使**冠狀動脈心臟病**的罹病風險高出1.6全1.8倍。

腦心血管疾病進階檢查

臨床生化檢驗 ★★★	a型脂蛋白 lipoprotein a；Lp(a)
檢查意義綱要	動脈粥狀硬化及中風的評估或監測指標
健康檢查分類	心血管疾病預防套檢；血脂肪進階檢查

檢體／採集

0.5 cc以上血清、血漿。**儘早分離血清**，可冷藏保存。最好空腹。

檢測物

　　lipoprotein a（Lp(a)）是一種富含膽固醇的脂蛋白，外包圍有獨特的**脂蛋白元a**（apolipoprotein a）以雙硫鍵橋結合成類似低密度**脂蛋白（LDL）微粒**的結構與特性（如下左圖）。

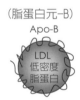

（脂蛋白元–B）
Apo-B

LDL
低密度
脂蛋白

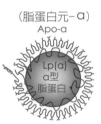

（脂蛋白元–a）
Apo-a

Lp(a)
a型
脂蛋白

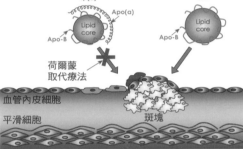

荷爾蒙
取代療法

血管內皮細胞

平滑細胞

斑塊

　　a型脂蛋白是在肝臟由獨立的三酸甘油脂所合成，與年齡或飲食無關。由於脂蛋白元a與胞漿素原（plasminogen）結構類似，使得a型脂蛋白可抑制纖維蛋白溶解作用（fibrinolysis），在血管內易形成血栓（thrombosis）（上右圖）。

參考值

　　國內各實驗室大都使用散射比濁（nephelometry）免疫法來測定Lp(a)，所提示的正常參考值，整理如下：

　　＜19-34 mg/dl 或 正常**＜14-19 mg/dl**；高危險群**＞19-34 mg/dl**

臨床意義與重點說明

　　根據臨床觀察，血中高濃度a型脂蛋白可能與過早出現的動脈硬化或中風關係密切，且在血管壁上發現有a型脂蛋白的堆積現象。在有**異常脂蛋白血症**、糖尿病、腎衰竭、心腦血管疾病和早期動脈硬化的患者身上，應可測到較高的脂蛋白元a數值。

　　脂蛋白元a應與三酸甘油脂、總膽固醇及高、低密度脂蛋白膽固醇一起測定，評估整體動脈硬化的風險才較有意義。受測者的脂蛋白元a大於19 mg/dl，其罹患冠狀動脈心臟病的風險是正常人的兩倍，若低密度脂蛋白膽固醇也高，將提升至六倍。

腦心血管疾病進階檢查

生化免疫檢驗 ★★★	脂蛋白元A-1 apolipoprotein A-1；Apo A-1
檢查意義綱要	優於高密度脂蛋白膽固醇的心血管疾病評估指標
健康檢查分類	心血管疾病預防套檢；血脂肪進階檢查

檢體／採集

0.5 cc血清、肝素血漿。儘早檢驗或冷藏、冷凍檢體。最好空腹。

檢測物

apolipoprotein是所有脂蛋白分子中的重要組成，故中文名脂蛋白「元」，而脂蛋白元 A-1（Apo A-1）是高密度脂蛋白（HDL）中的主要結構蛋白（70頁圖）。

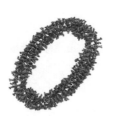

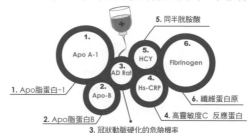

Apo A-1 分子結構模擬圖　　　評估腦心血管疾病危險率的抽血檢查

1. Apo脂蛋白-1
2. Apo脂蛋白B
3. 冠狀動脈硬化的危險機率
4. 高靈敏度C 反應蛋白
5. 同半胱胺酸
6. 纖維蛋白原

參考值

利用免疫比濁法來測定Apo A-1，所提示的正常參考值，整理如下：
男：**104-122～161-202 mg/dl**；女：**108-126～163-225 mg/dl**
脂蛋白元 A-1是**極少數因抽菸**（採血前四小時內禁煙）**而有影響**的檢驗項目，抽菸後的隨即檢驗數據會較低。

臨床意義與重點說明

脂蛋白元 A-1在血中**濃度的高低，直接反應出高密度脂蛋白的量**，高密度脂蛋白愈多，意味清除沉積於血管壁上膽固醇的能力愈好。在評估冠狀動脈硬化（CAD；coronary atherosclerosis disease）的危險機率及治療成效上，優於「好的」膽固醇（HDL-Chol.）之「間接」數據。

脂蛋白元 A-1的檢驗意義與HDL-Chol.相似，代表防止血管硬化功能的指標，其濃度愈低意味著清除血管的能力愈差，發生心血管病的風險愈高。臨床上，也常利用Apo B和Apo A-1來計算**風險比值（Apo B / Apo A-1）**，比值愈高，代表脂蛋白清除血管內膽固醇帶回肝臟分解的能力弱，發生心血管疾病的風險也愈高。

生化免疫檢驗 ★★★	脂蛋白元B **apo**lipoprotein B；Apo B
檢查意義綱要	優於低密度脂蛋白膽固醇的心血管疾病評估指標
健康檢查分類	心血管疾病預防套檢；血脂肪進階檢查

檢體／採集

0.5 cc血清、肝素血漿。儘早檢驗或冷藏、冷凍檢體。最好空腹。

檢測物

apolipoprotein是所有**脂蛋白分子**中的重要組成份，故中文名為脂蛋白「元」，而**脂蛋白元B**（Apo B）則是**低密度脂蛋白（LDL）中的主要結構蛋白**（見70頁圖），在極低密度脂蛋白（VLDL）及乳糜微粒（chylomicrons）中的占有比例亦有40%。

脂蛋白元B的作用與**低密度脂蛋白運送脂質**之工作有關，而脂蛋白元A-1的作用為活化lecithin-cholesterol acyltransferase（LCAT），並可清除肝組織外的游離膽固醇，兩者的「工作」大異其趣。

參考值

利用免疫比濁法（immunoturbidimetry）來測定Apo B，所提示的正常參考值，整理如下：

男：**46-52～109-174 mg/dl**；女：**46-49～103-142 mg/dl**

臨床意義

脂蛋白元B在血中濃度的高低，直接反應出低密度脂蛋白的量，低密度脂蛋白愈多，意味體內脂質的運送代謝大都發生於肝臟外、血管內。簡單說，脂蛋白元B代表容易造成血管硬化的指標。

冠狀動脈硬化病（CAD） 起因於心肌的動脈管壁內沉積過多的脂肪，這個粥狀硬化的過程會使狹窄的動脈無法獲得正常的血流供應。當狀況愈來愈糟，心臟的正常功能會逐漸受到影響，表現出心肌梗塞、心肌無力等病症。

重點說明

脂蛋白元B的檢驗意義與LDL-Chol.相似，是評估血管硬化高風險的好指標。利用Apo B和Apo A-1所計算的**風險比值**（Apo B／Apo A-1），比值愈大（Apo B多、Apo A-1少）代表發生心血管疾病的機率愈高。Apo B／Apo A-1愈低愈好，**正常人或低心血管疾病風險者大都小於0.5**。

8

9 消化系統
問題

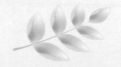

檢查胰臟消化酵素的意義

廣義的消化系統可從口腔算起到直腸，除了主要吸收食物的管腔袋（腸胃道）外，另有「附屬」消化器官如胰臟、肝臟、膽囊。

胰臟（pancreas）位於腹腔上部，「躲」在胃的下後方，右端與十二指腸相接，左側跟脾臟相鄰（下左圖），分為胰頭、本體及尾部（下右圖）。胰臟又稱為胰腺，整個「大腺體」由**外分泌腺細胞**組成的**腺泡**和**導管**所建構。其中點綴著少許（約占1%）小群集**內分泌腺細胞**（胰島腺），因此，胰臟有外、內分泌的雙重功能。

飲食經由口腔、食道進入胃，做初步的消化後來到小腸，這些細長的腔道是人體吸收營養素最主要的場所。小腸區起始於十二指腸，來自其他臟器全部的消化液如肝臟製造（儲存於膽囊）的膽汁、胰臟分泌的胰液，都注入此處。

🕐 胰臟消化酵素

胰腺泡細胞約可分泌二十種酶，消化分解蛋白質（胰蛋白酶trypsin、凝乳蛋白酶chymotrypsin）、醣類（**澱粉酶amylase**）、脂質（**脂解酶lipase**）及核酸（胰核酸酶nuclease），而胰管（胰臟外分泌腺）的上皮細胞則是分泌碳

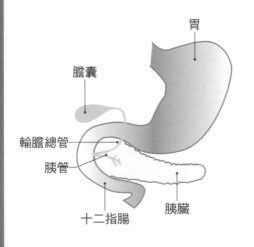

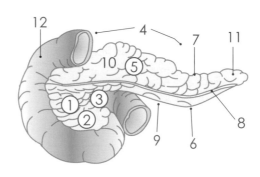

①胰頭；②胰腺鉤突；4 胰本體；
⑤胰前；10 網膜結節；11 胰尾；
12 十二指腸。

酸氫鹽（微鹼性，可中和胃酸）、鈉、鉀、氯等電解質和水，合稱**胰液**。

胰臟每天製造1.2～1.5公升的胰液，經由胰管（與輸膽總管會合）送至十二指腸第二段，參與消化作用。

胰臟腺泡所分泌的消化酶，多以**無活性形態**存在於腺細胞內，到小腸且經活化（activatied）後才能發揮酵素該有的作用。基於穩定、便利性及檢驗研發的成本考量，臨床上常用來評估胰臟外分泌功能的酵素，只有消化碳水化合物的**澱粉酶**和分解脂肪的**脂解酶**。

不過，血液裡所測到的澱粉酶或脂解酶，其來源不是只有胰臟。唾液內也有澱粉酶（其他組織細胞也會分泌澱粉酶，見239頁），胃壁、腸黏膜、肺泡細胞亦可分泌脂解酶。

🍑 常見的胰臟疾病

· 急性胰臟炎acute pancreatitis

當胰臟處於急性發炎時的症狀有上腹部疼痛（突發、持續，有時候感覺痛到背部）、噁心、嘔吐，可能的病因包括酗酒、**膽管結石**、**高三酸甘油脂血症**、腹部外傷、**胰臟腫瘤**、天生胰管異常及遺傳性基因突變等。少數急性胰臟炎因胰臟腫大壓迫到總膽管，患者偶見有輕微的黃疸。一般而言，大部分的急性胰臟炎在治療後三至七天會康復，較嚴重的胰臟炎（10～15%）死亡率可高達20%。

胰臟受傷或發炎時，外分泌功能首先受損，血清澱粉酶、解脂酶會突然上升，但回復正常也快。這有兩種情況，一是急性炎症緩解；其二，若外分泌腺體損傷太廣、太重而破壞殆盡，自然不會再生成酵素，血液的澱粉酶、解脂酶濃度也就少了。此胰臟酵素檢驗數據的「回復正常」特性，偶而會造成醫師的誤診。

另外，血清澱粉酶的上升不一定只出現於胰臟損傷，在嚴重十二指腸潰瘍而穿孔時，因消化液流到腹腔，也會使血液中的澱粉酶上升。此時，若把十二指腸穿孔當做急性胰臟炎處理，後果也是不堪設想。

· 慢性胰臟炎chronic pancreatitis

嚴重的慢性胰臟發炎，常導致不可逆的胰臟損害，多伴隨著胰臟內、外分泌功能不足。常見的慢性胰臟炎致病因包括飲酒、抽菸、高三酸甘油脂血症、高血鈣、反覆發作的急性胰臟炎、胰管阻塞、自體免疫胰臟炎或胰臟腫瘤所造成胰管阻塞。約兩成慢性胰臟炎發生原因不明。

大多的慢性胰臟炎病人會有腹痛，少數只是胰臟出現外分泌功能匱乏。因

此，胰臟消化酵素的檢驗大多正常或些許高，偏低數值較不具意義，但要注意高三酸甘油脂血症所引起的「偽低值」。體重減輕也常見，起因是厭食、糖尿病、吸收不良、腹瀉等。

· 胰臟癌pancreatic cancer

胰臟癌一般是指從胰管上皮細胞長出來的腺瘤，約占所有胰臟惡性腫瘤的九成。胰臟癌的致因包括吸煙、性別（男）、**糖尿病**、家族史、遺傳性胰臟炎、**慢性胰臟炎及肥胖**等。

早期的胰臟癌沒有什麼症狀，胰臟頭部的腫瘤（胰頭癌）常會壓迫到總膽管而引起黃疸相關病症，比較有機會在早期被「間接」發現。至於胰臟本體或尾部的腫瘤，往往要等到癌細胞侵犯周邊組織，擴散至淋巴結或遠處器官轉移後，才會出現食慾不振、腹脹、上腹部或背部疼痛、體重減輕等明顯症狀，此時大都已無法接受手術的切除。

由於腫瘤細胞阻塞了主胰管，胰液無法暢流到十二指腸，醣類、脂肪、蛋白質之分解能力降低。許多無法處裡的脂質由糞便排出，形成**脂肪便**，造成**長期慢性下痢及體重減輕**。

胰臟癌病人中約一半患有糖尿病，其中接近四分之三癌友的糖尿病是在診斷胰臟癌之前數年內發生，為何糖尿病是胰臟癌的「致癌因子」之一，原因不明。

胰臟癌的早期預防診斷，除了例行的血液生化學檢查及腹部超音波之外，當**數據支持高度懷疑**時，則需要做電腦斷層掃描（CT scan）以檢視腫瘤的大小、位置以及對周邊血管或組織的侵犯程度。

抽血檢查中的澱粉酶、解脂酶是從長期慢性胰臟炎觀點所安排的輔助檢查；醣化血色素（HbA1c）、升糖素（glucagon）則為評估疑似胰臟癌受檢者是否有醣代謝的問題；血液腫瘤標幟物**癌胚抗原（CEA）**與**醣蛋白抗原19-9（CA 19-9）**的合併檢測，對胰臟癌早期診斷的特異性和靈敏度都很不錯，值得善加利用。

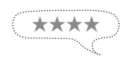

溢赤酸、火燒心的真正元兇

🍄 胃幽門螺旋桿菌感染

胃幽桿菌的學名為*Helicobacter pylori*，在分類上屬於革蘭氏陰性桿菌（Gram negative bacilli），菌體常呈些微立體螺旋S狀（如下圖），一端有四到六根鞭毛。

人類是胃幽桿菌（Hp）的天然宿主，在人體中只能寄居在胃黏膜的上皮，毒性較強的菌株在複製時會分泌造成**潰瘍**的毒素。據統計，全世界約有一半的成年人曾受到胃幽桿菌的感染，**台灣地區的盛行率約54%**。大多數（70～80%）的**胃酸逆流食道炎**（溢赤酸、火燒心）、**胃潰瘍**以及幾乎所有（95～100%）的**十二指腸潰瘍**都與胃幽桿菌感染有關。

胃幽桿菌自1982年被澳洲醫師B. Marshall和R. Warren的研究團隊發現以來，對胃腸醫學有重大影響。經過世界各國科學家的接續努力，已證實胃幽桿菌感染是引起胃炎、胃腸潰瘍（下頁圖，內視鏡下胃潰瘍病灶）的主要病因，馬歇爾和華倫兩位醫師因而獲得2005年諾貝爾醫學獎。

胃幽桿菌喜好生長的地方是在胃黏膜，所以菌體大量繁殖或分泌毒素所引發的病症大都是在胃部。但有個例外，當其他腸道的黏膜有「**胃黏膜上皮化生**」時，胃幽桿菌就可以在上面生長。簡單來說，當十二指腸黏膜因某種

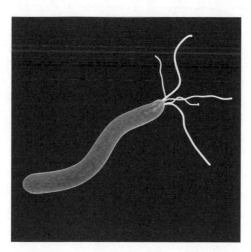

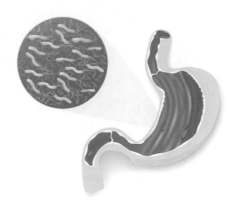

胃幽門螺旋桿菌

原因先造成損壞，而自動修補所產生的有時不是原來的十二指腸黏膜上皮細胞，而是與胃黏膜上皮有相同反應接收器（effector）的細胞。若是如此，細菌就可進駐其上引起發炎、造成潰瘍，這說明了胃幽桿菌感染是在胃部但為何與十二指腸潰瘍也那麼關係密切。

🍽 有關胃幽桿菌傳染的問題

根據流行病學統計，發現胃幽桿菌的傳染率與社會經濟、家庭衛生環境、教育水準或者個人衛生習慣有很大的關係。換句話說，人口雜處、家庭及個人衛生習慣較差、教育水準低落者的地區，會有較高的胃幽桿菌感染率。

台灣消化內科醫學會有份初步的研究報告指出，民眾的胃幽桿菌感染情形如下：十歲以下孩童的感染率約為20%；二十歲以下青少年感染率約40%；而年齡在三十歲左右者，其感染率高達50%；四十歲以上的人則超過75%。對於幼童，亦可經由抽血檢查血清胃幽桿菌抗体而得知是否已受到傳染？

胃幽桿菌是經由何種途徑傳染的？依據流行病學的研究，胃幽桿菌最主要是經由糞-口途徑傳染，也就是說，個體不小心吃下被胃幽桿菌污染的食物或飲水而感染。

另外，從人類口腔的牙菌斑亦培養出胃幽桿菌，此更加顯示胃幽桿菌經口傳染的方式或許與糞便污染同等重要。故有人推論，菌體數量多到逆流上至口腔而藉由「喇舌」之唾液傳染的可能性。

過去，無論是國內外，亦發現胃腸科醫師感染胃幽桿菌的比例較其他醫師來得高。可能的原因是胃腸科醫師在執行胃鏡檢查時，必然會接觸到胃液（若含有胃幽桿菌），感染機率大增。所以，在此強調飲食的污染避免及飯前洗手的重要性，以免個體因誤食胃幽桿菌而被傳染。

胃幽桿菌是否會經由共同用餐的方式傳染給他人？根據細菌學的研究，胃幽桿菌確實可能經由唾液傳染給共同用餐的其他人，因此，胃幽桿菌的感染普遍存在於一起生活的家族成員中，尤其是孩童間的相互感染更為明顯，「唾液的交換」甚於餐具-食物的污染。

事實上，胃幽桿菌常存於不潔的食物或飲水中，造成飲食間的傳播。

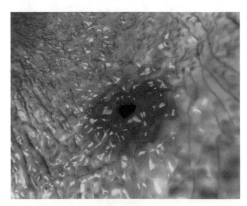

消化性潰瘍病灶

臨床上發現，雙親中有一人感染胃幽桿菌，小孩得到胃幽桿菌的比例可達25%；若雙親皆是帶菌者，則其共同生活在一起的小孩幾乎有一半以上會受到傳染。目前醫學界普遍認為，家族內不潔的共同飲食方式，可能是胃幽桿菌傳染的主要途徑。

現今，大家已知道人類是胃幽桿菌的唯一宿主，且傳染是以糞-口途徑為主，那國人以筷子進食是否為造成胃幽桿菌交互感染的主因呢？國外學者一般認為使用筷子作為進食主要用具的華、日、韓人，因為某些木製或竹製的筷子在清洗時不完全乾淨，而胃幽桿菌可能經由污染的唾液潛移入破損殘缺的筷子前端，而造成其他個體的感染。此理論曾被澳洲墨爾本莫納許醫學中心的研究團隊證實。

不過，普遍認為另類的「**垂直感染**」、「**隔代感染**」在家族傳染模式中比「筷子」還重要許多。唾液有胃幽桿菌的父母或阿公阿嬤，咀嚼食物再給嬰幼兒吃，因而把胃幽桿菌傳給小朋友。若細菌與小朋友共存，數十年長大後再「如法泡製」傳給下一代，這即可解釋為何胃幽桿菌抗体的陽性率會如此高？且一直在人類宿主中保存下來。

近年來，細菌學家才在患者的糞便中成功培養出胃幽桿菌，這顯示除了上述經口（唾液）傳染外，**糞-污水-口**的傳播方式亦是人與人間散佈的重要途徑。根據全世界大規模的流行病學調查報告，在未開發或開發中的國家如印度、中南半島、中國大陸及中南美洲等地區，二十歲以下的人口群中，胃幽桿菌的感染率竟然高達80～90%，甚至在兒童期即有很高的比率（說明了上述口←→口、糞←→水←→口兩種途徑的合併傳染威力）。反之，在已開發國家如英歐及美國，四十歲以前民眾的胃幽桿菌感染率則不到20%。

最後要說明的是，看來胃幽桿菌的「生命力」頗強且傳播途徑「簡單又有效率」，但是否會造成宿主生病（潰瘍、胃酸逆流）則視個體對於胃幽桿菌的感受性、自身的免疫力、毒性不同的菌株及飲食生活習慣而定。不過，「聰明的」細菌是想辦法與宿主共存，而不是搞到宿主因病症受不了時，積極尋求抗生素殺菌治療。

胃幽桿菌感染的用藥治療

當醫界明白真正造成**潰瘍**、**胃酸逆流**（筆者按：俗稱「溢赤酸」的胃酸逆流，所引起的下端食道炎綜合症狀即為「火燒心」）之主兇是一種桿菌的長期寄生和傳染後，自此也決定了用藥治療的方針。

無論國內外大小藥廠，都有市售名為**Gastro-resistant tablet**的「三合一」

腸溶膜衣錠，主要成份是分子式$C_{16}H_{14}F_2N_3NaO_4S-1,5H_2O$、分子量432.4的「選擇性氫離子幫浦」抑制劑，可抑制胃酸分泌。另合併兩種適當的抗微生物製劑，治療與胃幽桿菌相關之消化性潰瘍（胃、十二指腸）、中度和嚴重胃酸逆流性食道炎以及Zollinger-Ellison Syndrome。

　　成人建議口服劑量為40 mg、一天一次（睡前），使用六至八週。療程結束後，腸胃症狀若無明顯改善且三個月後檢測胃幽桿菌抗体也無下降，可再施予一次療程，或找腸胃專科醫師做胃鏡、取胃液培養細菌，依胃幽桿菌培養鑑定之抗生素感受性試驗（antibiotics sensitivity test）報告，服用醫師開立的「有效」抗生素。

健檢項目

血清免疫檢驗	胃幽門螺旋桿菌抗体
★★★★	*Helicobacter pylori* antibody；Hp Ab
檢查意義綱要	**偵測抗体間接評估胃幽桿菌感染以做為潰瘍、胃癌診斷參考**
健康檢查分類	**腸胃道機能篩檢；胃潰瘍、十二指腸潰瘍、胃癌預防檢查**

檢體／採集

0.5 cc以上血清、血漿。避免溶血、脂血。採血前無飲食限制。

檢測物

　　胃幽門螺旋桿菌（學名*Helicobacter pylori*，簡稱胃幽桿菌Hp）在分類上屬於革蘭氏陰性桿菌（GNB），菌體常呈些微立體螺旋S狀（見229頁圖），一端有四至六根鞭毛。

　　人類是胃幽桿菌的天然宿主，在人體中只能寄居在**胃黏膜**的**上皮**，毒性較強的菌株在複製時會分泌造成**潰瘍**的毒素。據統計，全世界約有一半的成年人曾受到胃幽桿菌的感染，**台灣地區的盛行率約54%**。大多數（70～80%）的胃潰瘍和幾乎所有（95～100%）的十二指腸潰瘍都與胃幽桿菌感染有關。

　　目前有許多種檢查胃幽桿菌的方法，基本上分為**非侵襲**（non-invasive）和**侵襲性**（invasive）兩大類。不談侵襲性檢查的採檢危險性（但敏感度和準確性較佳），即便是非侵襲性檢查也要有採檢方便和準確性的考量。抽血檢測血液中的**胃幽桿菌尿素酶IgG抗体**（右圖），以間接評估是否受到感染或細菌的活動量如何？（定量報告的抗体指數愈高可能代表菌量愈多，造成潰瘍的毒素也愈多）似乎是現今折衷許多因素後的最佳選擇。

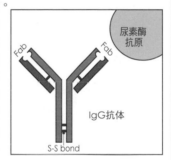

參考值

　　測定血中**胃幽桿菌尿素酶IgG抗体**的方法有：（1）定性手工免疫法；（2）定量上機免疫比濁法（immunoturbidimetry）；（3）上免疫機化學冷光免疫法（chemiluminescence immunoassay）。一般實驗室使用免疫比濁法定量胃幽桿菌IgG抗体的參考值如下：

　　　陰性反應negative：< **36 AU/ml**
　　　可疑中間值intermediate：**36～38 AU/ml**
　　　陽性反應positive：> **38 AU/ml**

（左側邊欄，縱排）

9

消化系統問題

（頁首橫幅）

臨床意義

　　胃幽桿菌喜好生長的地方是在胃黏膜，所以菌體大量繁殖或分泌毒素所引發的病症大都是在胃部。但有個例外，當其他腸道的黏膜有「**胃黏膜上皮化生**」現象時，胃幽桿菌就可以在上面生長。簡單來說，當十二指腸黏膜因某種原因先造成損壞，而自動修補所產生的有時不是原來的十二指腸黏膜上皮細胞，而是與胃黏膜上皮有相同**反應接收器**（effector）的細胞。若是如此，細菌就可進駐其上引起發炎，造成十二指腸潰瘍。這說明了胃幽桿菌感染是在胃部，但為何與十二指腸潰瘍也那麼關係密切。

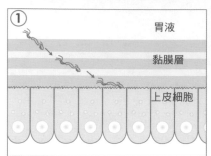

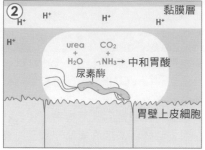

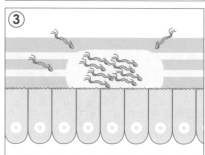

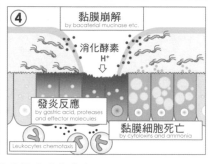

胃幽桿菌是如何造成胃黏膜的傷害

　　胃幽桿菌的鞭毛在胃粘液層內部移動、並附著於上皮細胞的表面。　尿素 遇上黏液中的尿素而產生氨，中和了胃酸。　沒被胃酸酸殺死的胃幽桿菌在黏液層進行增殖。此外，趨化因子將周圍的其他胃幽桿菌引來。　胃幽桿菌產生的各種分解酵素破壞了黏液層，讓失去黏膜保護的上皮細胞發炎（參考 圖中央）。此外細菌分泌出的VacA等毒素（右），透過IV型分泌裝置注入上皮細胞的反應接受器分子（左）對上皮細胞產生傷害，讓發炎的症狀惡化。

　　曾有人質疑，胃的強酸環境真有細菌能適應且寄居？以上摘自網路「維基百科」的胃幽桿菌仨胃黏膜之生長模擬圖示和筆者所作部分修正說明，可初步釋疑。重點在於胃幽桿菌特有分泌的**尿素酶**與黏液的**尿素**作用產生**氨**（NH_3），**可中和胃酸**。有關胃幽桿菌與胃腸病症的關係，整理於下頁表供參考。

胃腸病症	Hp感染	其他原因	Hp Ab	說明
急性胃炎	人體實驗	也有可能造成急性胃炎	不一定測得到	腹痛、嘔吐等不適症狀，胃竇部或整個胃發炎。
慢性胃炎	九成無症狀	也有可能	可測得	由急性轉慢性，嚴重胃炎要用抗生素殺菌。
非潰瘍性消化不良	殺菌有五成可改善胃炎，但是症狀？		不一定	上腹部不適或胃酸逆流長達一個月以上，相關檢查無異常發現。
消化性潰瘍（十二指腸）	幾乎全部		陽性	胃內Hp被消滅後潰瘍不再發。
胃部*消化性潰瘍	七至八成	三餐不定時、暴飲暴食、酗酒、壓力大、濫用消炎止痛藥NSAID。	*陽性比例甚高	20～25%是因經常服用NSAID引起，合併患者要先殺菌治療才能用止痛劑。
胃癌	讓早期或進行癌之危險性提高四倍	配合致癌因子	可測得	動物實驗證實與胃腺癌有關。WHO將之歸於第一群確定性致癌因子。

* 受測者有明顯上腹部不適症狀且Hp抗体檢查呈明確陽性，表示患者曾經或正在感染Hp的機率超過90%；若抗体檢查為弱陽性且無明顯胃腸症狀時，大都屬於曾感染但復原的人。不過，另有研究指出，不到一半的Hp抗体強陽性受測者而又有真正腸胃不適狀況，其他無症狀的人可能與胃幽桿菌菌株的基因（毒素強弱不同的菌株）有關。長期與胃幽桿菌和平共存的無症狀帶菌者，是否要治療目前還有爭議，原因是癥結點圍繞在「胃幽桿菌長期感染是否與胃癌的發生有關？」。比較確定且無異議的是，消化性潰瘍的病因確診為胃幽桿菌感染時，醫師該積極投予抗生素做殺菌治療，再透過追蹤Hp抗体的下降來確認療效，以避免細菌長期寄生，**促發了癌變因子**。

感染胃幽桿菌若不治療，靠自身的免疫力可與毒性較低的感染菌株共存數十年（抗体檢測持續維持弱陽性），也有可能自行痊癒（某些感冒藥內含的抗生素竟「意外」殺死胃幽桿菌）。無論是吃藥或自行痊癒，胃幽桿菌被消滅殆盡後100～150天內抗体會逐漸下降，有些人直接降到陰性範圍；有些則呈弱陽性維持一年。所以，實驗室對於**陽性報告的解釋應趨於保守**，除非受測者告知有明確症狀，可能曾經或正受到感染以及胃幽桿菌與腸胃潰瘍有關的「說明」較能成立。

另外，若治療無效或再度復發，抗体量不會下降且可能在五個月後上升到另一個高點。「三合一」或「四合一」用藥（見232頁）有些病人不適應，如果抗体濃度下降不明顯，可考慮用**胃鏡**（看潰瘍病灶及取檢體）或**尿素呼氣試驗**（間接評估菌量）做為療效監測。

重點說明

利用免疫法定量或快速診斷試劑測定抗体的**偽陰性很低**，加上具有價格經濟和快速方便的優點，相當適合做為潰瘍的篩檢利器。換句話說，若檢出陰性的結果，應可排除受到胃幽桿菌感染的可能，省下直接執行較昂貴之「侵襲性」檢查的費用與「痛苦」。

有關目前臨床上常做的各種胃幽桿菌檢查之說明與優缺點詳見下兩表（**第一表格為侵襲性檢查，次表格則是非侵襲性檢查**）。

侵襲性 檢查名稱	說明／優缺點	特異性 %	靈敏度 %
病理組織學 切片檢查	用胃鏡取兩塊以上組織，染色鏡檢Hp之存在？可同時觀察胃黏膜發炎或潰瘍的情形。	73～91	87～97
細胞刷拭檢查或 直接抹片染色 brushing cytology direct smear	做內視鏡檢查時直接由胃竇部取刷拭抹片，或利用切片組織直接抹片染色鏡檢。	90～96	95～98
快速尿素酶檢查 rapid urease test （CLO test）	將距幽門3.5cm附近的黏膜刮取組織，置於含有酚紅指示劑的尿素瓊脂片內，若有Hp則會分解尿素而使瓊脂片變色。缺點是若有胃出血或抗生素、藥物存在，易有偽陰性（特異性降低）。	64～82	90～97

侵襲性 檢查名稱	說明／優缺點	特異性 %	靈敏度 %
細菌培養 bacterial culture	取胃黏液組織作細菌培養是最標準的方法，優點是特異性幾乎百分百，並可知道對抗生素的感受性和適用度。缺點是成本高又費時，運送、分離、培養等技術決定成敗。	100	71～99
核酸聚合酶連鎖反應 PCR polymerase chain reaction	很貴，費時費工，屬於研究層面檢查。少數菌體DNA經連鎖反應增多可提高靈敏度到百分百、可分型Hp基因是重要的優點。	90～96	95～98

註：特異性和靈敏度的部份資料參考1986～2000年台灣消化系醫學會年會報告。

非侵襲性 檢查名稱	說　明／優　缺　點	特異性 %	靈敏度 %
尿素呼氣偵測法 $_{13}$C / $_{14}$C UBT urea breath test	利用同位素碳標定在尿素分子，受測者在喝下尿素藥劑前後分別依指示呼一口氣。若有Hp，將代謝尿素藥劑成帶同位素碳之CO_2自肺部排出，藉由儀器測知同位素碳在呼氣袋內的量。$_{14}$C有放射性；$_{13}$C為穩定同位素，現大多使用$_{13}$C-UBT。若只針對Hp的檢查，可取代傳統胃鏡。	87～95	96～99
血清學檢查 serologic tests 　ELISA免疫法 　免疫乳膠凝集法 　免疫色層分析法	偵測血中Hp抗體以做為感染甚全評估與潰瘍之關係，是目前最普遍的非侵入性檢查。感染21天後用各式測抗体方法可測得IgG，不適合評估活性感染和殺菌治療的立即療效追蹤。	71～97 43～90 89～98	85～95 68～93 96～100

非侵襲性 檢查名稱	說 明／優 缺 點	特異性 %	靈敏度 %
全血快速篩檢 blood rapid test	一滴血篩檢試劑片，簡單方便又便宜，但偵測抗体的敏感度和特異性不高。	63～75	52～60
糞便抗原檢查 Hp stool antigen HpSA	利用兩種Hp外膜多株抗休製成試劑，以免疫法偵測排出於糞便內的Hp抗原。由於是直接測定菌體抗原，敏感度和特異性中上，又可避免服用胃藥及抗生素的影響，但糞便檢體仍有干擾問題。	90～97	85～95
尿液（或唾液） **抗体檢查** Hp IgG in urine	敏感性和特異性偏低，要測Hp IgG，血裡的量要比尿液或唾液高多了。此法現今已無使用價值。	70～87	50～85

註：特異性和靈敏度的部份資料來源參考1986～2000年台灣消化系醫學會年會報告。

健檢項目

臨床生化檢驗 ★★★	澱粉酶　amylase；Amy.	
檢查意義綱要	對於上腹部絞痛且噁心嘔吐患者輔助診斷急、慢性胰臟炎	
健康檢查分類	全身功能性套檢；胰臟機能搭配肝膽功能檢查	

檢體／採集

0.3 cc以上**血清**、肝素血漿。避免溶血，可冷凍保存。最好空腹。

檢測物

澱粉酶（amylase）的學名為α-1,4-D-glucan glucanohydrolase（β型澱粉酶的學名glucano-要改成malto-），能將葡萄醣聚合物如澱粉、肝醣等多醣類水解成糊精（dextrin）、麥芽糖（maltose）等及少量的葡萄醣。

澱粉酶分為α、β、γ三種，α型可任意切割澱粉粒質（amylose）和澱粉膠質（amylopectin）中的α-1,4 glycoside linkage。α-澱粉酶存在於動物組織中，人體的胰臟和唾液裡含量最多，由於分子量不大（約45～50 Kdt.），血中的澱粉酶可通過腎臟經尿液排出。最適合澱粉酶作用的pH值為6.9～7.0，需要氯及鈣離子的活化。澱粉酶易被草酸鹽、檸檬酸鹽及EDTA等抗凝劑所抑制，因此，最好使用**血清**來測定澱粉酶，以免驗不出來（**偽陰性**）。

參考值

國內絕大部份實驗室已使用全自動生化分析儀來檢測澱粉酶，分析原理為酵素（UV）法，常見的血清澱粉酶正常參考區間綜合整理如下供參考：

16-36～100-128 U/L

危險通報值：**＞500 U/L**

若要測定尿液的澱粉酶含量，常採集兩小時或二十四小時尿液進行分析，正常參考值如下：

兩小時 **1.5～27.0 U/L**；二十四小時 **＜460 U/L**

臨床意義

澱粉酶大量存在於唾液和胰臟分泌液中，主要功能是**協助分解澱粉**等多醣類食物，正常血中的含量很少。**約八成急性胰臟炎**患者的澱粉酶會在兩小時內開始上升，於24～30小時迅速達到最高點，兩、三天後（尿液則需要7～10天）回復到正常。慢性胰臟炎的血清澱粉酶含量，大都維持正常或些許升高。胰臟炎復發時血清澱粉酶活性也會增加，只是不如急性期來得明顯。另外，臨床上發現，血清澱粉酶的數值與

胰臟炎病情嚴重程度成正比，持續升高表示細胞壞死的愈來愈多或已形成胰臟偽囊（pseudocyst）。

　　血清澱粉酶的異常增加或減少，所顯示之狀況整裡於下表。澱粉酶偏低（如接近正常參考區間下限值）較無臨床意義，不過仍有相關疾病或特殊情況可參考。

異常值 U/L	生 理／病 理／疾 病
上升＞300	急性胰臟炎、胰臟疾病（如偽囊）。
中度上升 150～300	膽道阻塞或發炎；腹腔發炎、潰瘍；急性脾臟損傷；異位懷孕；唾液腺阻塞或發炎。
下降	酒精性肝炎、肝硬化、膿瘍；阻塞性黃疸；腎功能失常。

重點說明

　　由於澱粉酶從急速上升到降回正常的時間很短，診斷急性胰臟炎常會錯過最佳時機，若加驗**脂解酶**（lipase）或**兩小時集尿**之**澱粉酶**（2 hrs urine amylase）**測定**或許可解決此缺憾。通常在胰臟炎發作時**胰脂解酶**也會跟著升高，脂解酶維持於高值約七天，比澱粉酶好多了！有研究指出，三酸甘油脂過高時，澱粉酶測不太出來。然而據統計，約有兩成以上患有胰臟炎的病人屬於體重超重者（三酸甘油脂常過高），導致澱粉酶檢驗得到「偽陰性」結果。我們常提醒在臨床工作的醫檢師要注意此狀況。

　　澱粉酶也有多種同功異構酶（isoenzyme），利用SDS-PAGE電泳法可將之區分為**胰臟型**（P_1、P_2、P_3）和**唾腺型**（S_1、S_2、S_3、S_4）共七種（右圖）。

　　S型的來源較廣，除唾液、淚水、汗腺外，白血球及肺、氣管、卵巢、乳腺等之腫瘤細胞都可合成，**P型**則只來自胰臟。正常血液裡的澱粉酶S型與P型比例約6：4，急性胰臟炎時增加的全是P型，若是唾腺炎、腮腺炎、卵巢疾病等的澱粉酶升高則以S型為主。

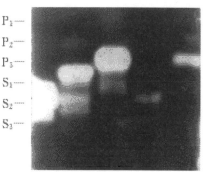

amylase同功 凝膠電泳分析結果圖

健檢項目

臨床生化檢驗 ★★★	脂解酶　lipase；Lps.
檢查意義綱要	對於上腹部絞痛且噁心嘔吐患者輔助診斷急、慢性胰臟炎
健康檢查分類	全身功能性套檢；胰臟機能搭配肝膽功能檢查

檢體／採集

　　0.3 cc以上血清、肝素血漿。避免溶血，可冷凍保存。最好空腹。

檢測物

　　脂解酶（lipase）的學名為triacylglycerol acylhydrolase，是指一群存在於人體組織或血中、能水解三酸甘油脂（triglyce-ride）成甘油及脂肪酸的酵素。四類脂解酶分別是真脂酶（true lipase）（居多）、羧脂水解酶（carboxylic ester hydrolase）、芳香脂水解酶（erylester hydrolase）及脂蛋白脂酶（lipoprotein lipase）。

脂解　水解三酸甘油脂的位置

　　真脂酶為分子量48 Kdt.的醣蛋白，僅能水解三酸甘油脂分子中1、3位置的脂肪酸，形成兩個脂肪酸及一個單甘油脂。主要來自胰臟（本文檢測物），其次是胃、腸黏膜及肺。**脂蛋白脂酶又稱為「清除因子」**，能**水解**血管壁上脂蛋白的**三酸甘油脂**（見57、61頁）。

　　利用各種活化劑或抑制劑之作用可區別不同的脂解酶，例如真脂酶可被膽鹽、鈣離子或白蛋白活化，而被重金屬、絲胺酸所抑制。

參考值

由於脂解酶的檢驗方法及試劑成本差異頗大，從傳統的比色法（colorimetry）到酵素動力學法（enzymatic）都已發展成熟，應用於自動生化分析儀上機測定，但數據判讀務必依據實驗室所附的正常參考值如下：

22～51 U/L

「內行人」可由數據區間大概知其檢驗方法，不同系統但原理相似的檢驗數值才能相互比對。

臨床意義

脂解酶大部份是由胰臟所製造分泌、水解三酸甘油脂的一群酵素，在血液中的含量不多。但於急性胰臟炎時2～6小時內開始上升，12～30小時達到高峰，兩、三天後緩緩下降，8～14天恢復到正常值。脂解酶酵素活性的上升、下降趨勢與澱粉酶相同，只是時間較長。

針對急性胰臟炎的評估，澱粉酶和脂解酶的特異性都不錯。澱粉酶比脂解酶較普遍被使用，檢驗成本考量是重點，但澱粉酶有臨床意義升高期太短的問題（參見239頁），真是應證了一句俗諺：「有一好無二好。」有關血清脂解酶異常增加（減少較無臨床意義）之病症整裡於下表。

異常值 U/L	生 理／病 理／疾 病
上升＞100	急性胰臟炎；與胰臟相關的疾病如感染、發炎或損傷、腫瘤。
中度上升 51～100*	膽道炎、阻塞；膽囊炎；膽石絞痛；肝硬化；腹膜炎；十二指腸潰瘍；腸絞痛；腎病；脂質栓塞；麻醉止痛藥使用。

* 利用比色法所得之正常參考值範圍較大，例如73～393 U/L。

重點說明

澱粉酶搭配脂解酶一起檢驗，除了可做為急性胰臟炎、胰臟癌等輔助診斷外，另可區分腮腺炎、腸炎、腸阻塞及各種肝病，因為脂解酶的活性於上述情況大都正常。

脂解酶的分子量與澱粉酶差不多（45 ± 3 Kdt.），但卻不會出現在尿液，因此無集尿之脂解酶測定。

10 肝炎病毒血清學標記

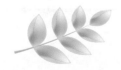

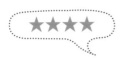

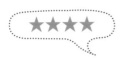

台灣人的「國病」
病毒性肝炎、肝癌

⊙肝病是什麼？也就是肝炎嗎？

　　肝病或肝疾（liver disease）一詞較籠統，大部份肝病之起因是醫學上簡單統稱的肝炎（hepatitis）。肝炎泛指肝臟的主成份肝細胞（hepatocyte）因病毒等微生物的感染，或受到輻射、高燒、酒精、藥物、毒素、其他不明生理病理因子之傷害，造成細胞壞死、白血球浸潤及肝組織變質等發炎現象，依據病程變化而有急性、慢性之分。

　　急性肝炎的症狀都很像，大都不離發燒；噁心、嘔吐；輕微黃疸、肝腫大，不易從臨床表徵來區別，醫師只能透過病因、病史問診和實驗室檢查才能一窺初貌。從上述的病因，簡單將肝炎再分為病毒性和非病毒性兩大類，請參見下圖及次頁表。

　　台灣位處亞熱帶，在流行病學上本來就是屬於易罹患腸胃肝膽病的地方，由肝炎病毒感染所引發的急性肝炎再轉換成慢性肝炎、肝硬化、肝癌，更是影響國人健康的大敵。因此，有必要將四種常見肝炎病毒的特性比較整理於下頁表，供各界參考。

⊙台灣病毒性肝炎的盛行率極高

　　前台大醫院內科教授、醫學院院長、中央研究院院士（92年起）陳定信在當住院醫師時即覺得奇怪：「怎麼台灣有這麼多肝病的病人？」根據研究

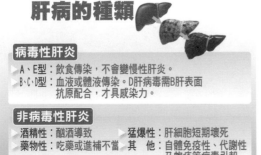

肝病的種類

病毒性肝炎
- A、E型：飲食傳染，不會變慢性肝炎。
- B、C、D型：血液或體液傳染。D肝病毒需B肝表面抗原配合，才具感染力。

非病毒性肝炎
- 酒精性：酗酒導致
- 藥物性：吃藥或進補不當
- 猛爆性：肝細胞短期壞死
- 其　他：自體免疫性、代謝性及皰疹等病毒引起

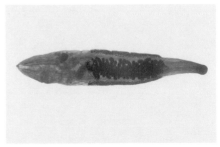

中華肝吸蟲壓扁玻片圖

分類	肝炎		概述
病毒性肝炎*	肝炎病毒	傳染型　A型肝炎 E型肝炎	hepatitis A、E virus經由飲食的糞口途徑而傳染，潛伏期較短。
		血清型　B型肝炎 C型肝炎 D型肝炎	hepatitis B、C、D virus主要是經由血液交換（輸血；共用刮鬍刀、針頭；危險性交）及母子垂直而感染。
	其他病毒感染*		疱疹病毒科的巨細胞病毒cytomegalovirus
非病毒性肝炎*	其他微生物感染		如中華肝吸蟲Clonorchis sinensis
	輻射性肝炎		因輻射暴露所造成。
	酒精性肝炎		長期的酒精、不當的藥物使用、毒素食用所造成肝細胞破壞。
	藥物、毒物性肝炎		
	猛爆性肝炎		廣泛性、全面性大量肝細胞壞死。
	自體免疫性肝炎		自體免疫反應所造成的綜合症狀。
	代謝障礙性肝炎		

* 能引起人類肝炎症狀的病毒有多種，而病毒性肝炎的明確定義是指病毒「專門」**侵犯肝細胞**（病毒顆粒複製場所），造成主要是急性肝臟病變的一種全身性疾病。

* 有些分類如「財團法人肝病防治學術基金會」海報文宣就把其他**非肝炎病毒**（如疹病毒科的病毒）所引起的**肝炎**均歸屬於「非病毒性肝炎」。

* 過去常將傳統的病毒性肝炎依傳染途徑及潛伏期長短再予以細分為**傳染型、血清型**。

統計，十年前每五名台灣人中便有　一人得過B型肝炎，預估B型肝炎病毒帶原者有三百萬人。肝病（病毒性肝炎）可說是台灣最重要的「本土病」，過去，幾乎和「國病」畫上等號。

　　1975年，陳定信醫師帶著近300管病人血清，到東京學習抗原、抗體檢測技術，回台後測試了近2000支血清樣本。再經「台灣肝炎之父」宋瑞樓教授和其他研究團隊之共同努力，發現了驚人的事實：「台灣B型肝炎感染率居世界第一，帶原者比率也是世界之冠！」原來，國人肝病的罪魁禍首就是B型肝炎病毒。在台灣，80～90%四十歲以下成人都曾得過B型肝炎，與美國的感染率僅10～15%相比，令人驚訝！在台灣，感染後成為病毒帶原者的比例則有15～20%，較全世界的平均值高出好幾倍。這兩個「世界冠軍」，讓肝炎成了不折不扣的「國病」，也令陳醫師和其他學者心情沉痛。

肝炎病毒血清學標記

	A型肝炎病毒	B型肝炎病毒	C型肝炎病毒	D型肝炎病毒
相關疾病舊名	傳染性肝炎	血清性肝炎	輸血後肝炎	猛爆性肝炎
病毒分類	小RNA病毒科 腸病毒第72型	肝病毒科	黃病毒科	類病毒
基因結構	單股線形RNA	部份雙股 圓環狀DNA	正向單股 線形RNA？	正向單股 環狀RNA
對理化處理 因子的耐受性	較強	中等	較差	中等
主要傳播途徑	糞→口	血液、注射	注射、血液	同B肝病毒
次要傳播途徑	無	胎盤、唾液等其他腸胃道外途徑		同B肝病毒
臨床表徵 ·發作方式 ·發燒38℃↑	突然 常見	潛襲 較無	潛襲 較無	潛襲 較無
潛伏期	15～42天	50～170天	43～50天	？
帶原狀態	無	有	有	有
病毒主要存於	糞便 黃疸前後兩週	血液 數月～數年 唾液、精液常有	血液 數月～數年	血液 數月～數年
轉慢性肝炎、 肝硬化或肝癌	只有急性感染 無後遺症	易有慢性帶原 有後遺症	易有慢性感染 有後遺症	HBV一起感染 易有急性猛爆 慢性、後遺症
血清學檢測 ·急性期	anti-HAV IgM	anti-HBc IgM	？	anti-HDV IgM
其他抗体抗原	anti-HAV IgG HAV Ag （糞便）	sAg、sAb、 eAg、eAb、 anti-HBc IgG	anti-HCV IgG	HBsAg anti-HDV IgG δ Ag（血液）
GPT/GOT上升	1～3週	1～6個月	1～6個月	？
治療預防 ·免疫球蛋白 ·疫苗注射	常可防止黃疸 有	可防猛爆肝炎 有且效果不錯	使用干擾素 尚無	可防猛爆性肝炎 尚無

　　另外，因陳醫師之專注於肝炎研究（先B肝後C肝），以帶原家族進行篩檢，印證帶原母親將B肝病毒傳給新生兒的垂直感染理論，揭開另一肝炎傳染途徑的神秘面紗，之後也證實B肝病毒與肝硬化、肝癌有關。

　　台灣每年約有一萬多人因肝炎、肝硬化、肝癌而死亡，原因是台灣的肝

炎病毒感染相當普遍甚至到猖獗。會引起肝病的肝炎病毒有五種，即A、B、C、D、E，每一型的急性肝炎均有少數病例會死亡。但更令醫界注意的是B、C、D型有可能變成慢性肝炎，甚至發生肝硬化，此外，B型及C型肝炎還可能演進成肝癌。

肝炎、肝硬化、肝癌演進三步曲

有關數種重要的病毒性肝炎之預防感染（傳播途徑）與治療防治，整理於下頁表。先了解B型及C型肝炎的疾病特性、傳播途徑及預防治療後，再說明為何某些人被B、C肝炎病毒感染後，容易從急、慢性肝炎演變成肝硬化、肝癌。

肝炎、肝硬化、肝癌之「肝病三步曲」可說是台灣人的「國病」。根據國民健康署資料顯示，肝臟細胞會發生癌症病變，其中約有85%的案例是由病毒性肝炎引起，演變成肝硬化、最後造成肝癌；而有15%的案例不經由肝硬化的過程，直接從肝炎行進到肝癌。在台灣，大約三百萬人感染過B型肝炎，罹患B肝後惡化成肝癌的比例，是其他未得B肝人的一百五十倍，平均每天有三十三人死於肝病。根據衛福部這幾年所公佈的資料，肝細胞癌一直是男性、女性癌症死亡率的前兩名，慢性肝病、肝硬化則是在1994～1998年所公告的「十大死因」中位居第六名。在台灣每年約有五千人死於肝癌、四千人死於肝硬化，而有如此高的死亡率，與起因於B型肝炎所「吹奏」出的行進三步曲絕對脫離不了關係。

簡單說，病毒性肝炎是指肝臟遭受肝炎病毒侵入，在肝細胞內繁殖，經過一段潛伏期後所引起的肝臟發炎。至於肝炎在急性期過後未完全康復，加上其他因素（如沒好好休養、勞累工作或酗酒），使得肝細胞被B肝、C肝等病毒不斷破壞而長期處在發炎的狀態（慢性肝炎）。已受損的肝細胞雖可不斷地修復，但過程中也會引發肝細胞內的纖維質增加而形成如「疤」一般的硬組織，且細胞無法有再生能力。最後，整個肝臟的功能喪失殆盡，無法將身體的廢物排除、分解毒素及合成人體重要的蛋白質。

當肝細胞長期纖維化、功能不良（尤其是慢性活動性肝炎CAH），導致細胞癌變作用，甚至影響了肝內膽管。雖然肝癌是泛指肝臟的癌症（含肝內外管癌），但在台灣因為將近九成的肝癌是由肝臟細胞變異而來，所以肝癌就成為肝細胞癌的統稱了。

有些人受到B肝、C肝病毒感染後會發展成慢性肝炎，而是否會進一步轉為肝硬化或肝癌則視治療效果而定。得了慢性肝炎應找專科醫師定期診治，

	A、E型肝炎	B型肝炎	C型肝炎	D型肝炎
主要傳染途徑	汙染的食物或飲水，經口傳染。	透過血液、體液交換，尤其是e抗原陽性者。	與B型肝炎相似。	經由血液、體液傳染。
感染現況	成人大都感染過。70%青少年無抗体；13歲以下的小朋友幾乎未曾受到感染。	帶原者「親密接觸」之水平傳染與母子垂直感染同等重要。因新生兒全面施打疫苗成效良好，兒童感染率降至2～3%以下。	垂直感染較少見。感染病例大都因輸血。	HDV須利用HBV才能繁殖。大都為共同感染案例。
阻斷傳染源	飲食衛生，勤洗手，不吃生冷食物尤其海鮮、生水。	垂直感染因疫苗注射而被阻斷。避免不必要之輸血、打針、針灸、穿耳洞、刺青、紋眉、不共用牙刷及刮鬍刀以防水平傳染。	當把C肝抗体全面納入捐血之篩檢後，C肝已大幅減少。	不施打毒品共用針頭。避免B肝感染。
治療與預防注射	A肝免疫球蛋白短暫有效。完整打三劑疫苗可有效預防。	B肝免疫球蛋白短暫有效。s抗原、s抗体及c抗体皆陰性的人最好打疫苗。早打疫苗是預防B肝王道。	疫苗仍研發中。	治療或預防B肝，即可防治C、D肝。

不可隨便相信偏方或亂吃草藥。目前療效最佳的是干擾素，也有幾種初步實驗發現可能有效的藥物，實際用藥情形應由醫師來仔細評估。少數人會對B肝病毒（特別是與D肝病毒共同感染時）產生強烈的免疫反應，因而造成肝細胞急速大量壞死的猛爆性肝炎，醫師在處理此種狀況時會特別小心。

肝硬化可能的死因有：

一、肝機能慢慢衰退，最後導致肝昏迷而死亡。

二、肝硬化者的食道靜脈會變粗大（靜脈曲張），嚴重會破裂出血。

三、5%的肝硬化會併發肝癌，因此，肝硬化患者應定期追蹤診治。

易罹患肝癌的高危險群包括有肝癌家族病史的人、肝硬化患者、慢性B、C型肝炎病患以及B肝病毒帶原者。其中，以肝硬化病人和家族中有兩人以上得肝癌病史者的機率最大，應儘早追蹤檢查。**追蹤的項目包括：**

　　一、二十歲以上成人，每半年驗一次的**肝功能及甲型胎兒蛋白檢查。**

　　二、四十歲以上者，除了半年一次的驗血外，每兩年該做一次腹部超音波檢查。

　　三、如果已有肝硬化，腹部超音波檢查則應縮短爲每三個月一次。

⊙ 另類「台灣之光」

　　有台灣「肝帝」美譽的陳定信醫師，投入肝炎研究四十餘年，成功帶領台灣醫界躍上國際舞台。陳醫師在1992年當選中研院院士，2005年又獲得美國國家科學院海外院士榮耀，但締造這些光環之前，台灣人民卻深陷肝炎病毒感染、帶原率世界「雙冠王」的痛苦深淵。

　　要如何阻斷B型肝炎在台灣的「代代相傳」？在陳醫師的努力推動下，全球第一個國家級B型肝炎預防注射計畫誕生！1984年七月，政府先針對帶原母親的新生兒注射疫苗，1986年擴大到所有新生兒。在計畫啓動後，台灣B肝帶原率由15%降至2%以下，小兒肝癌發生率也大幅下降，首度證實疫苗可預防癌症。在新生兒施打B肝疫苗施實多年後，預計未來二十年內，B型肝炎可望從「國病」當中除名。

　　台灣是第一個全面施打B型肝炎疫苗、第一個證實疫苗可預防肝癌的國家，肝炎防治成效傲視全球（目前已有一百多個國家跟隨台灣的腳步，推動兒童B肝疫苗接種），爲全人類留下寶貴的經驗，國際上也對肝炎這個疾病改觀！世界衛生組織WHO於2010年5月21日通過決議，把每年的**7月28日**訂爲「**世界肝炎日**」（World Hepatitis Day）。

　　另外，陳醫師研究團隊創新開發出有效的**C型肝炎合併療法**，現已成爲C肝的全球化標準療法（golden standard）。在陳醫師的領軍下，台灣的肝炎研究，從落後、逐漸迎頭趕上到領先超前國際水準，讓陳醫師於某次的演講上有感而發：「當年（1965），美國Blumberg博士發現「澳洲抗原」（筆者按：即六年後新命名的B肝病毒表面抗原HBsAg）讓全世界獲益，其中，惠台灣良多。如今，台灣醫界有能力把肝炎防治的經驗與全世界分享，這將是我們未來繼續努力的使命！」

肝炎病毒血清學標記

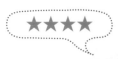

簡易判讀五種B型肝炎病毒血清學標記所呈現的意義

🐟 B肝病毒血清學標記的意義

　　國內常做的五種（兩對半）B肝標記（hepatitis B serologic markers），其陰性（－）、陽性（＋）所代表之B肝病毒感染意義，簡單整理於下表供參考。需提醒，某些項目若未執行，要注意當有做時陰、陽性的各種可能。

　　筆者在整理此表時，原本列出許多表註，為了不讓表格太複雜以利一般讀者貼近了解，簡單將表註提綱挈領到主文來逐條分段說明，讀者在閱讀時可反過來搭配表格較易進入狀況。若還有不明瞭之處，應參考後文各篇章有關B型肝炎病毒之介紹。

　　若為無症狀B肝病毒感染（表註1），患者的B肝病毒表面抗原（HBsAg）出現時間很短（在潛伏期時最早出現），有時測不到，B肝病毒表

	從未感染	病毒存在 (有活性)	無症狀感染[1]	健康慢性帶原者	傳播強帶原者	治療復原	急性肝炎	慢性肝炎	肝硬化肝癌
HBsAg 表面抗原	−	+	從+到−	+[2]		+/− −	從+到−	+ −	
HBsAb 表面抗體	−[3]	− 30%+	從−到+[3]	+[4]		+	+		
HBeAg e抗原	−	−	20%+[5] 80%−[5]		從+到−[5]	−[6]	−[6]	+[6]	長期+
HBeAb e抗體	−		− +[5]	±		+[6]	+[6]	+[6]	
HBcAb 核抗体			+[3]	+	+	+	+	+	+
HBV-DNA 病毒基因	−			+	±				±

面抗体（HBsAb）很快上升。

　　若感染超過六個月，HBsAg仍為陽性（表註2）且急性肝炎症狀已「解除」，可視為**慢性健康帶原者**。

　　理論上，HBsAg消失後2～16週HBsAb才會被測到，HBsAg不轉陰性時HBsAb不該陽性（表註3）。HBsAg消失而HBsAb尚未生成這段時間（短則數週長可達數年），採血所驗出的雙陰性可簡稱為「**空窗期**」。但有30%的情況是兩者都陽性（雙陽性者**肝炎預後較差**），原因可能是病毒發生突變，製造出一些稍微不同、而HBsAb無法與之作用的HBsAg。

　　HBsAb是最主要的**保護性長效型抗体**，陽性代表病毒感染結束或疫苗注射成功，是具有免疫力的指標。初次生成的抗体效力不長，通常要重覆感染（或變異株）或疫苗注射到三、四劑，抗体才有可能持續到十年左右。高危險群（如醫護人員）建議體內最好維持有100 IU/L以上濃度的抗体，一般成人50 IU/L即可。

　　HBeAg通常被視為**活動性肝炎的指標**。HBeAg被測到的時間大都與HBsAg同步，也就是說當**HBsAg陽性時HBeAg也會開始陽性**。這代表病毒正在複製，體內處處有病毒，傳染性高。因此，孕婦篩檢HBeAg呈陽性時，新生兒必須要在24小時內施打**B肝免疫球蛋白**（HBIG）來預防。

　　若於B肝病毒急性感染期，出現HBeAb（＋）、HBeAg（－），表示患者痊癒機會高，若同時HBsAb（＋），則可視為不僅痊癒也結束B肝帶原狀態。若此HBeAg（－）、HBeAb（＋）之**消長轉換**發生於慢性B肝感染，且HBsAg長期陽性，表示病況轉好或為健康無症狀、**傳染性低的帶原者**。

🕐 B肝標記在血中含量的時程

　　有關上表如此複雜的B肝感染病況與五種血清標記檢驗結果之關係，再簡化整理出以下數條「重點記憶」。若搭配下頁由筆者自繪的「五種B肝標記在血液中含量的時程圖」一起研讀，將更容易進入狀況。

　　一、表面抗原（HBsAg）、e抗原（HBeAg）消失，表面抗体（HBsAb）、e抗体（HBeAb）才會陽性。有感染過B肝病毒的人核抗体（HBcAb）最容易被測到（陽性機率高）。

　　二、表面抗原、表面抗体都陰性可打疫苗，核抗体**也陰性**則強烈建議打疫苗。

　　三、表面抗原只能看**現在是否感染**？e抗原在B肝檢查最重要，傳染力、帶原者、預後及慢性肝病的演變都與之有關聯。

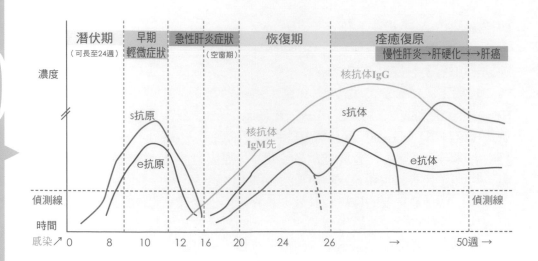

四、核抗体、表面抗体、e抗体三種抗体**陸續出現**，表示**一定感染過**，急慢性症狀或帶原的情形不一定。抗体的種類和量愈多代表**免疫力愈強**，病好的快、**慢性後遺症少**。

五、**打疫苗和自然接觸一樣**，多年後也可能會**再次感染**。有無急慢性症狀、會不會傳染給別人，不一定，視病情及個體的狀況而論。

六、想要順利看懂或解釋報告，不要一次同時納入五項「變數」來記，應切割成表面抗原、表面抗体一組；e抗原、e抗体一組；核抗体單獨，分別來看它們陰、陽性的可能代表結果及意義。

🔊B型肝炎病毒標記陰陽性的排列組合

五種B肝血清學標記之陰、陽性的排列組合，就「數學」理論可有32種，若加上介於陰、陽性的「灰色地帶」（±）之組合，將會複雜到難以整理。所幸，臨床上常見的B肝血清學標記陰陽性結果，並非所有組合都存在，有不少是不可能出現或無意義的（與病毒感染時程及採血時間點有關）。

總之，同時執行**全套B肝血清學標記檢驗**的判讀，仍可依上文所述將之拆解成表面抗原、表面抗体；e抗原、e抗体及核抗体來看，就很容易找出脈絡。在未進入「五種B肝標記較重要陰陽性排列組合模式簡易說明表」（254頁）前，有必要針對這五種B肝血清學標記物的檢驗意義再作摘釋。

一、表面抗原（HBsAg）出現時間短，正常消失後表面抗体才會陽性。對於**B型肝炎篩檢**來說，這是**經濟又方便**的指標，除了可知是否感染外也判斷是否爲健康帶原者？**表面抗原、表面抗体雙陰性**（若有驗核抗体也陰性）

時，強烈建議該去注射疫苗。

二、表面抗体（HBsAb）爲長效性保護抗体，驗出有或高值比較好，可推斷急性肝炎痊癒，轉爲健康帶原者。亦可視爲疫苗施打有成效。正常情況表面抗原若不消失表面抗体不會陽性，雙陰性爲「空窗期」；雙陽性代表肝炎預後差。

三、e抗原（HBeAg）比表面抗体「早幾步」陽性，e抗原與表面抗原常一起陰性或陽性。e抗原的陰陽性是感染及活動性肝炎、高傳染的指標。長期e抗原陽性爲慢性肝炎、活動性帶原者，轉成肝硬化、肝癌機會高。

四、急性B型肝炎好了之後，患者的e抗体（HBeAb）陽性、e抗原轉爲陰性。偶見有e抗原（快消失）和e抗体一起陽性，同時出現表面抗体陽性的機會高於表面抗原（快消失）。對於急性B肝的人，若測得e抗体陽性、e抗原陰性，痊癒機會高，若同時表面抗体陽性，則代表結束帶原狀態，傳染性低。

五、三種抗体中核心抗体（HBcAb）最早出現（IgM比IgG早），核心抗体IgM陽性爲初次近期感染。IgG陽性代表無症狀感染、打疫苗有效、急慢性肝炎、急性肝炎痊癒後之非帶原者。

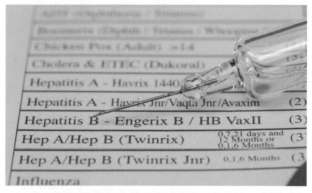

抽血檢查及施打疫苗是防治B型肝炎的不二法門

部份延用中國的慣稱	表面抗原	表面抗体	e抗原	e抗体	核抗体	簡易說明
單項篩檢	+					正感染，尚無症狀（潛伏期）或早期急性肝炎。將來可能是帶原者。
					+	感染過，表面抗体、e抗体降至測不到或還未生成的急性B肝恢復。
一片白	−	−	−	−	−	從未感染過。視狀況應施打疫苗。
空窗期	−	−	−	−（＋）	+	表面抗体未出現但e抗体未升或已升的急性B肝。
首次感染	+	−	+	−	IgM	B肝病程初期。
全"体"陽	−	+	−	+	+	B肝恢復。免疫力強，預後良好。
缺一"体"	−	−	−	−	+	B肝恢復。免疫力強，預後良好。
	−	−	−	+	+	等表面抗体或e抗体出現。
高傳染性（因e抗原）	+	−	+	−	−	正感染，早期症狀。活動性肝炎指標e抗原，有症狀時為急性肝炎。三個月內加驗表面抗体、e抗体、追蹤肝功能，若抗体出現則有保護力。
大三陽	+		+	−	+	三種抗體以核抗體最早出現，成人有症狀時為急性肝炎。e抗原陽性所以有傳染性，將來可能轉成慢性肝炎，活動性帶原者（同上）。
"好"B肝	+	−	−	−	+	表面抗原消失慢的急性肝炎。e抗原已消失，待e抗体生成，痊癒後不具傳染力。
不常見三陽	+	+	−	−	+	打過疫苗（或先前感染）後可能再次感染新變異株，表面抗原和表面抗体雙陽性者，急性肝炎預後差。
少見	−	+	−	−	−	曾感染或剛打疫苗，但為何e抗体、核抗体測不到？或只剛打表面抗体的免疫球蛋白（HBIG）。
變異株或再感染	±	−	−	＋或−	+	多年健康帶原者且表面抗体（或加上e抗体）已消失，但測到很低的變異表面抗原或新的再感染。

B型肝炎傳染與疫苗注射的迷思

10

⊕何謂帶原者？傳染力很強？

筆者從事醫學檢驗工作二十多年來經常被問起，測定五種B肝血清學標記及搭配肝功能檢驗時，如何透過檢查結果來解釋帶原者、傳染力、「空窗期」等問題，藉此機會，簡易整理分述如下。

一、B肝表面抗原數值高。

有測到表面抗原或指數高於參考值，並不表示在體內有活性的病毒顆粒數量多，也與病毒的傳染力、肝炎病症嚴重程度無關。

二、表面抗原陽性且GPT異常升高，表面抗体陰性或弱陽性。

人體首次受到B肝病毒感染時會經過兩、三個月到半年不等的潛伏期，表面抗原會率先出現，比急性肝炎症狀還要早。身強體壯者（不論年紀大小）可能無明顯肝炎症狀，表面抗原存在的時間很短（有時測不到）；若真發生有症狀的感染，表面抗原會隨著GPT（GOT有時也會升高）的上升而達到高峰。發病約十幾天後免疫力漸漸產生，黃疸和臨床症狀慢慢消退，表面抗原下降，大部份的人會產生表面抗体。

三、表面抗原陽性（或陰性），GPT正常，表面抗体陽性。

一般患者經急性肝炎期後慢慢康復，表面抗原漸漸測不到，取而代之是表面抗体很快上升。但約有5~10%的人會轉成慢性帶原者，表面抗原持續存在六個月以上。

四、為何可以只驗表面抗原當作B型肝炎篩檢指標？

若加入檢驗成本考量，五項B肝血清學標記中也只有做一項表面抗原的篩檢效益最大。執行表面抗原檢驗可看出受測者是否正受到病毒感染？表面抗原陽性結果出現在急、慢性肝炎病人及B肝病毒帶原者身上。間隔六個月再複驗一次若仍然陽性，沒有臨床症狀且肝功能檢查都正常，可判定為健康帶原者。

五、為何表面抗原、表面抗体雙陽性的比例愈來愈高？

理論上，表面抗原與表面抗体不會同時陽性，因為當測到表面抗体時表示對應表面抗原的抗体已大量生成，也將絕大部份游離的表面抗原作用掉了

（表面抗原消失）。這可能是因原體內的B肝病毒發生突變（視同新感染），或注射疫苗、再次感染到變異病毒株所造成。對於表面抗原、表面抗體雙陽性的評估，現今已將重點放在──醫師從檢驗報告得知該患者的肝炎治療之預後可能較差。

六、表面抗原、表面抗体雙陰性所代表的「空窗期」。

表面抗原消失快（少於受到感染後十六週）而表面抗體尚未被測到（上升慢可能與個體免疫力有關）這段時間，採血所驗出的雙陰性，可簡稱為「空窗期」。B型肝炎的空窗期短則數週，長可達數年。

七、若表面抗体陽性是否卡免驚？是否可以終生保護我？

表面抗体是人體免疫系統針對B肝病毒感染（或疫苗注射）及病毒初複製製造的表面抗原所形成之抗體，代表受檢者B肝病毒感染的狀態已結束且有免疫力，臨床上可見到疾病的復原。

由於表面抗体是**長效型保護性IgG**，除了看受到病毒感染和肝炎復原的情形外，**定量測定表面抗体的意義在於明白抗體濃度（效價）的高低**，反應出受檢者抵抗病毒再感染的機會及推估有效防禦病毒感染之時間長短。個體不論是自然感染或注射疫苗，若沒有機會再接觸到病毒，表面抗体IgG的量大多會逐年遞減（時間長短因人而異），一般約在十年後轉成陰性。

八、e抗原的e是什麼東西？為何測出有e抗原表示傳染力很強？

從完整B肝病毒顆粒的構造模擬圖（下圖），可見有三種抗原之所在位置。e抗原是B肝病毒內部的一種**水溶性蛋白分子**，於病毒複製過程中所發現的產物。以e代表secretory（s被surface所佔用），相較於表面抗原及少見的核心抗原之顆粒狀，e抗原為**分泌、釋出性抗原分子**。

B肝病毒製造e抗原是**為了錯誤引導宿主的免疫系統**並誘發形成**免疫耐受性**，以保護**核心蛋白衣**（表面有核心抗原、內有病毒DNA），避免受到抗體的攻擊。

臨床上，e抗原被視為**活動性B型肝炎及高傳染力的指標**。受測者的e抗原呈陽性（表面抗原常一起陽性），意味著病毒在人體內正處於複製活躍期，血、體液、分泌物裡有大量完整的病毒，此時，傳染性很強。

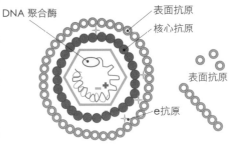

B肝病毒顆粒的構造模擬圖

九、我的e抗原呈陽性，為何醫師要我持續追蹤、重複檢查？

感染到B肝病毒後一至三個月內e抗原會出現，通常比急性症狀還早，但維持時間短（一個月左右）。驗出e抗原陽性者，間隔超過三個月再測一次e抗原亦為陽性時，應評估病人已進入慢性肝炎階段，醫師治療必須更加積極。

根據流行病學統計，e抗原陽性患者在接受治療後，e抗原大多會降成陰性且e抗体呈現陽性。所以，e抗原由陽轉陰、e抗体從無到有這種稱為「**e抗原抗体轉換**」，是重要的B肝治癒指標。理論上，e抗原陰性的慢性B型肝炎帶原者血中的病毒量大致很少。

十、為何e抗原又叫做「間接肝癌危險因子」？

e抗原是在感染後不久隨著表面抗原相繼出現，當表面抗体生成後，e抗原會漸漸消失，傳染力也愈來愈低。但少數慢性B型肝炎患者的e抗原數年內一直都陽性，肝功能指數也長期異常，代表日後演變成肝硬化及肝癌的機率大大提升。簡單說，e抗原長時間陽性者，病毒DNA的量愈多，最後轉成肝癌的機率大。

十一、四項（HbcAb有IgG、IgM兩種）B肝抗体生成的先後順序。

核抗体（HbcAb IgM）→核抗体（anti-HBc）→ e抗体 → 表面抗体（可參考252頁圖）。

十二、e抗体生成是B型肝炎治療效果的指標。

e抗体的出現（約感染後8～16週、e抗原即將消失時）代表自然急性感染野生株病毒的情形緩解，**症狀減輕、肝炎復原、傳染力降低**，可做為B肝治療效果的參考。

十三、 e抗原、e抗体雙陽性。

正常情況下，e抗原消失時e抗体才出現，但難免會有一小段時間是兩個標記都被測到，若長時間e抗原、e抗体雙陽性，通常為健康、無症狀的B肝帶原者。另外，最常見的是e抗原、e抗体雙陽性加表面抗体也陽性之活動性慢性肝炎。

十四、e抗原、e抗体的消長轉換搭配表面抗原、表面抗体陰陽性結果，可看出什麼？

若在急性肝炎期出現e抗原陰性e抗体陽性，表示患者痊癒機會高，同時測得表面抗体也陽性，則可視為不僅痊癒也結束B型肝炎帶原狀態。若此e抗原陰性、e抗体陽性之血清標記消長轉換發生於慢性肝炎期（延遲轉換），且表面抗原長期陽性，表示為病況轉好、健康無症狀、傳染性低的帶原者。

十五、為何不曾聽過有核心抗原？且核抗体要分為IgM和IgG？

　　B肝病毒在肝細胞內的複製過程（replication）相當複雜，核抗原（core antigen）雖同樣可引發人體的免疫反應且產生抗體，但不像表面抗原和e抗原在血液裡那麼容易被檢測，而且檢查核抗原的代表意義可完全被核抗体和e抗原所取代。

　　於B肝病毒感染的潛伏期時，核抗体的IgM和IgG幾乎同時生成，在輕微或急性肝炎症狀出現、GPT將要升高前，即可檢測出陽性結果。若有生成核抗体，在大多數人體內不僅最早出現還可終生維持（IgG），所以核抗体是五種標記中最能代表曾經和近期（IgM）感染的指標。

十六、一次整套B肝標記同時做（特別是因有核抗体）有何好處？

　　檢測核抗体有個重要功能是可用來評估表面抗原和表面抗体均陰性時，個體是否真的處於感染「空窗期」？病人自然痊癒後，不明的表面抗原消降太快時，採血檢驗的結果也顯現表面抗原和表面抗体雙陰性。此兩種情況，都可能因核抗体陽性與否而得到解決，**陽性代表曾感染**。

◉ B型肝炎疫苗注射的問題

　　根據台灣目前施打B肝疫苗的研究，注射第一劑後約二十天就會產生抗體，此時的抗體（以表面抗体為主）效果不強、時間也短，所以需要再追加兩劑。

　　整個注射流程完成後半年內有90～95%的人能順利產生超過100 IU/L的抗体，若未達此標準則建議再打第四劑。另外，那5～10%無法被

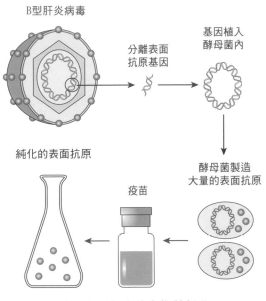

B型肝炎病毒

分離表面抗原基因

基因植入酵母菌內

純化的表面抗原

疫苗

酵母菌製造大量的表面抗原

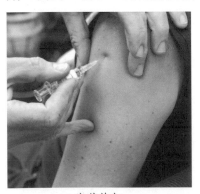

疫苗施打

B肝（表面抗原）疫苗生物製劑過程

疫苗誘發產生抗体的人，可能是屬於對B肝病毒有免疫耐受性（immunologic tolerance）的群體，一旦真感染了B肝病毒也極易成為帶原者。

注射疫苗的指標是表面抗原、表面抗体雙陰性，這有可能是未曾接觸過病毒（體內無病毒也無抗体），或是感染過病毒的健康人但保護性抗体都沒了。此情況可建議再次注射B肝疫苗（無論年紀大小），不過，若有驗或加驗核抗体而也得到陰性結果時（「三陰性」），是務必優先補打疫苗的族群。若是核抗体呈陽性，表示為空窗期，確實有感染，不必打疫苗。國內目前所使用的B肝疫苗，大多利用表面抗原或其具有抗原性的類似物來免疫（immunize）人體，以期產生表面抗体。所以，注射疫苗（非自然感染）者體內，理論上是測不到核抗体。

最後，將過去整理給實驗室醫檢師所用，簡易判讀五項B肝標記檢查常見的臨床意義之節錄（特別著重於肝炎病程和病毒在人體內的量）於下表，應有助於一般讀者了解B型肝炎血清學檢查結果的解釋。

臨床意義	HBsAg	HBsAb	HBeAg	HBeAb	anti-HBc
急性感染，潛伏期。	+	−	−	−	−
急性肝炎初期，病毒量多，傳染力強。	+	−	+	−	−
急、慢性肝炎，病毒量還多（活動帶原）。	+	−	+	−	+
急、慢性肝炎，病毒量不多（慢性帶原）。	+	−	−	−	+
急、慢性肝炎痊癒，病毒量很少。	+	−	−	+	+
健康帶原者：多年前的急性肝炎恢復，表面抗原測不到且表面抗体也降低至弱陽性以下。	−	−	−	−	+
空窗期：新感染的e抗体已出現，但表面抗体還未升高。	−	−（±）	−	+	+
急性感染已康復。	−	+	−	+	+
曾接種疫苗或感染過：長效保護性表面抗体還在，但e抗体已消失，核抗体也降很多。	−	+	−	−（±）	

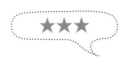

第三類法定傳染病
B型肝炎、A型肝炎

10

台灣的法定傳染病

法定傳染病的定義是指中央衛生主管機關依據致死率、發生率及傳播速度等危害風險高低分類之疾病,這些傳染病依據個案發生之**通報時效**及**施行隔離治療**的規定分為五類。

第一類:二十四小時內通報,應於指定**隔離治療機構施行治療**,如狂犬病、SARS、H5N1流感…等。第二類:二十四小時內通報,必要時,得於指定隔離治療機構施行隔離治療,如白喉、傷寒(副傷寒)、登革熱…等。第三類:七天內通報,必要時,得於指定隔離治療機構施行隔離治療,如破傷風、肺結核、日本腦炎、急性病毒性肝炎…等。

急性病毒性肝炎

B型病毒性肝炎主要的傳播途徑是經由血液或體液交換(輸血;共用針頭、刮鬍刀;危險性交)及母子垂直感染。若核抗体IgM是陽性時,表示受測者所得到的B型肝炎為近期感染(屬於第三類法定傳染病),按規定一週內要向衛生單位通報。

以一般健康檢查的概念,在肝機能酵素(特別是GPT、γ-GT)或甲胎蛋白(AFP)異常升高時,

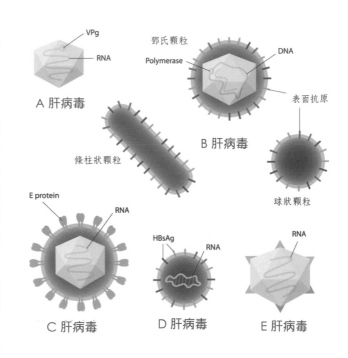

五種肝炎病毒構造圖

務必要追蹤A、B、C型肝炎病毒抗体篩檢。與B型肝炎一樣，A型肝炎亦屬於第三類法定傳染病，若驗出A型肝炎IgM抗体陽性個案（特別是餐飲從業人員），七天內要向衛生單位通報疑似病例，隔離治療。

| 世界主要致死傳染病概況 |

排名	死因	2002年 死亡百萬人數	占所有死亡 （%）	1993年 死亡百萬人數	1993年 排名
無	所有感染症	14.7	25.9	16.4	32.2%
1	下呼吸道感染[1]	3.9	6.9	4.1	1
2	愛滋病	2.8	4.9	0.7	7
3	腸胃炎[2]	1.8	3.2	3.0	2
4	結核	1.6	2.7	2.7	3
5	瘧疾	1.30	2.2	2.0	4
6	痲疹	0.6	1.1	1.1	5
7	百日咳	0.29	0.5	0.36	7
8	破傷風	0.21	0.4	0.15	12
9	腦膜炎	0.17	0.3	0.25	8
10	梅毒	0.16	0.3	0.19	11
11	B型肝炎	0.10	0.2	0.93	6
12-17	六種熱帶疾病[3]	0.13	0.2	0.53	9,10, 16-18

註：1. 下呼吸道感染包含許多種肺癌、流行性感冒、支氣管炎。
　　2. 造成腸胃炎的微生物有許多種，包含霍亂弧菌、肉毒桿菌、大腸桿菌。
　　3. 六種熱帶疾病分別是查格斯氏病、登革熱、絲蟲病、利什曼原蟲病、蟠尾斯蟲症、血吸蟲、錐蟲病。
＊ 修改製表資料參考 www.sla.weco.net

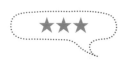

B肝病毒表面抗原、抗体 篩檢經常會碰到的困擾

🔵 人體免疫力的應對

理論上，B型肝炎病毒的表面抗原（HBsAg）和表面抗體（HBsAb）（見264～267頁）**不會同時陽性**，因為當測到表面抗體時表示對應表面抗原的抗体已大量生成，也將絕大部份游離的表面抗原中和掉了，所以才有「表面抗原消失、表面抗体才測得到」之說。

近年來，表面抗原、抗體**雙陽性**也常見到，原因可能是**病毒發生突變**，製造出一些稍微不同的表面抗原，使得表面抗體無法與之作用，卻又可被敏感的試劑和儀器測到。國外的研究報告指出，雙陽性的機會可達20～30%。筆者與國內學者的看法相同，若能完全排除檢驗因素（實驗條件一致），我們國內的雙陽性率應該更高，理由如下：

一、台灣是「B肝大國」、B肝超級「病毒庫reservoir」或說帶原者人數不少，導致病毒在宿主間（類似流感病毒在禽鳥和人之間）傳來傳去，誘發病毒於人體內自行突變（視同新感染）。

二、注射疫苗後（原本產生有表面抗體）又感染到病毒變異株（新的表面抗原）。

三、前後兩次感染到的是不同病毒株。之前「舊的」表面抗體無法消滅新來、略有差異的表面抗原，抗原、抗体同時被儀器檢驗出來，待「新的」表面抗原消退後，則恢復一陰（表面抗原）一強陽（表面抗体）。

另外，表面抗原、表面抗体**雙陰性**有三種可能：

一、未曾接觸過病毒。

二、自然痊癒者曾有生成表面抗体但已**提早消退到「偵測線」以下**。

三、所謂的「空窗期」。表面抗原消失後2～16週表面抗体才會被測到（表面抗原不轉陰性表面抗体不該陽性），表面抗原消失而表面抗体尚未出現的這段時間採血所驗出之雙陰性。

🔵 檢驗試劑與偵測線的問題

現今由於儀器試劑的進步，敏感度提高（偵測線下降，見252頁圖），解

決了部份空窗期的問題。這是因為**延長驗出表面抗原**和**提早測到剛出現的表面抗体**而使空窗期的機率縮小許多。不過，這也造成另一種困擾，太敏感的檢驗讓處於「切值」Cut-off邊緣的結果紛紛「浮上檯面」，這些以前用**酵素免疫分析法**（EIA）測不出的報告模式該如何解釋其臨床意義？

一樣是正在感染，只是個體其他「較強」的免疫或生理力量暫時壓制了病毒的「初複製」，使得表面抗原稍微減少；或是表面抗体和其他抗体其實已將病毒消滅了差不多，測到微量的表面抗原只是「殘兵」。

國內許多醫院和實驗室已有彼此雷同的寶貴經驗，對這類疑是「偽陽性」的檢體加驗或比較其他B肝標記檢查結果，發現大多屬於後者（微量的「敗將」表面抗原），也就是感染痊癒、體內已無病毒的**非帶原者**。

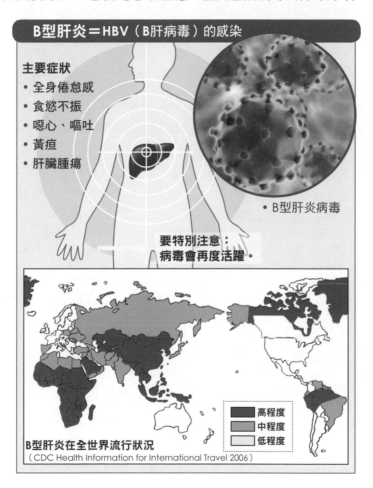

B型肝炎＝HBV（B肝病毒）的感染

主要症狀
- 全身倦怠感
- 食慾不振
- 噁心、嘔吐
- 黃疸
- 肝臟腫瘍

• B型肝炎病毒

**要特別注意：
病毒會再度活躍。**

高程度
中程度
低程度

B型肝炎在全世界流行狀況
（CDC Health Information for International Travel 2006）

健檢項目

血清免疫檢驗 ★★★★★	B型肝炎病毒表面抗原；B肝表面抗原 hepatitis B virus surface antigen；HBsAg
檢查意義綱要	B型肝炎病毒感染基礎指標
健康檢查分類	肝膽功能套組；B肝防治篩檢；夜生活、爆肝族檢查

檢體／採集

0.3 cc血清、血漿。**避免溶血**，可冷藏、冷凍。採血前無飲食限制。

檢測物

顧名思義，**HBsAg**是B型肝炎病毒（**HBV**）最外層的蛋白結構，包括L、M、S三種具有抗原性的物質，此完整的病毒外層在血液中不易發現。

HBV進入人體，若進行第一階段複製，除了完整的病毒（**鄧氏顆粒Dane particles**）外，也會製造出許多「類病毒」（不具DNA等核心相關物質），由許多具有HBsAg抗原性的蛋白小分子「圍成」，有小球形、長條圓柱狀兩種（如右圖）。這些不完整的顆粒在感染早期的血中有很多。

利用分子生物DNA轉殖及血清免疫技術，可在細菌和實驗動物體內大量生產**HBsAg**和**相對應的抗體HBsAb**，透過抗原抗體免疫分析法來檢測血中的B肝表面抗原和抗體的有無（比值）或濃度（IU）。

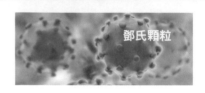

鄧氏顆粒

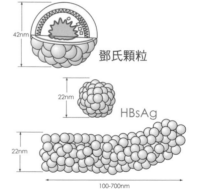

鄧氏顆粒

HBsAg

參考值

國內大多數的實驗室已改用化學冷光免疫法（chemiluminescence immunoassay）或chemiluminescent MIA（ABBOTT Architect）來檢測HBsAg。常見用「切值」或定量所提出的參考值如下：

陰性（未檢出）**< 1.0 Cut-off index**；陽性 **≧ 1.0 Cut-off index**

陰性反應negative：**< 0.045 IU/ml**

可疑中間值intermediate：**0.046～0.049 IU/ml**

陽性反應positive：**≧ 0.05 IU/ml**（亞培 Architect i2000儀器）

臨床意義

由於病毒初步複製所生成的大多是不完整但有表面抗原活性的顆粒，因此HBsAg是數種「B肝標記」中**最早被測到**，但**指數高低**並不代表病毒的數量和**傳染力**，也與**肝炎病症嚴重程度**無關聯性。

受到感染後經4～12週的潛伏期（B型肝炎的潛伏期從兩、三個月到半年不等）即會出現HBsAg，比症狀還要早。若為無症狀感染，患者HBsAg存在的時間很短（有時測不到），取而代之是HBs**Ab**很快上升。

若真的發生急性肝炎，HBsAg會隨著肝細胞酵素GPT（見163頁）的上升而達到高峰。發病12～20天，免疫力漸漸產生，黃疸和臨床症狀慢慢消退，HBsAg下降，大部份的病人會產生HBs**Ab**。急性肝炎慢慢康復，HBsAg漸漸測不到，約5～10%的人會轉成慢性帶原者，HBsAg持續存在六個月以上。

因儀器、試劑進步，靈敏度提升，常見有（**±**）**弱陽性**的結果。另外，使用中草藥或自然療法治肝病，可能會造成HBsAg**假性正常**或**弱陽性**。

重點說明

B型肝炎病毒感染最初步且方便的指標：受測者是否正受到HBV感染？陽性結果也有可能是HBV帶原者（HBsAg陽性出現在急、慢性肝炎；帶原者身上）。間隔六個月再複驗一次若仍然**陽性**，但沒有臨床症狀且肝功能檢查都正常，可判定為**健康帶原者**。

注射疫苗的指標：HBsAg、HBsAb**雙陰性**有可能是未嘗接觸過病毒（體入無病毒也無抗體），或是感染過病毒的健康人但保護性抗體都沒了。這兩種情況可建議注射B肝疫苗，不過，若有驗或加驗**B肝核心抗体**（anti-HBc，見271頁）而也得到**陰性結果**時（「三陰性」），務必優先補打疫苗。

血清免疫檢驗 ★★★★	B型肝炎病毒表面抗体；B肝表面抗体 hepatitis B virus surface antibody；HBsAb
檢查意義綱要	具有指標性的B型肝炎病毒感染保護抗体
健康檢查分類	B肝防治套檢；護肝族預防檢查

檢體／採集

　　0.3 cc血清、血漿。**避免溶血**，可冷藏、冷凍。採血前無飲食限制。

檢測物

　　HBsAb是人體免疫系統針對HBV感染（或疫苗注射）及**病毒初複製**生成HBsAg所形成的**抗体**，大多是免疫球蛋白G（IgG）。通常是在HBsAg下降4～16週後被檢測到，在此之前可能會有一段二、三十天「學理」或檢驗上的**空窗期**（下圖）。（筆者註：B肝病毒感染的「空窗期」有兩種意涵，大都是指表面抗原消失、表面抗体未生前。圖中所示的是另一種表面抗原消退但核抗体IgG未出現的「空隙」。）

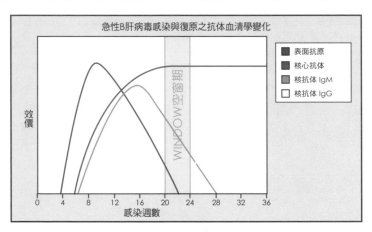

急性B肝病毒感染與復原之抗体血清學變化

參考值

　　過去大多使用microparticle enzyme immunoassay（MEIA法，ABBOTT IMX／Axsym，見下頁圖），現已改用化學冷光免疫法chemiluminescence或chemiluminescent MIA（化學冷光微粒免疫分析法，亞培Architect i2000儀器）來定量。所提出的參考值如下：

　　陰性（未檢出）< 10.0 **IU/L**；陽性 ≧ 10.0 **IU/L**。

臨床意義

　　HBsAb之出現，臨床上可見到疾病的復原，代表受檢者病毒感染的狀態已結束且有免疫力。使用B肝免疫球蛋白（HBIG）治療或過去有注射疫苗的人，也都能檢出陽性結果。定量測定、明白抗體的高低，可知有效防禦病毒感染的時間長短，以評估是否追加疫苗注射。

重點說明

　　由於HBsAb是長效型保護性IgG，除了看受到HBV感染和肝炎復原的情形外，抗體濃度（效價）的高低也反應在受檢者抵抗HBV再感染的機會。個體不論是自然感染或注射疫苗，只要不再接觸到病毒，抗體量大多會逐年遞減，甚至約在十年後降至測不到（陰性）。

　　HBsAb常年**應有多少濃度才理想**？國內外專家學者們大致的共識為：高危險群（如醫護人員）建議最好維持在100 IU/L以上的抗体濃度，一般成人50 IU/L即可。

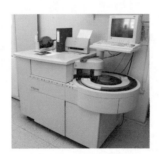

亞培二代機Axsym

健檢項目

血清免疫檢驗 ★★★★★	B型肝炎病毒e抗原；B肝e抗原 hepatitis B virus secretory antigen；HBeAg
檢查意義綱要	活動性B型肝炎及高傳染性的指標
健康檢查分類	B肝防治；肝膽功能套組；夜生活、爆肝族檢查

檢體／採集

0.3 cc血清、血漿。避免溶血，可冷藏、冷凍。採血前**無飲食限制**。

檢測物

HBeAg是HBV內部的一種水溶性蛋白分子，於病毒複製過程所發現的產物。e（secretory）的意思代表「**分泌釋出性**」或non-particle，相較於呈顆粒狀的HBsAg及**核心抗原**（HBcAg）而言，它是**非顆粒型**（如右圖）。

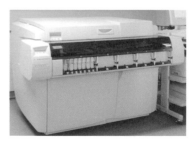

（圖中標示：DNA 聚合酶、表面抗原、核抗原、e抗原）

HBeAg到底在病毒複製過程扮演什麼角色？目前還不很清楚。據研究，在某些實驗模式下的HBV完成複製卻又找不到HBeAg，是過程中的可有可無？還是中間產物？因此，以人體實際感染的分析研究來看，傾向認為HBeAg的生成是為了**錯誤引導**宿主的**免疫系統**並誘發形成「**免疫耐受性**」，以保護核心蛋白衣（viral capsid，表面有**核心抗原**）不受到免疫抗體的攻擊，病毒核心內的重要遺傳物質才得以保全。

參考值

過去大都使用microparticle enzyme immunoassay（MEIA法，ABBOTT IMX / Axsym，見上頁圖），現已改用化學冷光免疫法chemiluminescence或chemiluminescent MIA（亞培Architect i2000儀器，右圖）來檢測。所提出的參考值（「切值」）如下：

陰性（未檢出）< 1.0 **S/Cut-off**
陽性（有抗原）≧ 1.0 **S/Cut-off**

亞培最新一代免疫分析儀

HBeAg在感染後不久隨著HBsAg相繼出現（比HBsAb也還要早），多數受到病毒感染者的HBeAg會在六週內漸漸消失，傳染力也愈來愈低。但少數慢性B肝患者的HBeAg在數年內**一直都陽性**、肝功能指數也**長期異常**，表示日後演變成**肝硬化**及**肝癌**的機率大大提升。

HBeAg長時間陽性者，以DNA聚合酶連鎖反應（polymerase chain reaction；PCR）測血液中HBV-DNA的量（copies/ml）也會愈多（＞105～106），而HBV-DNA 檢測量與B肝帶原者日後轉罹肝癌的機率成「正向關係」。所以，國內常稱HBeAg為間接**肝癌危險因子**。

根據流行病學統計，HBeAg陽性患者在接受治療（干擾素殺死病毒、抑制病毒複製，或提升免疫力藥物）後HBeAg大多會降成陰性，且HBeAb呈現**陽性**。所以，HBeAg**由陽轉陰**、HBeAb**從無到有**這種稱為「e抗原抗体轉換」（HBe sero-conversion），是重要的**B肝治癒指標**。

臨床上，HBeAg被視為活動性B型肝炎及**高傳染力**的指標。受測者的HBeAg呈陽性（HBsAg常一起陽性），意味著病毒在人體內正處於**複製活躍期**，血液、體液、分泌物裡有大量完整的病毒，此時，傳染性很強。

大部份的情況是感染到HBV後一至三個月內HBeAg會出現，通常比急性症狀還早，但**維持時間短**，約三至六週。驗出HBeAg**陽性**者，間隔超過三個月再測一次HBeAg亦為陽性時，應評估病人已進入慢性肝炎階段，醫師治療必須更加積極。

理論上，HBeAg陰性的慢性B肝帶原者血中的病毒量大致很少（病毒複製完了？傳播光了？被免疫力壓制，暫時或永遠不再複製？），但有時會見到一些「特例」——血中HBV-DNA的濃度卻很高。主要的原因可能與病毒突變有關。

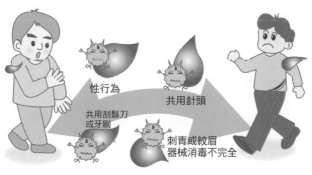

性行為

共用針頭

共用刮鬍刀
或牙刷

刺青或紋眉
器械消毒不完全

B肝病毒主要的「橫向」傳染途徑

健檢項目

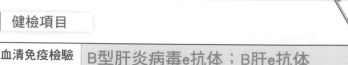

血清免疫檢驗 ★★★★★	B型肝炎病毒e抗体；B肝e抗体 hepatitis B virus secretory antibody；HBeAb
檢查意義綱要	急性B型肝炎復原及治療效果的參考指標
健康檢查分類	B肝防治套檢；夜生活、爆肝族檢查

檢體／採集

0.3 cc血清、血漿。避免溶血，可冷藏、冷凍。採血前**無飲食限制**。

檢測物

三種B肝抗体中，HBeAb是接在anti-HBc之後、HBsAb之前，約自然感染8～16週起（若有急性肝炎症狀之恢復時）出現。消退速度是三者最快的，不到幾年。

參考值

過去大多使用microparticle enzyme immunoassay（MEIA法，ABBOTT IMX／Axsym，見267頁），現已改用化學冷光免疫法chemiluminescence或chemiluminescent MIA（如亞培Architect i2000儀器，見268頁圖）來檢測。

HBeAb的抗原抗体**反應設計常以「競爭法」原理**為本，陽性或陰性結果皆要**反向判讀**。

陰性（未檢出）**≧ 1.0 S/Cut-off**
陽性（有抗体）**< 1.0 S/Cut-off**

臨床意義

HBeAb的出現約在感染後8～16週（HBeAg即將消失時），代表自然急性感染野生株病毒的情形緩解，症狀減輕、肝炎復原、傳染力降低，可做為B型肝炎**治療效果**的參考。

正常情況下，HBeAg消失時HBeAb才出現，但難免會有一小段時間是兩者都被測到，若長時間HBeAg、HBeAb雙陽性，通常為**健康無症狀**的B肝**帶原者**。

若儀器敏感度高、抽血時間點恰好，偶見有HBsAg、HBeAg、HBeAb三者陽性。較常見（正常情況）的是HBeAg（＋）、HBeAb（＋）而HBsAg已消失被HBsAb取代的三陽性之**活動性慢性肝炎**。

重點說明

若在急性肝炎期，發生HBeAb（＋）、HBeAg（－），表示患者痊癒機會高。若同時HBsAb（＋），則可視為不僅痊癒也結束B肝帶原狀態。若此HBeAg（－）、HBeAb（＋）之**血清標記消長轉換**（sero-conversion）發生於慢性肝炎期（延遲轉換），且HBsAg長期陽性，表示為病況轉好、健康無症狀、傳染性低的帶原者。

健檢項目

血清免疫檢驗 ★★★★	B型肝炎病毒核心抗体；抗B肝核抗体 hepatitis B virus core antibody；HBcAb；anti-HBc
血清免疫檢驗 ★★★	抗B型肝炎病毒核心免疫球蛋白M hepatitis B virus core IgM；HBc IgM
檢查意義綱要	**B型肝炎病毒感染最早生成且持久的抗体，近期急性感染B肝病毒**
健康檢查分類	**B肝防治套檢；護肝族預防檢查**

檢體／採集

0.5 cc以上血清、血漿。避免溶血、脂血。採血前**無飲食限制**。

檢測物

結構完整的B型肝炎病毒（virion，見268頁），其包覆病毒遺傳物質（部份雙股DNA、聚合酶）的核心（core）及蛋白衣（capsid）具有抗原性，病毒在細胞內複製時會刺激宿主（host）的免疫系統產生與之對應的抗體，稱之為**anti-HBc**。

因應外來微生物的入侵，人體所生成的抗體中（多種**免疫球蛋白Ig**的合稱）大多以五元體結構之**IgM**（見下左圖）最早出現，消失也快；跟著生成的單體IgG，則可維持一段較長的時間而不消退。

一般我們常說的B肝病毒核心抗體（anti-HBc）是指較易有效測到的**IgG**（如下右圖的紅線），如果是針對近期B肝病毒感染的確定診斷則是要驗IgM，通常要標明為**HBc IgM**。

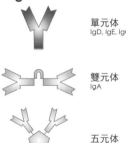

單元体
IgD, IgE, IgG

雙元体
IgA

五元体
IgM

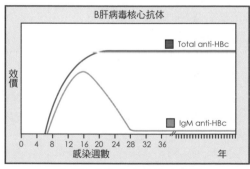

B肝病毒核心抗体

■ Total anti-HBc

■ IgM anti-HBc

效價

感染週數　　　年

anti-HBc在血中含量的時程圖

參考值

利用抗原抗體免疫反應偵測血中的HBcAb，可得到感染B肝病毒後**抗病毒核心抗原IgM和IgG生成的情形及量**。

　　過去大都使用microparticle enzyme immunoassay（MEIA法，ABBOTT IMX / Axsym），來測anti-HBc，這是屬於「競爭型」的免疫技術，**採反向判讀陰陽性**，也就是＜1.0為陽性（有抗体）。

　　現已改用比較靈敏的化學冷光免疫法chemiluminescence或chemiluminescent M（microparticle）IA法（如亞培Architect i2000儀器），**判讀時要恢復正向。**

anti-HBc：陰性（未檢出）**＜1.0 S/Cut-off**

　　　　　陽性（有抗体）**≧1.0 S/Cut-off**

HBc IgM：陰性 **＜0.5 S/Cut-off**

　　　　　模糊地帶 **0.5～0.99 S/Cut-off**

　　　　　陽性 **≧1.0 S/Cut-off**

　　　　　危險數據：**＞1.2 S/Cut-off**

臨床意義

　　B型肝炎病毒感染的潛伏期可長達數個月，HBc抗體的IgM和IgG幾乎同時生成，在輕微或急性肝炎症狀出現、肝細胞酵素GPT將要升高時，即可檢測出陽性結果。若有生成的HBc抗體在大多數人體內不僅最早出現還可終生維持（IgG），所以anti-HBc是五種B肝血清學檢查標記（markers）中最能代表**曾經**和**近期（IgM）感染B型肝炎病毒**的指標。

　　B肝病毒在人體組織細胞內的複製過程（replication cycle）相當複雜，核抗原（core antigen）雖可引發免疫反應產生抗體，但不像HBsAg和HBeAg（e是指分泌的、非顆粒的）在血液裡那麼容易檢測，何況檢查代表意義可完全被HBcAb和HBeAg所取代。因此，才有「B肝標記」**兩對半**（沒有B肝病毒核抗原HBcAg）**檢查**這種幫助記憶的説法。

重點說明

　　檢測anti-HBc另有個重要功能是可用來評估HBsAg和HBsAb均陰性時，個體是否真處於感染「空窗期」（HBsAg漸低到不可測，而HBsAb又還沒升起。見252頁圖）或從未感染過病毒？病人自然痊癒後，不明的HBsAb消降太快時，採血檢驗的結果也顯現HBsAg和HBsAb雙陰性，這兩種情況的解釋都可能因為anti-HBc陽性與否而得到解決，**陽性代表曾感染。**

　　HBsAg和HBsAb雙陰性，若是anti-HBc陽性，表示為空窗期，確實有感染病毒，不必打疫苗。anti-HBc也陰性，需要打疫苗或追加。國內目前所使用的B肝疫苗，大多以HBsAg或其具有抗原性的類似物來免疫（immunize）人體，產生保護性HBsAb。所以，非自然感染者（如注射疫苗）體內，理論上是測不到anti-HBc。

健檢項目

血清免疫檢驗	A型肝炎病毒抗体；抗A肝病毒IgG抗体
★★★	hepatitis A virus antibody；HAV Ab；anti-HAV IgG
血清免疫檢驗	抗A肝病毒IgM抗体
★★★	hepatitis A virus IgM；HAV IgM；anti-HAV IgM
檢查意義綱要	**評估A型肝炎病毒的近期或曾經感染與否及施打疫苗需求**
健康檢查分類	**肝炎防治套檢；餐飲從業人員體檢**

檢體／採集

0.3 cc血清、血漿。避免溶血，可冷藏、冷凍。採血前**無飲食限制**。

檢測物

　　A型肝炎病毒HAV（hepatitis A virus）是一種沒有套膜（envelope）、二十面體、單股線形RNA的小型病毒（見下圖），屬於微小病毒科（*picornaviridae*），一般理化特性與**腸病毒**（enteroviruses）類似。急性感染時，HAV先在腸道細胞做**初步複製**（primary replication），然後隨血流到它最「喜歡」感染的肝細胞才做**大量繁殖**。

　　HAV與B肝病毒最大的不同是在繁殖時並不會製造「**套膜蛋白**」，當然測不到有類似**HBV表面抗原**或**抗体**的東西。人體受到HAV感染後，最早出現的對應抗体是IgM，逐漸產生的IgG取代消退的IgM成為終生持續存在的保護性抗体，在體外（*in vitro*）可與HAV抗原試劑形成凝集反應。

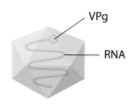

VPg

RNA

A肝病毒模擬結構圖

　　A型肝炎是經由糞-口途徑傳播、最容易爆發大流行的肝炎，所以有「傳染性肝炎」之別名。在生活水準低落的國家常發生，小朋友較易感染，流行期有季節性，以夏天居多。

參考值

　　過去大都使用microparticle enzyme immunoassay（MEIA法，ABBOTT IMX / Axsym），來測HAV Ab，這是屬於「競爭型」的免疫技術，**採反向判讀陰陽性**，也就是＜**1.0**為**陽性（有抗体）**。

　　現今已改用比較靈敏的化學冷光免疫法chemiluminescence或chemiluminescent M（microparticle）IA法（如亞培Architect i2000儀器），判讀時要**恢復正向**。

HAV Ab：陰性（未檢出）**>1.0 S/Cut-off**（競爭法）

陰性（未檢出）**<20.0 S/Cut-off**（**非競爭法**，如使用化學冷光免疫
試劑和自動分析儀）

使用化學冷光免疫或CMIA法所提示的HAV IgM參考值如下：

陰性 **< 0.8 S/Cut-off** 模糊地帶 **0.8～1.2 S/Cut-off**

陽性 **> 1.2 S/Cut-off**（亞培Architect i2000）

臨床意義

只有少數人被HAV傳染後會出現類似腸病毒感染的輕微症狀，如發燒（常被誤以為感冒）、虛弱、嘔吐、腹瀉、茶色尿等，若有黃疸、右上腹疼痛才是急性肝炎典型症狀。臨床上發現，成年後才感染到HAV，其症狀比小朋友的感染來得嚴重，這「有違常理」的現象，原因不明。肝酵素GOT、GPT在症狀出現前開始上升，持續三、四週恢復正常，自感染後2～4週可從糞便中分離出病毒顆粒。

最先被測到的抗体是IgM，只出現於感染後第4～8週，適合用來診斷HAV急性感染。當IgM生成後沒幾天、臨床症狀（若有）出現前，IgG開始上升並具有長期保護力。因此，若驗出IgG陽性，只能代表曾經感染過HAV，至於何時感染？有無傳染力？則無從判斷（筆者按：餐飲業者特別是廚房人員若要執行A型肝炎檢查，做HAV IgM即可。若有檢出陽性者表示近期感染，要隔離治療，以免成為最大傳染源）。至於成年受測者體內無IgG，與HBsAb篩檢類似，極有可能是未曾感染過。無論是不曾被感染或保護性IgG抗体已消失，高危險群者都應積極評估施打疫苗。A肝疫苗的研發雖不如B肝，但現今台灣的A肝疫苗注射也很普遍。

重點說明

根據近期的流行病學研究，台灣HAV的感染率超過七成，明顯分佈於中年族群。此調查結果也可說明，台灣的飲食衛生及污水、糞便處理大有進步，年輕一代自然感染HAV者已大幅減少。不過，為了避免個人的急性感染傷害身體以及**群體的「突爆」**（outbreak），A肝疫苗注射再度引起衛生單位的重視。要打疫苗前，HAV IgG檢查陰性之報告是有必要的。

臨床上，明確急性肝炎症狀患者執行各種（A、B、C）肝炎病毒感染鑑別檢驗，對預後評估是很有意義的。以A肝來說，通常不會轉成慢性肝炎或肝硬化，預後很好、死亡率極低。在防治上也決定了方向，以防止大傳染為優先要務。

健檢項目

血清免疫檢驗	C型肝炎病毒抗体
★★★★	anti-hepatitis C virus；anti-HCV；HCV Ab
檢查意義綱要	C型肝炎病毒感染的重要指標
健康檢查分類	肝炎防治套檢；C型肝炎篩檢

檢體／採集

0.3 cc血清、血漿。**避免溶血**，可冷藏、冷凍。採血前無飲食限制。

檢測物

　　C型肝炎病毒HCV（hepatitis C virus）於1978年被發現時，認為它是造成**非A非B病毒型肝炎**（non-A non-B viral hepatitis）的主要致病原之一。1989年透過分生技術首次獲得基因組序列及其他後續的研究，得知是一種45奈米（nm）大、有外殼（capsid）、單股正鏈RNA的病毒，在分類上屬於黃病毒科（*Flaviviridae*）、肝炎病毒屬。根據1994年新建立的分類系統，HCV可分成六種基因型（genotype）和三十種血清亞型（subtype）。在歐美與日本主要是第一型為主；第二型以日本、中國（台灣）居多；第三型在泰國、新加坡與部份印度地區較常見；在埃及、中東與非洲中部主要是第四型；而第五型和第六型則是南非與東南亞（台灣）較常見。人類是HCV的天然宿主，實驗動物只能感染黑猩猩（chimpanzee，下左圖）。

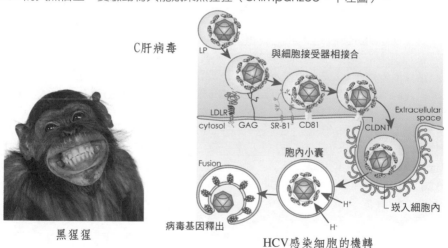

黑猩猩

HCV感染細胞的機轉

　　研究指出，經證實為HCV帶原者血液內的病毒顆粒平均每毫升（ml）只有數百到百萬個，如此微量，不易用**血清免疫學**的方法來偵測HCV的抗原。因此，只好找尋是否有量多、易測的抗體來做為**HCV感染的間接證據**。

　　人體針對HCV感染所生成的抗体仍是以免疫球蛋白G（IgG）為主，不過這anti-HCV IgG是不具保護力的，原因不明，可能是HCV在人體內複製出來的病毒顆粒之**蛋白分子抗原性**具有**多樣化**所致。因此，臨床上普遍認為，當驗出anti-HCV陽性時，並不表示受測者對C肝具有免疫力，反而是極有可能**正在感染的高危險群**。

參考值

　　大部份實驗室使用自動化上機的試劑和方法差不多，所提供的正常值如下：

陰性（未檢出）＜ **0.8 index** 或 ＜ **1.0 S/Cut-off**

模糊地帶 **0.80～0.99 S/Cut-off**（建議4～12週後再驗一次）

陽性（有抗体）≧ **1.0 S/Cut-off**（建議立即重抽血再驗一次）

　　根據國內幾家優良醫事檢驗所的實際經驗，使用第三代酵素免疫分析法（EIA）及較靈敏的第二代化學冷光免疫法（CLIA）相互搭配，可做為**弱陽性**（灰色地帶）**判定**的「互補」。從所收集到的數據來看，使用EIA法測anti-HCV呈弱陽性時，有八成以上不是真陽性；當用CLIA法呈弱陽性時，則有一半以上的檢體在EIA法為陰性。兩種偵測法同時做一為弱陽性、另一呈陰性，可合理認定是anti-HCV陰性。不過為了保險起見，美國疾病管制中心（CDC）建議受測者一個月後再驗一次。

　　CDC另建議，anti-HCV的界限值最好訂在10.0 S/Cut-off（我們的十倍高），超過10.0的幾乎百分百陽性，供參考。

臨床意義

　　根據中研院院士、台大醫學院教授陳定信醫師多年的研究發現，約八成的人感染了HCV後多無明顯症狀，潛伏期因個人「體質」不同顯得差距頗大，從兩週到半年都有（平均6～9週）。

　　依血清免疫學的觀點，anti-HCV當然不會在感染到HCV時立刻上升又被測到，況且潛伏期變化大，臨床症狀又不明確。若是真能證實已感染，那這段驗不出抗體的時間也可簡單稱為「空窗期」，而空窗期的長短受**病毒**、**宿主**及**檢驗試劑**等綜合因素所左右。

　　病毒感染、複製的過程；基因、蛋白抗原之變化以及每個人的免疫力如何？我們無從得知，能掌握的只有檢驗試劑的**敏感度**。靈敏度不佳，**檢出時間拖長**、**陽性比率低**；靈敏度過高（或切值調低），則易出現上文所述「弱陽性真陰性」的問題。新一代的anti-HCV定量試劑在這方面已改善許多，大大提升了C型肝炎篩檢的品質。

・急性C型肝炎

　　至於那二到三成有急性肝炎症狀者，其臨床表徵通常是輕微鬱悶、厭食、噁心、隱約的上腹部不適等，另外，可能會有類似B肝的症狀如黃疸、脂肪水便（下痢）及**血清肝酵素**中度升高。

急性C肝通常無需住院治療，預後比B肝還要好，只不過約有四、五成的個案會轉變為慢性活動性肝炎。

・慢性肝炎、肝硬化（hepatic cirrhosis）

除非到了末期，慢性C肝通常只有易疲倦的輕微症狀。GPT呈現正常值上下來回波動，數年內anti-HCV檢測結果在陰陽性間「游移不定」，經常造成醫師與實驗室間對於檢驗報告之利用或判讀上的困擾。

雖然慢性C肝大多無症狀，但肝臟細胞長期受到病毒寄生確實已出現異常病變，三成的病人在往後二十年內病情可能逐漸惡化，導致肝硬化或肝細胞癌。在台灣，非HBV所引起的慢性肝炎、肝硬化和肝癌病人中，有45～65%可測到anti-HCV。

・肝外病變

除了肝臟外，HCV感染還會引起其他組織器官的病變。最常見的是混合性冷凝球蛋白血症（essential mixed cryoglobulinemia），同時出現紫斑症、虛弱、關節疼痛這三種典型症狀。其他全身性病症還有非何杰金氏淋巴瘤（non-Hodgkin's B-cell lymphoma）及膜性增生腎絲球腎炎（membranoproliferative glomerulonephritis）。

出現在皮膚上的病變是遲發性皮膚紫質症（porphyria cutanea tarda），其典型症狀為皮膚易脆，且在日光曝曬之部位（臉、四肢、手背）易有水泡、紅斑產生。

・C型肝炎病毒的傳播途徑

C型肝炎病毒的傳播屬於「腸胃道外」途徑（parenteral transmission），主要是**受污染**（含有HCV）的**血液**。有關HCV的傳播途徑整理於下表，表內的百分率是美國的統計數字（供參考）。至於在台灣，HCV的傳播方式差不多，只是百分率之排名不同，例如母子垂直感染應比共用針頭之注射行為來得重要；其他不明原因或未知的傳播途徑在國內可能是最多的，約占四成以上。

排名	HCV 傳播途徑	百分率
1	注射毒品共用針頭。	65%
2	危險性交（出血、體液交換；精液與陰道分泌物中發現有少量HCV的存在）。	15%
3	輸血（全面實施供血者anti-HCV篩檢前）。	10%
4	不明原因（含不潔器械之刺青、穿洞）。	10%
5	其他（垂直感染、血液透析、醫療照護）。	5%

　　隨著血液篩檢觀念的進步，開發中國家現今在輸血後感染HCV的風險已大幅下降。另外，美國的一項統計中，捐血者在通過所有的血液檢查後，其血液讓輸血者感染到HCV的機率是**十萬分之一**。

　　也拜anti-HCV全面篩檢之賜，目前得知世界各地的C肝**抗体篩檢陽性率**為0.4～1.4%，台灣則是1～2%，C肝的確定病例男性多於女性。據估計，目前全世界有一億七千萬名慢性帶原者。

重點說明

　　anti-HCV陽性結果代表受測者曾得了HCV，若要進一步確認是否為具有傳染力的帶原者，則需利用**核酸聚合酶連鎖反應（PCR）**來找出病毒基因（HCV-RNA）存於體內的直接證據。

　　HCV-RNA PCR檢查除了是C肝病毒活動性感染的指標，也在抗病毒治療（評估療效、掌控停藥）上扮演重要的角色。

　　anti-HCV結果呈陽性者加驗HCV-RNA PCR，據統計有65%個案可測到病毒RNA。為何抗体都已經生成了，卻仍有35%的人「找」不到病毒（RNA）？感染復原良好、GPT已下降；免疫抗体（生成量多、質好）壓制不易突變的病毒株，血液裡（肝細胞內還有）病毒已很少，是原因之一。另外，則可能是上文所提及抗体篩檢時的「弱陽性真陰性」之問題。

　　雖然PCR分子生物檢查是最佳的C型肝炎檢測法，但成本相當昂貴（市價五仟元上下）、且費時費工，不宜全面列為「標準」檢驗。血清anti-HCV敏感度佳之**定量篩檢陰性者**（感染早期的空窗期除外），幾乎可以排除罹患C型肝炎的可能。

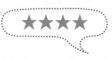

肝炎病毒血清學檢驗
異常之建議的後續檢查

除了餐飲勞工健檢的A型肝炎抗体篩檢有其特殊的目的之外,其他肝炎病毒血清學標記檢查的意義,大都在於治療急性病毒肝炎、防止感染(疫苗注射)、肝膽功能維護、防治慢性活動性肝炎、避免惡性肝疾(肝硬化、肝癌)及流行病學、公共衛生的研究調查等。而檢驗異常之後續追蹤(見下表)也就不言自明,脫離不了這些範疇。

檢驗項目／正常參考值	數值呈現結果與進一步之追蹤或進階檢查			說明
	數值	檢查項目	日期／次數	
A型肝炎病毒抗体 HAV IgM <0.8 S/C	陰性	HAV IgM	一年一次	餐飲從業人員。
	>0.8	HAV Ab(IgG)		曾感染或正感染?
	>1.2	HAV IgM 通報,就醫、隔離治療。	七天內	配合症狀之急性肝炎?防止大流行。
B肝病毒表面抗原 HBsAg <1.0 S/C	陰性	HBsAg長期追蹤。	一年一次	B肝防治。
	≧1.0	HBsAb、anti-HBc	七天內	新感染。看肝炎症狀及保護性抗体。
		肝酵素GOT、GPT。		
B肝病毒表面抗体 HBsAb <10.0 IU/L	陰性	HBsAb長期追蹤。	一年一次	B肝防治。
		anti-HBc IgG也陰性。	三天內	未曾感染過。
	≧1.0	肝酵素GOT、GPT HBeAb 肝癌指數:AFP	一個月內	追蹤慢性肝炎、肝硬化、肝癌。
B肝病毒e抗原 HBeAg <1.0 S/C	陰性	HBsAg長期追蹤。	一年一次	B肝防治。
	≧1.0	HBeAb、anti-HBc	七天內	看抗体生成沒?急性症狀嚴重度。
		肝酵素GOT、GPT		

檢驗項目／ 正常參考值	數值呈現結果與進一步之追蹤或進階檢查			說明
	數值	檢查項目	日期／次數	
B肝病毒 e抗体 HBeAb ≧ 1.0 S/C	陰性	HBsAb長期追蹤。 anti-HBc IgG若陽性。	一年一次	B肝防治。 HBeAb消失？
	＜1.0	肝酵素GOT、GPT、 γ-GT 肝癌指數：AFP	三個月一次	追蹤慢性肝炎、肝 硬化、肝癌。
B肝病毒 核抗体 anti-HBc IgG ＜1.0 S/C	陰性	HBsAg長期追蹤。	一年一次	B肝防治。
	≧ 1.0	HBsAb、HBeAb	一個月內	另兩種抗休有無？ 來看傳染、帶原。
C肝病毒 抗体 anti-HCV Ab ＜1.0 S/C	陰性	anti-HCV 長期追蹤。	一年一次	C肝防治。
	≧ 1.0	肝酵素GOT、GPT、 γ-GT HCV-RNA PCR定量。	七天內	慢性肝炎、硬化。 感染確定？用藥評 估。

11 血液腫瘤標幟物篩檢

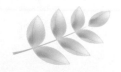

11

廣泛的腫瘤標幟物是什麼？
如何被應用於早期癌症篩檢？

本篇內容的表格主要參考　郭雅音編著「臨床血清免疫學」p. 165

癌症可說是愈來愈普遍的「文明病」，據統計，西方先進國家每二到三人就有一人陷入罹患惡性腫瘤的危機。自1982年之後，惡性腫瘤一直蟬聯台灣「十大死因」榜首。許多癌症的檢查如醫學影像、生檢切片、內視鏡等的確診率雖高，但發現時通常已是癌症中末期。因此，如何早期發現癌症、儘早治療，是半世紀來所有從事生物醫學工作者覺得熱門且負有使命感的研究範疇，特別在所謂的腫瘤相關（tumor-associated）物質或腫瘤標幟物（tumor markers）的偵測研發與應用。

眼尖的讀者從目錄便能發現本書內容與癌症相關檢驗的篇幅之多，可大致了解目前國內最常做的血清生化學「抽血健檢」中，腫瘤標幟物用於早期癌篩的檢驗，相形重要。

簡單說，腫瘤標幟是指人體組織細胞「不當」增生時所分泌或引發的化合物，可在周邊血液中以生化或免疫學的方法予以定量測得，且在臨床上的研究統計，證實與某些癌症的關聯頗大（絕大多數的腫瘤標幟測定可做為治療預後、監控復發的指標）。理論上，隨著細胞「癌化」，腫瘤標幟在癌症病人體內的含量會日益升高，而這是在正常人或一般良性疾病上不應出現或濃度很低。有關國內檢驗醫學中所見的腫瘤標幟物應用檢查及可能相關的癌症，整理於下表供各界指教（紅字為主要指標篩檢癌症）。

分類	腫瘤標幟或相關物質	可能相關的惡性腫瘤疾病
腫瘤胚胎抗原 **oncofetal antigen**	**主要篩檢：** CEA （carcinoembryonic antigen）	大腸直腸、胰、食道、肺癌。
	AFP（α-tetoprotein）	肝癌；睪丸癌；膀胱炎。
	輔助檢查： POA（pancreatic oncofetal Ag）	胰臟癌。

分類	腫瘤標幟或相關物質	可能相關的惡性腫瘤疾病
胎盤分泌物 placental antigen	輔助檢查： β-hCG	絨毛膜癌；卵巢癌；睪丸癌。
	HPL（human placental lactogen）	肺癌。
血清蛋白質 serum protein	輔助檢查： casein	乳癌；肺癌；腸胃道癌。
	ferritin、osteocalcin	白血病；何杰金氏病；骨癌。
單株抗体對應抗原 McAb-antigen	主要篩檢： CA 125	卵巢癌；子宮內膜癌。
	CA 19-9	胰臟癌；膽管、膽囊癌。
	CA 15-3	乳癌；卵巢癌；肺癌。
	CA 72-4	胃癌；卵巢癌；子宮頸癌。
	Cyfra 21-1	非小細胞肺癌。
	輔助檢查： CA 50 CA 195	大腸直腸癌；胰臟癌。
	CA 549	乳癌。
酵素活性蛋白抗原 enzyme-activity protein（Ag）	主要篩檢： SCC（squamous cell carcinoma）	子宮頸、內膜；肺、頭頸癌。
	PSA（prostate specific antigen）	攝護腺肥大、攝護腺癌。
	輔助檢查： TPA（tissue polypeptide antigen）	腸胃道、膀胱癌；女性三癌。
其他蛋白 other protein	輔助檢查： IAP （immunosuppressive acid protein）	膽囊、食道、卵巢癌；血癌。
酵素 enzyme	主要篩檢： NSE（neuron specific enolase）	小細胞肺癌； 惡性黑色素瘤。

血液腫瘤標幟物篩檢

283

分類	腫瘤標幟或相關物質	可能相關的惡性腫瘤疾病
酵素 enzyme	**輔助檢查：**	
	ACP（acid phosphatase）	攝護腺癌。
	cretine kinase-BB	攝護腺癌。
	Alk-P、γ-GT	肝細胞癌。
聚胺類 polyamines	**輔助檢查：**	
	spermine、spermidine	白血病；淋巴肉瘤。
	putrescein （24小時尿液）	大腸直腸癌等。
異位性荷爾蒙 ectopic hormones	**主要篩檢：** progastrin-releasing peptide	小細胞肺癌。
	輔助檢查： thyroid stimulating hormone	肺癌；乳癌。
	GH（growth hormone）	肺癌；胃癌。
	ADH （anti-diuretic hormone）	肺癌。
	PTH（parathyroid hormone）	腎臟、肺、胰臟、卵巢癌。
細胞標誌 cell markers	**輔助檢查：** T、B cell markers	淋巴肉瘤。
接受器 receptors	**輔助檢查：** estrogen receptor progesterone receptor	乳癌。
腫瘤病毒抗体 或酵素 oncoviral antibody/enzyme	**輔助檢查：** EBV VCA IgA、 EBV specific DNase、 EBV specific DNA polymerase	鼻咽癌。

分類	腫瘤標幟或相關物質	可能相關的惡性腫瘤疾病
病毒抗原或基因 **viral antigen or genome**	**主要篩檢：** human papilloma virus DNA	子宮頸癌。
	輔助檢查： HBeAg HBV-DNA HBV specific DNA polymerase	肝細胞癌。

子宮頸癌病變的進行與分期

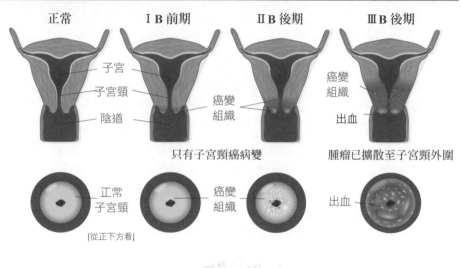

正常　　　ⅠB 前期　　　ⅡB 後期　　　ⅢB 後期

子宮
子宮頸
陰道
癌變組織
癌變組織
出血

只有子宮頸癌病變　　　腫瘤已擴散至子宮頸外圍

正常子宮頸　　　癌變組織　　　出血

(從正下方看)

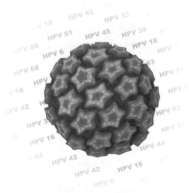

人類乳突腫瘤病毒16型、18型與子宮頸癌有關聯

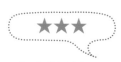

大醫院的血液腫瘤科
可抽血驗癌症嗎？

世事無絕對 惟辨是非爾

筆者從事與健康檢查相關的醫學檢驗工作已逾十五年，在推廣「健康自主管理」、「及早發現儘早治療」之檢查觀念的同時，「收集」到不少朋友或客戶對醫療或檢驗的問題與「疑慮」，藉此立言著書的機會，提出一些解說與大家分享。

舉個例子，當致力宣導肝癌防治篩檢抽血驗「肝癌指數」甲型胎兒蛋白（AFP）時，民眾偶而會問：「抽血驗癌症，甘唔法度？有健保免錢麼？」「我在大醫院的蝦米『血液腫瘤科』有抽血驗過了！」關於民眾對竟然可以用抽血驗出癌症有所狐疑及搞不清楚醫院的血液腫瘤科是幹啥的？這類問題，解釋如下文。

或許民眾認為血液腫瘤科即是專門抽血驗癌症的科別？這句話似是而非，血液腫瘤科當然有抽血驗癌症，只不過該科看的是有關血液、淋巴系統、骨髓方面的病或癌。大醫院血液腫瘤科的英文名大都為Division of Oncology / Hematology簡稱HemaOnco，有些醫院直譯科名「腫瘤（內科）暨血液病科」，隸屬內科（General Medicine）系血液腫瘤次專科，目前國內的血液腫瘤專科醫師還不到兩百位。

血液腫瘤科的診治「範圍」簡單分為良性血液疾病（各種遺傳或非遺傳性貧血；凝血異常病症如血小板增多症、血栓病；遺傳性血流不止的血友病）及惡性血液疾病兩大類，後者如血球、淋巴、造血骨髓相關的惡性腫瘤所引發之疾病。俗稱血癌的白血病（leukemia）通常可分成ALL（兒童常見）、AML（成人）、CLL、CML（成人）、JML、ATL六型，是因為骨髓造血細胞惡性增生，導致各種正常血液細胞（白血球、紅血球、血小板）產量少或功能不良，引起許多臨床徵狀。

台灣的醫學相當進步，內、外（Surgery）科都有癌症相關的次專科，如血液腫瘤、腫瘤內科、腫瘤外科等。當癌細胞還在早期、未發病前的診療階段或病人自己想做預防性檢查時，大多求診於內科、健診科（輔助診斷為檢驗科、病理科），若要到腫瘤外科或放射腫瘤科（Radioncology）掛號時，大

多已是癌症確定病例，需要積極施予外科切除、栓塞或化療。

⊙ 民眾仍有疑慮該如何說明？

「抽血當然可以驗癌症！而且是最方便、便宜的篩檢第一步。您聽過醫院裡有腫瘤科、健檢科嗎？您可以去問問看？醫院那邊也有許多抽血驗癌症的檢查套組，但是不便宜！」「您若去醫院、診所，醫生是不會幫您抽血做癌症篩檢！免錢的健保是給病人用的，預防性檢查是顧健康，都要自費，難道要等生病或得癌時再來看免錢的嗎？」

很多癌症，尤其是肝癌，早期都不痛不癢，也沒特別不舒服的感覺。等到嘴破不易好；摸到硬塊；經血不正常、血尿、血便；咳血；觸痛；不明疲勞、酸痛；體重持續減輕；人仙仙⋯時，大多已是惡性腫瘤後期甚至原發癌細胞已轉移（到了轉移想救都很難）。所以，癌症防治最重要的就是早期發現儘早治療，當血液裡的腫瘤細胞標幟物指數已異常升高，再進一步做抹片、內視鏡、切片、X光、超音波、核磁共振（MRI）、電腦斷層掃瞄（CT scan）等，才是經濟、有效率又正確的保健步驟。

⊙ 誰來替政府做一些對的事？

不知是經費問題抑或訂政策的觀念或「政治」考量？國民健康署為全民設計的癌症篩檢免費服務項目（見下頁表）難免有所缺失，為何不搭配有早篩意義的抽血檢查（成本稍高）？這一區塊（自費癌篩）又要留給誰（筆者建議是由各鄉鎮區開業的醫事檢驗所）來為民眾服務、把關？除了口腔癌（醫師視、觸診及抹片是首選）做血液篩檢的意義較差外，三、五十歲以下的女生及五十歲以下的民眾，非得等歲數到了、想要或願意一、兩年跑一趟醫療院所才有權利知道自己罹癌年輕化的風險？難道沒有必要透過教育推廣讓三、五十歲以下的人也了解，他們有自主權選擇花不到三千元抽血驗AFP、CEA、CA 15-3、CA 125（雖然所謂的臨床意義、篩檢率或準確性非百分百），以獲得「指數」來提早管理自己的健康和疾病避險。

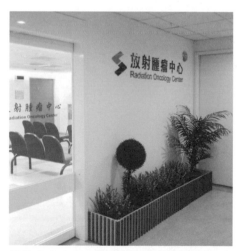

醫院大多有癌症或放射腫瘤相關諮詢服務
*此照片由台中林新醫院提供

新版癌症篩檢服務（來源：國民健康署）

癌症篩檢	補助對象與內容	洽詢單位
乳癌	45～69歲婦女，乳房攝影篩檢（2年1次）	各地衛生所或特約醫院。診所、醫事檢驗所。
子宮頸癌	30歲以上婦女，子宮頸抹片檢查（1年1次）	
口腔	30歲以上民眾，口腔粘膜檢查（1年1次）	
結直腸癌	50～75歲民眾，糞便潛血檢查（2年1次）	

血清免疫檢驗	甲型胎兒蛋白　α-fetoprotein；AFP
★★★★★	
檢查意義綱要	以肝癌為主的腫瘤標幟物；產科胎兒評估
健康檢查分類	肝膽功能套組；癌症防治篩檢

檢體／採集

0.5 cc血清、肝素血漿。最好空腹採血。避免溶血。**洗腎當下不宜。**

檢測物

血中的**甲型胎兒蛋白**（**AFP**）是一種分子量70 Kdt.的球團狀 α-1醣蛋白（含有591個胺基酸），由胎兒時期的腸胃道、卵黃囊及肝臟所分泌，可經腎臟排入尿液、羊水，並通過胎盤進入母體血流中。

顧名思義，AFP主要是藉由胎兒期的肝臟、腸胃分化成型後及卵黃囊細胞所合成，其在生物、生理學上扮演的角色仍不清楚，目前只知可能與**影響脂肪酸的運輸**（尤其是不飽和脂肪酸）有關。

參考值

根據研究調查，亞洲地區（人）的正常參考範圍訂的較高，20或30 ng/ml以內，歐美國家通常都在10以下。因此，於常用的「癌症篩檢」腫瘤標幟物中，AFP的正常參考值算是「變動」頗大的。

大部份實驗室使用各式抗原抗体免疫分析法及自動化分析儀，所提示的正常參考區間有些許差異，為方便記憶，合併整理如下：

正常 **< 7.0～20.0 ng/ml**

在懷孕第十三週時，AFP在母體內的總含量可高達3000K ng/ml；第十五週時，羊水中的最大含量約～50K ng/ml；孕婦血清的最高值出現於第三十四週，大約200 ng/ml。胎兒於出生後血清的AFP含量會快速減少到平均成人血清濃度，小於15 ng/ml。因此，實驗室會特別注意檢測值超過儀器設定上限的檢體，起動「**自動稀釋**」的**recheck**，並回頭審閱受測者的性別、年齡及狀況（是否懷孕、週數？）。

臨床意義

· 腫瘤學

理論上，成人血中不該出現胚胎時期細胞所生成分泌的蛋白質（抗原），若有，表示體內有細胞（特別是肝細胞）不正常增生。AFP數值在**病毒性肝炎急性期**有一半以上的機率會升高，這代表疾病的嚴重程度，也可反應肝細胞復原再生（指標）

的開始;良性的肝臟疾病如**慢性肝炎**或**肝硬化**,陽性率大約10～20%。有關AFP應用於癌症篩檢及治療預後監控的情形整理於下表供參考。

癌症	陽性率	說明
肝細胞腫瘤	80%	超過500ng/ml有97%是**肝細胞癌**,特別是由肝硬化轉變而來,治療再復發時的值會更高,有八成患者一年內會復發。
惡性畸胎瘤	60%	特別是**睪丸精細胞癌、卵巢癌**。
膀胱癌	53%	
胃癌	8%	
轉移至肝臟		**AFP**亦會上升於源自**消化道**的**癌細胞轉移**到肝藏。

· **小兒科**

可用來測定辨別**膽道閉鎖**和**新生兒肝炎**,以確認是否為遺傳性酪胺酸代謝障礙症。

· **婦產科**

懷孕者在十四至二十週測定,正常情況也會比參考值略高。懷孕十六至十八週抽取母親的血液和羊水樣本,檢測AFP含量的增加可用來診斷胎兒的**NTD神經中樞管缺陷**(無腦症、脊髓外露癱瘓症、脊柱裂)或可指出胎兒難產或多胞胎。AFP含量減少可能為毒血症、胎兒生長遲緩或胎盤腫瘤。

AFP 數值的正確判讀需考量真實的妊娠週數。

AFP 亦可用於懷孕期間**唐氏症風險評估**,須配合free β-hCG、孕婦的年齡、體重、妊娠週數,同時套用有關風險評估的**統計方法**(參見434頁)。

重點說明

AFP主要應用於肝癌篩檢、監控療效、復發追蹤,亦可與其他腫瘤標幟物合併檢測,做為其他癌症之共同比對。有關如何利用AFP做為早期篩檢肝癌的利器,可參見相關的章篇。至於AFP與睪丸精細胞癌及檢測free β-hCG的關係詳見下文。

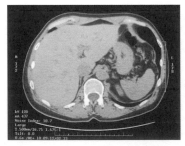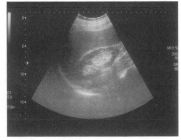

利用CT斷層掃描及超音波可找出肝癌疑似病灶

血清免疫檢驗 ★★★★★	癌胚抗原　carcinoembryonic antigen；CEA
檢查意義綱要	廣泛性腫瘤標幟物；腫瘤預後、評估療效或辨識腸胃腺癌復發
健康檢查分類	癌症防治篩檢套組

檢體／採集

0.3 cc血清，肝素、EDTA血漿。可冷藏、冷凍。採血前不需空腹。

檢測物

1965年，P. Gold和S. O. Freedman於人類**直腸癌組織**中發現了一種抗原分子，由於以該抗原免疫實驗動物所得到的抗体，可與**胎兒**的肺、胃、腸等組織抗原產生**非特異性的交叉反應**。因此，接續的研究者將之名為「癌症胚胎抗原」（**carcinoembryonic antigen；CEA**）。

癌胚抗原CEA是一種可溶於酸性溶液、分子量約180 Kdt.的線狀（右圖）醣蛋白（醣含量40～60%），正常是在胚胎期由腸道、胰臟、肝臟所分泌。CEA的生理功能不明，可能與胚胎分化時的**細胞附著作用**（cell adhesion）有關。在胎兒出生後CEA的生成就受到抑制，所以，正常人血中的CEA濃度相對很低。

參考值

不同於其他的腫瘤標幟物檢測，國內大部份的實驗室依其較先進的抗原抗体免疫定量法，所提示的正常參考值（整理如下）差異不大，特別是在**吸菸者**的**高值**。

正常 **< 2.5 - 3.5 ng/ml**；吸菸者 **< 5.0 ng/ml**

臨床意義

正常情況下，CEA這種由上皮細胞生成的醣蛋白主要出現在人人類的消化道（胃及腸管腔）或胎兒的血中，成人的肝臟、脾臟組織也見有少量存在，但於體液或血中的數值應該更低。因此，針對CEA所生成的抗体與胎兒的肺、胃、腸等組織之抗原也會產生非特異性的**交叉反應**。

把CEA當做癌症篩檢工具來用，普遍認為它是一種敏感度佳但特異不高的**廣泛性腫瘤標幟物**，若當CEA檢查數據異常升高時，大都優先指向**大腸癌**和**結腸直腸癌**。有關CEA升高與各種主要、次要指標癌症和一些良性疾病的關係及臨床意義，整理於下頁表。

若只以CEA當作癌篩工具，解釋報告須謹慎。連續多次數據偏高較有臨床參考價值，但也無法判定原發病灶所在，除非搭配其他腫瘤標幟物檢查，而CEA正常也不代表完全排除癌症發生的可能。

血液腫瘤標幟物篩檢

291

重點說明

　　根據多年的臨床使用經驗，CEA檢查較大的意義是用在已經證實有癌症的患者身上，評估手術或腫瘤治療方式的成效指標（趨於穩定或可能復發）。另外，則是評估腫瘤細胞轉移的可能性。

主要指標癌症	數值升高之百分比	說明
大腸癌	70%	潛血反應也陽性，得癌機率高，須做進一步的大腸直腸鏡檢查。
小腸癌	66%	
結腸直腸癌	53%	早期腫瘤有10%比例會升高。
胰臟癌	35%	
食道癌	33%	
肺癌	45%	常與肺癌所做的Cyfra 21-1、NSE搭配成篩檢套組。
非小細胞肺癌	37%	
五成末期胃癌	17%	

次要相關腫瘤	數值升高之百分比	說明
子宮肌瘤	10～15%	數值升高的幅度不會很大，<15 mg/dl。
子宮頸癌、乳癌		
膀胱癌、尿道癌		
甲狀腺髓質癌		

良性病症	數值升高之百分比	說明
結腸直腸瘜肉	25～40%	數值升高的幅度不會很大，<10 mg/dl。
各式腫瘤囊腫	<20%	
胃腸潰瘍、結腸炎、胰臟炎		
酒精性肝硬化、膽道阻塞		

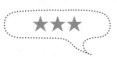

為何醫師要替AFP陽性男生加驗free β-hCG

甲型胎兒蛋白AFP高於正常值的意義

依據一般醫學檢驗或臨床醫檢師的「工作經驗」，對於驗出AFP「陽性」的客戶大多要學會先注意是男是女？是否可能會懷孕的年齡？如果是男性呢？

確實，最易判別AFP正常生理「篩檢偽陽性」即為婦女懷孕。所以回到源頭來了解，AFP是在胚胎期卵黃囊及胎兒時之肝臟、消化道所合成的一種正常醣蛋白，妊娠第十三週時，AFP在羊水中的含量極高，可達百萬ng/ml，慢慢降至四、五萬以下（如第十五週時）。至於孕婦血清的最高值出現在第三十四週，大約200，其他孕期約在100上下。胎兒於出生後血清的AFP含量會快速（一歲內）減少到平均成人血清濃度，小於15 ng/ml。因此，正常人的肝臟、消化道或生殖細胞在胚胎期細胞已發育成熟，理應不再製造AFP，血清裡的濃度不是很低就是儀器測不到。

臨床上發現，肝細胞病變及泌尿生殖系統有惡性畸胎瘤之患者，其AFP大量出現的比例很高，因此，AFP在腫瘤學方面可應用於慢性肝硬化、肝癌和睪丸癌的篩檢及治療追蹤檢查。於婦產科，AFP含量的增加可用來診斷胎兒的NTD神經中樞管缺陷（無腦症、脊髓外露癱瘓症、脊柱裂）或可指出胎兒難產或多胞胎，以及計算唐氏症的發生機率。

AFP數值高指向睪丸癌？

約70%肝硬化及肝細胞腫瘤患者，其AFP會明顯上升。若是肝癌，大多為原發性，而由別的器官腫瘤細胞轉移而來的續發性肝癌，AFP通常不會升高或增幅不大。其他（10～20%機率）會造成AFP輕微或中度上升的良性疾病有酒精性、急性、慢性病毒活動性肝炎；消化道臟器發炎等。97%的原發性肝細胞癌（特別是由肝硬化轉變來）常可令AFP超過500 ng/ml（亞洲人常見上千、萬甚至數十萬之值；歐美人的肝癌其AFP再高也難突破20000），治療再復發時AFP的值會更高。至於肝癌以外的良性肝病或原發癌則很少大於500。

幾乎所有的惡性畸胎瘤（特別是睪丸和卵巢癌）60%、膀胱癌53%、胃癌

8%的比例AFP會升高，故臨床上若懷疑（當然要看病人性別及相關症狀）可能是子宮滋養層疾病（子宮瘤、絨毛膜癌）、卵巢胚細胞癌和睪丸精細胞癌時，會加驗游離乙型-人類絨毛膜促性腺激素（free β-subunit human chorionic gonadotropin；free β-hCG）以做為確認之輔助診斷。

或許您會覺得奇怪，β-hCG不是用來驗孕或高齡產婦評估唐氏症胎兒風險的嗎？怎麼男生也有hCG這種荷爾蒙？未停經健康婦女和正常男人約98%很低（＜ 2 mIU/ml），剩下2%在2～7 mIU/ml間。若妊娠時，漸漸上升到十幾週達最高一、二十萬，臨盆前降至數千。所以，這又回到我們的老話（基本概念），正常不該出現或飆升的蛋白、激素，或許都與腫瘤細胞「新生」之作祟有關！

AFP雖不能單獨做為肝硬化、肝細胞癌的確診依據，但仍有「絕佳的」警示作用。單次檢查AFP超過100或每半年驗一次共三回呈現逐次上升的情況（即使都在正常參考值範圍內），如某年11月5日結果3.6 → 隔年1月11日數值9.2 → 4月16日結果12.8，都強力建議要去看醫生並接受進一步的各式診療，如彩色3D超音波之醫學影像檢查。

不容易早期診斷的腎臟癌

🔵 腎臟惡性腫瘤的發展與症狀

在腎臟各種不同組織所長出的腫瘤細胞，初期進展都很緩慢，由皮質內往外生長，逐漸穿透腎莢膜至外圍脂肪層及鄰近的器官及組織。後期或嚴重時可經淋巴入侵至主動脈周圍的淋巴腺，經腎靜脈轉移至下腔靜脈，或直接經血流轉移至遠處的腦、肝、肺、骨骼等處。

廣義的腎臟腫瘤包括血管脂肪瘤、腎囊腫等良性或惡性腫瘤，其中惡性約1～5%，又稱腎臟癌（renal cell carcinoma，占全身所有惡性腫瘤的3%）。由於腎臟的細胞組織有數種，加上腫瘤發生部位的不同而可分為好幾型，常見有腎腺癌、腎原細胞癌、腎盂癌，其他如惡性腫瘤中的肉瘤或混合性肉瘤較少見。前兩項的發生率約為70～80%，腎盂癌次之。一般所說的腎臟癌是特指由腎小管上皮細胞病變所衍化而成的癌症。

腎臟腫瘤細胞「癌變」的速度緩慢，早期幾乎沒有任何症狀，據估計約有二分之一的早期腎臟癌是接受超音波檢查不小心發現的。當這種偶然發現的腫瘤擴散到鄰近泌尿系統器官，或者大部份的腎組織被侵犯時，才會引起疼痛或血尿。臨床上還見有因腎臟癌細胞轉移而引發不同的症狀，如轉移到左腎靜脈會引起精索靜脈曲張；轉移到下腔靜脈而造成雙腿水腫或下腹部靜脈血管側支循環增多。另外，因癌細胞本身的毒素可造成疲勞、發燒、盜汗、食慾不振、生化檢查異常、體重減輕等症狀，名為「副腫瘤症候群」。也可能引發腎動、靜脈瘻管或腎動脈栓塞而導致高血壓。

腎臟癌中後期常見的症狀有血尿（59%）、疼痛（41%）、腹部腫塊（45%）、體重減輕（28%）、貧血（28%）、發燒（7%）。其中血尿、腎腰痛及腹部腫塊為典型的三症狀，然而會同時出現這三症狀的只有10%的病人，並且在末期才出現。約有三成的人一經診斷為腎臟癌，即屬晚期，已不能接受切除手術，不能根治，就是這個原因。

🔵 診斷腎臟癌該做那些檢查？

值得注意的是，約有一成的腎臟癌在被診斷出來前毫無症狀，大都是在

體檢或洗澡時觸摸到腰腹部有異常腫塊,進一步就醫才發覺。因此,定期的健康檢查對儘早發現腎臟癌十分重要。

臨床上有關腎臟癌的早期診斷檢查以醫學影像為主,又分為「健檢」和「確診」兩部份,整理於下表供參考,請特別注意「說明」的內容。

健康檢查	項目	說明
尿液檢查	一般常規	主要是發覺血尿(1+以上)、蛋白尿(3+以上)。
	細胞學	染色鏡檢看有無腫瘤細胞。
血液常規檢查	CBC	看是否有可能的腎臟癌症狀?如貧血、紅血球增多症。
血液生化學	肝功能	有時腎臟癌的症狀之一是合併肝功能異常。
	腎功能	80～90%的受測者還能維持正常。
X光檢查	KUB部位	

確認檢查項目	說明
超音波	檢查是否有不明腫塊?若是有且為「實心」則順便查看下腔靜脈,看是否有被癌細胞侵犯的現象。
靜脈顯影尿路攝影	可看出腫瘤位置、大小及腎臟變形的程度。
電腦斷層掃瞄CT 核磁共振造影MRI	疑似腫瘤的位置、大小。

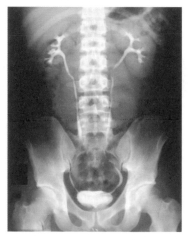

靜脈顯影尿路攝影圖

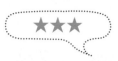
★★★

肺癌血液篩檢新項目
proGRP的臨床應用

本篇部份參考台灣醫事檢驗學會刊物「醫檢會報」27卷第3期 p. 137～141文獻

依據衛福部的資料，自1982年起癌症躍升為國人十大死因之首，蟬聯至今，而肺癌又是所有癌症中死亡人數最多的（見下表，2011年衛生署國民健康局公佈之統計），約占四分之一。以性別來看，有關國人男女不同的肺癌罹患率、危險因子、腫瘤細胞型態，筆者將之整理於下頁表。

🔘 細胞癌變的起因

身體組織為何會產生惡性腫瘤細胞（癌症）呢？以分子生物學的觀點來看，細胞的DNA每天有數百萬個鹼基（nucleic acid base）可能產生變異（原因有硝酸鹽類之作用或自行胺解；紫外線照射而斷裂），大部分的變異可靠細胞本身的「修補系統」來恢復，但如果修補失敗即會形成突變。

如果突變發生的「位置」在細胞生長週期的check point「檢查點」基因，細胞的生長週期會一直進行，細胞不斷複製。持續的大量突變，可能會造成異常增生，最後形成原位癌，如果「腫瘤細胞團」不斷擴大到侵犯組織，便形成所謂的癌症。

當癌細胞「定駐」組織久了，沒被自身的腫瘤免疫作用所消滅或抑制，可能誘發新血管生成而藉此轉移他處，擴大對人體正常組織器官的破壞，患者最終因不堪負荷而死亡。

傳統的醫學影像檢查，腫瘤細胞團的直徑大多要超過一公分才能被「看」到，此時，癌症已到末期，癌細胞可能轉移了。

死亡人數序位	造成死亡的惡性腫瘤
第一名	肺癌
第二名	肝癌
第三名	大腸直腸癌
第四名	女性乳癌
第五名	口腔癌
第六名	胃癌
第七名	攝護腺癌
第八名	胰臟癌
第九名	食道癌
第十名	子宮頸、子宮內膜癌

🔘 肺癌的型態與檢查應用

根據目前的研究統計，簡單可將肺癌的組織細胞型態分為非小細

	男性	女性
占所有癌症百分率	25%	23%
主要致癌因子	抽菸占80%。	抽菸佔15%。但常吸二手菸者，提高二至四成罹患率。
可能增強罹癌的因素	空氣污染、不良工作（職業）環境、慢性肺病。 停經婦女之荷爾蒙療法。 HPV感染可能與肺腺癌有關。	
肺癌種類	小細胞肺癌最常見於男性。 鱗狀上皮細胞癌較常見於男性。 肺腺癌與吸菸較無關聯，女性多過男性。	

胞肺癌（最常見，又可分為肺腺癌、鱗狀上皮細胞及大細胞癌）和小細胞肺癌（small cell lung cancer；SCLC），非小細胞肺癌（non-small cell lung cancer；NSCLC）末期發現的「五年存活率」為15%。

目前肺癌受限於檢查方法（診斷以影像學、疑似肺癌組織生檢切片分型為主），而小細胞肺癌多屬晚期發現，五年存活率幾乎是0%。面對這種困境，我們實驗室能做的就只有透過血液篩檢來偵測腫瘤標幟物，有些「腫瘤標幟」的數值在腫瘤早期即會明顯升高，可藉此達到早期診斷、儘早治療的目的。

健保有給付、可用來早期偵測肺癌的腫瘤標幟物有癌胚抗原（CEA）、細胞角質素蛋白21-1（Cyfra 21-1）、鱗狀細胞癌（SCC）抗原及組織多胜肽抗原（TPA），但這些癌篩項目對小細胞肺癌來說並不是很好的「標記」。

目前所知，適用於小細胞肺癌但均無健保給付的腫瘤標幟有神經元特異性烯醇酶（neuron specific enolase；NSE）和最夯的胃泌素釋放肽（pro-gastrin-releasing peptide；proGRP），有關上述血液腫瘤標幟物的臨床使用現

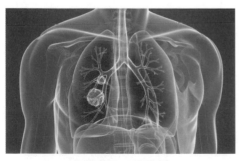

肺癌病灶3D透視圖

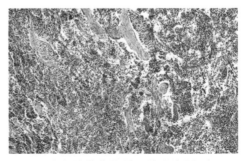

小細胞肺癌組織切片染色圖

況、敏感度及專一性等，特別整理於下表供參考。

🔹 腫瘤標幟物proGRP

　　根據新的研究文獻，小細胞肺癌與**神經內分泌**有關，而proGRP就是一種神經內分泌的**荷爾蒙**，在小細胞肺癌的病人中有明顯上升之趨勢。使用EDTA採血管的血（proGRP在血漿中較穩定）來測proGRP，可以驗出可能是何種早期的肺癌（肺小細胞？）。

　　一份德國慕尼黑大學醫院臨床化學院所Petra Stieber的研究資料指出：使用市售ABBOTT化學冷光免疫（CLIA）試劑，上Architect自動免疫分析儀，得到健康人、良性肺疾患者、非小細胞肺癌病人（確診為鱗狀上皮細胞肺癌、肺腺癌）三組群體大部份的平均值介於35.2～59.2 pg/ml，相對於小細胞肺癌病人血液中的proGRP含量都有顯著的差異（P＜0.001）。小細胞肺癌族群的平均值為1367 pg/ml，而大細胞肺癌則是290 pg/ml。所以該研究報告認為proGRP之測定可明顯區分小細胞肺癌及其他肺癌。

　　從其他研究文獻及目前實驗室常用的檢驗法得知proGRP在臨床的應用，相較於NSE，proGRP用於鑑別小細胞肺癌推估有更好的敏感度和專一性，同時在**小細胞肺癌的早期檢測**，proGRP有**明顯上升**的趨勢。因此，對於小細胞肺癌的早期發現與後續治療監控，proGRP應是有用且值得推廣的癌篩項目。假若初步的肺癌篩檢（如CEA、NSE）得到異常升高之結果，**加驗proGRP**是在執行醫學影像和生檢切片前**首選的血液檢查**。

健保給付血液癌篩	臨床應用／上升於	專一性	敏感度
CEA	廣泛性原發癌、大多數肺腺癌	非小細胞肺癌37%	46%以下
		其他肺癌45%	30%
Cyfra 21-1	非小細胞肺癌	77～90%	57%以下
	小細胞肺癌	19～58%	23%以上
SCC	鱗狀上皮細胞肺癌	25～47%	50%
TPA（無給付）	廣泛性非小細胞肺癌	50～61%	60%以上
新的自費血液癌篩	**臨床應用／上升於**	**專一性**	**敏感度**
NSE	小細胞肺癌	80～90%	43%
proGRP	小細胞肺癌	90%	57%
NSE + proGRP	小細胞肺癌（進階複驗）	90%以上	90%以上

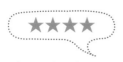

有效合併血液腫瘤標幟
用於肺癌的早期篩檢

本篇部份參考台灣醫事檢驗學會刊物「醫檢會報」27卷第3期p. 155～160文獻

根據統計，到2012年美國約有二十二萬肺癌新案例、十六萬人死於肺癌，70%的肺癌在確診時已是局部晚期（IIIb/IV），早就失去動手術的最佳時機。如果肺癌在Ia期被診斷出來，那麼經治療後的「五年存活率」將提高到80%。世界衛生組織WHO指出，癌症若能在早期發現、及時治療，有90～95%的機會是可以治癒的。如果運用合宜的血液腫瘤標幟檢測技術，在癌症病變初期測到患者體內惡性腫瘤細胞所表現出來的「特異蛋白」，便能大大提升早期確診的機率，並得到良好的醫療成效。

簡單說，腫瘤標幟物是腫瘤細胞本身所生成、釋放，或正常細胞對腫瘤細胞有所反制（**腫瘤免疫力**tumorimmunity）而產生的物質，包括蛋白、酶、多胜肽、激素、癌基因（oncogene）表現之蛋白片段等。而「完美的」腫瘤標幟最好具備「定位」性佳、特異性好、敏感度高及具有監測效益，才適合被選為檢測標的物（見309頁）。

但以目前的醫學生技及臨床檢驗研發來看，尚未找到單一項腫瘤標幟能完全符合上述特性或要求。因此，如何整合現有常用的腫瘤標幟偵測，推出

| 肺癌的分類與危險因子表 |

肺癌分類		比例%	發病率	轉移	其他／致癌因子
非小細胞肺癌（NSCLC）	肺腺癌	30～40	非吸煙者或女性較高。	可能性高。	
	扁平上皮細胞癌	25～30	癌細胞低生長率。	較低。	肺部的中間區域。
	大細胞肺癌	10～15		可能性高。	肺部外圍。
小細胞肺癌（SCLC）	肺小細胞	20～25	癌細胞生長快預後差。	常為末期，已轉移。	中間區域。**常年吸煙。**

血液腫瘤標幟物篩檢

效益更佳的**配套方案**（套檢組合），是我們從事醫學檢驗工作者覺得很有興趣且是一件刻不容緩的事。

⊙ 肺癌的分類與危險因子

總括來說，肺癌的危險因子有**抽菸**（菸齡愈長、支數／天愈多，罹癌機率愈高）、吸二手菸；暴露於**環境中的有害物質**（如工作上吸入過量有機溶劑；鉻、鎳、鐳等金屬；石、汽油廢氣；石綿灰）；**PM2.5**（2.5μm）**超細懸浮微粒**；**飲食、遺傳因素。** NSCLC和SCLC各有獨立的危險（致癌）因子而表現出不同的「檢查」特色，因此，可執行不同類別的腫瘤標幟檢測。

一般對肺癌臨床症狀的了解有呼吸短促、喘息、說話嘶啞；持續且日趨嚴重的咳嗽；咳血、胸痛；有重複不癒的支氣管炎或肺炎問題；頸臉部腫脹；體重及食慾下降；容易疲倦。有關肺癌的診斷，除了**早期的血液腫瘤標幟篩檢**外，臨床上還是習慣以**醫學影像**（X光、核磁共振MRI、電腦斷層掃描CT scan）、**支氣管鏡和生檢切片**為主要的進階檢查。

⊙ 腫瘤標幟合併用於肺癌檢測

現今台灣用於篩檢肺癌的血液腫瘤標幟可分為特異性較好及廣泛性兩大類，整理於下表供參考。

肺癌專一性較好	臨床應用／上升於／參考值	特性簡述
神經元特異性烯醇酶 NSE	小細胞肺癌80～90%。敏感度43～74%。 < 12.5～15 μg/l	分子量95 kdt.的醣分解酵素，存在於神經元、周圍神經及神經內分泌組織，是神經母細胞瘤的標幟物。除小細胞肺癌外，其他如**嗜鉻細胞瘤、甲狀腺髓樣瘤、胰島細胞瘤、黑色素瘤**也會上升。
細胞角質素蛋白 Cyfra 21-1	非小細胞肺癌為主。 < 3.3 μg/L	是指細胞角質素19（CK19）的片段蛋白抗原。細胞骨架的中間絲狀物CK19，主要存在於單層上皮細胞組織如腸上皮、胰管、膽囊、輸尿管、子宮內膜及**肺泡上皮**。在各式**上皮細胞癌、各型肺癌之進展**及**轉移**都會升高。

肺癌專一性較好	臨床應用／上升於／參考值	特性簡述
鱗狀細胞癌抗原 SCC Ag	扁平上皮細胞肺癌。 < 2.5 μg/L	1977年發現於子宮頸鱗狀細胞癌。現已知在頭頸部、食道、肺和子宮頸的鱗狀細胞癌會升高。
胃泌素釋放肽前體 proGRP	小細胞肺癌。 （高危險群早期篩檢， 與癌細胞分期無關） < 40 pg/ml	proGRP是gastrin-releasing胜肽的前驅物，一種腦、腸的荷爾蒙激素，特異於**小細胞肺癌**的標幟物。
組織多胜肽抗原 TPA	非小細胞肺癌。 廣泛性癌（腫瘤分期） < 110 U/L	TPA是細胞角質素8、18、19的循環多胜肽複合物，血中TPA濃度與腫瘤細胞增殖速度有關，在許多其他類型的腫瘤也會升高。
癌胚抗原 CEA	除消化道以外的肺腺癌、乳腺癌、甲狀腺癌、**胰腺癌**等廣泛性腺細胞腫瘤。 < 3.0～5.0 ng/ml	1965年在結腸癌患者的血清內發現，一種有胚胎抗原特性的酸性蛋白。對**腺癌**的敏感度高，其次是**鱗狀細胞癌**和**低分化癌**。
醣蛋白抗原125 CA 125	除了卵巢癌；子宮頸、子宮體、內膜癌之外的小細胞肺癌（18%）、非小細胞肺癌（59%）。 < 35 U/ml	一種正常存在於輸卵管、子宮頸、子宮內膜細胞表面，具有抗原性的醣蛋白carbohydrate antigen。1983年以一種**卵巢漿液性囊腺癌細胞**單株抗体OC125偵測而被發現，為**卵巢癌腫瘤大小變化**的指標。
醣蛋白抗原15之3 CA 15-3	乳癌（68%）外上升比例高的有肺癌（不分型70%）；胰臟癌（65%）；卵巢、攝護腺癌（50%）。 < 25～32 U/ml	亦是一種醣蛋白CA編號15-3。**乳癌轉移**及復發之良好指標，但對於侷限性、早期再復發的乳癌敏感度不足。
醣蛋白抗原19之9 CA 19-9	除了主要上升於胰臟、肝膽、胃腫瘤外，不分型肺癌（34%）、食道癌（36%）、睪丸精細胞瘤（86%）也常見。 < 37～39 U/ml	CA 19-9是**腸胃系統、肝臟、膽管、膽囊腺癌**常會出現的醣蛋白抗原，文獻提到在肺結核、氣喘等肺部良性疾病也有不低的陽性率。

由於目前（研發與使用成熟）腫瘤標幟物偵測的敏感度普遍不高，有關早期肺癌血液篩檢的推廣，一直找不到適宜的血清學檢驗項目。近二十年，不少研究為了想提升肺癌血液檢查的敏感度，採用多種markers一同檢測或組合成「套檢」的方式。

1997年一篇日本的文獻中，作者合併檢測CEA、SCC和NSE，可使敏感度提高至65%。同樣是1994年日本的研究指出，利用Cyfra 21-1（58%）和CEA（45%）兩者，可使對NSCLC的敏感度增加到75%；一併檢測Cyfra 21-1和NSE，搭配C反應蛋白（CRP），對所有組織型態的肺癌均可提高檢出敏感度。其他類似的研究也顯示，同時運用多項腫瘤標幟的檢出敏感度，都要比只用單一種提升約20%，更可用於分辨SCLC和NSCLC，特異性高達90～95%（特別是篩檢組合中若加入新項目proGRP以區別小細胞肺癌的運用）。所以，多種血清腫瘤標幟合併檢測可增強肺癌檢查的效益，扮演很重要的角色，因為，肺癌的早期診斷相當不易！

光是本文就提到有九種血清腫瘤標幟與肺癌有關，根據不同的肺癌病理組織型態，一些具有特徵性的標幟物已被鑑定出來。某些腫瘤標幟已有充分的研究證據，佐證它們的可利用性而廣泛被接受，例如運用於肺癌的病理分型、癌症分期及治療或預後效果的評估。

至於腫瘤標幟合併檢測在肺癌早期篩檢的效果也漸被肯定，不過，當追求檢測敏感度提升的同時，相對的檢測「特異性」常伴隨著下降。如何在敏感度、特異性兩者間取得平衡，而徹底發揮腫瘤標幟運用在抽血癌篩的最大效益，仍待各界努力。

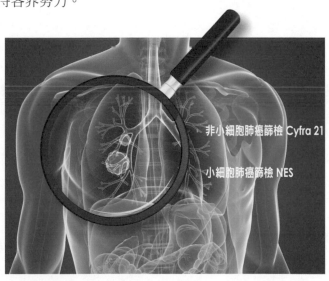

非小細胞肺癌篩檢 Cyfra 21

小細胞肺癌篩檢 NES

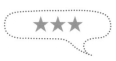

針對NSCLC非小細胞肺癌
有用的腫瘤標幟檢查

肺癌在組織病理學上大致分爲小細胞肺癌（SCLC）及非小細胞肺癌（SCLC）兩大類。SCLC是一種轉移性很強的癌症，因此化療會是主要的選擇。而NSCLC是一個總稱，包含三種不同組織型態的肺癌（扁平上皮細胞、腺細胞及大細胞），這三種肺癌雖然預後稍有不同，但治療之選擇大致相同，要依癌症的進展程度而定。在此類癌症的早期，常以手術及放射療法爲主，而末期則以放射療法及化療法爲主。

Cyfra 21-1 是針對NSCLC的一種癌症標記，不論靈敏度和特異性都是其他腫瘤標幟所無法匹敵的。而NSE 則是針對SCLC的篩檢指標，因此，Cyfra 21-1 搭配 NSE 將可偵測大部份的肺癌（見303頁圖）。研究指出，Cyfra 21-1 對NSCLC特別是鱗狀（扁平上皮）細胞肺癌，有相當高的靈敏度。大部份正常人的血清濃度低於 2.3 μg/L，而將 Cut-off 值提高在 3.3 μg/L時，特異（專一）性可達90%，也較能區分良性肺部疾病和肺癌。

某些良性疾病也會使 Cyfra 21-1 上升，例如肝病和腎衰竭。肺部本身的疾病也常會使Cyfra 21-1輕微升高，但這些情況很少超過10 μg/L。依據國內醫事放射檢驗所所提供的經驗，若X光片已看到疑似的肺癌病灶，此類患者之 Cyfra 21-1數值早已超過 10 μg/L，甚至高於 50 μg/L。有關其他Cyfra 21-1在各種情況的陽性結果（＞ 3.3 μg/L的比率）研究資料，特別整理於309頁之表供參考。

由309頁表可知，Cyfra 21-1 對良性肺部疾病的「僞陽性率」平均僅4%，是一種高特異性的肺癌篩檢指標。研究顯示，Cyfra 21-1 對肌肉侵犯型的膀胱癌（muscle-invasive bladder carcinoma）也甚有價值，特別是在治療後的評估與追蹤。針對NSCLC而言，Cyfra 21-1 是第一選擇，其次 CEA。而 SCC 較前兩者差了許多且成本貴，因此不建議用在肺癌篩檢。大部份的NSCLC中Cyfra 21-1皆會上升，僅少數的病例有CEA 單獨上升而其他癌症指標皆正常；也很少見到僅 SCC 上升而Cyfra 21-1、CEA都正常的情形。

除了肺癌及膀胱癌外，有關 Cyfra 21-1與其他惡性腫瘤應用檢查的統計數據尚缺乏，目前並不建議使用。最後，提醒Cyfra 21-1在血中的濃度不受吸煙、懷孕、性別、年齡之影響。

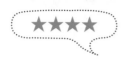

認識威脅婦女健康的卵巢癌

本篇內容部份參考「台灣癌症臨床研究發展基金會」網站

每位女性朋友都該主動去認識婦科癌症，包括早期篩檢、症狀，以做好預防保健的工作，特別是卵巢癌（ovarian cancer）。由於造成卵巢腫瘤的組織細胞頗為複雜且早期腫瘤細胞大都侷限在卵巢，初步徵兆或症狀較不明顯。

卵巢（ovary）是女人的生殖器官，主要生理功能是排卵及產生荷爾蒙（如動情激素、黃體激素）。一般說來，細胞除了定期分化、新生、取代老化細胞外，當致癌因子促使正常細胞轉變成癌細胞時，則會出現異常、不受控制的分裂而形成腫瘤。腫瘤會對卵巢附近的器官造成壓迫，這時才有所謂的症狀。此外，癌細胞也可能會從腫瘤部位剝落，並擴散轉移到其他器官組織，產生新的腫瘤。

卵巢的惡性腫瘤有非黏液性之卵巢上皮癌、卵巢胚胎細胞瘤、性索基質細胞瘤，而黏液性或漿液性卵巢腺瘤則為良性。由於卵巢深藏在骨盆腔內不易觸摸，不像乳房可以自我檢查，也不如子宮頸癌可定期做抹片，加上卵巢癌早期沒有什麼症狀，因此，發現時常為晚期，也增加了治療的困難度。

在歐美，卵巢癌為常見婦科癌症的冠、亞軍，也是美國婦女癌症死因的第四名，平均每七十名婦女終其一生就有一位會得到卵巢癌。據統計，被診斷為卵巢癌的患者只有30%是癌細胞僅侷限於卵巢的早期癌，有機會可以根治。剩下七成的卵巢癌在發現時已屬晚期，治癒率明顯低很多。台灣的卵巢癌發生率約為子宮頸癌的一成，台灣每年約有五千個子宮頸癌新案例，只有五百件卵巢癌病例。卵巢癌初期沒什麼症狀，到後來腫瘤變大時，才可能會壓迫到大腸並引起便秘或腹瀉，或者出現其他像腹部疼痛、腫脹；噁心、脹氣等現象。大部分的卵巢癌很難在例行的骨盆腔檢查中被發現，抹片檢查只能用來檢查子宮頸癌，與卵巢癌無關。

CA 125的血液腫瘤標幟物檢查有助於發現卵巢癌。CA 125是一種由卵巢腫瘤細胞所產生的蛋白質，大量的CA 125出現在血中，即表示該部位可能存在有癌細胞。此外，陰道或腹部超音波以及腹部、骨盆腔的電腦斷層掃描亦常用來檢查卵巢的異常。目前，確認卵巢癌較可信的方法為病理切片檢查，也就是從疑似惡性腫瘤組織取樣後在顯微鏡下的細胞抹片染色檢查。

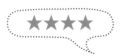

對攝護腺組織具有 高度特異性的抗原物質PSA

11

攝護腺特異性抗原（prostate specific antigen；PSA）也是臨床上常見的腫瘤標幟物，血清PSA的免疫分析測定，現已被公認為重要且有用的攝護腺癌篩檢、攝護腺病情監控及治療追蹤之工具。由於該醣蛋白抗原的檢測特異性和靈敏度頗佳，美國癌症學會（ACS）特將PSA列入五十歲以上男性每年必做一次的健康檢查項目之一。

美國癌症學會並進一步說明：「當PSA值大於 4.0 ng/ml（單株抗体測試）或7.0 ng/ml（多株抗体）時，可確認其為異常上升，此數據升高可能意謂攝護腺癌、良性攝護腺肥大（BPH）或發炎。」

⊙PSA檢測應用觀點的不同

歐美各廠牌研發的免疫方法、試劑和儀器表現差不多，正常參考值大致設在2.5～4.0 ng/ml以下，加上歐美的研究統計，六十歲以下男性的「正常值」將近九成五在4.0 ng/ml以內。實驗室學派的人認為利用PSA來評估攝護腺病情，必須使用相同的儀器方法和試劑；而某些臨床派的醫師則建議，為了提高攝護腺癌的檢出率（或區別良性肥大）可將正常參考值下修成2.5 ng/ml，即使增加可能是浪費的複驗或進一步檢查也在所不惜。

歐美的研究報告顯示，**PSA陽性值為4.1～9.9 ng/ml**時，由經直腸超音波導引下之切片被診斷出攝護腺癌的機率約為35%；若PSA的檢測值**≧10.0 ng/ml**時，診斷為**攝護腺癌的機率超過50%**。國人的攝護腺癌發生率較西方人低，因此，醫師通常會先綜合評估病人年齡、過去病史、「肛門指診」（如右圖）的結果後，才考慮是否要做**攝護腺切片檢**

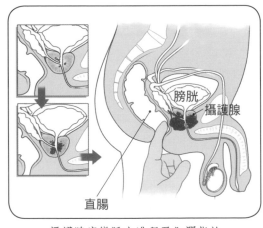

攝護腺癌變腫大進程及肛門指診

查。原因是攝護腺切片檢查並非零風險，所以對於肛門指診正常但PSA稍高於4.0～9.9 ng/ml的病人，究竟要不要切片？已成為研究議題。有以下幾種評估方法來減少不必要的切片檢查以提高切片的陽性診斷率。

• **攝護腺特異性抗原游離型／總量比值**（f／t PSA ratio）

　　大於0.25良性機率較高，此數值比例因不同實驗室而有不同。許多研究證實fPSA/tPSA的比例，在攝護腺癌病人較良性肥大者低，亦即攝護腺癌病人其ACT-PSA（結合型）的上升較游離PSA為多（總量也升高），此比值有助於攝護腺病人之篩檢評估及區分是良性肥大或癌症？尤其是PSA值（總量）在4～10 ng/ml的受檢者。

• **攝護腺特異性抗原年齡層標準值**（age-specific cut-off values）

　　依據不同年齡層訂出不同標準值，標準值會隨年紀增加而提高。

• **攝護腺特異性抗原密度 PSA density**（簡稱PSAD）

　　即是將PSA數據除以攝護腺體積（立方公分）所得之值，**小於0.15良性機率高**。

• **攝護腺特異性抗原數值上升速率**（PSA velocity）

　　追蹤多次PSA值上升速率，至少三次（半年一次），平均上升速率**小於每年0.75 ng/ml**，良性機率較高。

🔵 對組織而非癌細胞具有特異性

　　總結來說，PSA是一個方便有效的篩檢利器，協助我們早期診斷潛在的攝護腺癌。不過，由於PSA是**攝護腺組織特異性高而非「對攝護腺癌專一」**，單憑PSA值升高做為攝護腺癌的早期偵測指標，是不夠完美無缺的，雖然相較於其他腫瘤標幟物，PSA的**器官組織專一性目前是最好的**。

　　欲確定診斷攝護腺癌，仍需要臨床上配合**肛門指檢、直腸超音波**或**生檢切片**，因為良性肥大與攝護腺癌病人的PSA值「重疊」部份很多，要設定一個明確的Cut-off（正常）值來區分它們幾乎不可能。目前一般實驗室設定的cut-off值在4.0 ng/ml，所得到癌**篩靈敏度約78%，特異性則為60%**。

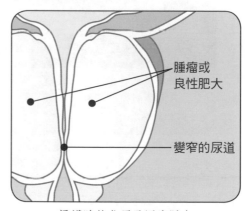

腫瘤或良性肥大

變窄的尿道

攝護腺的位置及因病腫大

健檢項目

血清免疫檢驗	細胞角質素蛋白21-1
★★★★	cytokeratin fragment 21-1；Cyfra 21-1
檢查意義綱要	用於非小細胞肺癌診斷及療效評估的血液腫瘤標幟檢測
健康檢查分類	癌症血液篩檢；肺部預防保健檢查

檢體／採集

0.3 cc以上，血清優於血漿。可冷藏、冷凍。採血前無飲食限制。

檢測物

　　Cyfra 21-1這個在上世紀最後十年才被應用於癌症篩檢的血液腫瘤標幟，有關它的中文譯名、英文發音還未一統（不過也無必要，大家聽得懂、知道在講什麼東西即可），但仍應先予以「正名」之。

　　人類細胞骨架的中間絲狀物名為**角質素**（**cytokeratin**），其中分子量30 Kdt.的蛋白**片段fragment 19**，主要被發現存在於單層上皮細胞組織如腸上皮、胰管、膽囊、輸尿管、子宮內膜及肺泡上皮（見下左圖）。

　　1993 年，五位世界知名的癌症專家，聯合發表了一項新的腫瘤標幟檢測，他們採用兩種特殊的單株抗体BM19.21、Ks19.1來測定細胞角質素**片段19**（CK19），在各式上皮細胞癌、各型肺癌之進展及轉移都可找到具有**CK19抗原性**的細胞，且數值呈現有意義的升高。

　　這項新的腫瘤標幟物（CK片段19及單株抗体的編號）因而縮名為Cyfra 21-1，較以往所有其他的腫瘤標識物，更能有效地應用在肺癌的診斷、追蹤及階段分期。

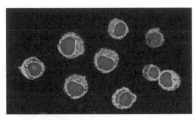

利用單株抗体螢光染色來證明
特殊蛋白分子的存在

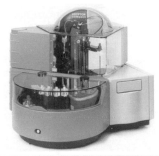

目前公認
最佳檢測
Cyfra21-1
的系統及
自動化儀器

參考值

　　實驗室使用均質的螢光免疫分析（FIA）（Kryptor compact，Thermo-Fisher Scientific。上右圖）或CMIA法（上機Architect i2000，ABBOTT）來測定血清中腫瘤標幟物CK19的量，所提示的正常參考區間有些許差異，合併整理如下：

　　正常 < **2.3～3.3 μg/L**

臨床意義

　　研究指出，Cyfra 21-1 對**非小細胞肺癌**（NSCLC）是非常有用的指標，特別是針對**鱗狀細胞肺癌**，有相當高的靈敏度。大部份正常人的血清濃度低於 2.3　μg/L，而將 Cut-off 值提高在 3.3　μg/L時，特異（專一）性可達 90%，也較能區分良性肺部疾病與肺癌。

　　某些良性疾病（見下表）也會使血清 Cyfra 21-1 上升，例如肝病和腎衰竭。肺部本身的疾病也常會使Cyfra 21-1輕微升高，但這些情況很少超過 10　μg/L。

	癌症相關和良性疾病	Cyfra 21-1陽性率
癌症相關	非小細胞肺癌	90%
	肺腺癌	42%
	小細胞肺癌	19%
	其他如子宮頸、膀胱、大腸、肝、乳房、子宮癌症之轉移。	>10.0　μg/L 40%
一般肺部疾病	慢性阻塞性氣管炎、急性感染性肺炎、氣喘、肺結核、其他肺部疾病。	3.3～10.0　μg/L 1～16%
其他良性疾病	慢性肝炎、肝硬化；嚴重的胃潰瘍；慢性腎衰竭。	3.3～6.0　μg/L 2～10%

重點說明

　　簡單說，醫界認為「完美的」腫瘤標幟最好具備以下特性，才適合被選為**血液癌篩的標的物**。

一、「定位」性佳：與腫瘤組織有很高的相關性。

二、特異性好：與所代表的**腫瘤細胞原位癌**有較高的鑑別診斷性（百分率愈高愈好）。

三、敏感度高：即使細胞或標幟物的濃度很低也易於被測得。

四、監測效益：數值高低，能反應療效、預測復發及預後。

　　但目前尚未找到單一項腫瘤標幟能完全符合上述要求，因此，如何整合常用的腫瘤標幟偵測，推出效益更佳的「套檢組合」，是現今不得已的替代方案。例如本文的主角Cyfra 21-1，若能搭配常用的廣泛性**癌胚抗原**（CEA）和**神經元特異性烯醇酶**（NSE）一併檢測，早期肺癌的篩檢率可提高至80%。

　　Cyfra 21-1 是針對NSCLC的一種「癌症標記」，不論靈敏度和特異性都是其他腫瘤標幟所無法匹敵的。而 NSE 則是針對**小細胞肺癌**（SCLC）的篩檢指標，因此，Cyfra 21-1 搭配 NSE 將可偵測大部份的肺癌（見303頁圖）。

血液腫瘤標幟物篩檢

健檢項目

血清免疫檢驗 ★★★	神經元特異性烯醇酶 neuron specific enolase；NSE
檢查意義綱要	小細胞肺癌、支氣管癌、神經母細胞瘤篩檢及治療監測的評估
健康檢查分類	癌症防治篩檢套組（進階篩檢）；肺部預防保健檢查

檢體／採集

0.3 cc以上血清（最好）。**儘快分離、避免溶血**。採血前無飲食限制。

檢測物

神經元特異性烯醇酶（neuron specific enolase；**NSE**）是種分子量95 Kdt. 的**葡萄醣切割烯醇類酵素**（phosphopyruvate hydratase），又名γ-enolase或 enolase 2，三種同功異構酶之一。

NSE大量存在於成熟的神經元、周圍神經組織及神經分泌細胞，及這些細胞在 「癌變」的過程，正常情況下紅血球、血小板也含有少量NSE，這也是此項檢驗為何 嚴格要求血清品質（儘快離心、不能溶血）的主因。

參考值

由於檢測方法的抗體試劑製備尚未普及，目前國內有做NSE檢驗的實驗室，大 都只能使用kinetic chemiluminescence法（Kryptor compact，Thermo-Fisher Scientific）或ROCHE的試劑（ECLIA法）上全自動免疫分析儀Cobas e411，所提 出的正常參考值如下：

正常 **< 12.5 ng/ml** 或 **< 16.3 ng/ml**

臨床意義

由於NSE是神經元等神經細胞及其他組織與神經內分泌有關之細胞內的糖解酵 素，腦出血時一至三天NSE會達到高峰（超過20 ng/ml）。因心臟病所引起的腦昏 迷，五天內NSE逐漸上升達33 ng/ml，可用來預測持續的昏迷。

若把NSE當作腫瘤標幟物來檢測，可用於觀察破壞神經內分泌細胞的疾病，做為 病情和治療的評估，其數值上升所代表的意義整理於下頁表。

重點說明

根據美國方面的臨床研究，**小細胞肺癌**的形成與**神經內分泌**有關（參見299 頁），因此，NSE在70～90%的確定小細胞肺癌（含支氣管癌）病例中有明顯上升的 情形，且發現含量高低與疾病的嚴重程度也有關聯。

NSE用於小細胞肺癌的腫瘤標幟篩檢，專一性可達80～90%，敏感度則為43～47%。80～96%經治療的小細胞肺癌病人，其NSE會降回到正常值，反之，若為治療無效，NSE不會下降，甚至持續攀升。至於在神經母細胞瘤（neuroblastoma）方面，約62%的病童可得到NSE大於30 ng/ml之檢測結果。

惡性腫瘤	百分率	良性疾病	百分率
小細胞肺癌 > 35 ng/ml	87%	神經母細胞瘤	60%
惡性黑色素瘤	48%	胰島細胞瘤	22%
胃腸、乳房、攝護腺癌	20%	腦昏迷或腦疾	30%
非小細胞肺癌 NSCLC	10%	脂肪肝	10%
甲狀腺髓質癌	<10%	慢性肝炎、硬化	10%
嗜鉻細胞瘤	<10%	肺炎等肺部疾病	10%

健檢項目

血清免疫檢驗	鱗狀（扁平上皮）細胞癌抗原
★★★	squamous cell carcinoma antigen；SCC
檢查意義綱要	鱗狀細胞惡性腫瘤篩檢及治療監測的評估指標之一
健康檢查分類	癌症防治篩檢套組（婦科、呼吸道、消化道、頭頸部癌）

檢體／採集

0.3 cc血清，肝素、EDTA血漿。儘快分離避免溶血。無飲食限制。

檢測物

鱗狀細胞癌抗原（squamous cell carcinoma antigen）是一種分子量42～48 Kdt.的醣蛋白（glycoprotein），它屬於絲胺酸蛋白水解酶抑制酵素（serine protease inhibitor；serPin）族群之一。

1977年，Kato和Torigoe自**子宮頸鱗狀細胞癌**萃取出一種具有酵素活性的蛋白，命名為腫瘤相關抗原-4（tumor-associated antigen 4；TA-4）。進一步研究發現TA-4結構中有一次片段（subfraction）具有抗原性（免疫實驗動物可誘發生成相對應抗體），名為鱗狀細胞癌（SCC）抗原。

參考值

由於SCC的檢測方法與抗体試劑之製備尚未普及化，目前國內有做SCC 抗原檢驗的實驗室，大都只能使用美商亞培公司的試劑上全自動免疫分析儀（ABBOTT Architect i2000）或上機 krptor compact（見308頁），參考值如下：

正常 **< 2.5 ng/ml**

臨床意義

理論上，子宮頸、肺、消化道、頭頸部、口腔等處的鱗狀細胞沒有「癌變」時，血清中SCC 抗原的量極低，就算是使用敏感度最佳的免疫試劑和儀器也不易測的到。但若鱗狀細胞已有腫瘤病變，才有可能分泌量多到在血中被驗出來。

單純檢測血中SCC抗原的含量，其數值上升所代表的臨床意義簡單（異常的百分比例）整理於下頁表。

鱗狀細胞癌	百分率	良性疾病	百分率
子宮頸	60%	肝硬化	10%
子宮體（內膜）	52%	慢性腎衰竭	<10%
肺部	25%	牛皮癬	<10%
頭頸部	20%		
皮膚、腸道、口腔	<15%		

重點說明

　　臨床上，SCC 抗原檢測常用於婦科子宮頸鱗狀細胞癌的病情監控或療效評估，在健康檢查上也適用於癌症篩檢。SCC 抗原當做**子宮頸**、**子宮體（內膜）**、**肺**的鱗狀細胞癌變篩檢的特異性還不錯，但靈敏度卻相對低。連續三次的檢查數據都有異常升高之情形，表示罹患該（某）部位鱗狀細胞癌的機率很大，不過，也有相當高比例的**鱗狀細胞癌潛隱患者**無法在早期經由SCC抗原檢測出來。

　　根據研究顯示，SCC抗原亦可用來評估腸胃道、頭頸部、口腔等部位的鱗狀細胞癌，只不過其靈敏度或數據上升的幅度不如子宮頸的鱗狀細胞癌來得好，特別是不建議應用在**口腔癌**的**篩檢**上（參見333頁）。

子宮頸鱗狀細胞腫瘤變化與分期

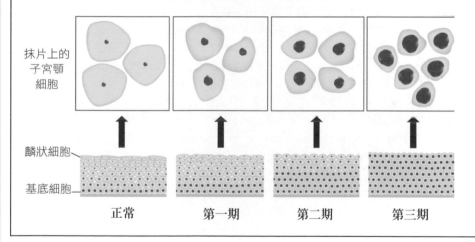

抹片上的
子宮頸
細胞

鱗狀細胞
基底細胞

正常　　　　第一期　　　　第二期　　　　第三期

健檢項目

血清免疫檢驗	醣蛋白抗原125
★★★	carbohydrate antigen 125；CA 125
檢查意義綱要	卵巢癌的篩檢、病情發展監控及治療復原指標
健康檢查分類	癌症防治篩檢套組；婦女癌症篩檢

檢體／採集

0.3 cc以上血清。檢體可冷藏、冷凍。採血前無特別飲食限制。

檢測物

CA 125的化學成份至今尚未完全確定，目前認為是一種高分子量、類似**黏液蛋白的醣蛋白**（carbohydrate antigen；CA）。過去以為它正常存在於輸卵管、子宮內膜及子宮頸上的細胞表面，可能與「非黏液型表皮細胞」卵巢癌有關。

CA 125的發現其實是個「意外產物」，70年代西方國家一些臨床腫瘤醫師特別著迷於注射**腫瘤相關抗原**（tumor-associated antigen）到實驗動物體內的相關研究。美國的某位醫師團隊將OVCA-433細胞株注入老鼠腹腔，利用「原位融合技術」發展出一種稱為OC（ovarian cancer）-125的單株抗體，再使用OC-125為探針，可與百分之八十的卵巢上皮癌所產生的抗原相結合，這種可被OC-125所偵測的抗原，就名為CA 125。

雖然日後證實OC-125並非是一個有效治療卵巢癌的免疫血清製劑，但是這種偵測CA 125的免疫分析方法，卻被證實可用來監控卵巢癌的治療與追蹤，並於1983年的*新英格蘭醫學*期刊正式刊載，目前在臨床及癌症篩檢上的使用有日益廣泛之趨勢。

CA 125其中能與OC-125反應的最小次單位（subunit）之分子量為200 Kdt.。最近也有另一種類似的單株抗體M11，可用於第二代的免疫分析，所測出的腫瘤標幟物稱為CA 125-II，或許在不久的將來能夠提供更精確的結果。

參考值

實驗室利用microparticle enzyme immunoassay（MEIA）或電化學冷光electrochemiluminescense immunossay（ECLIA）之抗原抗体免疫反應，來測定血中CA 125的量，所提示的正常值如下：

正常 **< 35.0 U/ml**

另外，儀器廠商提供一份臨床研究資料，在各種情況所測得之CA 125數值（U/ml）分佈，將之整理成下頁表供參考。

生理狀況	良性疾病	惡性腫瘤
更年期前 3.6～54.0	子宮內膜異位 9.0～55	子宮頸 4.6～260
更年期後 4.0～69.0	子宮肌瘤 7.5～17.0	子宮 4.0～1450
懷孕時 10.5～72.0	骨盆腔炎 7.4～360	乳房 5.0～102
泌乳期 3.5～180	卵巢囊腫 8.0～220	大腸直腸 6.5～262
卵巢不活躍 0.8～360	胰臟疾病 8.2～1580	肺 9.0～1156

臨床意義

　　正常情形下，CA 125在胎兒時期存在於胚腔上皮和羊膜，在成人體內只要是由胚腔上皮發展出來的組織皆可發現微量的CA 125，如肋膜、心包膜、腹膜、輸卵管上皮、子宮內膜或子宮頸等。**正常卵巢組織**並無CA 125，用於腫瘤的偵測時，CA 125反而常在婦科惡性病、乳癌及肺癌、大腸癌中發現其數值升高的證據。

　　CA 125在婦產科方面可用於卵巢癌的診斷、評估與追蹤，另可用於子宮內膜異位症活性與治療的評估。若血液中CA 125濃度大於35 U/ml便可視如陽性，在評估子宮內膜異位症時，可將**陽性參考值下修**為22。

　　國內各大實驗室使用的檢驗儀器、試劑所訂出之正常參考值雖然大都在35 U/ml上下，但不少文獻指出CA 125**應高於65**才對**卵巢癌**有較高的**特異性**。第二代檢驗試劑的敏感度較佳，也就是說用於癌篩時範圍較廣。在某些惡性腫瘤存在，CA 125會呈現有意義的升高可能是非黏液性之卵巢上皮細胞瘤、生殖細胞瘤、索基質細胞瘤（見下頁圖）、子宮內膜腺癌、內子宮頸腺癌、輸卵管腺癌、乳癌（以上為婦科腫瘤）；胰臟癌、大腸直腸癌和肺癌。

　　在某些良性疾病也會有CA 125上升的情況，應要小心區別，如子宮內膜異位症和子宮腺肌症、月經、妊娠第一期、骨盆腔炎症、某些子宮肌瘤、子宮外孕、黏液性或漿液性卵巢腺瘤；肝臟病變、急性胰臟炎、腹膜炎、腎衰竭等。

重點說明

　　CA 125檢查以應用於卵巢癌偵測及治療監控為主，數值高低反應腫瘤大小的變化。CA 125升高可能的情形（百分率）見下表。

陽性百分率	惡性腫瘤	良性疾病
15～20%		良性卵巢疾病、經期初始
20～30%	乳癌轉移	子宮內膜組織異位
40～60%	腸胃道癌、肺癌、肝癌	
100%	第三期**卵巢癌**	

　　與女性經期可能有關的腫瘤標幟為CA 125、CA 19-9、CA 72-4，大都是月經初始時，可能上升達三倍。

　　CA 125是否可用於惡性腫瘤的篩檢？基於專一性與成本效益的考量，目前仍有爭議，應合併其他的腫瘤標幟共同評估，必要時追加超音波等影像檢查，方可達到較令人滿意的效果。然而若停經後婦女的CA 125值升高，則應特別注意。

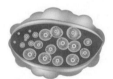

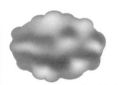

卵巢囊腫

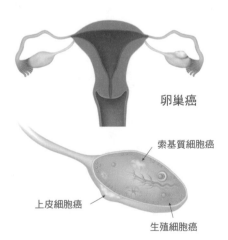

卵巢癌

索基質細胞癌

上皮細胞癌

生殖細胞癌

三種卵巢惡性腫瘤

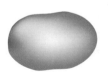

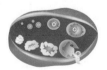

正常卵巢

健檢項目

血清免疫檢驗	醣蛋白抗原15之3
★★★	carbohydrate antigen 15-3；CA 15-3
檢查意義綱要	乳癌、卵巢癌、肺癌篩檢及乳房惡性腫瘤轉移或治療指標
健康檢查分類	癌症防治篩檢套組（搭配其他腫瘤標幟項目意義較佳）

檢體／採集

0.3 cc以上血清。檢體可冷藏、冷凍。採血前無特別飲食限制。

檢測物

CA 15-3是一種大分子量（300～450 Kdt.）的**表皮細胞黏液蛋白**，外圍包覆著碳水化合物層，分子具有多形性變化，常在乳癌患者的血中發現，可說是一種「乳癌關連性抗原」。CA 15-3能被兩種單株抗体辨識出來，一是115D8對人類**乳脂球膜抗原**具有特異性；另一為DF3，對人類**乳癌細胞膜**有特異性。

參考值

實驗室大都利用microparticle enzyme immunoassay（MEIA）或電化學冷光electrochemiluminescense immunoassay（ECLIA）之抗原抗體免疫反應，來測定血清中CA 15-3的含量，所提示的正常值合併整理如下供參考。

正常 **< 25.0～31.3 U/ml**

一般說來，數值若超過300 U/ml，應使用各廠牌試劑組所附的稀釋液（diluent）稀釋2～5倍再測一次。

臨床意義

根據臨床上的研究與觀察，超過正常值（升高）的CA 15-3常出現在下表所列的情形。

陽性率	惡性腫瘤	良性疾病
<13%	輕微上升於子宮頸癌、子宮內膜癌。	良性乳房腫瘤、肝炎、全身性紅斑狼瘡、肝硬化、結核病。
28～50%	肝癌、直腸癌、卵巢癌、攝護腺癌。	懷孕第三期（上升量不會太高）、哺乳。

使用於乳癌轉移監控或治療評估時，前後兩次CA 15-3的濃度變化超過25%才是有意義的。由於腫瘤抗原有一些局限性，早期復發的乳癌用CA 15-3來評估有靈敏度

不足的問題。根據腫瘤醫師的認知，CA 15-3的量與乳癌的**期數**（stage）有關，乳癌發生轉移時會出現最高量。而且，高數值的CA 15-3與腫瘤的大小也有關，亦表示開刀的**預後會不好**。定期多次複檢CA15-3可及早診斷復發或轉移，且可做為治療效果的監控。

用CA 15-3來偵測乳癌比單項的**癌胚抗原**（CEA）更有專一性和靈敏度，與**CEA一併檢查是更好**，靈敏性提升至80%以上。

重點說明

用於早期癌症篩檢，CA 15-3的特異性頗佳，但靈敏性不足約只有50%上下。簡單說，只驗CA 15-3來篩檢乳癌不是很理想的指標，或許有五成可能的乳癌女性，其血中的CA 15-3不會陽性。因此，CA 15-3在臨床上的應用是監控、治療評估優於早期診斷的篩檢。

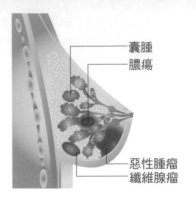

囊腫
膿瘍

惡性腫瘤
纖維腺瘤

除了定期健診，平常透過自我檢查也能達到早期發現。

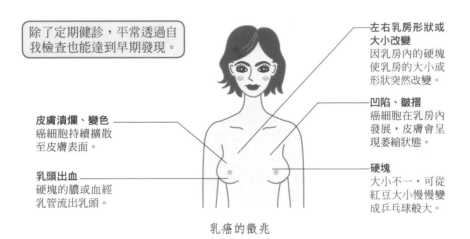

左右乳房形狀或大小改變
因乳房內的硬塊使乳房的大小或形狀突然改變。

凹陷、皺摺
癌細胞在乳房內發展，皮膚會呈現萎縮狀態。

皮膚潰爛、變色
癌細胞持續擴散至皮膚表面。

乳頭出血
硬塊的膿或血經乳管流出乳頭。

硬塊
大小不一，可從紅豆大小慢慢變成乒乓球般大。

乳癌的徵兆

健檢項目

血清免疫檢驗	醣蛋白抗原19之9
★★★★	carbohydrate antigen 19-9；CA 19-9
檢查意義綱要	消化道、胰臟、肝膽疾病或惡性腫瘤治療預後的評估指標之一
健康檢查分類	癌症防治篩檢套組（消化道、胰、膽癌較常用）

檢體／採集

0.3 cc以上血清。檢體可冷藏、冷凍。採血前無特別飲食限制。

檢測物

CA 19-9也是一種大型分子的**黏液醣蛋白**（mucus glycoprotein），由胰臟、膽管、胃、結腸、子宮內膜及唾液腺等之上皮細胞所分泌。正常人的這些上皮細胞所生成之CA 19-9量都不多，進到血液中的更少。研究報告指出，「健康」群體的CA 19-9濃度，97%不超過37.0 U/ml；99.3%小於60.0 U/ml。

參考值

利用microparticle enzyme immunoassay（MEIA）或電化學冷光 electrochemiluminescense immunoassay（ECLIA）之抗原抗体免疫反應，來測定血清中CA 19-9的含量，所提示的正常值合併整理如下供參考。

正常 ＜ 37.0～39.0 **U/ml**

臨床意義

根據歐美的研究顯示，在胰臟、膽道、胃、大腸直腸或肝臟等消化器官之腫瘤受檢者上，發現CA 19-9數值有不等程度之增加，特別是在**胰臟癌**，常見有數值劇升的情形（偶見超過10000 U/ml）。

另外，還有其他一些腫瘤的轉移；肝炎、肝硬化；胰臟炎及非惡性腸胃疾病等，這些病患者的血清CA 19-9值也會升高。研究結果證實，可利用CA 19-9來監測診斷有上述疾病之患者。

CA 19-9持續居高不下，可能和惡性疾病進行及治療不佳有關，或許是有潛藏的惡性轉移。另一方面，數值降低表示預後可能較佳及治療反應良好。

欲診斷消化道腫瘤時，測定CA 19-9大都做為輔助性**篩檢工具**，盡可能不要以數值高低來解釋是否有惡性疾病的絕對證據。對於懷疑罹患癌症的病人，醫師為了確診，會考慮執行其他相關的檢查。至於想得到良好的治療結果，CA 19-9是不錯的監控指標。下頁表是由美國某大醫藥廠商提供的研究數據（CA 19-9數值測定之分佈）。

	測試人數	結果（U/ml）				
		< 37	37～60	60～240	240～500	> 500
正常成年人	592	96.6%	2.7%	0.7%	0.0%	0.0%
胰臟癌	187	25.7%	3.7%	17.1%	9.6%	43.9%
大腸直腸癌	379	40.4%	8.3%	19.3%	8.2%	23.8%
胃癌	106	50.9%	14.2%	23.6%	4.7%	6.6%
肝膽惡性病	60	33.3%	16.7%	35.0%	6.7%	8.3%
肺部惡性病	77	79.2%	9.1%	5.2%	3.9%	2.6%
乳房惡性病	83	77.1%	14.5%	6.0%	0.0%	2.4%

重點說明

　　研究文獻所提及各種可能癌症或疾病之CA 19-9篩檢，呈陽性數值的百分比整理於下表。

陽性率	惡性腫瘤	良性疾病
< 25%	膀胱癌。	胰臟炎、慢性肝炎、肝硬化。
26～50%	乳癌、肝細胞癌、胃癌、肺癌、食道癌、大腸直腸癌、子宮內膜癌。	氣喘、肺結核等。
51～75%	膽管癌。	肺部疾病。
> 76%	膽囊癌、睪丸精細胞瘤、胰臟癌。	膽道阻塞。

健檢項目

血清免疫檢驗 ★★★	攝護腺特異性抗原 prostate specific antigen；PSA
檢查意義綱要	評估攝護腺肥大、病變、腫瘤及治療預後的血清學檢查指標
健康檢查分類	癌症防治篩檢套組；中老年人高階健檢套組

檢體／採集

0.3 cc以上血清。檢體儘速分離，**一天內檢驗完**。採血前無飲食限制。

檢測物

男性的**攝護腺特異性抗原**（PSA）是一種由93%胺基酸和7%碳水化合物組成之具有酵素活性的單鏈醣蛋白，只存在於攝護腺管和腺體上皮細胞內。1970年首次發表、1979年純化，1988年以後廣泛運用於攝護腺相關疾病之血清學檢查。

血液中以游離態（f PSA）或結合態（c PSA）兩種形式存在，游離態不具酵素活性，結合態是PSA與anti-chymotrypsin（ACT）或 α-2-macroglobulin（A2M）等抗蛋白酵素結合而成。

一般所驗的PSA是指**總量**（t PSA＝f PSA＋c PSA），而要進階加驗f PSA也有，是另一單獨的檢驗項目，不同的收費與健保碼。

參考值

雖然現今國內大部份實驗室檢驗PSA所用的免疫上機方法差不多，但所提供的正常參考值頗有差異，特別是加入了年齡因素。綜合整理如下（不管年齡因素）：

PSA正常 **< 2.0～4.0 ng/ml**

另有：t PSA **0.0～4.0 ng/ml**；f PSA **0.0～1.0 ng/ml**

free / total PSA ratio **25%**

有些實驗室使用美國ROCHE公司的試劑，上Elecsys 2010電子冷光免疫分析儀所提供的PSA正常參考值如下表：

受測者年齡	PSA數值 ng/ml
不限年紀（40歲以下）	< 2.4
不限年紀（50歲以下）	< 4.0
50～60歲	< 3.9
60～70歲	< 5.4
70歲以上	< 3.2

血液腫瘤標幟物篩檢

正常受檢者若超過四十歲，5%人的數據會落在4～10，若有測 f PSA得到正常結果且f/t ratio ＞ 25%則屬良性狀況。因此有人建議，如果將「篩檢切點」訂在2.5，可找出更多**潛在的**病人。不過，若是執行如此策略，也會增加重複檢驗及侵入性檢查如生檢（biopsy）切片的醫療成本與負擔。

臨床意義

PSA原本只存在攝護腺組織中，一旦攝護腺受到外力傷害如腫瘤病變加速、發炎感染或物理化學變化等，都有可能造成微血管破裂或通透性增加，使PSA進入血流。這也解釋了為什麼有些不是癌症的情況也會測得PSA上升，例如泌尿道感染；攝護腺發炎、良性肥大（benign prostatic hyperplasia；BPH）等，有些檢查如經直腸超音波導引下生檢切片、經尿道攝護腺切除術，甚至膀胱鏡檢查、攝護腺按摩也會引起PSA上升。所以PSA異常升高並不代表一定就是得了攝護腺癌，只是表示有較高的罹患機率，而需要抽血複驗或做其他進一步的檢查。

PSA比過去常做的**攝護腺酸性磷酸酶**（acid phosphatase, prostate；AcPP或prostatic acid phosphatase；PAP）要來的穩定且特異性較高，也沒有晝夜濃度變化的問題。

重點說明

有關**良性情況**的PSA檢驗值及用於**攝護腺癌篩檢**常見的PSA值，整理於下表。

良性情況／惡性腫瘤	數據 ng/ml	百分率
攝護腺肥大之上升	＜ 2.5	＜ 2%
	2.5～4.0	56%
	4.0～10.0	28%
	10.0～40.0	14%
攝護腺發炎	4.0上下	80%
	4.0～10.0	13%
	10.0～30.0	6%
攝護腺癌	＞ 10.0	50%
攝護腺癌轉移	＞ 100.0	68%
肝、肺；腸胃、泌尿生殖道原發性腫瘤	4.0～5.0	8%
攝護腺癌	4.1~~9.9*	14%

＊ 建議半年後複驗一次，若持續升高要進一步做超音波或生檢。

癌篩進階檢查

血清免疫檢驗 ★★★	醣蛋白抗原72之4 carbohydrate antigen 72-4；CA 72-4
檢查意義綱要	胃癌或黏液性卵巢癌的病情評估及療效追蹤
健康檢查分類	癌症防治篩檢套組（搭配其他腫瘤標幟項目意義較佳）

檢體／採集

0.3 cc以上血清。檢體儘速分離，**一天內檢驗完**。採血前無飲食限制。

檢測物

早期研究，在人類乳癌轉移的腫瘤細胞膜上發現的類似黏液蛋白名為**腫瘤相關醣蛋白**（tumor-associated glycoprotein）72，其中有重複寡醣結構、分子量220～400 Kdt.的以-4名之，即CA 72-4。

參考值

利用**單株抗体**B72.3或CC-49（後者的反應活性較佳）製成的試劑以ECLIA方法，來定量血清中CA 72-4的濃度，參考值如下：

正常 **< 6.9 U/ml**；懷疑 **6.9～10.0 U/ml**；異常 **>10.0 U/ml**

臨床意義

CA 72-4正常存在於胎兒的某些組織中，照理健康成人體內含量低到測不出（不存在？），因此臨床上觀察到有多種表皮細胞的惡性腫瘤會產生CA 72-4，例如胃、胰臟、大腸直腸、卵巢和乳房。

由於CA 72-4的出現，反應這些組織器官惡性疾病（如腺癌adenocarcinoma，特別是**胃癌**）的嚴重性，所以檢測CA 72-4之主要目的是手術後療效評估優於篩檢。下表列出血中CA 72-4值升高的可能情形。

陽性百分比	惡性腫瘤	良性疾病
5～15%	肝細胞癌。	大腸直腸瘜肉、甲狀腺疾病、心血管疾病、腸胃炎、胰臟炎、膽結石。
20～40%	乳癌、胰臟癌、子宮癌、大腸直腸癌、結腸癌。	
50～60%	胃癌、膽囊癌、卵巢癌。	膽道阻塞。

重點說明

　　台灣醫學檢驗界一般認為，CA 72-4**應用於胃腺癌**的測定其**特異性**還不差，但相對的敏感度並不突出，早期胃癌篩檢的成效與意義尚可。近年來亦發現，某些瀰漫性消化性潰瘍也會導致CA 72-4異常升高，不過，通常在潰瘍治癒後指數會立即下降。

　　檢測CA 72-4的另外一個意義是補強「用CA 125篩檢卵巢癌的不足性」，因為CA 125主要是針對**非黏液型表皮細胞卵巢癌**，而CA 72-4則可看出與**黏液型卵巢癌**（mucinus ovarian carcinoma）的關聯性。

癌篩進階檢查

血清免疫檢驗 ★★★	B2微球蛋白　β2-microglobulin；β2-MG（B2MG）
檢查意義綱要	評估腎臟方面的疾病、多發性骨髓瘤以及與淋巴球有關的癌症
健康檢查分類	癌症防治篩檢套組（進階篩檢）

檢體／採集

0.3 cc血清，肝素、EDTA血漿。避免脂、溶血檢體。採血前不需空腹。

檢測物

B2微球蛋白（B2MG）是一種小分子量（<12 Kdt.）的球蛋白，存在於人體全部有核細胞（紅血球、血小板除外）表面，為**主要組織相容性複合體抗原MHC**（major histocompitibility complex）**class I**蛋白結構的一部份（如右圖light chain鍵結），當細胞（特別是淋巴球）死亡代謝或良、惡性增殖時，則會以游離型態大量出現於血液中。

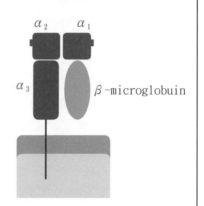

由於B2MG的分子量很小，血中的B2MG流經腎臟時很容易被鮑氏囊所過濾，其中九成九以上在**近端腎小管**被重新吸收、分解代謝，僅極少量排至尿液。正常情況下除了血液、尿液外，腦脊髓液（CSF）、唾液也發現有少量的B2MG。

參考值

由於B2MG的檢測方法與抗體試劑之製備尚未普及化，目前國內有做B2MG檢驗的實驗室大都是利用CMFIA或CLIA之抗原抗体免疫反應，來測定血清、尿液或腦脊髓液中B2 MG的含量。所提示的正常參考值有所差異，整理如下供參考。

< 2700 ng/ml 或 609～2366 ng/ml

正常人血中B2MG的量大約900～2600 ng/ml，平均值1700 ng/ml，隨著年齡增長，數值會稍微增加。另外，性別、體重也有些許影響。

臨床意義

B2MG這種內源性、低分子量的蛋白，在正常人身上的**合成速度**及有核細胞膜**釋放的量**是很穩定的，因此血中B2MG含量也保持一定水平。當淋巴球壽命變短如淋巴

球性白血病（白血球方面及淋巴增殖的惡性疾病）、愛滋病（HIV感染淋巴球）、惡性腫瘤、自體免疫疾病等，就會大量自細胞膜脫落。

B2MG由腎臟代謝、腎小管回收，因此，若鮑氏囊（腎絲球）有過濾障礙時（如血液透析、腎臟移植），血中濃度上升；腎小管吸收有障礙，尿液濃度上升。一般而言，脫落的B2MG其生理半衰期約40～50分鐘，血液裡B2MG的濃度高達5000 ng/ml以上時，近端腎小管便**無法再吸收**B2MG。

血中B2MG數值上升所代表的意義，整理於下表。

主要指標癌症	百分比	良性疾病	百分比
ALL、CLL、CML 等各式**淋巴瘤**	較高	腸炎、胰臟炎	
multiple myoloma **骨髓瘤**	60～20%	肝膽、血液疾病	<15% 且濃度上升幅度較低
非何杰金氏病		腎絲球腎炎	
乳癌 大腸癌、胰臟癌	較低	類風濕性關節炎、SLE等自體免疫病	

重點說明

某些病毒特別是巨細胞病毒（cytomegalovirus；CMV）、人類免疫缺乏病毒（human immunodeficiency virus；HIV）感染，B2MG會有上升的情形，而愛滋病（HIV攻擊淋巴球）病發後的嚴重程度與B2MG的濃度高低亦有「平行關係」。

B2MG檢測在臨床上最常被應用於評估**腎絲球**及**腎小管**方面的病變，腎小管出問題，尿中的B2MG會升高。由於B2MG在尿液裡很不穩定，收集檢體和執行檢驗時要特別注意。

若用於評估癌症方面，首選是與**淋巴增殖相關**的**惡性疾病**如多發性骨髓瘤、何杰金氏（Hodgkin's）或非何杰金氏（non-Hodgkin's）淋巴癌、慢性淋巴球白血病等。至於其他癌症方面，在女性重要的**乳癌**血液「**腫瘤標幟物串連**」套檢中，B2MG也被列入除CA 15-3及CEA之外的第三選擇（參見334頁），可見其**交叉比對之陽性率**是具有**乳癌**早期篩檢的價值。

癌篩進階檢查

血清免疫檢驗 ★★★	組織多胜肽抗原 tissue polypeptide antigen；TPA
檢查意義綱要	非特異性上皮細胞腫瘤標幟物，對評估轉移及療效優於篩檢
健康檢查分類	癌症防治篩檢套組（進階篩檢）

檢體／採集

0.5 cc血清、肝素血漿。儘速分離，可冷藏、冷凍。無飲食限制。

檢測物

組織多胜肽抗原（TPA）首次發表於1957年，經陸續的研究得知，這是一種人體各器官的上皮細胞受損（如發炎或癌變）時細胞膜所分泌的角質素。雖然分子結構還不到像蛋白質那麼複雜，但由胺基酸（amino acid）所組成的鏈狀胜肽（peptide）仍有很強的抗原性（antigenicity），可在體外用對應的抗体試劑所測得，故名為組織多胜肽抗原。

參考值

過去國內有做TPA檢驗的實驗室不多，原因是酵素免疫分析法（如ELISA）的發展比放射免疫分析技術（RIA）來得慢，生物醫學界也是講求「非核家園」，有幅射暴露危險的行為、處置、環境或設備大都漸漸被替換。使用EIA或CLIA之抗原抗体免疫反應，所提示的正常參考值整理如下：

< 100～110 U/L 或 < 75 U/L（固相放射免疫分析法）

臨床意義

TPA的「非特異性」與來源（「出處」）有關，多數器官的組織結構都有上皮細胞層，當這些細胞發生變化時會釋出大量的TPA。所以常在肺癌、肝細胞癌、胃癌、胰臟癌、腸癌、乳癌、子宮頸癌、卵巢癌、膀胱癌等患者的血中，測到異常高值。若把TPA當做腫瘤標幟物，大概只能扮演「廣泛性癌篩」的輔助或配套角色。

以檢驗學的觀點來看，我們常說某項臨床檢驗的診斷（病症）專一性與檢驗靈敏度是「相沖」的。就TPA為例，只要各器官的上皮細胞有任何「不安份」，無論量多量少都可以「敏感地」被測到，哪有組織器官「專一性」可言？更遑論用於癌症篩檢。根據臨床的研究統計，上述各種癌症中以膀胱癌、肺支氣管癌的TPA特異性是最高的。許多良性的疾病或炎症如急性B型肝炎、慢性肝膽病、肝硬化、胰臟炎、深層感染、冷凝球蛋白症等，也會造成TPA升高的結果，應用於癌篩易有「癌偽陽性」過多的情形，在解釋報告時要特別小心。

重點說明

　　於腫瘤醫學的運用上，TPA檢測主要是反應出腫瘤的**活動性**而非腫瘤的大小，對大部份**進行性癌症**來說是很有用的指標。TPA亦可用來追蹤療效及預測癌症的轉移或復發，特別是乳癌、攝護腺癌、生殖道癌、膀胱癌。

　　近年來，國外的大醫藥廠商積極研發改善TPA專一性（或稱為特異性）不佳的缺點。重新分析因良性發炎或癌細胞所分泌的TPA其胜肽鏈有何不同？這微細的差異是否具有足夠區別一般發炎或癌症的抗原性而被偵測。研發出的TPS（tissue polypeptide specific Ag）也可說是「第二代TPA試劑」，監測各種癌症的靈敏度不輸TPA，而對癌症（相較於各器官的良性病症）的特異性顯然比TPA好。因此，筆者認為，若能好好推廣，不出幾年將可完全取代TPA。

血液腫瘤標幟物篩檢
異常之建議的後續檢查

前 面用了相當多的篇幅介紹血液癌篩的意義，應用這些腫瘤標幟物於癌症篩檢時，該特別著重的即是「早期」二字。因此，當檢驗數據正常並非代表從此「高枕無憂」，反而要更加落實防癌的養身生活與習慣（如小心飲食、避免接觸致癌因子等）及養成定期追蹤檢驗的好習慣。萬一癌篩數據呈現高值時，也無需太過恐慌、亂了方向或猶如「鴕鳥般」選擇漠視，依循專業建議儘早就醫做進一步的確認。若真的罹患癌症，之前這些「早期癌篩」的過程與結果，對往後的醫療評估及處置絕對是有幫助的。

檢驗項目／正常參考值	數值呈現結果與進一步之追蹤或進階檢查			說明
	數值	檢查項目	日期／次數	
甲型胎兒蛋白 AFP ＜8.1～20 ng/ml	正常	AFP長期追蹤。	每一年一次	經年累月肝細胞何時癌變不知道？
	＞20 排除因懷孕所引起的高值	追蹤AFP一次。	每三個月	比正常值稍高者。
		肝功能酵素 GPT、γ-GT	十天內	指向肝的問題。
		腫瘤標幟：CEA、CA 19-9		腸胃道腫瘤轉移。
		free β-hCG		睪丸癌。
		腹部超音波（＞2cm腫瘤）		腫瘤眼見為憑。
癌胚抗原 CEA ＜2.5～3.5 ng/ml ＜5（吸菸者）	陰性	CEA長期追蹤。	一年一次	固定廣泛性癌篩。
	＞5.0	糞便潛血FOBT	十天內	大腸直腸癌篩檢。
		腫瘤標幟：Cyfra 21-1、NSE		各種肺癌之可能。
		大腸直腸鏡、生檢切片。		確診或區別瘜肉。

血液腫瘤標幟物篩檢

檢驗項目／正常參考值	數值呈現結果與進一步之追蹤或進階檢查			說明
	數值	檢查項目	日期／次數	
醣蛋白抗原 15之3 <25.0 U/ml	25～35	追蹤CA 15-3	半年一次	比正常值稍高者。
	>35	腫瘤標幟：CEA、B2MG 婦科觸診檢查、乳房攝影術。		搭配其他癌篩提高乳癌確診率。 乳房組織硬塊？
醣蛋白抗原125 <35.0 U/ml	30～60	婦科進一步追蹤檢查。	每半年	排除經期或其他婦女病。
	>60	CEA、CA 15-3 free β-hCG 下腹腔超音波	十天內	區別與確認各型卵巢癌、輸卵管癌、子宮內膜癌。
醣蛋白抗原 19之9 <39.0 U/ml	37～60	CA 19-9	長期追蹤	看數值持續偏高？
	>60	肝膽酵素GPT、γ-GT T-Bil.、D-Bil. 胰酵素amylase、lipase	一年三次	消化道、胰臟、肝膽疾病或腫瘤之綜合評估。
醣蛋白抗原 72之4 <6.9 U/ml	6.9～10	CA 72-4加CEA	半年一次	長期追蹤。
	>10	腫瘤標幟：CA 125、CEA 胃幽桿菌抗体	十天內	綜評食道、胃腸、膽囊、輸卵管癌。
		胃鏡、生檢切片	一個月內	潰瘍、腫瘤？
細胞角質素蛋白 Cyfra 21-1 <2.3～3.3 μg/L	3.3～5.9	Cyfra 21-1加NSE	半年一次	各種肺癌全追蹤。
	>6.0	CEA、SCC	十天內	非小細胞肺癌；子宮頸、膀胱、頭頸部癌區別診斷。
		胸腔X光、肺功能 子宮頸抹片	一個月內	
鱗狀細胞癌抗原 SCC Ag <2.5 ng/ml	>2.5	Cyfra 21-1、CA 15-3	十天內	針對子宮體／子宮頸癌。
		CEA、NSE		小細胞肺癌等。
		HPV DNA、子宮頸抹片。	一個月內	針對子宮頸癌。

檢驗項目／ 正常參考值	數值呈現結果與進一步之追蹤或進階檢查			說明
	數值	檢查項目	日期／次數	
B2微球蛋白 **B2MG** ＜2700 ng/ml	＞3000	腫瘤標幟： CEA、CA 15-3		針對乳癌。
		尿液B2MG		腎絲球腎炎。
		腎功能BUN、 Crea.、eGFR		
		RA factor、ANA		自體免疫病檢查。
		血液抹片鏡檢		淋巴瘤、骨髓瘤。
神經元特異性 **烯醇酶 NSE** ＜16.3 ng/ml	16～35	CEA加NSE長期 追蹤。	半年一次	胃腸癌、乳癌。
	＞35	CEA、 Cyfra 21-1	十天內	小細胞肺癌等。
		不明斑塊由醫師 診察。	一個月內	惡性黑色素瘤。
攝護腺特異性 **抗原PSA** ＜2.0～4.0 ng/ml	正常	PSA 五十歲以上男性	每年一次	固定高健檢項目。
	4.0～10	腫瘤標幟：CEA、 CA 125、f PSA、 酸性磷酸酶PAP	一個月內	與攝護腺有關？是 發炎／肥大／癌？
	＞10	肛門指診 直腸超音波及 生檢切片。	十天內	攝護腺肥大？ 攝護腺癌確診。
EB病毒抗体IgA **EB VCA-IgA** ＜0.8 ratio	＞1.1	EBV EA-IgA	一個月內	提高鼻咽癌確診 率。病毒量？
		EBV DNA RT-PCR		
		鼻咽內視鏡		鼻咽癌病灶？

癌篩套檢新思維　指標癌症之 腫瘤標幟串連檢測

11

血液腫瘤標幟物篩檢

誠如前文（見300頁）所述，不論從使命、責任感或市場需求、商機為出發點，筆者相信任何國內外的醫療機構經理人或醫學工作從事者，都有體認如何推出一些有臨床效益且經濟實惠的「血液癌篩套檢」供民眾自主選擇以早期防癌，是迫切的！也是趨勢所在。（筆者按：據研究，惡性腫瘤若能提前「一至兩期」發現，不僅救人一命，並能減少每位患者近百萬元的健保醫療支出）。

抽血癌症篩檢服務

因此，除了各大小公私立醫療院所外，健診機構以及與民眾日常預防保健息息相關的醫事檢驗所，都有提供抽血的癌症篩檢服務。但這些行之有二十年以上的「癌症篩檢套組」並無「效益標準」可循，每套組從選用兩、三項到八、九項都有（視實驗室規模和檢驗成本取得而異），價位則隨不同組合（項目多寡）及推廣成本（有時搭配其他相關的基本檢查）而從上千至近萬元都有。

男性檢驗項目	相關疾病篩檢	女性檢驗項目
AFP	肝癌	AFP
CEA	直腸癌、乳癌、胰臟癌、胃癌、肺癌	CEA
CA19-9	胰臟癌、胃癌、膽道癌	CA19-9
PSA	攝護腺癌、良性攝護腺肥大	
CYFRA21-1	肺癌、膀胱癌、頭頸癌	CYFRA21-1
SCC	肺癌、（子宮頸癌）、頭頸癌、食道癌、口腔癌	SCC
EBV IgA	鼻咽癌	EBV IgA
	乳癌	CA15-3
	卵巢癌、子宮平滑肌瘤、子宮內膜癌	CA125

抽血驗「腫瘤標幟」在學理上本來就有廣泛篩選、「亂槍打鳥」的意味，一般實驗室大如醫院的健診中心到基層檢驗所，大都**沒去（或無從）深究**各組合的意義與成效，檢查項目抄來抄去、只分性別（因男女性癌症有明確差異，不得不），這也是常讓人詬病之處。上頁表（一字未改摘自www1.cgmh.org.tw）為長庚體系醫院所推出的「癌症標誌篩檢套組」供參考（筆者按：自從有醫學中心把口腔癌列入與SCC抗原檢查相關的癌症篩檢後，其他實驗室紛紛起而效尤，這點筆者較無法苟同。發現早期口腔癌最好又經濟的方法，以醫師視診看口腔黏膜是否有硬塊、白斑化及抹片檢查為主流）。

　　不可否認，所謂的「抽血驗癌症」在學理或臨床印證上，確實因**腫瘤專一性**或**檢測敏感度**的不足，使得早期篩檢癌症的「美意」打了折扣。輕者「虛驚一場」，重則引起「診斷困擾」，這也是常受到相信「眼見為憑派」醫師（不全是腫瘤專科醫師）所質疑的地方。但話說回來，確診率雖高的醫學影像、內視鏡、生檢切片等檢查，對「疑是」正常人或高危險群來說是**麻煩**（通常要到醫院去，增加痛苦、風險、被感染及幅射暴露的危機）、**昂貴**（通常也要自費）、**消耗**（時間及健保不必要支出）的。因此，筆者常言，沒有「自費」的**早期**抽血癌篩，那來「健保」的二線確認檢查。這種有無「本末倒置」、「因噎廢食」的爭議，是否值得醫療、檢驗兩界及制定國家預防保健衛生政策者進一步去思量？

　　筆者從事與健檢相關的醫學檢驗工作將近二十年，一路來見證國內「腫瘤標幟篩檢」的起步與興盛，也經常思考上述的一些質疑或詬病。我念茲在茲、尋求國內外臨床資料佐證，結果與近年歐美流行的 **Combo Tumor Markers** 檢查概念不謀而合。

　　依據工作經驗，我個人擬了一些較實用的癌症「**串連檢查**」或「**聯合檢驗**」，整理於下表供大家指教。需提醒，二至四項腫瘤標幟串連癌篩的指標

腫瘤原發部位	☺ 主要癌篩檢查	♥ 輔助性檢查	套組	合理價位
肺部、氣管	CEA、NSE、Cyfra 21-1	SCC、proGRP	☺	2,600元
肝細胞、肝膽管	AFP、CEA、CA 125	Alk-P、CA 19-9、CA 15-3	☺	2,000元
下腸胃道（大腸、直腸）	CEA、CA 19-9、Cyfra 21-1	B2MG、FOBT	Alk-P	2,400元

腫瘤原發部位	☺ 主要癌篩檢查	♥ 輔助性檢查	套組	合理價位
食道、胃	CA 72-4、CEA、CA 125	AFP、*H. pylori* Ab	☺ ♥	3,000元
胰臟；膽管、囊	CA 19-9、CEA、CA 15-3	Glucagon（胰臟癌）	☺	2,200元
乳房	CA 15-3、CEA	B2MG	☺ ♥	2,400元
子宮頸	SCC、CEA、Cyfra 21-1	HPV typing	☺	3,200元
子宮體（內膜）		CA 19-9	CA 19-9	
卵巢	CA 125、CA 72-4、CA 15-3	β-hCG、PTH	☺	2,600元
輸卵管；髖韌帶		CA 15-3		
女三大癌*	CA 15-3、SCC、CA 125	CEA、Cyfra 21-1	☺	2,600元
男四大癌*	AFP、CEA、Cyfra 21-1、PSA	NSE、CA 19-9、FOBT	☺	2,600元
攝護腺	Cyfra 21-1、PSA	f／t PSA比、PAP	☺	1,800元
膀胱	AFP、CEA	TPA	☺ ♥	2,000元
睪丸、惡性畸瘤	AFP、CA 19-9	β-hCG	☺ ♥	1,900元
絨毛膜上皮	β-hCG			
鼻咽	CEA	EBV-VCA IgA		
甲狀腺	CEA、NSE	Calcitonin、TBG	☺	2,600元
副甲狀腺	SCC	PTH-i		
骨髓、淋巴	CBC、B2MG	Sub-Ig、血液抹片	☺	1,200元
骨骼	bone Alk-P	Osteocalcin		
皮膚	NSE		☺	1,000元

腫瘤原發部位	癌症篩檢套組	合理價位
基礎防癌套組*	CEA、CA 19-9、CA 15-3、AFP	2,500元
進階防癌套組*	CEA、CA 19-9、CA 15-3、SCC、AFP、Cyfra 21-1、β-hCG	4,500元

* 女三大癌是指乳癌、子宮頸癌、卵巢癌三種好發於女性的重要惡性腫瘤。
* 男四大癌是指肝癌、大腸直腸癌、肺癌、攝護腺癌四種常見於中年男性的重要惡性腫瘤。
* 基礎和進階防癌套組是不分男女，尋求癌篩最佳搭配組合，因此，某些如「女性三大癌症」篩檢陽性百分率較高的項目被較廣泛性的所取代。
* AFP（α-fetoprotein）甲型胎兒蛋白；200點/500元。
   CEA（carcinoembyonic antigen）癌胚胎抗原；400點/600元。
   CA 125（carbohydrate antigen 125）醣蛋白抗原125；400點/800元。
   CA 15-3（carbohydrate antigen 15-3）醣蛋白抗原15之3；400點/1,000元。
   CA 19-9（carbohydrate antigen 19-9）醣蛋白抗原19之9；400點/800元。
   CA 72-4（carbohydrate antigen 72-4）醣蛋白抗原72之4；健保不給付/800元。
   NSE（neuron specific enolase）神經元特異性烯醇 ；健保不給付/800元。
   Cyfra 21-1（cytokeratin fragment 21.1）細胞角質素蛋白；健保不給付/1,000元。
   SCC（squamous cell carcinoma Ag）鱗狀細胞癌抗原；400點/1,000元。
   proGRP（progastrin-releasing peptide）胃泌素釋放 前體；不給付/1,000元。
   B2MG（β2-microglobulin）B2微球蛋白；300點/800元。
   TPA（tissue peptide antigen）腫瘤組織多胜 抗原；健保不給付/1,000元。
   EBV-VCA IgA（Epstein-Barr virus viral capsid antigen Ig A）EB病毒囊鞘抗原免疫球蛋白A；540點/1,000元。
   t PSA（prostate specific antigen, total）攝護腺專一性抗原；400點/600元。
   f／t PSA ratio攝護腺專一性抗原游離型與總量比值；400點/600元。
   calcitonin甲狀腺降鈣素；240點、300點/500元。
   TBG（thyroxine binding globulin）甲腺素結合球蛋白；300點/500元。
   β-hCG（human chorionic gonadotropin β-subunit）人類絨毛膜促性腺激素—乙亞單體；428點/600元。
   PTH（parathyroid hormone）副甲狀腺素；360點/800元。
   PTH-i（intact-parathyroid hormone）原態副甲狀腺激素：360點/800元。
   glucagon胰升糖素：健保不給付/1,000元。
   FOBT（fecal occult blood test）糞便潛血反應；80點/200元。
   Alk-P（alkaline phosphatase）鹼性磷酸 ；50點/100元。
   bone Alk-P（Ostase ）骨質疏鬆特異性鹼性磷酸 ；健保不給付/500元。
   PAP（prostatic acid phosphatase）攝護腺相關酸性磷酸 ；240點/400元。
   osteocalcin骨鈣素；健保不給付/600元。
   Sub-Ig（immunoglobulin subclass）免疫球蛋白次分類；Ep 900點/1,500元。
   blood smear血液抹片檢查；30點/100元。

癌症，仍是以**陽性率交叉組合結果**來鎖定**更可疑的原發性**（非轉移）腫瘤，也大都無法區分腫瘤細胞的**型態**（如卵巢黏液細胞、子宮內膜上皮、扁平上皮細胞、肺腺細胞、肺大細胞等）。至於「癌症指數」之高低與升高組合所「指向」的結果，有不同的臨床意義些微差別，這需要受過專業訓練的健診護士、醫檢師或醫師才能給予正確的篩檢初步解釋。

利用台灣癌症基金會所提出簡易的「正常細胞癌化過程」（下圖），來說明何時抽血驗癌最好？筆者先補充解釋「前致癌因子」至今未明，大致上與遺傳（家族病史、酸性體質、肥胖基因等）和年紀（組織器官用舊了）等不確定因素有關。

據圖解，**前致癌因子經細胞內代謝活化成致癌分子物後影響正常DNA**（可稱致癌基因oncogene啟動），只需幾天便可形成「**癌初始細胞**」。再經致癌因子（在此我慣以「**催癌因子**」稱之，如不良飲食習慣、環境公害、菸酒檳榔、輻射暴露等）的催化出大量「**腫瘤前期細胞**」，然後正式走向數年的「**腫瘤細胞分化進行期**」，此時若被診斷罹癌已不算早。因此，在癌初始細胞成型後（有些可能已釋出腫瘤標幟物）五到十五年的催化期（核災所引起的嚴重輻射污染縮短至五年以下），開始**執行腫瘤標幟篩檢會有較好的成效**。不過，催化期的時間長短因個案而異，加上每個人的前致癌因子不明，所以，話說回來「勤做檢查、愈早發現」是防癌的不二法門。

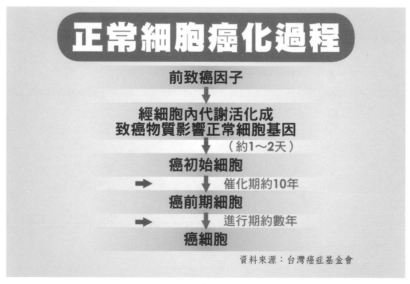

抽血癌篩的最佳時機（藍色箭頭）

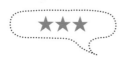

台灣人罹癌現況

☻ 國人十大死因之首

　　根據衛生福利部統計，自1982年起癌症躍升爲國人十大死因之首，蟬聯至今。以2012年爲例，共奪走43665條生命，平均約每十二分鐘就有一人死於癌症，佔總死亡人數的28.4%，標準化死亡率爲每十萬人口有131.3人，較2011年微減0.7%。十大癌症的死亡人數（死因）排行前三名依序是肺癌、肝癌、大腸直腸癌（詳見下表，2012年國健署公佈之資料），就個別癌症而言，口腔癌的死亡率明顯上升，自2001年以來，已上升15.8%；同期間，子宮頸癌的降幅最大，**下降54.6%**。

　　惡性腫瘤不但影響患者及其家人的生活品質，也造成病人家庭及健保龐大的**醫療費用支出**，如何有效防治癌症？是台灣當前相當重要的醫療照護、社經保險及衛生政策議題。

☻ 癌症的發生率與死亡率

　　從癌症成爲國人十大死因首位後，近幾年每年約有七、八萬人被診斷出罹癌（以2009當年爲例，約有八萬七千人爲新增惡性腫瘤病患），平均每六分鐘左右台灣就有一人得癌症。在死亡率方面，這幾年平均每年有四萬多人死於癌症（2010年41046人），占約所有**死亡人口的28%**，每天有百來人因癌症死亡。

　　隨著文明化，台灣人的飲食和生活環境反而一直處於不良狀態，**罹癌傾向年輕化**，癌症患者平均壽命減少**8～10年**。早期檢查、提早治療是防癌的不二法門！

死亡人數序位	造成死亡的惡性腫瘤
第一名	肺癌
第二名	肝癌
第三名	大腸直腸癌
第四名	女性乳癌
第五名	口腔癌
第六名	胃癌
第七名	攝護腺癌
第八名	胰臟癌
第九名	食道癌
第十名	子宮頸、子宮內膜癌

在抽血篩檢癌症前
最好先做問卷調查

本篇內容部份參考Onko-Sure AMDL Diagnostics廣告單資料

任何安排執行健康檢查者（如健檢機構經理、醫療保險從業人員、健康管理師、健診護士或醫檢師等醫事人員），在為客戶做**抽血篩檢癌症**前，最好請本人或家屬配合完成下附的問卷調查表，以利執行檢查。

┃ 癌症篩檢問卷調查表 ┃

一、個人及家族病史
　　1. 個人是否為癌症患者？ □ 否　 □ 是　 □ 曾經是，何種癌症：＿＿＿＿＿＿＿＿＿
　　2. 家族是否有人罹患癌症？ □ 沒有　 □ 有，親屬關係：＿＿＿＿何種癌症：＿＿＿＿
　　3. 是否為B肝或C肝患者或健康帶原者？ □ 是　 □ 否　 □ 不清楚

二、生理狀況及飲食習慣
　　4. 身體異狀：　□ 沒有特別異狀
　　　　　　　　　□ 精神不濟易疲倦　　　　　□ 食慾不良　 □ 體重不明急降
　　　　　　　　　□ 聲音沙啞或長期咳嗽　　　□ 表皮易有出血，傷口久不癒合
　　　　　　　　　□ 不正常分泌物或異常出血　□ 腹部或乳房下側有腫塊且膚色改變
　　5. 女性特殊議題：　初經在12歲以前？ □ 是　 □ 否
　　　　　　　　　　　停經在54歲以後？ □ 是　 □ 否
　　　　　　　　　　　生育過？ □ 是　 □ 否
　　　　　　　　　　　性生活？ □ 很早接觸　 □ 不同性伴侶多　 □ 頻繁
　　6. 每天至少有吃超過兩飯碗的蔬菜及兩份（拳頭大小為一份）水果？ □ 沒有　 □ 有
　　7. 飲水習慣：　□ 一般開水　 □ 鹼性礦泉水
　　　　　　　　　□ 每天超過2000 cc；　 □ 每天少於500 cc
　　　　　　　　　□ 咖啡＿＿＿＿杯/天　　 □ 茶葉茶＿＿＿＿杯/天
　　　　　　　　　□ 一般甜的果汁飲料

三、不良外在因子
　　8. 抽菸？ □ 沒有　 □ 以前有　 □ 有　 每天約＿＿＿＿支
　　9. 嚼檳榔？ □ 沒有　 □ 以前有　 □ 有　 每天約＿＿＿＿顆
　　10. 喝酒？ □ 沒有　 □ 偶而喝　 □ 幾乎天天喝
　　11. 居住或工作環境：　□ 一般正常　 □ 工業區附近　 □ 高污染或高幅射地區

四、檢查紀錄
12. 過去一年是否做過國健署推廣的癌症篩檢？ □ 沒有　 □ 資格未符
　　　　　　　　　　　　　　　　　　　　　□ 糞便潛血FOBT
　　　　　　　　　　　　　　　　　　　　　□ 口腔黏膜檢查
　　　　　　　　　　　　　　　　　　　　　□ 子宮頸抹片
　　　　　　　　　　　　　　　　　　　　　□ 乳房攝影
13. 過去一年是否到大醫院或專業檢驗所做過**自費血液腫瘤標幟**篩檢？
　　□ 不曾
　　□ 有　 項目？＿＿＿＿＿＿＿＿＿結果＿＿＿＿＿＿＿＿＿
　　　　　 項目？＿＿＿＿＿＿＿＿＿結果＿＿＿＿＿＿＿＿＿
　　　　　 項目？＿＿＿＿＿＿＿＿＿結果＿＿＿＿＿＿＿＿＿

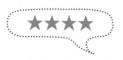

惡性腫瘤的危險因子
與可能的早期症狀

筆者特將Onko-Sure® AMDL Diagnostics廣告單與常備的衛教資料，整理出惡性腫瘤危險因子與可能的早期症狀表，供各界參考。

惡性腫瘤／血液篩檢項目	個別癌症較特異的外在危險因子		早期的症狀或生理現象
肺癌 Cyfra 21-1 CEA NSE	習慣：	平均每天抽半包以上紙煙。	呼吸短促或聲音沙啞；持續性咳嗽甚至咳血；經常肺部感染或持續性咳嗽、胸痛。 頸部和臉腫脹。 易疲倦；食慾不振一直瘦。
	環境：	吸入過多二手煙；工作上與石綿有關。	
肝癌 AFP CA 19-9	飲食：	經常吃發霉或含黃麴毒素的食物。	食慾下降、體重不明減輕。經常發燒且有疲倦或虛弱的情形。輕微黃疸；右上腹脹痛。
	習慣：	長期喝酒。	
	病史：	家族有人罹患肝癌。	
	疾病：	曾有B、C肝炎；肝硬化。	
大腸直腸癌 CEA CA 125 B2MG	飲食：	吃太多高脂肪、高熱量、低纖維食物。	腹瀉、便秘；排便習慣改變如感覺無法解乾淨、大便形狀較以往細窄。嘔吐；血便。 腹部不適（經常性腹脹氣、痙攣）。 持續疲倦感；體重不明減輕。
	習慣：	不愛喝水；解便不良。	
	病史：	家族有人罹癌；個人有大腸瘜肉。	
	疾病：	內痔；潰瘍性大腸炎。	
女性乳癌 CA 15-3 CA 125 SCC	飲食：	常吃高脂肪、高熱量食物。	乳房出現硬塊；乳房或乳頭疼痛；乳頭凹陷或出現分泌物。 胸部皮膚經常水腫或潰爛。 腋窩淋巴結腫大。
	習慣：	缺乏運動或過胖。	
	生理：	不曾懷孕；初經12歲以前或54歲以後停經。	
	藥物：	長期服用女性荷爾蒙。	
	病史：	家族乳癌史。	
口腔癌	習慣：	吃檳榔；抽菸。	黏膜白斑症。 不痛或不易癒合的傷口。

血液腫瘤標幟物篩檢

惡性腫瘤／ 血液篩檢項目	個別癌症較特異的外在危險因子	早期的症狀或生理現象
胃癌 CA 19-9 CA 72-4 CEA	**飲食**：長期吃醃製、醬漬、炭烤、燻製、煎炸之食物。 **病史**：家族有人得胃癌。 **疾病**：長期胃幽桿菌感染之潰瘍。	經常會噁心嘔吐。 胃不適；上腹疼痛、脹氣。黑便；上腸胃道潛血呈陽性。 食慾不振；虛弱、疲倦。
攝護腺癌 PSA	**飲食**：經常吃高脂肪、高熱量、低纖食物。 **病史**：家族攝護腺癌史。	小便射柱細小、解完後仍點點滴滴。頻尿或解尿困難；血尿、尿路感染。
子宮頸癌 SCC Cyfra 21-1	**飲食**：含維生素A食物攝取很少。 **習慣**：吸煙。 青春期時即發生頻繁性行為。性伴侶複雜且多不潔性行為。 **疾病**：人類乳突腫瘤病毒（HPV）感染。	做愛後經常出血。 陰道經常有分泌物或出血。 停經後陰道常出血。 骨盆腔疼痛。
卵巢癌 CA 125 CA 15-3 AFP	**飲食**：愛吃高脂食物。 **習慣**：肥胖、不愛運動。 **病史**：家族有人罹患卵巢癌、乳癌。	未處於懷孕狀態。 腹脹、腹痛。 陰道有異常分泌物。
膀胱癌 TPA Cyfra 21-1 AFP	**飲食**：含糖精（環磺酸鹽）蜜餞迷戀者。 **習慣**：吸菸。 **環境**：工作上或經常接觸染劑、油漆、印刷、石油、皮革、油漆等工業有機化學物。	無痛性血尿；頻尿。
鼻咽癌 EBV VCA-IgA	**飲食**：醃製食物。 **習慣**：吸菸。 **病史**：家族鼻咽癌史。 **疾病**：EB病毒（EBV）感染。	持續出現有血絲的鼻涕、痰液。 單側耳鳴或聽力不正常。 頸部淋巴腺腫大。 不明頭痛。
喉癌	**習慣**：平均每天抽半包以上紙煙。 **環境**：吸入過多二手煙	聲音改變。 感覺喉嚨有異物。

＊紅字表示可能癌症檢出百分率最高的指標血液篩檢項目。

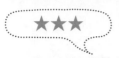

投資型健檢
愛自己愛家人的正確選擇

本篇內容部份參考Onko-Sure AMDL Diagnostics廣告單資料

⚙ 用數字守護您與家人的健康

我們很容易明白，經常**量血壓**可以了解心血管健康狀態；也知道定期**測血糖**可檢出或監控糖尿病，更清楚可利用**肝功能指數**（GOT、GPT、r-GT等）來評估肝臟細胞是否有異常？**癌症風險**的「管理」也一樣，不能只憑「感覺」，藉由抽血檢驗血液裡的腫瘤標幟物，了解身體目前的狀況及癌症潛在風險。一但數值偏高，就應提醒自己積極改善飲食和生活習慣並安排進階檢查，確實做到「早期偵測癌症風險」，為健康及幸福生活把關。

抽血篩檢腫瘤就像「買保險」一樣，每年定期定額一點錢（平均一天不到十元）投資健康，進行癌症風險評估，享用多年後無價的「回饋」。

⚙ 抽血篩檢癌症有何好處？

腫瘤標幟物是腫瘤細胞生長與擴散時所釋出的物質，我們透過血液來偵測單一項腫瘤標幟物（如CEA）雖無法明確得知是哪個部位或器官的腫瘤，但仍有罹癌風險百分率或多項搭配交互比對可供醫師參考。

由於腫瘤標幟物是腫瘤細胞早期生成的少量物質，所以，在臨床上被視為癌症檢查**第一線指標工具**。腫瘤標幟檢查能提高且提早細胞學、內視鏡或與症狀（如血便、血尿）有關之癌症檢查所做不到的風險評估，並可減少直接做昂貴高階精密儀器檢查的不必要浪費。管理自己和家人的健康也是可以經濟實惠的。

目前國內常做的抽血腫瘤標幟檢測，通常已符合以下的基本標準，才能推介給醫師和民眾來善加利用。

一、**專業認證**：如經美國FDA、歐盟EMA、台灣衛福部DSG核准。

二、**準確度高**：特異性要達65～90%；靈敏度90%以上。

三、**廣泛性佳**：全身大多數器官或組織的腫瘤可早期篩檢出。

四、**簡單方便**：只要抽血3～5 cc，輕鬆評估癌症風險。

不過有下列情況時不宜（暫緩）執行抽血篩檢癌症：一、女性生理期或懷孕中。二、大手術、大創傷（住院治療）後三十天內。三、急性發炎（細菌性或自

血液腫瘤標幟物篩檢

正常參考值		
低 →→	中線值 →→ →→ →→	上限
恭喜您！ 請繼續維持良好的飲食和生活習慣並常常運動	應立即調整飲食和生活習慣（戒菸酒或檳榔）並常運動	先不必過度擔心 超過參考值並不代表 **一定得了癌症** 經由醫師整體評估進行複檢或安排進階檢查
每年定期篩檢一次即可	建議一年定期篩檢兩次	**若進一步檢查未發現異狀應每三個月定期追蹤**

體免疫病的炎症）；如蜂窩性組織炎之慢性感染。四、患有自體免疫疾病者（如全身性紅斑狼瘡SLE）。五、放射性或化療六十天內。

有關腫瘤標幟物指數所代表的概略意義繪於上圖，指數僅做為身體狀況警示及供醫師參考，不宜單獨視為癌症診斷或預後的評估結果。

根據筆者多年的臨床檢驗工作經驗，也看過不少血液腫瘤標幟物檢測的報告，有關指數超過正常參考值，建議該如何依序執行進一步的檢查，整理成下表供各界參考。

檢查的指標性癌症	檢查項目與順序 ↓
肺癌 lung cancer SCLC；NSCLC	肺功能；胸腔X光 ↓ 低劑量胸部電腦斷層掃瞄CT ↓ 螢光支氣管鏡
肝癌 liver cancer hepato-cellular carcinoma	腹部超音波檢查 ↓ 腹部電腦斷層掃瞄CT；腹部核磁共振掃瞄MRI ↓ 逆行性膽管內視鏡攝影術
大腸直腸癌 colorectal cancer	糞便潛血反應FOBT ↓ 直腸大腸鏡；鋇劑灌腸照影檢查

檢查的指標性癌症	檢查項目與順序 ↓
女性乳癌 breast cancer	乳房X光攝影；乳房超音波 ↓ 乳房核磁共振掃瞄MRI
口腔癌 oral cancer	口腔黏膜　視觸診 ↓ 甲苯胺藍或螢光染色檢查
胃癌 gastric cancer 食道癌 esophageal cancer	上消化道內視鏡檢查
攝護腺癌 prostate cancer	f PSA / t PSA；肛門指診 ↓ 攝護腺超音波檢查
子宮頸癌 cervical cancer	子宮頸抹片檢查；HPV感染分型生物晶片檢查
子宮（內膜）癌 uterine（endometrial）cancer	陰道或下腹腔超音波檢查
卵巢癌 ovarian cancer	骨盆腔電腦斷層掃瞄CT； 骨盆腔核磁共振掃瞄MRI
膀胱癌 bladder cancer	膀胱鏡檢查；刮下細胞之cytology檢查 ↓ 靜脈注射尿路系統攝影
鼻咽癌 nasopharyngeal carcinoma 喉癌 carcinoma of the larynx	醫師觸診；鼻咽內視鏡檢查 ↓ 頭頸部電腦斷層掃瞄CT； 頭頸部核磁共振掃瞄MRI
甲狀腺癌 thyrold cancer	甲狀腺超音波檢查 ↓ 細針穿刺細胞學檢查
皮膚癌 skin neoplasms	皮膚理學檢查 ↓ 皮膚雷射螢光檢查

血液腫瘤標幟物篩檢

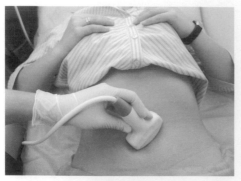

超音波檢查

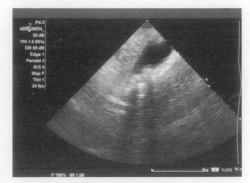

肝膽超音波影像圖

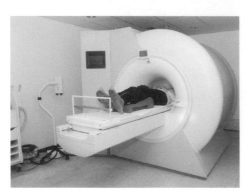

MRI核磁共振

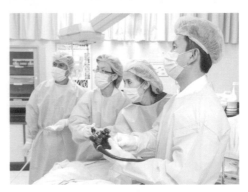

內視鏡檢查

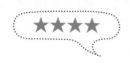

預防才是最好的癌症風險管理

本篇內容部份參考Onko-Sure AMDL Diagnostics廣告單資料

🎯 風險管理

　　癌症血液篩檢，如同騎車戴安全帽、開車繫安全帶一樣，雖非保證不會出車禍，但絕對可以降低意外帶來的傷害。健康掌握在自己手裡，想要有健康的人生與幸福的家庭應要有預防的觀念。

　　美國癌症研究院（AICR）曾指出，癌症發生的主因中個人習慣與生活型態占77%，其他才是遺傳因素14%、環境危險因子9%。每個人都有可能是「候選人」，但只要我們有心，隨時可以在癌症形成前阻斷某些高風險因子。

　　許多民眾對癌症一知半解，觀念似是而非，常抱持消極恐懼的心態來看待癌症，甚至「鴕鳥般」的不相信自己會像「中樂透」一樣得到癌症。常常買樂透，中大獎機率仍是千萬分之一；天天抽菸喝酒吃檳榔，中癌的機率高達五分之一。若等到身體不舒服才去看醫生，此時腫瘤細胞可能已在體內肆虐，錯失早期發現且治療的黃金期，死亡率將超過七分之三。因此，希望大家能對癌症有多一分的認識，投資且管理，定期評估「罹癌風險」，為自己及家人的健康把關！

🎯 防癌基本原則與飲食習慣

　　「預防勝於治療」這句老話用於惡性腫瘤再合適不過，無論在臨床或學理上，已證實大部分的癌症是可以預防的，以下提供四項原則供參考。

一、生活習慣。

　　我們常在不知不覺中養成一些不好的習慣（見下頁表），忽略長期對身體的傷害，久而久之引發癌症。

二、家族癌症病史（下頁表）。

三、職業致癌的危險性。

　　在工作或職場上有時經常接觸的無機或有機化合物，會導致罹癌機率增加。而有些致癌化合物短期看起來無明顯警訊，但十到二十年後有可能是致癌主因，所以，工作時要認識與避免接觸有害的化學物質，不得已需接觸時務必要採取「防護措施」。

生活習慣

要注意養成的好習慣	該避免的不良習慣
飲食要營養均衡不可偏食；多喝好水。	高脂肪；重油、鹹、甜；炭烤食物。
多食有色蔬果、雜穀類等含纖維食物。	食物趁新鮮吃；少吃發霉、醃製食物。
適量攝取含維生素A、C、E之食物。（保護黏膜、強化細胞抑癌化功能）	少喝酒；少食含有香料、色素、防腐劑食物。太燙、腐敗、刺激性食物亦避免。
注重口腔的清潔（防菌）與衛生。	抽菸；二手菸；吃檳榔。
多走路、爬樓梯。	不必要的藥物；不隨便服用荷爾蒙。
能促進新陳代謝的食物和活動。	強烈陽光過度曝曬。
養成規律運動習慣。	皮膚痣疣之物理化學刺激。

家族癌症病史

家族癌症病史	臨床上已證實的離癌風險
父系或母系一方有人罹癌。	高危險群；發病年齡較輕；多發病灶。
一等親內有人得大腸直腸癌。	得大腸直腸癌風險比一般人高三倍。
一等親內有人得乳癌。	罹患乳癌風險是一般女性的兩倍。
得乳癌的親戚人數愈多。	罹患乳癌風險更高且發病愈早。

職業致癌的危險性

化合物分類	可能含有致癌成份
無機物。	鉀、鎳、氧化鐵、石綿、皮革塵。
有機化合物。	石蠟、石油、瀝青、苯、聚氯乙烯。
輻射物。	X-Ray、放射線、珈瑪射線。

環境因子致癌的危險性

環境致癌物	可能結果
一般農、畜牧產品。	使用的化學肥料、殺蟲劑；注射的荷爾蒙、抗生素施用不當或過量，殘留於食物中，吃多了會出問題。
煙、檳榔、酒。	致癌高風險因子。
二手菸。	懷孕婦女吸多二手菸，胎兒有先天性癌症的機率大增。
含聚氯乙烯之膠膜或布料。	用來包紮食物並儲存過久。

四、環境因子致癌的危險性。

　　我們每天的生活飲食都有可能暴露在致癌物質（見上頁表）中，應盡可能避免或改善生活飲食習慣。根據研究，至少有三成以上的癌症如大腸直腸癌、胃癌、肺癌、乳癌等之發生與不良的飲食習慣有關。若想降低癌症的罹患機率，養成並遵循均衡健康的**飲食習慣**是不二法門。

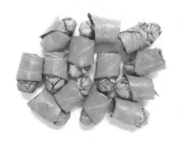
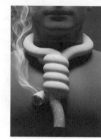
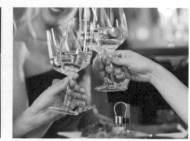

致癌高風險因子菸、酒、檳榔

國民飲食指標	內容
保持理想體重	理想體重正負±10%可被接受。
均衡攝取各類食物	沒有一種食物含有人體所需的全部營養素。
以五穀為主食	五穀類有豐富的營養素和澱粉，是最理想的熱量來源。
多吃高纖食物有益健康	改善便秘，減少腸胃道癌症發生；預防心血管疾病。
多喝白開水	細胞生命最重要的組成來源，鹼性水更佳。 每天2000 cc以上。
少鹽、油、糖飲食	注意烹調手法，節制動物脂肪（奶蛋類不算）飲食。
含鈣食物	鈣質有益健康，牛奶、小魚干、豆製品、深色蔬菜等。
節制酒精攝取	酒精會妨礙各種營養素吸收並造成肝細胞排解的負擔。
每日飲食指南	健康成人
五穀根莖類3～6碗	個人活動量不定，可視需求增減攝取量。
奶類1～2杯	200 cc／杯。
蛋豆肉類4份（約四兩）	若有吃一個全蛋，其他肉或豆類要減少一兩。
蔬菜3碟	約半斤。
水果類2份	一份約一個拳頭大。
油脂2～3湯匙	含不飽和脂肪酸比例愈高的植物油最佳。

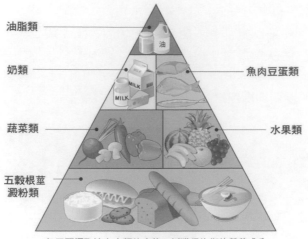

油脂類

奶類

蔬菜類

五穀根莖
澱粉類

魚肉豆蛋類

水果類

每天要攝取這六大類的食物，以獲得均衡的營養成分

每日均衡飲食

| 抗癌食物概略一覽表 |

含抗癌或有益成份之食物	名稱
富含beta胡蘿蔔素	深綠色或紅黃色蔬果，如胡蘿蔔、紅心蕃薯、南瓜、綠葉菜、木瓜、芒果等。
富含維生素A	奶蛋、魚肝油；紅薯、綠黃色葉菜；木瓜、胡蘿蔔等。
富含維生素C	柳丁等柑橘類；葡萄柚、柚子、芭樂、木瓜、檸檬；波菜、花椰菜（最佳抗癌蔬菜為十字花科）、芥藍菜。
富含維生素E	糙米胚芽米等全穀類；小麥、芝麻；綠葉菜；植物油。
富含硒	海鮮、紅肉；蒜頭；全麥麵包。
富含鋅	肉類、動物內臟、海鮮（特別是牡蠣）；麥芽、酵母。
富含纖維素	較粗糙的五穀雜糧；根莖類、水果、蔬菜。
含indol蔬菜	十字花科蔬菜（如花椰菜、芥藍菜、芥菜、甘藍菜等）、高麗菜、青江菜、大小白菜、白蘿蔔。
含thioethers（硫醚類）	青蔥、洋蔥、大蒜苗。
其他含有抗癌物質的食物	蕃茄、茄子、奇異果；紅菜；山渣；香菇、黑白木耳；麥苗草。
其他有益防癌的中草藥材	紅花、仙鶴草、夏枯草、人蔘、黃耆。

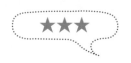

百病的根源癌症的禍首　酸性體質

歷年來台灣地區十大死亡原因（見下表），其中惡性腫瘤的死亡率逐年攀升，近二十年增加一倍，台灣地區每年、每八分鐘有一人罹癌。

　　體內致癌因子的產生，簡單分為**先天**（基因、體質）與**後天**（外在、內在環境）。因遺傳基因所致的**癌變**我們很難控制，避免接觸致癌物（菸酒檳榔、不良生活習慣、外在致癌物污染、腫瘤病毒如HBV、HPV、EBV感染）很容易明白，但大家比較會忽略的是**不良「體質」**加上致癌飲食所引發的**慢性癌變**（約十至十五年）。

⏻酸毒是百病的根源？

　　日本大阪大學片瀨淡博士（T.A. Baroody）曾在他的著作提到一句話：「酸毒是所有疾病的根源。」至於體質酸化之指標簡單可用血液的pH值來做為判定，若低於7.5，依據中西醫的臨床觀察，此時體內可能產生的「異像」有：

　　一、血液黏稠、含氧量減少，末梢血管循環不良。

　　二、手腳、膝蓋寒冷，肩膀、後頸容易僵硬。

　　三、失眠或嗜睡，容易昏沉，記憶力減退。

　　因新陳代謝功能減弱所產生的後遺病症則可能是：

　　一、膽固醇過高導致血管硬化，引發心血管疾病或中風機會大增。

　　二、血糖代謝失調引起糖尿病。

　　三、乳酸易堆積，常感覺疲勞。

　　四、尿酸堆積引發痛風。

　　五、熱量或營養代謝功能差，導

序位	十大死因
第一名	惡性腫瘤
第二名	腦血管疾病
第三名	心臟疾病
第四名	事故意外
第五名	糖尿病
第六名	慢性肝病及肝硬化
第七名	腎炎、腎病症候群、腎病變
第八名	肺炎
第九名	自殺
第十名	高血壓

致贅肉囤積、肥胖。

六、因肥胖又易衍生一大堆疾病（百病胖為先，萬惡肥為首）。

七、免疫力下降。

一般民眾可用以下的生理表徵來初步檢視自己是否為酸性體質？

一、皮膚無光澤。

二、稍做運動即感疲勞，一坐車就想睡覺。

三、上下樓梯容易氣喘，步伐慢、動作遲緩。

四、容易感染病毒、黴菌（如女性白色念珠菌陰道炎、香港腳），經常感冒。

五、癌症病人絕大部分是酸性體質。

根據日本柳澤文正博士研究一百位癌症患者，100%有鈣離子減少而鎂離子劇增的酸性體質。台灣的研究也有類似結果，榮總邱仁輝醫師研究六百位癌症病人的體液，顯示90%以上是酸性體質。

無論國內外、中西醫的非正式研究都有共同之證據顯示**癌症、心血管疾病、腦中風、糖尿病、腎臟病**等，致病的原因都在於體質酸化。這些無法完全依賴藥物或手術來根治的酸性體質問題，卻是可從根本的飲食習慣來改變，再加上定期檢測自己的體質，隨時保持鹼性，自然疾病遠離。

市面上流傳**鹼性水**可治百病，是否如此神奇？持保留態度，不過，多喝「好水」總是有益健康。凡事過猶不及，酸鹼平衡、陰陽調和、保持中庸才是養生「王道」。

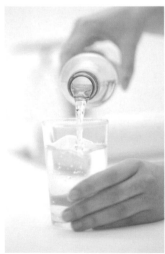
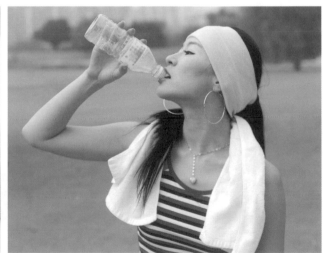

健康之道多喝水多運動

靠日常飲食保持健康　防癌篇

有關常做的腫瘤標幟篩檢其陽性結果所代表的可能意義（主要疑是的指標癌症），在未闡述「如何靠日常飲食來防癌」前，特別整理於下表供參考。

除了非誘發性遺傳（家族病史）因素外，臨床營養學者已證實人類的癌症有五成以上是由食物、不當飲食習慣及飲食營養結構失調所引起，因此，採取食療及避免飲食中的致癌因素是相當有效的防癌方法，可使癌症發病率減少30～60%、降低高危險群的罹癌風險。若說「癌從口入」，整理出以下幾點重要因素：

• 三大致癌污染食物
  1. 霉變食物：這是已知食物致癌成份中最強的一種。
  2. 醃製食物：日本人胃癌及中國南方人、台灣人的鼻咽癌可能有關。

檢查項目	結果	主要疑是癌症（就醫進一步診療）
甲型胎兒蛋白 AFP	> 21 ng/ml	搭配其他癌篩，就醫，進一步檢查。
	> 500 ng/ml	肝細胞癌、肝癌；睪丸、卵巢、膀胱癌。
癌胚抗原 CEA	> 5.0 ng/ml	大腸、小腸、結腸直腸癌；胰臟癌；食道癌；肺癌、非小細胞肺癌；五成末期胃癌。
醣蛋白抗原19之9	> 60 U/ml （正常值 < 37）	胰臟、肝、膽道、胃、子宮內膜、睪丸精細胞等癌症。
細胞角質素蛋白21-1 Cyfra 21-1	> 6.0 μg/L （正常值 < 3.3）	肺癌（以非小細胞肺癌為主）；子宮頸癌；膀胱癌；大腸結腸癌。
醣蛋白抗原125	> 60 U/ml （正常值 < 35）	卵巢、腸胃、肝、肺等癌症或乳癌轉移。
醣蛋白抗原15之3	> 35 U/ml （正常值 < 25）	乳房、卵巢、肺、胰、肝、腸等癌症。

檢查項目	結果	主要疑是癌症（就醫進一步診療）
貝他2微球蛋白 B2MG	> 3000 μg/L （正常值＜2700）	淋巴骨髓瘤；大腸、胰臟、乳房、睪丸等癌症。
鱗狀細胞癌抗原 SCC Ag	> 4.0 ng/ml （正常值＜2.5）	子宮、子宮頸、肺等細胞瘤。
攝護腺特異性抗原 PSA	> 10.0 ng/ml （正常值＜2～4）	攝護腺表皮細胞癌。
EB病毒抗体IgA	> 1.1（＜0.8） ratio	鼻咽癌。
神經元特異性烯醇酶 NSE	> 35 ng/ml （正常值＜16.3）	小細胞肺癌；惡性黑色素瘤；胃腸癌；甲狀腺髓質癌。

3. **燻烤食物**：可能是胃癌、腸癌的誘發因素之一。

- **營養結構失調**

　　高脂肪、高蛋白飲食；糖、鹽過多或長期缺乏營養素，較易罹癌。

- **不當的飲食習慣**

　　食物烹調過度可能產生致癌物；常吃太熱、滾燙過油（炸）的食物；挑食或偏食，吃東西速度太快或暴飲暴食者，癌症發病率均較高。

- **其他因素**

1. **食物添加物**：食用色素、甜味劑、防腐劑等，過量食用有致癌之慮。

2. **酒**：長期飲酒（尤其是烈酒）可能導致食道癌、胃癌、肝癌、腸癌等。

3. **不良飲水**：反覆煮沸的水、暖水瓶內放過久的水、隔夜重煮的水、蒸煮食物剩餘水。這些水因過度蒸發，易產生亞硝酸。池塘、溝渠等死水不可生飲。

4. **受污染食物**：如石綿、纖維、農藥、化肥、重金屬及其他各種污染原。

5. **食具因素**：如含有聚苯乙烯、氯乙烯、密胺成份的塑料食具有一定的毒性，鋁鍋也會釋放出毒素。

6. **其他致癌因子**：常吸菸、嚼檳榔，除易誘發肺癌外，還可引起多種癌症和口腔癌。生吃某些蕨類也都有可能引致癌症。據統計，吸菸者肺癌罹患率比不吸菸者高出75%，吸菸還與口腔癌症有直接的關係。

食物分類及說明	禁忌	可吃	建議常吃	特定癌症相關
易發霉發酵的穀糧*	花生；黃豆、發霉豆腐；玉米；高粱。			促發肝癌。
* 產生的黃麴毒素，致癌力強且耐熱。				
醃製食物腐敗蔬菜*	醃肉、醃魚、醃菜；腐敗菜、鹹肉。	火腿、培根；泡菜。		胃癌、鼻咽癌。
* 產生或添加的亞硝酸鹽。致癌力與食入量有關。				
燒烤、燒焦食物*	炭烤物；烤香腸、醃肉；再熱或回鍋油炸品。	新鮮的油炸食物。		胃癌、大腸直腸癌。
* 產生油煙、焦炭所產生的致癌物吸入或食入；油炸品的過氧化脂；烹調方法改變食物成份具致癌性。				
高脂食物*	高動物脂肪。	低動物脂肪。		大腸直腸癌；乳腺癌；子宮頸癌。
* 會提高腸道厭氧菌比例，產生較多致癌因子。易使大便乾燥、滯留。雄激素上升，易誘發婦女的癌症。				
適量的蛋白質*		易消化、少油脂的肉類。	植物蛋白。	胃癌、鼻咽癌。
* 提高細胞修復的免疫力。				
維他命及微量元素*			高纖穀糧；新鮮蔬菜水果。	防止大腸直腸癌。
* 提升細胞活力以抗癌。				

食物分類	禁忌	可吃	建議常吃	特定癌症相關
防癌蔬菜		蘆筍、胡蘿蔔、菱角、杏仁。	十字花科（青白花椰、甘藍、包心菜等）；豆芽；蘿蔔；蕃茄；茄子；苦瓜；南瓜；玉米；紅薯。	防止大腸直腸癌、胃癌、肝癌。
水果類			奇異果、紅棗、山渣、無花果、柑桔。	
食用菌類		銀耳。	香菇、蘑菇、黑木耳。	

12 其他癌症相關檢查

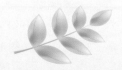

經濟有效的大腸直腸癌篩檢

其他癌症相關檢查

美國癌症協會建議

　　大腸直腸癌可透過**糞便潛血檢查**（fecal occult blood test；FOBT）來做篩檢，若是出現陽性反應，可進一步做**血液癌篩**（廣泛性腫瘤標幟物CEA）及**大腸鏡檢查**（下圖）來確診。

　　根據國健署統計，這幾年平均約有百萬名（2012年103萬人次）50～69歲民眾參加免費的FOBT篩檢，其中陽性者進一步經由大腸鏡檢查發現五成為大腸瘜肉，共有23700人。大腸瘜肉有可能會惡化成大腸癌，若能及早發現並予以切除，就能避免大腸癌的發生。因此，美國癌症協會建議，五十歲以上的人每年應篩檢FOBT一次。

　　國健署曾表示，罹患大腸癌人數已是所有癌症的第一名，FOBT陽性個案每22人就有1人確診為大腸癌。而且大腸癌早期沒有任何症狀，當出現血便、排便習慣改變等情況時往往已不是初期大腸癌，若延誤了就醫時機，會影響後續的治療，降低病患的生活品質。

大腸直腸癌的檢查

　　目前國內常做的大腸直腸癌檢查方法有：

・糞便潛血反應FOBT免疫法

　　雖然FOBT的敏感度和專一性不是頂好（小於50%）且易有偽陽性（免疫法已比傳統的化學法好多了），但它的方便性和經濟效益，仍被視為大規模篩檢的首選。

・血液腫瘤標幟物測定

　　抽血驗腫瘤標幟物的量與FOBT比起來，敏感度提升不少，但腫瘤專一性仍是不佳。因此，要選擇廣範性腫瘤標幟中對大腸直腸癌特異性最好的，如CEA。與侵入性檢查（見下文）比較，抽血還算方便，所以與FOBT一併執行才是大腸直腸癌篩檢的標準方法。不過，

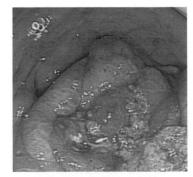

大腸直腸內視鏡顯示癌症病灶

臨床上建議，連續做三次的CEA和FOBT，當三次結果都呈現異常時，再進一步做其他的確認檢查，以降低誤判率。

- 乙狀大腸鏡
- 大腸直腸鏡
- 下腸道檢查或鋇劑灌腸攝影

🟠 高危險群與篩檢頻率

大腸直腸癌一般好發於年紀較大的人身上，但隨著我們飲食習慣（西方文明化）的改變，也有年紀輕輕的患者。所以，建議可能罹患大腸直腸癌的族群都需定期接受篩檢，及早發現、儘早治療。哪些人罹患大腸直腸癌的機會較高呢？**年齡超過五十歲**的無症狀民眾和**高危險群**這兩類，都屬於可能罹患的大腸直腸癌的群體。至於有下列情況的民眾，我們將之列為「高危險群」。

一、飲食方面：經常食用高脂肪、高熱量、低纖食物或嗜菸酒者。

二、有家族性多發性大腸瘜肉症或大腸癌家族病史者。

三、個人病史：如有大腸瘜肉、大腸阻塞、潰瘍性大腸炎者。

在篩檢頻率方面，整理如下表供作建議。

最後，國民健康署呼籲，要預防大腸癌，日常飲食習慣應掌握「多吃蔬菜、少吃肉，烹調方式以汆燙、水煮為主」的原則，並且規律運動。至於50～69歲民眾，每兩年接受一次政府補助的免費大腸癌篩檢FOBT，檢查過程無侵入性也很簡單、方便。而在進一步檢查發現瘜肉時直接以內視鏡切除（健保給付），簡單又迅速，並可成功地避免瘜肉癌化為大腸癌。

年齡／族群	篩檢	侵入性檢查
年齡超過五十歲者*	每年一次CEA檢查	五年一次乙狀結腸鏡檢查。
	兩年一次FOBT檢查	5～10年一次大腸鏡檢查。
高危險族群*（40歲以後；家族有人罹患大腸癌最年輕者的年齡減10，所得年紀之後必須要常做檢查）	每半年一次CEA檢查；每年一次FOBT檢查	5～10年一次大腸攝影。
		瘜肉切除三年後，做第一次大腸鏡檢查。
		大腸直腸腫瘤切除一年後，每年做一次大腸鏡檢查。
		每隔五年做一次大腸鏡。

＊ 若出現便血或排便習慣改變等異常情形時，執行檢查時程應提早。

12

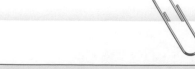

健檢項目

一般臨床檢驗	糞便潛血免疫分析檢查
★★★★	fecal occult blood test；FOBT
檢查意義綱要	用免疫法來偵測糞便中的血以做為腸道潰瘍、腫瘤篩檢參考
健康檢查分類	下腸胃道出血檢查；大腸直腸癌篩檢

檢體／採集

　　正確採集（如下附圖）的芝麻般大小糞便，保存於免疫法所附的**採集棒**（如下圖）內，2～8℃冷藏七天。實驗室收到檢體須當日做完。

如遇痔瘡出血或經期請勿採集。若為水便不易採集，改日再取。

檢測物

　　糞便中若含有微量的血液被採集到且溶入藥水中，紅血球破壞後釋出**血色素**（hemoglobin）而被偵測。

　　無論是化學法（糞便常規檢查stool routine中的一小項）或**免疫法**的潛血反應測定，其敏感度都至少每克糞便要有10μg血色素以上，免疫定量法一般使用Hb. ng/ml Rx buffer作為報告單位。操作FOBT有個重點是要避免食物（動物血）干擾，不得有偽陽性。

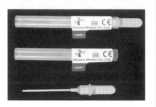

FOBT 專用糞便採集棒

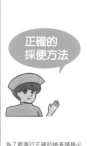

正確的
採便方法

為了能進行正確的檢查請務必閱讀以下說明：

* 為了能得到正確檢查結果，採便後請儘快送檢。

* 採便後請存放在陰涼、避光場所。

* 欲痔瘡出血或女性生理期，請勿採便。

1

請張貼標籤並寫下：年齡／採便日期／姓名／性別，完成後將標籤捲回貼好。
A：請填寫年齡　S：請圈選性別（M男·F女）　D：請填寫採便日期　N：請填寫姓名期

2 洋式

請反向使用

衛生紙

請務必鋪好衛生紙，避免採便時，檢體受污染。

和式

衛生紙

3

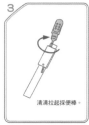

清清拉起採便棒。

※若糞便檢体刮取太多，可能無法得到正確的檢驗結果。

4

利用採便棒的溝槽，從糞便表面劃過4次，收及檢体。

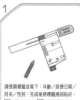

便

5

※適量的填滿溝槽大約芝麻粒大小即可！

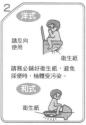

採大約 0.4～0.5 mg

6

將採便棒推入採便棒器內，請不要再開啟，以免漏液或微生物入侵影響。

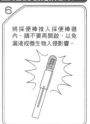

參考值

KYOWA MEDEX免疫法含有附著上**抗血色素抗体的試劑**（anti-Hb.），利用它以乳膠凝集法來測定檢體（糞便裡的紅血球溶於緩衝液）中血色素的量，分析原理是integrated spherical turbidity determination。國內實驗室大多採用此種試劑及分析儀（KYOWA HM-Jack，右圖），所提出的正常值如下：

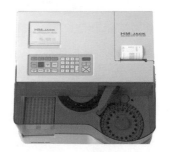

正常 **< 100 ng/ml**

100 ng/ml是臨床上適合分辨大腸直腸腫瘤的經驗切值。

臨床意義

回想二、三十年前，想檢測糞便裡是否有「隱藏的」血液，以評估腸胃道發炎、出血；消化性潰瘍；甚至腫瘤，只能用所謂的「化學法」。由於許多種食物會造成**偽陽性**（較常見）及偽陰性（如吃下過量富含維他命C的食物），所以，受檢者在採便前1～2天較有飲食限制，不甚方便。

先進的免疫法潛血反應，**僅適用**於大腸直腸癌、下消化道腫瘤微量出血的篩檢。由於抗体（試劑）只針對較**新鮮**的人類（其他的動物血無作用）血色素，因此，上腸胃道的失血（如胃、十二指腸潰瘍），經消化道的**變性**（黑色）**血色素**隨糞便排出時，不會被檢測出來，故無特別的飲食限制。

重點說明

以糞便潛血反應做為一般「健檢」時，臨床上統計，化學法的測出陽性率有10～15%（包含各種原因所造成的「偽陽性」），免疫法則約4%。

當受測者處於痔瘡出血或女性生理期時，糞便潛血反應的檢測結果幾乎均呈陽性，會折損免疫法篩檢大腸直腸癌的功能與效益，此稱為「陽性率耗損」。

癌篩進階檢查

血清免疫檢驗	抗EB病毒囊鞘抗原免疫球蛋白A
★★★	EB viral capsid antigen IgA；EB VCA IgA
檢查意義綱要	用EBV活化之分泌型抗體來篩檢高危險群或輔助診斷鼻咽癌
健康檢查分類	腫瘤篩檢套組；鼻咽癌NPC高危險群檢查

檢體／採集

0.3 cc以上血清、EDTA血漿。冷藏七天、冷凍一年。無禁食限制。

檢測物

1964年，Epstein和Barr兩位英國學者在做伯奇氏淋巴瘤（Burkitt's lymphoma）的組織培養時，發現了一種病毒。經證實其特性與**疱疹病毒科**（*Herpesviridae*）的成員相似，為紀念他們，以兩人姓氏名為艾普斯坦巴爾病毒（Epstein-Barr virus；EBV）。

EBV屬於中大型病毒，所有疱疹病毒之構造為「標準的」病毒顆粒，是DNA病毒群中唯一有**套膜**的（具套膜envelope之顆粒大小，直徑約可達180 nm，下左圖）。包裹一條雙股線形DNA的**蛋白衣**（capsid，又可稱為**囊鞘、外鞘**）是由162個次蛋白衣（capsomeres）所組成之二十面體構造（下右圖），外包覆著可能來自**受感染細胞核膜**的套膜。

常見感染人類、引發疾病的「知名」疱疹病毒有**單純疱疹病毒**第1、2型（**HSV-1**口腔疱疹，**HSV-2**生殖器疱疹）、水痘帶狀疱疹病毒（VZV，水痘、蛇皮）、巨細胞病毒（CMV，肝炎、細胞巨大性包涵體病）及**EB病毒**（傳染性單核球增多症、伯奇氏淋巴瘤、**鼻咽癌**），共同特徵是**都會造成潛伏感染**。

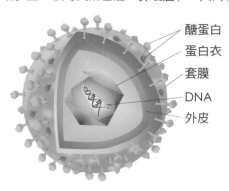

醣蛋白
蛋白衣
套膜
DNA
外皮

疹病毒標準結構

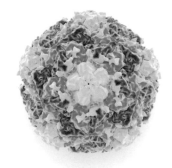

由次蛋白衣所組成緊密又完全對稱的
二十面體結構

在病毒形態和特性上，EBV與其他疱疹病毒無異，只有一個明顯的差別在於EBV有較特殊、複雜的**抗原性質**。EBV感染，通常可測到下列幾種針對病毒抗原所生成的免疫球蛋白（抗体）。

一、EBEA（EB early antigen）：

在感染早期、未出現症狀前生成的抗体（有IgA和IgG），痊癒後半年內消失。

二、EB VCA（EB viral capsid antigen）IgG、IgM：

EBV感染的潛伏期為4～6週，於感染早期IgM、IgG陸續生成。IgM先消失，IgG在症狀出現時來到高峰值，持續到疾病恢復後數個月逐漸消退，並以低效價維持終生。

三、EB VCA（EB viral capsid antigen）IgA：

IgA是存在於呼吸道、腸胃道、泌尿生殖道、口腔等外分泌物中主要的**雙體免疫球蛋白**（下圖），此分泌型IgA為這些部位黏膜中的漿細胞（plasma cell）所製造，局部比全身性感染時更易生成IgA。IgA占血清免疫球蛋白總量15%左右，當測到血中有VCA IgA所代表的意義，很有可能是**潛伏**（過去的感染與病毒寄生）**在鼻咽部位的EBV活化**，重新啟動了免疫反應。

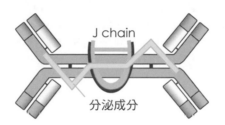

J chain

分泌成分

四、EBNA（EB nuclear antigen）：

恢復期才出現的抗体（有IgA和IgG）可終生存在。當EB VCA IgM陽性時，若測不到EBNA IgG，可視為急性感染。

參考值

國內大多數實驗室採用手工法，所提示的正常參考值為：

（一）陰性 或 < cut off（切值）陰性

使用ELISA免疫學原理的試劑和方法來半定量偵測EB VCA IgA，參考值如下：

ratio < 0.8　陰性結果（測不出IgA）

　　　0.8～1.1　模糊地帶

　　　> 1.1　陽性結果（測到IgA）

臨床意義

　　EBV進入人體後，可能先在口腔及鼻咽部的表皮細胞做首次的複製，再轉移侵犯B淋巴球。因此，帶原者經常是藉由唾液（偶而透過性交、輸血）將病毒傳給他人，一般急性感染是沒有什麼明確症狀，但當宿主因各種原因導致免疫機能下降時，可能會使潛伏的病毒活化而造成疾病。

　　傳染性單核球增多症（infectious mononucleosis）大約有九成是由EBV感染所引起，在歐美又稱為**接吻病**（kissing disease），由於主要病徵為發熱；淋巴結、脾臟腫；單核球、大淋巴球顯著增加，也稱作**腺熱病**（glandular fever）。

　　根據流行病及血清學的調查，非洲的伯奇氏淋巴瘤患者及南中國、東南亞（包括台灣）的鼻咽癌病人血中存在有高效價的VCA IgG和EA IgG。因此，無論東西方研究團隊，依據EBV與伯奇氏淋巴瘤有關之「較明確」證據，積極投入EBV是否為引發鼻咽癌（nasopharyngeal cancer；NPC）的病因之相關研究。

　　EBV感染可能與鼻咽癌有關？但它並不屬於是真正所謂的「腫瘤病毒」（tumor virus）（**致癌RNA病毒** oncovirus）。

重點說明

　　根據資料指出，EB VCA IgA在亞洲的使用率最高，西方醫界則較不重視**EBV抗体效價**（大多只驗EB VCA IgM、IgG）與鼻咽癌的關聯性。

　　中國南方、台灣及部份東南亞的鼻咽癌患者有**七成**的EB VCA **IgA陽性率**，台灣的耳鼻喉醫界則認為，雖然台灣的鼻咽癌患者有九成為**EBV抗体陽性**，但不能憑著健檢報告上的VCA IgA「紅字」就認為自己已罹患鼻咽癌，需做進一步的檢查以確認。

　　曾有研究指出，中國南方和台灣的客家男性是鼻咽癌的高危險群，原因可能與潛伏在鼻咽部的EBV活化後加上不明的「客家人基因」及男性荷爾蒙所引起的局部癌變有關。台灣男性鼻咽癌的盛行率每年百萬人約77人，而VCA IgA出現與否？可做為反應再活化與治療的指標，效價愈高確診率也愈高。

　　若VCA IgA加EA IgA一起檢驗，特異性、靈敏度可達92.7%及92.5%。

13 甲狀腺功能

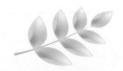

13 甲狀腺功能障礙的檢驗

✿甲狀腺、甲狀腺激素是什麼？

甲狀腺（thyroid gland）是脊椎動物非常重要的腺體，屬於內分泌器官，它位於哺乳動物頸部甲狀軟骨下方、氣管外圍（見右圖）。人類的甲狀腺重約30克，似蝶形、猶如盾甲，故中文得名「甲狀」（筆者按：我的檢驗學恩師之一何敏夫主任在其著作「臨床化學」中提到，為避免不必要的誤解，在譯名上特以**thyroid**＝甲狀腺；**thyro**＝甲狀表示之，譬如thyroid hormone甲狀腺激素；thyroxine甲腺素。本書承其志，相關譯名以何教授之見解為準）。

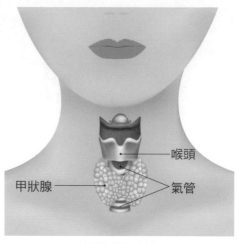

甲狀腺位置圖

（圖中標示：喉頭、甲狀腺、氣管）

甲狀腺製造、分泌甲狀腺激素，簡單說，以控制全身細胞使用能量、合成蛋白質的速率並調節身體組織對其他荷爾蒙的感受性。例如三碘甲腺素（triiodothyronine；**T3**）、**甲腺素**thyroxine（又稱四碘甲腺素，tetraiodothyronine；**T4**），對所有組織的氧消耗及熱量生成影響很大，為調節細胞生長、發育和成熟等生理狀況的重要激素。

甲狀腺激素釋入血液中，隨循環系統流經到全身，一般是以直接擴散的方式進入細胞內，與細胞核內DNA上的接受器（nuclear receptor）結合，以控制生理蛋白的合成。另外，甲狀腺亦可分泌**甲腺抑鈣素**（thyrocalcitonin，或稱**降鈣素**calcitonin），調節血中鈣離子的平衡。

✿甲狀腺激素的合成與分泌

甲狀腺細胞以碘（iodine）、酪胺酸（tyrosine）為原料，在甲腺球蛋白（thyroglobulin）中經連串反應合成單碘酪胺酸（monoiodotyrosine；MIT）及**雙碘酪胺酸**（diiodotyrosine；DIT），再配對結合成**T3**三碘甲腺素（3,5,

3'-triiodothyronine）和**T4甲腺素**（thyroxine）。T3、T4製好後儲存於甲狀腺濾泡，在腦下垂體影響下才會釋入血流中。甲狀腺受下視丘、腦下垂體所控制，形成甲狀腺-腦下垂體-下視丘三者的「回饋系統」。

分泌到血中的T3、T4，除少數游離型（free）外，大部份與血漿中的**甲腺素結合蛋白**（thyroxine binding protein；**TBP**）以「可逆的」方式相結合。TBP有三種，一為**甲腺素結合球蛋白**（thyroxine binding globulin；**TBG**）；另一是**前白蛋白**（thyroxine binding prealbumin；**TBPA**）；其三為**白蛋白**（albumin），這些TBP總共結合了99.96%的T4、99.7%的T3。

大約80%的T4可在肝、腎、脾等器官組織轉換成T3，也可以說T4是T3的「前激素」，因為T3的「效力」比T4強上好幾倍。

檢查項目	檢驗結果	意義說明
甲狀腺刺激素（thyroid stimulating hormone）	↓（下降）或低到測不出	甲狀腺機能亢進。
三碘甲腺素 T3	↑（增高）	＊ T4正常而T3↑之甲狀腺中毒症臨床上也常見。
甲腺素 T4	↑ 或 正常	
游離甲腺素 free T4	或f T3其一 ↑	T3正常而只有T4↑較少見。
甲狀腺刺激素 TSH	↑	甲狀腺機能低下。
三碘甲腺素 T3、甲腺素 T4	T3↓　　T4↓	
三碘甲腺素攝取率 T3 uptake	↑（間接↑14）	甲腺素結合球蛋白合成不足。
游離甲腺素指數 free T4 index	↑	亢進；白蛋白缺乏。
甲腺素結合球蛋白（thyroxine binding globulin）	↑ 或 ↓	區分T3、T4異常是否與TBG有關？
甲腺球蛋白 thyroglobulin；TG	↑ 活性強	甲狀腺疾病、腫瘤。
TSH接受體抗体（TSH-receptor Ab）	↑	以區分葛瑞夫氏病（Grave's disease）與甲狀腺亢進。
甲狀腺自體抗体（thyroid autoantibody test）	↑ 或 ↓	區分一些自體免疫疾病與甲狀腺亢進或低下。

🔵 甲狀腺激素的檢驗

甲狀腺功能異常（或說機能障礙）簡單分為兩類，即甲狀腺亢進（hyperthyroidism）和甲狀腺低下（hypothyroidism），想靠實驗室檢驗數據來鑑定，得綜合多項檢查才能做出最正確的診斷。並依相關檢查來區分亢進或低下是甲狀腺本身的問題，還是其他病因如自體免疫、結合蛋白缺乏等。

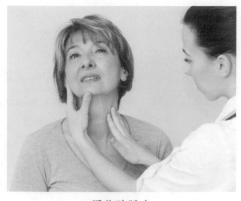

甲狀腺腫大

1950年代之前只能利用基礎代謝率（BMR）來評估甲狀腺功能，後來進步到用蛋白結合碘（protein bound iodine；PBI）及甲腺素碘（thyroxine iodine；T4I）來評估。近數十年因放射及酵素免疫分析技術（RIA；EIA）的突飛猛進，各種與甲狀腺相關的激素和蛋白均可直接以自動化免疫分析儀測定其含量。有關懷疑甲狀腺機能障礙之初步實驗室檢查列於上頁表，檢驗結果及意義說明可供參考。

檢查甲狀腺功能，首先要考慮到是否有使用過抗甲狀腺藥物或甲狀腺藥物，以免判定錯誤。另外，甲狀腺方面的疾病多少與自體免疫有關，然而血中的自體抗体（autoantibody）卻與甲狀腺表現的功能無關。

甲狀腺自體抗体中以抗甲腺球蛋白（anti-thyroglobulin Ab；ATA）和抗微粒體抗体（anti-microsomal Ab；AMA）出現的機會較高，臨床檢查上的應用較廣。

利用甲狀腺刺激素（thyroid stimuliting hormone；TSH）為診斷甲狀腺機能障礙主角的方案整理於下表。

TSH檢查結果	甲狀腺機能	進一步分析
上升	低下	free T4若也下降則確認。
正常	正常	不需再測，T3、T4應也正常。
略低於正常	亢進邊緣	free T4、T3、TRH*。
低到測不出	亢進	free T4若正常，再測T3，應會上升。

* TRH（thyrotropin-releasing hormone）由下視丘所製造分泌，與TSH共同調節T4、T3。

血清免疫檢驗 ★★★★	三碘甲腺素（總量）；三碘甲狀腺原氨酸 triiodothyronine；T3（total）
檢查意義綱要	診斷甲狀腺功能亢進及T3甲狀腺中毒症
健康檢查分類	全身功能、代謝性檢查；甲狀腺機能評估

檢體／採集

0.5 cc血清、肝素血漿。最好空腹採血。避免溶血。**洗腎當下不宜。**

檢測物

甲狀腺細胞以**碘**（iodine）、**酪胺酸**（tyrosine）為原料，在甲腺球蛋白（thyroglobulin；TG）中經一系列反應合成**單碘酪胺酸**（monoiodotyrosine；**MIT**）及**雙碘酪胺酸**（diiodotyrosine；**DIT**），再配對結合成**T3三碘甲腺素**（3,5,3'-triiodothyronine）和**T4甲腺素**（thyroxine）。

T3（左）和T4（右）的化學分子結構，注意第四個碘（I）的位置

人體內約20%的T3是由甲狀腺細胞製造，T3、T4製好之後儲存於甲狀腺濾泡內。分泌到血中的T3、T4，除少數游離型（free）外，大部份與血漿中的**甲腺素結合蛋白**（thyroxine binding protein；**TBP**）以「可逆的」方式相結合，這些TBP總共結合了99.96%的T4和99.7%的T3。

其他八成的T3，是在肝、腎、脾等周邊器官組織內的**T4脫去一個碘分子**而轉換成，也可說T4算是T3的「前趨物」。上文（見365頁）提到未與TBP結合的0.3%**游離T3**（f T3），**具有很強的生理活性**，為主宰大部份甲狀腺功能的重要激素。雖然全部的T3只占所有血清甲狀腺激素的5%，但它的生理功能「效力」遠比T4強上好幾倍，理由是：一、T3與TBP之結合比T4來得「鬆散」，易轉成活性強的游離型。二、同樣透過血液循環，T3比T4更能到達血流交換速度較慢的組織，完成生理作用。三、T3的半衰期（half-life）很短，能即時反應身體狀況。

　　國內大部份的實驗室採用**全自動化學冷光免疫**（CLIA、ECLIA、CMEIA）**分析儀**（例如下圖）來檢測各種甲狀腺激素或相關蛋白，所提示的T3正常參考值綜合整理如下：

60-87～178-200 ng/dl

　　一般健檢或醫院診斷疾病所附之正常值，多為正常成人的平均值，學理上，T3其實有年齡、男女之差別，整理於下表供參考。

年齡群	T3參考值 ng/dl
新生兒	65～275
1～5歲	100～260
5～10歲	90～240
10～15歲	80～210
成人	80～190
>60歲 男	105～175
>60歲 女	108～205
平均值	80～200

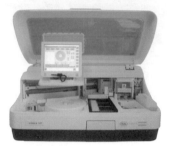

電化學冷光免疫分析儀

　　三碘甲腺素T3所具有的生物活性是刺激細胞的基礎代謝率，包括對醣類和脂質的利用、蛋白質合成、骨質鈣的釋出、維他命代謝等。在嬰兒，T3和T4對中樞神經系統的生長及發育相當重要。

　　血中T3濃度是評估**甲狀腺功能亢進**最好的指標，當症狀明確，但T4並不高時之協助判斷。另外，T3也可用來診斷所謂的**T3甲狀腺中毒症**（T3 thyrotoxicosis），這是指在約有5%的甲狀腺功能亢進病例，其T4正常、T3卻升高的情形。許多臨床觀察指出，相較於T4，T3用於評估甲狀腺功能亢進時很少有「偽陰性」。不過，在甲狀腺功能低下時，T3下降的指標意義卻是最差的。

T3量	甲狀腺的問題	自體免疫、其他生理／疾病	藥物使用
	功能亢進	葛瑞夫氏病。	detrothyroxine
增加	**T3甲狀腺中毒**	懷孕、急性精神疾病。	thyroxine
	先天TBG過量		estrogen

T3量	甲狀腺的問題	自體免疫、 其他生理／疾病	藥物使用
減少	**缺碘甲狀腺腫**	神經性厭食、子癇、肥胖、肝硬化、營養不良。	抗甲狀腺藥物。
	先天TBG不足		類固醇止痛藥。
	甲狀腺切除	黏液水腫、腎衰竭、非甲狀腺急症（NTI）；存在有anti-T4時。	心臟及精神用藥；神經科用藥。

TBG甲腺素結合球蛋白（thyroxine binding globulin）

重點說明

T3的病理性異常與T4類似，常見於甲狀腺功能亢進或低下（以亢進為主），實驗診斷數據在**TSH**（甲狀腺刺激素，參見377頁）和**T3**、**T4**間之「**反向變化**」列於下表。

甲狀腺或腦部的問題	T3、T4值	TSH數值
甲狀腺功能亢進	同時↑	↓
甲狀腺功能低下	同時↓	↑
腦部疾病、腫瘤；腦下腺、下視丘異常	同時↑/↓	與T3、T4一樣 ↑/↓

用T3來評估甲狀腺功能亢進或治療成效，有下表所列的優點。

甲狀腺功能或狀況	T3的變化
甲狀腺功能發生異常時	較早反應出來。 升降較大，比T4、fT4易於區別。
有效辨別T3甲狀腺中毒症	T4正常，T3升高。
甲狀腺功能亢進患者的治療	T3比T4能快速有效反應出療效。
TBP濃度改變所產生的變化	T3與TBP之結合較弱，受影響程度不如T4。

除非甲狀腺功能嚴重低下而導致很低的T3數值可供明顯辨識外，其餘的生理性（如老人、臥病在床活動力低者）或病理性T3值降低，不易以單一項T3下降來辨別。

健檢項目

血清免疫檢驗 ★★★★	游離三碘甲腺素；游離三碘甲狀腺原氨酸 triiodothyronine, free；f T3
檢查意義綱要	診斷甲狀腺功能亢進及T3甲狀腺中毒症
健康檢查分類	全身功能、代謝性檢查；甲狀腺機能評估

檢體／採集

0.3 cc新鮮、**儘速分離**的血清。可冷藏、冷凍。採檢前無需空腹。

檢測物

游離三碘甲腺素f T3（triiodothyronine, free）大部份是由甲狀腺細胞製造（非由肝、腎、脾的T4脫一個碘而成，參見367頁），分泌到血中的f T3僅佔total T3的0.3%。

T3在血中的含量本來就很少（只佔全部甲狀腺激素的5%左右），99.7%的T3又與蛋白（主要是TBG）結合，因此，血中極微量的f T3要以**picogram**（pg皮克，**微微克**）來表示。

這極微量的f T3卻是真正有活性的T3，能以直接擴散的方式進入細胞內，與細胞核DNA上的接受器（nuclear receptor）結合，以控制生理蛋白的合成（參見364頁）。

參考值

國內大部份的實驗室採用全自動化學冷光免疫（CLIA、ECLIA、CMEIA）分析儀來檢測各種甲狀腺激素或相關蛋白，所提示的f T3正常參考值綜合整理如下：

2.3-2.5～4.2-4.5 pg/ml

直接測f T3與T3（total）之差別，在於未先讓血清中的T3與甲腺素結合球蛋白（thyroxine binding globulin；TBG）解離。

臨床意義

含量極少的f T3，卻能真正反應甲狀腺功能的實際狀況。當真正因病所引起的甲狀腺功能亢進或低下，f T3的變化常與T3一致（同時高或低）；但若因TBG含量改變而導致T3異常時，f T3僅在狹窄的正常範圍內些微變動，不會隨T3大幅「起舞」。例如老人、臥病在床活動力低者的T3偏低，若f T3正常，則可分辨出是生理問題而非甲狀腺相關疾病所致。

除非甲狀腺功能嚴重低下而導致很低的T3數值可供明顯辨識外，其餘的生理性（如老人、臥病在床活動力低者）或病理性T3值降低，不易以單一項T3下降來辨別。

有關血中 f T3上升、低下常見的臨床意義整理於下表。

下頁表所列的各種甲狀腺功能亢進，T3也會上升，所以當考慮可能是**蛋白質結合的病因**如家族性不良白蛋白甲腺素高血症（FDH）時，可以加驗 f T3辨別之。

血中 f T3量	甲狀腺的問題	其他生理／疾病
增加	功能亢進	腦下垂體腫瘤
	T3甲狀腺中毒症	甲狀腺激素拮抗
	毒性甲狀腺節結腫	
減少	功能低下	神經性厭食、慢性腎衰竭
	甲狀腺切除	非甲狀腺急症（NTI）
		生長激素不足

重點說明

使用T4類似藥物治療甲狀腺功能低下時，可偵測 f T3的量，看甲狀腺功能是否已恢復。此具有生物活性的 f T3大多是肝、脾、腎等組織的T4脫碘後再與TBG解離而來。

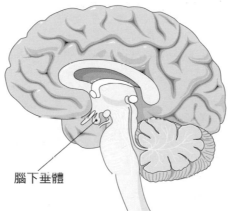

腦下垂體

控制甲狀腺激素分泌的腦下垂體

血清免疫檢驗 ★★★	甲腺素（總量）；四碘甲狀腺原氨酸 thyroxine；T4（total）
檢查意義綱要	診斷甲狀腺功能異常及評估甲狀腺治療之療效
健康檢查分類	全身功能、代謝性檢查；甲狀腺機能評估

檢體／採集

0.3 cc新鮮血清，**避免脂血**。可冷藏、冷凍。採檢前無需空腹。

檢測物

　　T4甲腺素（thyroxine）又名**四碘甲狀腺原氨酸**（tetraiodothyronine），在甲狀腺內由雙碘酪胺酸（diiodotyrosine；DIT）配對而成（參見367頁）。合成好的T4儲存在甲狀腺濾泡內，當接受腦下垂體（腦下腺pituitary gland，參見377頁圖）所分泌的TSH（thyroid stimulating hormone）「訊息」，T4被釋入血流中，負責調節全身組織細胞的新陳代謝（參見364頁）。

　　分泌到血中的T4除只占0.04%的游離型（free）外，為了方便「運輸」，血漿中的甲腺素結合蛋白（以TBG為主）會立即與之相接合。這些99.96%的「蛋白T4」其實是沒有任何生理功能，只能視為「倉庫」，暫時儲存於各周邊器官組織。當有需要時，脫去一個碘分子而成T3，或與TBG解離，形成具有甲狀腺激素功能的free T4。

　　由此看來，偵測血中的T4遠不及f T4（見375頁）來的有意義。但實際上T4測定還是普遍被使用，這可能與檢驗成本較低（相較於健保給付點值之差價）或T4有異常時可「名正言順」加驗f T4有關。

參考值

　　大部份的實驗室採用全自動化學冷光免疫（CLIA、ECLIA、CMEIA）分析儀來檢測各種甲狀腺激素或相關蛋白，所提示的T4正常值綜合整理如下：

4.5-6.1～10.9-14.1 μg/dl

　　學理上，T4的正常值也有年齡之差別，見右表。

年齡群	參考值 μg/dl
新生兒	9～18
1～5歲	7.3～15
5～10歲	6.4～13.3
10～60歲	5.0～12.0
>60歲	5.0～10.5

臨床意義

　　由於T4與TBG的鍵結很強，血中TBG濃度改變常造成T4的量也跟著變化，所幸，健康成人的TBG經常保持恆定。但當某些非甲狀腺疾病或生理、藥物服用等因素（見下頁表格）造成TBG含量異常，此時，T4數值的升降則無法判斷是否與甲狀腺的問題有關？以實驗室的立場，我們常建議醫師或健檢客戶，欲明白是**原發**（primary）或**續發**（secondary）的**甲狀腺功能障礙問題**，最好是三至五項的T3、T4（含f T3、f T4）、TSH檢查一起做。有關血中T4上升、低下常見的臨床意義整理於下兩表，第二表格列出因生理、病理因素**造成TBG含量改變**所引起的T4增加與減少。

T4量	甲狀腺的問題	其他生理／疾病／藥物使用
增加	功能亢進	突眼性甲狀腺腫（Grave's disease）
	毒性甲狀腺單一或多節結腫大	飲食碘攝取過多、原發性膽汁肝硬化
	初期亞急性甲狀腺炎	懷孕、新生兒、肝炎、急性精神疾病
		使用甲狀腺藥物、雄性素等
減少	功能低下	肝硬化、矮呆症、腦下垂體功能不足
	缺碘甲狀腺腫	神經性厭食、子癇症、黏液水腫
	慢性甲狀腺炎（橋本氏病）	使用抗甲狀腺藥物、止痛劑、心臟及精神用藥、神經科用藥
	第三期亞急性甲狀腺炎	
	甲狀腺切除	非甲狀腺急症（NTI）、存在有anti-T4

血中T4量	非甲狀腺疾病因素	其他生理／藥物使用
增加	急性間歇性紫質沉著症	懷孕
	先天TBG過量	口服避孕藥、雌激素治療
減少	先天TBG不足、肝病、腎衰竭	神經性厭食、子癇症、肥胖、肝硬化、營養不良
	肢端肥大症、惡性腫瘤	類固醇治療

重點說明

　　T4的病理性變化常見於甲狀腺功能亢進或低下（**以亢進為主**），實驗診斷數據在TSH和T4間常呈「反向變化」。不過，在腦部疾病如腫瘤所造成的腦下垂體分泌TSH異常，整個調節甲狀腺激素系統大亂，T4和TSH會同時上升或下降，這是特別要注意分辨的狀況。

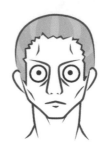

甲狀腺腫（機能亢進）
所引起的突眼症

健檢項目

血清免疫檢驗	游離甲腺素；游離四碘甲狀腺原氨酸
★★★★	thyroxine, free；f T4
檢查意義綱要	分辨真正因甲狀腺相關疾病所引起的甲狀腺功能異常
健康檢查分類	全身功能、代謝性檢查；甲狀腺機能評估

檢體／採集

0.3 cc**新鮮**、**儘速分離**的血清。可冷藏、冷凍。採檢前無需空腹。

檢測物

被視為「倉庫」，暫時以「**結合蛋白**」形式儲存於各周邊器官組織的**甲腺素**（T4），當有需要時與TBG（thyroxine binding globulin）解離形成**free T4**，與血中原本就沒和TBG結合、極微量的f T4共同執行甲狀腺激素功能。另外，**f T4**對下視丘的**甲狀腺促素釋放激素TRH**（thyrotropin releasing hormone）和腦下垂體的**甲狀腺刺激素TSH**（thyroid stimulating hormone）具有「**負回饋**」作用。

雖然所有的血清甲狀腺激素（T4、f T4、T3、f T3）中，T4占了95%，但這量最多的甲狀腺激素幾乎毫無作用可言（理由可參見365頁、372頁）。沒與TBG結合的f T4（0.04%）才有生理功能，與f T3（佔5% T3的0.3%）一樣，所具有的生物活性是**刺激細胞的基礎代謝率**，包括對醣類和脂質的利用、蛋白質合成、骨質鈣的釋出、維他命代謝等，f T3的效力要比f T4強上好幾倍。不過，在甲狀腺功能低下（hypothyroidism）時，T4下降的指標意義要比T3來得好。

血中微量的f T4，目前大都可用敏感的化學冷光免疫法直接測得。f T4除了可評估甲狀腺功能亢進或低下外，當T3或T4出現異常時，f T4還可用來區別是TBG發生量改變或真正因甲狀腺疾病所引起的病理性異常。

參考值

國內大部份的實驗室採用全自動化學冷光免疫（CLIA、ECLIA、CMEIA）分析儀來檢測各種甲狀腺激素或相關蛋白，所提示的f T4正常參考值綜合整理如下：

0.74-0.80～1.47-2.10 ng/dl

直接測f T4的基本原理在於不要讓血清中的T4與TBG解離。

臨床意義

上文提到，當某些疾病、生理因素或藥物使用時造成體內的蛋白質發生劇變，TBG難免受到波及，T4也會跟著「平行變化」。這種**非甲狀腺相關病因所引起的T4升降**，經常造成「誤判」。反觀直接測f T4就沒有這方面的困擾，f T4的高低與TBG的量

無關，因此，有不少醫療院所的新陳代謝科習慣將f T4取代T4，列為**甲狀腺功能常規檢查**項目之一。

含量也很少的f T4，與f T3一樣能反應甲狀腺功能的實際狀況，當真正因病所引起的甲狀腺功能亢進或低下，f T4的變化常與T3、T4一致（同時高或低）。有關血清中f T4上升、低下常見的臨床意義整理於下表。

T4量	甲狀腺的問題	其他生理／藥物使用
增加	功能亢進	急性精神疾病、腦下垂體腫瘤
	毒性甲狀腺節結腫	甲腺素類似藥物、propranolol、amiodarone、heparin等
減少	功能低下	神經性厭食、非甲狀腺急症（NTI）
	甲狀腺切除	懷孕；某些炕癲癇藥物、抗生素、thiocyanate使用

重點說明

除非甲狀腺功能嚴重低下而導致很低的T3或T4數值可供明顯辨識外，其餘的生理性（如老人、臥病在床活動力低者）或病理性T3、T4值降低，可用f T3或f T4來辨別。

根據國內檢驗單位的臨床經驗，使用不同試劑、儀器測定f T4，常會出現不少差異，對持續追蹤病情的患者而言，最好以同一家醫療院所或實驗室的報告來相互比較，並遵循醫師專業的意見。

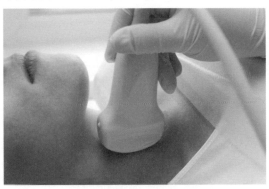

利用超音波亦可檢查出引起甲狀腺功能障礙的問題如節結腫、腫瘤

健檢項目

血清免疫檢驗 ★★★★	甲狀腺刺激素（甲狀腺促素） thyroid stimulating hormone（thyrotropin）；TSH
檢查意義綱要	辨別甲狀腺功能障礙、評估腦下垂體與甲狀腺間之調節與療效
健康檢查分類	全身功能、代謝性檢查；甲狀腺機能評估

檢體／採集

0.5 cc新鮮血清，**避免脂血**、溶血。可冷凍。採檢前無需空腹。

檢測物

TSH甲狀腺刺激素（thyroid stimulating hormone）又名**甲狀腺促素**（thyrotropin），是一種由腦下垂體（pituitary gland）前葉所分泌的荷爾蒙。化學結構為兩條胜肽鏈組成的醣蛋白，210個胺基酸占85%，分子量約28.3 Kdt.。

TSH的主要作用是控制甲狀腺的機能，首先是「導引」甲狀腺激素釋放；接著為促進T4、T3之合成，包括加強**碘泵**和**過氧化物酶**活性、**促進**甲狀腺結合球蛋白（**TBG**）**合成**及**酪胺酸碘化**等各個環節（參見379頁圖）。即TSH可促進甲狀腺上皮細胞代謝與細胞內核酸、蛋白質合成，使腺體增大。

腺下垂體分泌TSH，一方面受下視丘分泌的**促甲狀腺激素釋放荷爾蒙**（簡稱**甲狀腺促素釋素**，thyrotropin releasing hormone；TRH）的影響，另一則為T3、T4的負回饋抑制，互相拮抗。它們組成下視丘-腦下垂體-甲狀腺三者的「回饋」調節系統（右圖）。正常情況下，下視丘所分泌TRH的量，決定腦下垂體-甲狀腺回饋調節的水平。TRH分泌多，血中T3、T4量的「調定點」變高，當T3、T4量超過此調定水平時，則回饋抑制腦下垂體分泌TSH，並降低腦下垂體對TRH的敏感性，從而使血中的T3、T4量保持相對恆定。

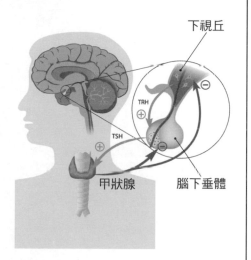

下視丘

甲狀腺

腦下垂體

甲狀腺功能

　　國內大部份實驗室採用全自動化學冷光免疫（CLIA、ECLIA、CMEIA）分析儀來執行各種甲狀腺功能檢查，所提示的TSH正常值綜合整理如下：

0.30～4.50 μIU/ml

　　也有實驗室依其檢驗系統而提出有年齡差別之正常參考值如右表。

年齡群	TSH參考值 μIU/ml
1～11歲	0.64～6.27
12～18歲	0.51～4.94
18歲以上	0.55～4.78

臨床意義

　　TSH能反應出血液中T3、T4的不足，以及是否刺激下視丘分泌TRH。測定血液裡的TSH能有效區分T3、T4之異常的真正原因（是甲狀腺還是TBG的問題？），並評估甲狀腺治療計劃是否合宜。

　　有關血中TSH上升、低下常見的臨床意義整理於下表。

TSH	甲狀腺的問題	其他生理／疾病	藥物使用
增加	腦下垂體功能亢進	愛迪生氏病	aminodarone
	腦下垂體腫瘤	低體溫	lithium、TRH
	原發性甲狀腺功能亢進	子癇症	methimazole
	缺碘甲狀腺腫	急性精神疾病	morphine
	甲狀腺切除、甲狀腺炎		放射性碘治療後
減少	續發性甲狀腺功能亢進		ASA
	橋本氏甲狀腺炎		corticosteroid
	腦下垂體／甲狀腺功能低下		heparin、T3、TSH

　　在原發性（primary）甲狀腺疾病所引起的功能亢進，血液TSH含量會因負回饋機制的作用而降低（甚至測不到）；反之，功能低下時，TSH與下降的T3、T4不同，呈增加現象。若TSH的濃度變化與T3、T4相同，應懷疑是否有**下視丘**或**腦下垂體**的問題（如腦部腫瘤）。

重點說明

　　根據臨床觀察，TSH正常時一般不會有甲狀腺方面的毛病。甲狀腺功能亢進，TSH通常很低（早於T3、T4出現變化）。但TSH若只略低於參考區間下限值，約有三成的受測者沒有任何甲狀腺功能亢進的症狀如心悸、全身無力、手腳發抖、情緒不穩、失眠、怕熱、易流汗、胃口變好但體重減輕、腹瀉、女性月經不規則…等。因此，通常要與f T4一起評估。

　　國內某優良醫事檢驗曾為文指出，原發性甲狀腺疾病初期，除了TSH外，T3、T4跟著發生變化。剛開始接受藥物治療的亢進患者，最先恢復正常數值的是T3，接著T4，最後TSH。由此可知，**療效評估追蹤TSH時，看能否維持在正常範圍即可**。

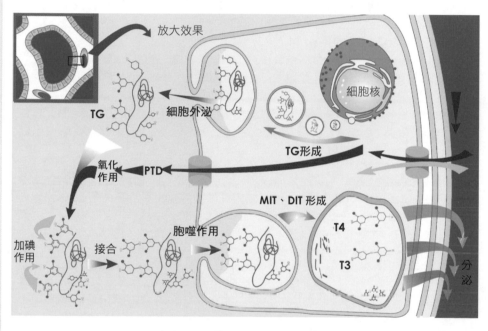

甲狀腺濾泡細胞內的激素合成與分泌

▎甲狀腺進階檢查

血清免疫檢驗	三碘甲腺素攝取率
★★★	triiodothyronine uptake；T3 uptake（T3U）
檢查意義綱要	過去用來間接評估甲腺素結合蛋白飽和度以推測游離T4的量
健康檢查分類	甲狀腺功能進階評估

檢體／採集

　　0.5 cc新鮮血清。可冷藏、冷凍。採檢前無需空腹。

檢測物

　　三碘甲腺素攝取率（**T3U**）無法「顧名思義」，因為其測定與體內的三碘甲腺素（T3）無關，而是分析血中的甲腺素結合蛋白的飽和度。在過去無法精確定量f T3、f T4的年代，**測定T3U可間接換算f T4**（見375頁）。

　　血中99%以上的T4與甲腺素結合蛋白（以TBG為主）是處於結合狀態，當加入固定量的**T3***（**標示labeled**）**試劑**，T3*會和檢體中未與T4結合的蛋白反應並呈現飽和。剩下的T3*用樹脂（resin）等物質吸收沉澱後測定，即為T3U。

　　換句話說，T3U是指被樹脂所吸附的T3*量，若T3U百分比愈高表示T3*與T4結合蛋白的量愈少（甲腺素結合蛋白的飽和度愈高），也就是推估f T4愈多（free T4 index；FTI% ＝ T4 × T3U / 100）。

參考值

　　現今大都已用f T4取代T3U。仍有做的實驗室常以化學冷光免疫法（CLIA、CMEIA）來檢測T3U，所提示的參考值綜合整理如下：

　　正常　**22.5-23.2～32.6-37.0%**

臨床意義

　　非甲狀腺因素如生理或藥物使用所引起的TBG含量增多（或減少），T4常會跟著增多（或減少，見373頁），而T3U則為低（或高）百分比，使得FTI在TBG變動時不會出現明顯變化。

重點說明

　　簡單說，當甲狀腺出現亢進的功能障礙時，血中的T4量多，使得TBG幾乎全飽和，T3U的百分比（即FTI或f T4）升高。反之，甲狀腺功能低下時，T3U則偏低。

　　T3U屬於「參考性」檢驗項目，臨床上，很少單獨以T3U來評估甲狀腺功能，常需搭配其他甲狀腺檢查如T4。

甲狀腺進階檢查

血清免疫檢驗 ★★★	甲腺球蛋白 thyroglobulin；TG
檢查意義綱要	甲狀腺發炎、損傷、腫瘤、功能亢進之追蹤診斷
健康檢查分類	甲狀腺功能進階評估

甲狀腺功能

檢體／採集

0.5 cc新鮮血清、**EDTA血漿**。避免溶血，可冷凍。無需空腹。

檢測物

甲腺球蛋白（thyroglobulin；**TG**）是一種分子量約660 Kdt.的含碘雙聚體（dimeric）醣蛋白，由甲狀腺獨門製造，專供合成T3和T4的先趨物MIT、DIT用（參見367頁），存在於甲狀腺囊泡（follicular cells）內的「膠質」（colloid）中。所以，TG亦被視為甲狀腺腺體的基本組成物，或說是甲狀腺激素的基本儲存處。由於TG是甲狀腺腺體相關細胞所特有，檢測TG可用來評估甲狀腺的病變或功能異常。

不要把甲狀腺球蛋白（TG）與甲腺素結合球蛋白（TBG）搞混在一起，TBG是血中「結合」並「運送」T4的球蛋白（見372頁）。

參考值

採用化學冷光免疫法（CLIA）來檢測TG，所提示的正常參考值綜合整理如下：
正常（95%）**0.2-0.8～35.0-52.0 ng/ml**

臨床意義

TG可代表甲狀腺的活性，由於許多甲狀腺疾病如中毒性、非中毒性甲狀腺腫；亞急性甲狀腺炎；突眼性甲狀腺腫；甲狀腺腫瘤（特別是**分化癌**、腺瘤、**濾泡癌**、**乳突狀癌**）等都會引起TG升高，故不適用在手術前的偵測。但手術後的療效監控，對於是否有癌細胞殘餘或復發，TG則是很敏感的工具。另外，也可應用於甲狀腺機能亢進病人的檢測，TG被認為是與甲狀腺**形態**及功能有關的因子，而非像甲狀腺激素（T3、T4）般單純與功能有關。

重點說明

TG的數值在甲狀腺**髓質癌**及**未分化癌**沒有明顯的異常變化，除此外，對其他的甲狀腺腫瘤來說，抽血驗TG是相當經濟、方便的監控指標。

根據臨床經驗，TG的檢查常需與**抗甲狀球蛋白抗體**（anti-TG antibody；ATA）一併開立，因為受測者若為自體免疫疾病患者，其血中可能存在有ATA，這種自體抗体（autoantibody）會嚴重干擾TG的正常檢測。

甲狀腺進階檢查

血清免疫檢驗	甲腺素結合球蛋白
★★★	thyroxine binding globulin；TBG
檢查意義綱要	有助於區分甲狀腺功能異常是激素本身還是結合蛋白的問題
健康檢查分類	甲狀腺功能障礙進階檢查

檢體／採集

0.5 cc新鮮血清。可冷藏、冷凍。採血前無特別飲食限制。

檢測物

如前文（367、372頁）所述，分泌到血中的T3、T4，除少數游離型外，大部份與血漿中的甲狀腺素結合蛋白（TBP）以「可逆的」方式相結合，這些TBP總共結合了99.96%的T4和99.7%的T3。

人類的血液中有三種蛋白質與甲狀腺激素的儲存及運送有關，一為**白蛋白**；另為**甲腺素結合前白蛋白**（thyroxine binding prealbumin；transthyretin）；三是**甲腺素結合球蛋白**（TBG）。

三種蛋白中TBG（最主要的結合蛋白）含量最少，且只有一個甲狀腺激素**結合位點**（飽和度三成左右），但對T4、T3（T3略低於T4）有很強的親和力，以極少量的激素T4、T3來說足夠矣！

TBG是一種54 Kdt.的醣蛋白，主要在肝臟合成，血清中TBG的濃度大約是0.27 μmol/L（1.5 mg/dl）。

參考值

正常 **1.5～3.4 mg/dl**

臨床意義

由於f T4或f T3的量（有效功能）與TBG**結合**甲狀腺激素的**飽和程度**有關，例如TBG愈飽和代表結合的T3、T4愈多，沒有多餘「空位」容納新製的T3、T4且**過飽和狀態**會使T3、T4放，最終血液裡的f T4、f T3濃度會增高。

人體T4的功能取決於游離態（free）而非總量（total）的多寡，當TBG發生量的變化時，身體會有一種機制想辦法改變T4的分泌量以維持f T4或f T3的穩定。假如當非甲狀腺的生理或病理因素導致TBG量增多，TBG的「結合空位」相對變多，會吸引f T4、f T3來與之結合，f T4、f T3的減少可能立即表現出**甲狀腺功能低下**的病況。

重點說明

　　從臨床經驗得知，當TBG有量的變化時，T4、T3會跟著出現「平行」增高或下降，但 f T4、f T3並不會發生明顯的改變。由於T4量多且親和力強，T4受TBG之增減的影響要比T3來得大。

　　非甲狀腺因素所造成TBG增加的情況有急性間歇性紫質沉著症、懷孕、口服避孕藥、雌激素治療。而腎臟病、肝病、肢端肥大症、惡性腫瘤、使用雄激素或類固醇治療等可能會導致TBG下降。

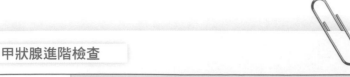

▌甲狀腺進階檢查

血清免疫檢驗	甲狀腺過氧化氫酶抗体
★★★	anti- thyroid peroxidase antibody；anti-TPO Ab
檢查意義綱要	**有助於區分甲狀腺功能異常是否為自體免疫的問題**
健康檢查分類	**甲狀腺功能障礙或自體免疫疾病進階檢查**

檢體／採集

0.5 cc**新鮮血清**。可冷藏、冷凍。採血前無特別飲食限制。

檢測物

　　甲狀腺過氧化氫酶（thyroid peroxidase；TPO）是一種內含血基質（heme）的醣苷基蛋白，存在於甲狀腺濾泡細胞的頂端膜上（見379頁圖），主要的生理作用是催化甲腺球蛋白（TG）內**酪胺基之碘化**，合成T4、T3。

　　過去發現一種名為抗微小體（anti-microsomal antibody；AMiA）的自體抗体（autoantibody），它會攻擊甲狀腺濾泡而造成細胞傷害。近年來，明白TPO原來是此甲狀腺微小體抗原的主要成份、AMiA的作用目標物，所以統一改名為**抗甲狀腺過氧化氫酶抗体**（anti-TPO或TPO antibody、anti-TPO Ab）。血中出現有異常的anti-TPO是甲狀腺自體免疫疾病的徵兆之一，檢測anti-TPO有助於了解病人的甲狀腺問題是否與自體免疫有關？

參考值

　　大部份的實驗室採用全自動化學冷光免疫（CLIA）或**螢光酵素免疫**（FEIA）分析儀，來檢測anti-TPO，所提示的參考值整理如下：

　　正常 ＜ **34～60 IU/ml**

臨床意義

　　anti-TPO除了抑制TPO的酵素活性外，還能活化補體進而毒殺細胞（cytotoxicity），引起甲狀腺細胞傷害後的生理失常。大多數的**功能低下性甲狀腺自體免疫病**如橋本氏甲狀腺炎（85～92%）、突眼性甲狀腺炎（60～75%）；自發性或萎縮性甲狀腺炎（50～85%）及原發性黏液水腫病人身上，都可測到高值的anti-TPO。

　　甲狀腺功能正常的健康成人，其血清anti-TPO之濃度都很低，有時3～5%健康的老人或女性測得數值在40 IU/ml上下，這是沒有任何臨床意義的。

重點說明

　　約有一成以下的孕婦在產後會發生甲狀腺炎，雖然「產後甲狀腺炎」與anti-TPO的生成有關，但卻有一半以上的anti-TPO超標產婦不會出現甲狀腺功能不足的病徵。因此，對懷孕前或產後的婦女而言，anti-TPO為評估是否有**甲狀腺功能低下**很有用的檢驗。

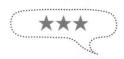

甲狀腺功能篩檢異常 之建議的後續檢查

甲狀腺功能健檢的意義，在於先使用基本的套組項目（T3、T4、TSH）來看是否有**機能障礙（亢進或低下）**？接著再以其他甲狀腺相關檢查，找出是甲狀腺**腺體本身**的病變（發炎、損傷、腫瘤或自體免疫）、**腦下垂體疾病**或**甲狀腺蛋白**所引起的問題，如此，才能有效診斷、對症治療。

| 檢驗項目／ 正常參考值 | 數值呈現結果與進一步之追蹤或進階檢查 | | | 說明 |
	數值	檢查項目	日期／次數	
三碘甲腺素 T3 triiodothyronine 80～190 ng/dl	正常	需搭配T3、TSH 一起看。	每年一次	T4是上升／下降？
	<60	f T3、f T4是否 一樣低值？		功能低下、缺碘。
		甲腺素結合蛋白	十天內	先天TBG不足。
		甲腺球蛋白、 抗TG抗体ATA		腺體病變、自體免疫疾病。
	>200	若有驗T4，無論 是高／正常？		功能亢進。
		f T3、f T4是否 一樣高值？	十天內	T3甲狀腺中毒症。
		甲腺素結合球蛋 白（TBG）、甲 腺球蛋白（TG） 、ATA。		先天TBG過量。

檢驗項目／ 正常參考值	數值呈現結果與進一步之追蹤或進階檢查			說明
	數值	檢查項目	日期／次數	
甲腺素 T4 **thyroxine** 5.1～14.1 μg/dl	正常	需搭配T3、TSH一起看。	一個月內	T3應是上升。
	＜5.0	f T3、f T4。 anti-T4（可知T4下降原因）	一個月內	確定功能低下之生理／病理或藥物因素。
	＞15	T3大致也高。	十天內	功能亢進。
		f T3、f T4是否一樣高值？ 甲腺素結合球蛋白TBG、甲腺球蛋白TG、ATA。		突眼性甲狀腺腫、甲狀腺炎／癌、TBG過量、自體免疫疾病。
甲狀腺刺激素 TSH **0.30～4.50** μIU/ml	正常	若T3、T4其一在正常值邊緣。 f T3、f T4。		是否都真的正常？異常繼續追蹤。
	＜0.1	若T4正常，加驗f T4。	一個月內	f T4高，可確認是亢進。
		若T4高值，加驗f T3。		f T3也高，亢進。
		各種甲狀腺自體抗体。		區別病因。
	0.2～ 0.3	f T3、f T4		若高，亢進邊緣。
		TRH		腦下腺（下視丘）問題。
	＞5.0	T4、f T4		都低，功能低下。

＊ 無論TSH是高或低，若T3、T4同時低或高，可知是與「腦下垂體-甲狀腺」方面的疾病有關。

14 優生及
性病篩檢

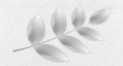

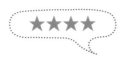

以醫學實驗室的觀點
來看婚前健康檢查

優生及性病篩檢

☎ 何謂婚前健康檢查？

相信一般民眾不僅聽過「婚前健康檢查」且很容易明白到底是幹什麼的，但長久以來這個並不算「深奧」、「特殊」的健檢市場區塊之實際情況是：除了健診機構或大醫院較有這方面的業務外，檢查設備及品質也可匹敵的基層醫療院所卻「推」不太動。為何會如此？根據筆者多年的觀察及"knowhow"，可用「後天失調」加「先天不良」來簡單分析其緣由。

顧名思義，「婚前健康檢查」是指為想要共組家庭、傳宗接代之約婚年輕男女所設計的一系列檢查。這看似簡單，但上至醫療從業人員下到普羅大眾，真正瞭解該健檢目的且能善加規劃利用者並不多，甚至看到兩極化的扭曲。

「東邪」是受檢者本身的心態問題，例如常聽到：「我還年輕，哪麼會有什麼怪病？不需要做檢查（筆者按：有點諱疾忌醫的味道），況且學生、當兵時都做過體檢啦！」，因此興趣缺缺。「西毒」是雙方家長的過度關心，婚前健康檢查不是要為公婆泰岳取得乙紙「驗明證書」，太關注檢查出來有什麼「不可告人之疾」，將使一件「好」姻緣變成憾事，選擇做不想負責任的「鴕鳥」，又讓健檢生意少了一半。此乃不論大小醫事機構的「先天不良」。

☎ 婚前健康檢查的本質

回歸婚前健檢的真正本質，應導向於遺傳優生及「性」福美滿兩方面。

在幾個執行婚前健檢的目的（詳見下文、下表）中，**避免遺傳病、不孕症評估、因性病傳染、一般疾病所導致的產科問題（如懷孕安全、妊娠風險、新生兒健康保障等）**（筆者按：許多與優生和生產相關的問題大多是在產檢時才被發現）確實是大醫院和各科醫師聯手來長期追蹤較有成效，況且大醫院藉由婚前健康檢查之開發，還有"keep"住病人（等於健保財神爺）的附加價值。

例如發現遺傳病、性病的門診治療；不孕症中心的自費業務；可能的產檢、生產；萬一有先天性新生兒疾病的長期治療照顧。這些都是只能提供一

線檢查服務的中小型醫事機構無法與大醫院競爭之所在，推不好變成不想做的惡性循環即是「後天失調」。

多年前，筆者曾將國內大型醫院常做的婚前健康檢查內容做過總整理（簡化成下頁表），所有的實驗室檢驗加上基礎理學、X光、心電圖甚至超音波，幾乎九成九都是醫事檢驗所執行業務範圍內可完成的。因此，經常用醫學檢驗或實驗室的角度來思考婚前健檢能帶給受檢者什麼樣的意義（如下述）？如何深植「優生保健」的觀念種籽於青年男女心中？

🌐 婚前健康檢查的內容與意義

無論是一般民眾對婚前健康檢查的觀念正不正確？抑或被媒體及廣告文宣誇大、扭曲其目的與功能，在此，基於醫檢師的「職責」與著書立言之機會，提出幾點說明：

一、婚前健康檢查應以「婚前男女」為主體而非「健檢本身」。

婚前健檢的檢驗項目（如下頁表）乍看之下與一般體檢沒什麼兩樣，從實驗室的貢獻和業務角度來看，確實如此。婚前健檢的key point不在於我們為您設計的檢驗項目有何特別高明之處，而是期望受測男女（強調一起做檢查）在婚前透過檢查（筆者按：或許可視為一種負責任的「慶典儀式」）能很清楚知道：1. 雙方的生理體能和心智成熟。2. 若有什麼病痛能否先做適當的診治，以免影響婚姻生活。3. 發覺潛在的遺傳病或避免母子垂直感染的可能。總結來說，惟「優生、幸福」理念爾！

二、婚前健康檢查與婚後能不能、想不想「要有」小孩無關。

每個健檢機構所提出的套組，大同小異，但有些如大醫院的高階婚前健檢加進少數與「不孕」相關的婦產科項目（筆者按：因應公婆的「期待」和優生、少子化趨勢），如女性基礎體溫、排卵異常及荷爾蒙等，您可依雙方對婚前健檢的需求「重點」，自由選擇。至於一般基本套檢

醫療機構的婚前健檢海報大都有列出項目

都有做的「精液分析」，也只能以**精蟲的質與量**來初步評估男性在生育上的「貢獻概率」。

　　台灣醫界的**生殖科技**在全世界數一數二，當無刻意避孕下一、兩年仍不能懷孕時，才應尋求**正確之道**以解決問題，顯微植精術（ICSI）、人工受孕、試管嬰兒（IVF）甚至代理孕母等都只是「技術問題」、選項之一。想要孕育、教養（領養小孩也很好）身心健康的下一代，是需要長期花時間和金錢的「使命」之事，在此特別強調，區區數仟元的婚前健檢報告並非「保證書」。

｜ 市面上常見的婚前健康檢查項目與意義 ｜

	檢查項目	一般	進階	男性	女性	意義及說明
基礎理學	自覺症狀、病史紀錄	☺	☺	♥	♥	有助醫師評估家族遺傳疾病機率。
	身體各系統理學檢查 ・聽力、視力、色盲、血壓、蛀牙、耳鼻喉。	☺	☺	♥	♥	妊娠時蛀牙會嚴重惡化，準新娘最好在懷孕前把蛀牙治好。
	・身高、體重、BMI值、腰臀比、體脂肪。	☺	☺	♥	♥	身體基本組成質量評估。
實驗室檢查	尿液常規分析 ・酸鹼值；比重；尿糖、尿蛋白；膽紅素、尿膽素原；酮體；潛血；硝酸鹽。 ・尿沉渣鏡檢。	☺	☺	♥	♥	一般健檢評估。 腎臟泌尿系統病症。
	糞便常規檢查		☺	♥	♥	以潛血反應、寄生蟲感染為主。
	精液常規檢查		☺	♥		精蟲的量與質，男性不孕症評估。
	血液常規分析 CBC＋DC	☺	☺	♥	♥	一般健檢評估。 以貧血、不良紅血球為主。

實驗室檢查

檢查項目	一般	進階	男性	女性	意義及說明
ABO／Rh血型	☺	☺	♥	♥	確認男女血型，Rh（-）女性。
血色素電泳Hb-Ep.	☺	☺	♥	♥	遺傳性海洋型貧血。
臨床生化學檢查					
· 飯前／飯後血糖	☺		♥	♥	代謝症候群預防。
· 醣化血色素 HbA1c		☺	♥	♥	糖尿病人懷孕和生產要更加注意。
· 肝功能 GOT、GPT	☺	☺	♥	♥	
· 腎功能 BUN、Crea.	☺	☺	♥	♥	一般身體（肝腎）功能檢查。
· 尿酸	☺	☺	♥	♥	
· 血脂肪 Chol.、TG	☺	☺	♥	♥	代謝症候群、心血管疾病預防，爸爸、孕婦皆重要。
· 低密度脂蛋白膽固醇		☺	♥	♥	
血清免疫學檢查					
· 甲型胎兒蛋白 AFP		☺	♥	♥	**肝若好，婚後兩人世界是彩色的。**
· B肝血清學標記 HBsAg、Ab；HBeAb	☺	☺	♥	♥	B肝也會透過性行為傳染，男女都要檢驗。
· C肝病毒抗体 anti-HCV		☺	♥	♥	
· 梅毒血清反應 RPR	☺	☺	♥	♥	兩種會導致母子垂直感染的重要性病防治。篩檢陽性時需進一步確認。
· 愛滋病抗体篩檢	☺	☺	♥	♥	
· 砂眼披衣菌抗体 *C. trachomatis* IgG		☺	♥	♥	性接觸傳染，男女一起做。長期感染披衣菌的女性易罹患婦女病、不孕症。

檢查項目	一般	進階	男性	女性	意義及說明
實驗室檢查 · 德國麻疹抗体 rubella IgG	☺	☺		♥	10%女性可能從未得過德國麻疹、水痘，懷孕時若感染，病毒易透過胎盤傳給胎兒引起新生兒障礙。
· 水痘病毒感染 anti-VZV IgG		☺		♥	
· 弓漿蟲感染抗体 anti-Toxoplasma IgG		☺		♥	台灣的感染率雖低，但與德國麻疹一樣易引起先天性弓漿原蟲感染。
· 甲狀腺功能篩檢 TSH、free T4		☺	♥	♥	無論甲狀腺機能亢進或低下都可能與遺傳有關。
· 過敏體質抗体 T. IgE	☺	☺	♥	♥	過敏體質是因先天遺傳和長期接觸過敏原而來。
· 過敏原Sp. IgE 定量篩檢		☺	♥	♥	
醫學影像 胸部X光檢查		☺	♥	♥	重點在肺結核。懷孕者不宜。
靜態心電圖EKG		☺	♥	♥	心臟功能、心臟病患妊娠問題。
上腹部超音波		☺	♥	♥	肝、膽、腎、胰、脾等異常？
婦科超音波		☺		♥	骨盆腔、子宮、卵巢是否異常？
諮評 身體與報告評估	☺	☺	♥	♥	疾病治療建議；遺傳病防範。
心理諮商	☺	☺	♥	♥	面對報告及婚姻之正向心理建設。

婚前健檢合理價位：一般3,000以下；進階6,000左右，兩人同行約5,000及11,000元。

三、是否可以結婚並非完全由婚前健檢結果來定奪。

　　即使利用婚前健康檢查篩檢出任何疾病，也無法替受測者及雙方家長來囉嗦他們是否應該結婚？往往只能從醫學專業的生心理層面告之可能會有何影響。婚姻是終生大事，該不該共結連理及生育，仍需當事人經過正確認知與彼此溝通後自行決定。

　　依據檢查項目的設計，婚前健檢的意義和期望可達成之目的如下：

一、基礎理學檢查及一般身體評估：藉由身高、體重、BMI、體脂肪、視力、聽力、色盲等基本生理「資料」，看看新婚男女是否已成熟、健全，可孕育下一代。

二、問診、部份理學及一般檢驗：評估健康問題及潛在疾病的可能。廣義的尿液、抽血檢查可先發現有無影響婚姻生活及懷孕生產障礙之疾病。

三、精液分析：男性生育問題。

四、血液學檢查：以Rh血型（尤其是少見的Rh陰性女生）、貧血問題為主，搭配其他檢查如血色素電泳（hemoglobin electrophoresis）可診斷出是否有會遺傳給下一代的貧血症。

五、臨床生化學檢查：糖尿病、肝腎功能障礙、心血管疾病等之預防保健意義。

六、免疫血清學檢查：

1. 傳染病（如B、C型肝炎；肝硬化、肝癌）及性病（如梅毒、花柳性淋巴肉芽腫、愛滋病）之防治。

2. 會導致生產障礙及母子垂直傳染的疾病，如上述的性病、心臟病、肝病、B型肝炎、德國麻疹、水痘、弓漿蟲感染等。

3. 甲狀腺功能、過敏體質遺傳防治篩檢。

七、生理學及醫學影像檢查：

1. X光以診斷肺結核為主，亦可看看心肺功能（如心室肥大、肺支氣管鈣化）如何。

2. 心電圖。心臟病對日後的婚姻生活有重大影響，特別是孕婦妊娠及生產時。

3. 腹部超音波。評估腹腔臟器病變的可能。

4. 婦科超音波。女性生育器官之評估。

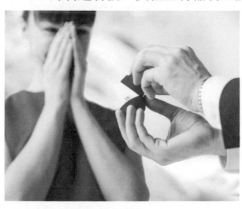
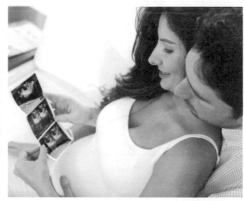

優生及性病篩檢

一般臨床檢驗 ★★★	精液常規分析　semen analysis
檢查意義綱要	了解精液的「品質」；不孕症男性因素評估
健康檢查分類	婚前健康檢查；不孕症初步篩檢

檢體／採集

　　透過masturbation（自慰）取得之全數精液。正確置於乾淨廣口塑膠瓶內（**註明採檢時間**），一般常溫保存，**30～120分鐘內送檢**。實驗室收到檢體須**立即分析**。

　　超過兩小時以上的檢體，恕無法收件，或願意接受無法發**液化時間及精蟲活動力**「加註」之報告。

檢測物

　　精液是一種成份很複雜的體液，負責運送、保護精蟲（sperm）到子宮頸內黏膜，主要是由睾丸及其他與生殖有關的器官或組織（儲精囊、副睾丸、攝護腺、輸精管、尿道腺體）所分泌而來。簡單說，精液可說是**精蟲細胞**（spermatozoa）浮游在**精漿**（seminal plasma）內的體液。

　　採檢前應禁慾2～3天（但也不要超過5天），不得使用**潤滑液**或**保險套**（內含殺精蟲劑）。射精過程之精液必須全量收集，若未取得前半部精液，精蟲數會少；只取得後半部精液，精蟲數明顯偏高。

參考值

　　利用顯微鏡及**精蟲計數盤**（Makler insemination counting chamber）來分析記錄鏡檢所得結果。報告項目包括：液化時間、外觀、容量、pH值、精蟲濃度、精蟲總數、精蟲存活率、精蟲活動力、精蟲形態及紅、白血球細胞。

　　根據2010年WHO所訂的精液常規分析標準如下，並依此製成「分析報告」發出。

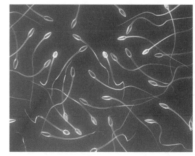

精蟲鏡檢以數量及活動情形為主

採集：			簽收：	
年　月　日　時　分			年　月　日　時　分	

分析項目	正常參考值	分析項目	正常參考值
液化時間	＜30分鐘	容量volume	≧1.5 cc
酸鹼值pH	≧7.2	外觀顏色	白色～淺灰白
精蟲濃度	≧1500萬/ml	精蟲總數	≧3900萬/次
精蟲存活率	活的≧58%	精蟲形態	正常≧30%
精蟲活動力（60分鐘內）	總活動率≧40%；明顯積極活動≧32%		
WBC	＜千個/μl	RBC	沒發現

臨床意義

　　精蟲數量下降或部份形態異常的原因有隱睪症、陰囊溫度過高、不孕症、暴露於放射線、吸菸、咖啡過量。

　　精蟲活動力下降或部份形態異常的原因可能是化學療法；藥物cimetidine、ketoconazole使用。某些草藥如St. John's wort（貫葉連翹，抗憂鬱處方藥）可能會降低精蟲數量或抑制活動力。

　　使用於不孕症與結紮、切除輸精管效果評估時，**精蟲總數**的標準以調高到5000萬為宜。

　　過量的白血球或發現有紅血球，代表製精、輸精系統或尿道、尿路某個地方發炎、感染或出血。

重點說明

　　由於**執行精液分析**的檢驗過程**遠比女性不孕檢查來得容易**，所以，精液分析通常是用來評估夫婦不孕的首要檢查。事實上，根據臨床的案例，在所有「不孕」因素中「男性問題」佔四到五成。不過，除非是真正的「無精症」，**精液的品質**與不孕症間之關係是相對的而非絕對的。

　　精液分析之正常參考值是從一群具有致孕能力的男性檢體所建立，若精液的品質低於正常參考範圍，並不表示此男性無致孕能力，只能說他的精液使人懷孕的機率較低。若精液分析呈異常結果，建議多複驗確定並尋求不孕症專科醫師之協助。

健檢項目

一般臨床檢驗 ★★★	懷孕尿液試驗 pregnancy test；Plano test
檢查意義綱要	是否妊娠
健康檢查分類	懷孕檢查

檢體／採集

1.0 cc隨機尿液。4～25℃運送保存。**立即分析。**

檢測物

　　人類絨毛膜性（促進）腺激素（human chorionic gonadotropin；hCG）是一種醣蛋白，由 α（甲）和 β（乙）兩個次單元／亞單體（subunits）所組成，**β 多胜肽鏈**的分子量約23 Kdt.，結構為碳水化合物和145個胺基酸（分子量17 Kdt.）。

　　雖然 α 和 β 次單元都具有高度免疫抗原性，但濾泡刺激素（FSH）、黃體激素（LH）、甲狀腺刺激素（TSH）這三種荷爾蒙與hCG的結構相似，也有幾乎完全相同的 α 次單元。而不同結構的 β 次單元則是區別這些荷爾蒙的主要分子，也是測定血液或尿中hCG濃度的目標物。

參考值

　　使用one step hCG pregnancy rapid test，試劑的anti-hCG β subunit 單株抗体與檢體中的 β-hCG作用，以色層分析法（chromatographic immunoassay）呈現陰性或陽性結果。

　　尿液懷孕試驗：**Negative 陰性**（敏感度25 mIU/ml）

臨床意義與重點說明

　　β-hCG正常分泌於**胎盤發育**時，受孕8～10天 β-hCG開始上升。隨著天數增加，尿液裡的濃度愈來愈高到易於偵測，在第8～12週血清值達最高峰，然後慢慢下降。足月產後3～4天回歸到正常參考區間（右表）。

　　不方便自行驗孕者，到檢驗所取尿檢查，當場等報告。

　　臨床上見到 β-hCG上升於孕吐、生殖細胞瘤、絨毛膜癌、水囊狀胎（60％）、睪丸癌（60％）、精細胞瘤（50％）。當與同週數孕婦比較時，流產、異位性懷孕者的 β-hCG較低。

妊娠週期	參考值mIU/ml
0～1 週	0～50
1～2 週	40～300
2～3 週	100～1000
3～4 週	500～6000
1～2 月	5K～20K
2～3 月	10K～100K
2nd trimester	3K～50K
3th trimester	1K～5K

血清免疫檢驗 ★★★	德國麻疹抗体；抗風疹病毒抗体 anti-rubella IgG；German measles antibody
檢查意義綱要	評估是否具有保護性的德國麻疹抗体以做為施打疫苗之依據
健康檢查分類	成年女性德國麻疹感染篩檢；婚前健康檢查

檢體／採集

0.5 cc血清，**肝素、EDTA血漿**。避免脂血、溶血。無飲食限制。

檢測物

Rubella又稱為**德國麻疹**（German measles），是一種孩童和年輕人身上出現紅色或粉紅色的粗斑疹（兩、三天脫屑後消失）傳染病。大量的病毒存在於帶原或發病者的分泌物，經直接接觸或吸入空氣中的噴嚏懸浮物而傳染。德國麻疹在台灣被歸為**第三類法定傳染病**。

德國麻疹病毒（rubella virus）屬於**套膜病毒科**（*Togaviridae*）、**風疹病毒屬**（Genus rubivirus），但不藉由節肢動物傳播，在致病性及流行病學上類似**麻疹病毒**（measles virus）。

風疹病毒顆粒的大小直徑約60 nm，呈圓形狀。整個外層有雙脂層套膜（envelope），具有二十面體對稱之核蛋白衣（nucleocapsid），病毒基因為一條單股正向RNA。在套膜上有兩種蛋白質和一些長約5～6 nm突起物，此物類似血球凝集素，可凝集雞、鴿、鵝和人類O型的紅血球，凝集後不易自然脫離。人體針對這些具有抗原性的突起物所生成之免疫球蛋白M、G，可使用血球或顆粒附著之相關凝集試驗偵測出來。

病毒只有一種血清型，得到德國麻疹可終生免疫。母親之抗病毒抗体IgG可透過胎盤傳給胎兒，使其具有4～6個月的免疫力。

參考值

過去德國麻疹的實驗室診斷，以血清學的**血球凝集抑制試驗**（hemagglutination inhibition test）為代表，也可用補體固著試驗（complement fixation test）或中和試驗來測定**一對血清的抗体效價**（titer）**上升**。對於這些手工法所提示的正常參考值大多為**（－）陰性**或 **< 1：32 X、1：16 X**等。

若使用全自動化學冷光免疫分析儀來檢測抗体，正常參考值為：
陽性結果（測到IgG）**≧ 10 IU/ml**；模糊地帶 **5.0～9.9 IU/ml**；
陰性結果（測不出IgG）**0.0～4.9 IU/ml**（沒抗体的檢查意義較大）。

優生及性病篩檢

　　本檢查最大的意義在於預防**先天性德國麻疹**（congenital German measles），這也是為何看似普通（大多數的人小時候都曾得過）的**病毒感染抗体篩檢**常出現在一般的健檢項目規劃裡，而且**是否罹患過的證據**IgG比**近期感染**的抗体IgM還來得重要。

　　先天性德國麻疹是指在懷孕時期，胎兒受到病毒感染而造成死亡或畸形的疾病。病毒是透過胎盤而感染早期、未發育完全的胚胎細胞（據研究，孕婦若於**妊娠三個月內**感染到病毒，導致流產或生下畸形兒的機率極高），雖不至於破壞細胞，但會使整個胚胎分化能力或生長速率受到影響。

　　先天性德國麻疹胎兒出生後最常見的**畸形徵狀**（至少一種以上）有小頭、白內障、視網膜病變、半聾或全聾、心臟血管缺陷及心智遲滯等，其他非屬於畸形的病症有紅疹、腦炎、肝脾腫、肺炎、貧血、血小板減少、長骨密度不足、生長緩慢等。當孕婦在懷孕期真感染到rubella病毒，生下先天性德國麻疹胎兒的機率可達80%，而新生兒的死亡率則有兩成。

　　根據臨床觀察，rubella抗體生成的速度很快，IgG跟在IgM後面於丘疹發作時便已出現，不過，有時出疹後五到七天卻又都測不到。在康復期，IgG的量會上升到高點然後才逐漸下降，維持一定的效價水平（高於檢驗偵測線），保護我們數十年。

　　因此，女性朋友在婚前或打算懷孕前一年，就該**先檢驗看看**是否有anti-rubella IgG？陽性表示曾感染過，有**足夠的保護性抗体**，當懷孕時真有機會接觸到病毒（筆者按：幼教女老師是高危險群）也不必過份憂慮；反之，應儘快注射疫苗。

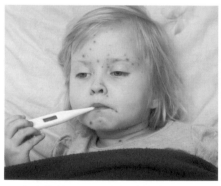

大多數的人在小時候得過德國麻疹

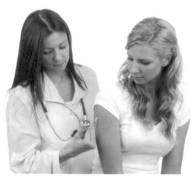

成年女性施打疫苗

健檢項目

血清免疫檢驗 ★★★	梅毒血清反應素；梅毒篩檢（VDRL） rapid plasma reagin；RPR
檢查意義綱要	梅毒密螺旋體感染所引起的反應素篩檢
健康檢查分類	性病篩檢套組；婚前健康檢查（預防胎兒先天性感染）

檢體／採集

0.5 cc血清，**避免脂血**（空腹採血較佳）、溶血。可冷藏七天。

檢測物

　　就**梅毒**這個歷史悠久、赫赫有名的「性接觸傳染疾病」（sexually transmitted disease；**STD**）而言，有關它的檢驗方法發展，因其特殊性而在血清學上獨樹一格。舉凡如**VDRL**（venereal disease research laboratory，**性病研究實驗室**為名之試驗）、**RPR**（rapid plasma reagin）、**TPHA**（*Treponema pallidum* hemagglutination，梅毒密螺旋體血球凝集法）、**FTA-ABS**（fuorescent treponemal antibody absorption，螢光密螺旋抗體吸附試驗）等，都是用來篩檢或確定梅毒這種性病的「**梅毒血清學試驗**」（serologic tests for syphilis；**STS**）。

　　當某些微生物感染時，被免疫系統所破壞的部份微生物結構或結合正常細胞的組成物（大都為**類脂質**），會再刺激免疫系統，產生一種名為「**反應素**」reagin 的物質。除了梅毒外，其他如肺炎黴漿菌、瘧原蟲、腸病毒等感染或某些自體免疫疾病都會出現反應素。因此，檢測血中**反應素**（視之為抗体）**存在與否**來做為**梅毒的篩檢**，常以「非梅毒密螺旋體抗体血清檢查」（non-treponemal test）稱之。

　　百年前，美國的「性病研究實驗室」即發現**牛心脂**（cardiolipin）這種磷脂質會與反應素形成絮狀凝集，可用來篩檢反應素（梅毒）。VDRL試驗事先要用56℃加熱去除血清中的補體，且白色絮狀凝集物的形成與否要用顯微鏡來仔細觀察，頗為麻煩，現大都已改用RPR試驗（見下文）。

參考值

　　VDRL法的牛心脂因加了卵磷脂和膽固醇來增強凝集作用以利觀察。而市售的RPR試劑組（右圖）是將牛心脂附著在黑色碳粒（carbon）上當做抗原，直接與血清中的反應素（若有的話）作用。陰陽性判讀是看**抗原抗体的凝集反應**，RPR因有黑色碳粒，目視即可容易區別（**如右圖箭頭處的陽性對照組**）。

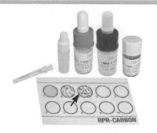

無論是「老檢驗」（VDRL）或國內實驗室大都採用的RPR快速診斷試劑組，正常參考值為：

陰性（－） negative；no aggregation

陽性（＋） 必須加驗「真正的」梅毒密螺旋體抗体檢查以確認。

臨床意義

使用RPR做為「第一線」梅毒檢驗，**敏感度很好**（特別是**第二期梅毒**）但**特異性不佳**。理由是真正的梅毒患者若未治癒，反應素持續存在；若治療有效，反應素會很快消失。特異性差的原因為不是只有**梅毒感染**血液中才會出現反應素，其他情形（整理於下表）也能測到陽性結果。

分類	RPR陽性結果
梅毒以外的微生物感染病	其他**密螺旋體感染病**。瘧疾、痲瘋、**病毒性肝炎**、黴漿菌性肺炎、愛滋病、**傳染性單核球增多症**、**腸病毒感染**、肺結核、猩紅熱、麻疹、回歸熱、腮腺炎、布魯士桿菌感染、血吸蟲症、**花柳性淋巴肉芽腫（第四性病）**。
自體免疫和其他病症	**類風濕性關節炎**、全身性紅斑狼瘡、**風濕性心臟病**、其他結締組織疾病、橋本氏甲狀腺炎。 蛋白質缺乏症；**多年糖尿病**、多發性血管炎。
其他生理／病理現象	ANA檢查陽性；**多次輸血**；孩童疫苗注射；妊娠；毒品濫用；**肝硬化**。

＊粗黑字表示一般篩檢常碰到的生物學偽陽性（biological false positive）。

重點說明

在懷疑中樞神經系統是否受到梅毒螺旋體侵犯，可採腦脊髓液（CSF）來測定，不過，目前不完全確定是何因素導致市售的RPR試劑無法應用於CSF檢體之操作，要檢測CSF中的反應素只能用傳統的VDRL法。

愛滋病可說是最重要的STD，而屬於**第三類法定傳染病**的梅毒也**偶而在愛滋病人身上發現**，通常anti-HIV愛滋抗体和RPR應合併檢測。

血清免疫檢驗	梅毒密螺旋體血球凝集（顆粒聚集）試驗
★★★	*Treponema pallidum* hemagglutination；TPHA（TPPA）
檢查意義綱要	**梅毒密螺旋體感染的確認或進階檢查**
健康檢查分類	**性病、婚前健康檢查之進階**

優生及性病篩檢

檢體／採集

0.5 cc新鮮、**分離「乾淨」的血清**。可冷藏、冷凍。無飲食限制。

檢測物

　　螺旋體科（*Spirochaetaceae*）、密螺旋體屬（*Treponema*）下有三種致病菌種，其中最重要的即是引起人類性病（STD）之病原菌**梅毒密螺旋體**（*Treponema pallidum*，下左圖）。

　　人體會針對兩種syphilis antigen「梅毒抗原」產生抗體，一為「瓦氏抗原」即**牛心脂磷脂類似物**（參見399頁），對應生成「非梅毒抗体」的**反應素**；另一為所有**密螺旋體屬菌種共有的蛋白**（可自無致病性菌種*Treponema reiter*製備而成），口腔、腸道正常菌叢（normal flora）也有密螺旋體。因此，有些人的血中含有微量「天然」密螺旋體抗体，而非來自梅毒感染。

　　在梅毒早期或未治療的病人血清中出現的特異性抗体以IgM為主，第二期梅毒則以IgG含量較多，由感染初期到**後潛伏期**（late latent stage），特異性IgG顯著增加並維持　定濃度。至於上文提到的非特異性反應素，其球蛋白結構類似IgM，易受治療影響而消失。

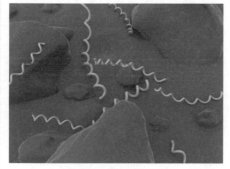

梅毒密螺旋體

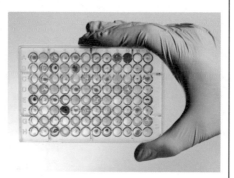

血球凝集試驗

　　TPHA是以**間接血球凝集法**（hemagglutination）來測定血清中是否有梅毒密螺旋體抗体？若有，以**紅血球**為抗原抗体反應的**媒介物**，相互凝聚的紅血球便於判讀（如下圖）。

　　以附著上病原性密螺旋體（Nichol's菌株）的雞紅血球當做主要檢測試劑，對於非病原性密螺旋體的非特異性抗体，是由內含在血球懸浮液內之*T. reiter*所吸收，另包括「沒附著」的雞紅血球當做陰性對照組。實際操作以1：20稀釋血清為第一孔（well），依序2倍稀釋至1：640，陰陽性判讀可用下文來說明。

　　well 1 全面均勻沙霧表示強陽性；**well 2** 沙霧狀才是凝集（＋）陽性；
　　well 3 介於團與沙霧間（＋/－）；**well 4** 紅色沉澱成一團（－）陰性。

　　TPHA血球凝集法從發展至今已超過四十年，檢測梅毒密螺旋體的專一性沒什麼問題，但其靈敏度則因**血球生物製劑**之製備及保存而受到影響。既然做為梅毒的進階確認檢查，專一性和靈敏度同時應有95%以上。

　　目前TPHA檢驗試劑大多已改良成「**梅毒密螺旋體顆粒聚集試驗**」TPPA（*Treponema pallidum* **p**article **a**gglutination），將病原性密螺旋體的專一性抗原附著在有色的gelatin particle（取代雞紅血球）上來進行凝集反應，其他操作、判讀與TPHA相同，但靈敏度提升至近100%。

　　國內實驗室大都採用TPPA取代TPHA，所提示之正常參考值為：

1：80 × （－）陰性

　　眾所周知，梅毒是經由性接觸所傳播的疾病，經過10～60 天的潛伏期，梅毒密螺旋體在侵入的生殖器傷口形成典型的**硬下疳**（chancre）。起初是丘疹而後潰爛形成明顯底部硬的潰瘍，硬下疳約持續一至五週後可自然痊癒，這稱為「**第一期梅毒**」（primary syphilis）。在生殖器病灶大量繁殖的病菌會透過血液流至任何器官，此時為「**第二期梅毒**」（secondary syphilis），通常始於硬下疳出現的六至八週。症狀是**全身性**（主要在眼睛、口腔嘴唇、性器官黏膜）**紅疹**，大量病菌存在於疹瘍傷口內，**傳染性極強**。第二期梅毒病人的血清學檢查無論是RPR篩檢或TPHA確檢，一定會呈陽性反應。

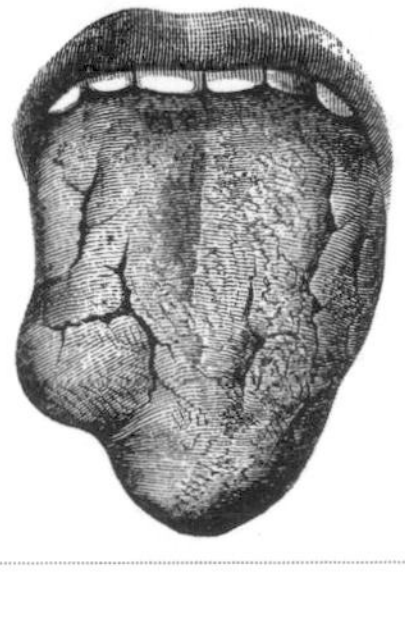

第二期梅毒病灶（口腔）

雖然TPHA（TPPA）對所有的密螺旋體感染如*T. carateum*（Pinta）、*T. perteneue*（Yaws）都可測得陽性，但畢竟**品他病**、**雅司病**在台灣幾乎不曾見過，且TPHA也均是針對**梅毒篩檢陽性者**（受測者或許很清楚自己近期有何不潔性行為）所做的進階檢查，範圍可說是鎖定的相當清楚。

臨床上，當醫師得到實驗室所給予TPHA陽性數據時，應會建議：停止性行為兩個月直到治癒為止，爾後的兩年間均應使用保險套，並每三個月檢查是否再發？

TPHA也有與RPR篩檢（見400頁）類似的**「生物學偽陽性」**，只是情況較少，偶見於自體免疫疾病（如結締組織病、全身性紅斑狼瘡）、痲瘋、傳染性單核球增多症。

重點說明

TPHA相較於螢光密螺旋抗体吸附試驗（FTA-ABS），兩者的特異性差不多（95～100%），TPHA的成本較低且一般實驗室均可操作。TPHA只有在「第一期梅毒」時檢測的靈敏度稍差，對於初次感染後的三、四個月，TPHA之陽性率也大都可達98%。

用TPHA所測得的密螺旋體抗体可能終生存在，所以TPHA（TPPA）不適合做為治療成效的追蹤。對於10%抗体可能消失的受測者，陰性結果並不代表過去未曾被感染。

由於梅毒密螺旋體會穿過胎盤感染胎兒導致死胎、第三期梅毒、畸形胎兒等，稱為**先天性梅毒**（congenital syphilis），因此，女性若經確認感染梅毒時應積極治療，兩年後再做懷孕打算。

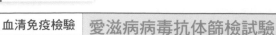

健檢項目

血清免疫檢驗	愛滋病病毒抗体篩檢試驗
★★★★	anti-HIV I + II；AIDS antibody screen test
檢查意義綱要	針對感染第I型和第II型HIV所產生的抗体做篩檢
健康檢查分類	性病防治篩檢套組；婚前健康檢查

檢體／採集

　　0.5 cc血清，肝素、EDTA血漿。無飲食限制。有採檢同意書較佳。

檢測物

　　人類免疫缺陷病毒（human immunodeficiency virus；HIV）經證實為導致後天免疫缺乏症候群（**a**cquired **i**mmuno**d**eficiency **s**yndrome；AIDS愛滋病）的致病原。

　　HIV的基因體為兩條單股RNA，被一種圓筒樣狀核殼蛋白衣（capsid）所包裹，RNA上獨特的**反轉錄酶**（reverse transcriptase）（見下左圖）在複製過程中先將RNA轉錄成DNA，因此分類上被歸為反轉錄病毒科（*retroviridae*）、慢病毒屬（Genus lentivirus）。

　　HIV有 I 和 II 兩型，成熟的病毒顆粒大小直徑約100 nm，整個外層是雙脂層**套膜**（envelope），上面有兩種重要的**抗原**，分別名為醣蛋白gp 41、gp 120，在病毒感染上扮演重要的角色。

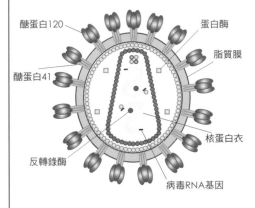

病毒顆粒模擬圖

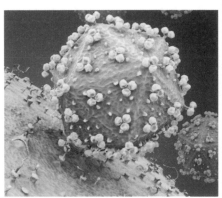

HIV攻擊免疫細胞

HIV對人類的T淋巴球有很強的親和性，侵入人體後（詳見下文）首先找上**輔助性T細胞**（helper T₄ cell；CD4⁺ Tₕ），進行初步增殖。此時為急性期，臨床症狀不甚明顯，大都只有發燒、疲倦或全身不適。新複製的病毒自T細胞「芽出」（筆者按：並沒有完全破壞細胞），可再感染其他T細胞也引發人體對病毒的免疫作用，週而復始下所有T細胞內外的病毒顆粒達到高峰，「雙方勢力」達成平衡，病毒基因不再表現，急性期經過「潛隱」來到潛伏期。

　　在急性期時，抗体（即本文的檢視物）漸漸生成，每個人的免疫狀況不同，短則幾週、長達數月。這段抗体生成還未超越「**偵測敏感線**」的時間即為俗稱的「空窗期」。

　　抗体偵測**空窗期**與病毒感染**潛伏期**沒有一定的關係，過去認為愛滋病的潛伏期從幾天到數年，現在「數據」多了，平均看來約三至十年。相較下，空窗期較短，大多是幾週到半年內，不過，也有最長的紀錄，確定感染後35個月抗体才轉成陽性。過了空窗期可測到高效價的抗体時，臨床上卻仍沒有任何明確徵狀，是為**HIV抗体陽性帶原者之潛伏期**。

參考值

　　目前國內有做HIV抗体篩檢的實驗室大都只能使用美商亞培公司的試劑上全自動免疫分析儀（ABBOTT Architect i2000）或手工的**快速PA**（particle agglutination）**試驗**，所提出的正常參考值分別如下：

< 1.0 S/CO（切值）（抗原為HIV I + II）

1：32 ×（－）**陰性**

危險數據：（＋）**陽性。**複驗、通報、確認檢驗。

　　無論是亞培的MEIA或PA法，原理雷同，不同廠牌擷取不同段的gag或env基因所「做」出的抗原，附著在顆粒（particle）上，用來偵測血中的anti-HIV效價。兩者的敏感性和特異性沒有太大的差別（因抗原試劑製備的技術已成熟、普遍），都在水準之上，只是一個用機器判讀，另一為用肉眼。

　　根據國內某優良醫事檢驗所提供的經驗，第三代、第四代試劑的靈敏度已提升不少，可讓空窗期縮短為4～10週。但依筆者的淺見，「愛滋病抗体篩檢」是一項特別「敏感」的檢查，執行檢驗的過程及發報告要相當小心、謹慎。追求靈敏度提升固然是件好事，但增加了切值邊緣的「偽陽性」風險及複驗成本，要如何運用，各實驗室「心中自有一把尺」。總之，愛滋病抗体篩檢的陽性報告不要貿然發出，務必要做進一步的確認檢驗。

臨床意義

　　完整、具有傳染力的HIV顆粒，若存在於帶原者的血液、精液或分泌物而進入另一個人體內。如果侵入皮下組織、血液或淋巴系統，配合每位個體不同之基因上的易

感性、精液本身存在的免疫抑制作用、直腸黏膜大量吸收精液（危險性行為肛交）、其他病毒（HBV、CMV、HSV）之免疫抑制作用或藥物（興奮劑、氮化物）使用等，即完成病毒感染的第一步。

根據研究，HIV從侵入到繁殖，只破壞約0.01%的T細胞，但由於減少或失能的大部份是T_4 cell，使得T_4／T_8比例劇降，引發一連串**細胞**或**體液性**（cellular or humoral）免疫反應的降低或缺乏，這才是AIDS「疾病」的開始。

經過一段時間長短不一的潛伏期，因不明原因或其他因素（大多是宿主本身的免疫力已下降到某一程度）共同影響下，病毒開始「活化」。此時，慢慢出現輕微的發燒、盜汗、呼吸急促，接著進行到嗜睡、不明原因的體重減輕（10%以上）、不明慢性腹瀉、舌白斑（leukoplakia）、全身持續性淋巴腺腫（PGL）等所謂的「AIDS相關症候群」（AIDS-related complex；ARC）。最後因長期的免疫力缺乏，出現AIDS最重要的病徵——不尋常的**微生物**（以黴菌和原蟲為主）**伺機感染**與**腫瘤**，如**肺囊蟲肺炎、新型隱球菌腦膜炎、卡波西氏肉瘤**（Kaposi's sarcoma）及其他惡性淋巴瘤。

筆者想請問「圈內讀者」是否曾想過或關心這個問題——當明白HIV感染的決定性病因是使宿主的免疫力下降，您是否會質疑針對HIV感染所產生的抗體到底有沒有「保護力」？能持續多久？偵測它來當作感染的指標是否有檢驗意義？

anti-HIV生成後可在體內維持幾年甚至一、二十年（類似IgG），而在空窗期後以MEIA或PA法測出抗体的靈敏度可達98%。由於AIDS可能的無症狀帶原時期長達十年，而在這段時間患者會持續傳染給他人，因此**抗体篩檢**對找出**帶原傳播者**來說很重要。不過，還是那句老話，經**PCR**或**西方墨跡法**（Western blot）確認是HIV感染及向上通報衛生單位才是整個篩檢的重點。

重點說明

根據臨床的實際經驗來看，anti-HIV篩檢似乎以EIA法的偽陽性較高。為了解決這個問題及盡可能**縮短空窗期**，無論是自動化上機或手工PA法，大都已推出含有HIV抗原的第四代試劑HIV Ag/Ab Combo。

HIV的**結構蛋白為核心蛋白p24**，在HIV感染不久而抗體尚未生成前，可能可以在血中測到HIV抗原。試劑內含有偵測HIV抗原p24及HIV-I/II抗体，可說是「組合包」，藉此縮短空窗期，並**提高HIV感染之早期偵測率**。

不過，這種名為HIV I+II／p24 Ag的檢驗成本較高，且無適當的健保給付代碼，目前大都用本文的anti-HIV I+II之14049C暫代。因此，民眾若因近期有不潔或危險性行為想要做抗體篩檢，診所、醫院的醫師也評估可用健保來幫您支付這項檢驗費用時，應該是只會做anti-HIV I+II，而非HIV I+II／p24Ag。所以，還是建議有此「特殊需求」的朋友最好花700元自費檢查，選擇早期偵測率較高、較能放心的HIV I+II／p24 Ag。

根據聯合國世界衛生組織WHO的統計，至2007年底，全球已有三千三百萬人受到HIV感染或罹患AIDS。在台灣，AIDS為第三類法定傳染病，首例是在1984年確定。衛生署疾病管制局2010年公佈，至三月底感染HIV者累積個案數有19,363例，包括本國人18,687和外籍人士676例。目前，國內防治愛滋病的重點在於母子垂直感染及器官移植（2012年台大事件後？）。

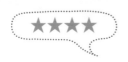

14 如何選擇有用的性病抽血檢驗項目

⊕廣義的性接觸傳染病

就一般人所理解的性病（應該說「花柳病」）與醫學上常談的**性接觸傳染病**（sexually transmitted disease；STD）其實是有些許差異，廣義的性病是指經由**不潔**或**危險**的性行為（無防護措施、肛交、口交，甚至喇舌的唾液交換）所傳播的各式局部或全身性的「感染病症」。

舉些淺顯易懂的例子：我們常說的**B型**、**C型肝炎**，其傳播途徑（特別是在歐美）之一即是生殖器官

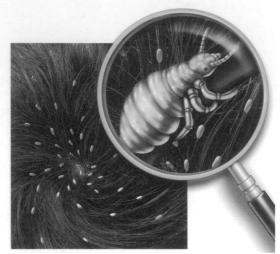

頭蝨及蟲卵

的破皮、「潛隱性」血液交換，您曾想過在疑有危險性交後要抽血驗B、C肝嗎？即使有戴保險套或沒有真正的交溝，性伴侶的陰部周圍若寄生有**陰蝨**（crab lice，與跳蚤同為六隻腳昆蟲但較扁平，如右上圖的頭蝨）也會藉由接觸而傳染，造成不適或搔癢。另外，**梅毒**或**愛滋病**當然是屬於「性病」之一，但在防治和檢驗的觀點上卻又不像一般認知的**單純生殖器病變花柳病**，全身性（systemic）的病症及垂直（先天性）感染才是重點。

⊕性病的種類與致病原

無論是性病或花柳病，任何**性接觸**只是過程，微生物病原（以病毒、細菌為主）的**散佈**與**寄生**才是結果，感染症治癒、致病原（pathogens）移除即可。常見的性病種類、病原體及其臨床和實驗室診斷，綱要性整理於下頁表供各界參考。

⊕利用抽血來檢驗性病的意義

由於花柳病發生的背後常隱匿著「不可告人」的行為，有關其診斷或檢

查「異於」一般的急症和慢性病，就連當重要的私密處已「流湯流膿」，依然沒勇氣（心理障礙？）踏進泌尿科、婦科或皮膚科，大都尋求藥局、檢驗所「私了」之！

筆者雖是醫檢師，但我仍會這麼說：「實驗室的檢查（特別是抽血檢驗）用於花柳病的診療貢獻不大，但對性傳染流行病學研究、垂直感染防治及優生保健來說，仍有一定的價值與意義！」

大多數花柳病（如下表）的感染部位很明確，不出那幾個「地方」，病灶也很容易判別。醫師只要問一問，視、觸診一下即可開藥（吃的、擦的均可）治療，頂多就是取分泌物、尿液做抹片鏡檢或培養分離之實驗室檢查，以確認是細菌或病毒性感染並評估抗生素的使用。

因此，回歸到本文的主題，「抽血驗性病」到底是那些項目比較好？對於不易用「肉眼」診斷或「潛伏期」不明確的感染，這類血清學檢驗是有何意義？通常我會如此說明：

一、排除病原感染時程所出現的血清學「空窗期」或確實執行隔一段時間的「複驗」，抽血驗性病的意義是「知己知彼」的陰性紀錄管理，換句白話說，當你（妳）懷疑「有被感染之虞」，或想明白過去是否曾有被感染的紀錄（抗体效價）以預防胎兒的「先天性」疾病時，花小錢自費驗一下，買張「安心」報告。

二、綜合傳染病的重要性、能否協助臨床診療及達成預防保健的目標，市面上常做的性病檢查有以下：

　1. 梅毒血清反應素篩檢。
　2. 梅毒菌體或抗体的確認檢查。
　3. 愛滋病毒（HIV）抗体篩檢。
　4. 愛滋病毒感染的確認檢查。
　5. 單純疱疹病毒II型抗体檢查。
　6. 披衣菌抗原或抗体的檢查。
　7. 淋菌尿液培養或抗体篩檢。

致病原／性病醫學名／別稱	病症簡述	臨床診斷／檢驗
人類免疫缺乏病毒 HIV · **後天免疫缺乏症候群 AIDS** · 愛滋病、二十世紀黑死病	T4相關免疫失全；AIDS相關症候群；**伺機感染、腫瘤**（淋巴瘤）；卡波西氏肉瘤。	anti-HIV抗体篩檢；陽性通報、進一步西方墨跡法、PCR確認檢查，就醫追蹤。

優生及性病篩檢

致病原／性病醫學名／別稱	病症簡述	臨床診斷／檢驗
單純疱疹病毒 HSV-II · 生殖器疱疹 genital herpes · 新生兒疱疹 congenital herpes	陰部肛門周圍、生殖器小水泡，微恙感。	HSV-II IgM/IgG抗體，近期或曾感染。醫師門診檢查。
人類乳頭狀瘤病毒 HPV · 生殖器尖頭濕疣 · 菜花；口腔、肛門菜花	愈來愈大的紅色濕性肉芽疣突出叢。灼熱微痛；嚴重時會有尿道、生殖道炎相關症狀。	醫師門診檢查。HPV DNA typing。 HPV-16, -18可能與子宮頸癌、陰莖癌有關。
梅毒密螺旋體 *T. pallidum* · 梅毒 syphilis · 先天性梅毒 congenital syphilis · 硬性下疳、梅毒疹、梅毒腫	丘疹、炎瘍、硬塊班；蒼白丘疹（扁平濕疣）；淋巴腫；皮膚、器官梅毒腫、全身、神經性梅毒症。	RPR（VDRL）篩檢；TPHA、FTA-ABS、TPI、其他補體固著血清學試驗進一步確認。醫師門診檢查。
砂眼披衣菌 *Chlamydia trachomatis* · 披衣菌性生殖道感染 · 花柳性淋巴肉芽腫 LGV · 非淋菌性病、第四性病	似淋病尿道炎症狀（男性為主）；子宮頸炎、輸卵管炎；生殖器肛門化膿、疼痛、肉芽腫。	抗体篩檢IgA/IgM/IgG免疫螢光、補體固著；抗原鑑定；菌體培養。醫師門診檢查。
杜克氏嗜血桿菌 *H. ducreyi* · 嗜血桿菌生殖器潰瘍 · 軟性下疳、非淋菌性尿道炎	生殖器（及附近）糜爛性潰瘍；軟脹、觸痛；腹股溝淋巴結腫大。	分泌物培養鑑定；死菌懸浮液皮膚試驗。醫師門診檢查。
淋病雙球菌 *N. gonorrhoeae* · 淋病 gonorrhea · 花柳七淋	無症狀女性為主要帶原者。急性化膿、尿道生殖道炎、骨盆炎、攝護腺炎、睪丸炎、不孕。	尿液常規檢查；尿液、分泌物細菌培養；分泌物抹片鏡檢；尿液淋菌DNA；Gonozyme-EIA。醫師門診檢查。
陰道滴蟲 *T. vaginalis* · 滴蟲症 trichomoniasis · 陰道蟲癢	以女性陰道搔癢、分泌物增加、充血、灼熱為主；尿道炎；攝護腺炎。	陰道分泌物抹片或尿液鏡檢。醫師門診檢查。

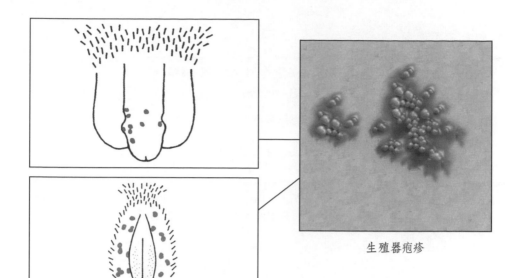

生殖器疱疹

優生及性病篩檢

性病進階檢查

血清免疫檢驗 ★★★	淋病雙球菌DNA檢查 Gonorrhoeae DNA 淋菌抗体檢查 Gonozyme-EIA
檢查意義綱要	淋病診斷或淋菌雙球菌感染評估
健康檢查分類	性病篩檢套組

檢體／採集

10 cc隨機前段尿液，分泌物使用採集棒送檢。4～8℃運送保存。

檢測物

淋病（gonorrh(o)ea）是一種性接觸傳染的「花柳病」，病原體為革蘭氏陰性球菌（GNC）。**淋病奈瑟氏菌** *Neisseria gonorrhoeae*常兩兩相排於一大莢膜內，故又名**淋病雙球菌**（gonococci，右圖）。

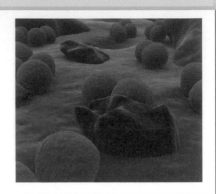

淋病的典型症狀為泌尿道和生殖器的化膿發炎（女性多於男性），在分泌物及尿中含有大量的細菌。如果檢體採集正確，可予以直接做抹片染色鏡檢、偵測菌體的DNA或執行細菌培養分離。

參考值

使用PCR and hybridized ELISA法所提示的正常參考值為：
陰性反應 negative （表示未測到淋菌的DNA）

臨床意義

由於淋病是一種急性感染，局部症狀也很明確，臨床上醫師很少開立相關的檢驗來輔助診斷。除非是不明的尿道炎以青黴素（盤尼西林）治療無效時，尋求細菌培養以找出病原且執行**抗生素感受性試驗**（antibiotics sensitivity test）。

多種性病常有合併傳染、協同感染的傾向，對於疑有「不潔性行為」後的感染，要同時做其他的性病檢測，如常與淋病搭配的有梅毒（見399頁）、披衣菌花柳淋巴肉芽腫（見416頁）。

重點說明

　　淋病也是有所謂的**胎兒先天性感染**的問題，常見的是新生兒經過產道時受到淋菌污染所引發的結膜炎。因此，無症狀慢性感染的產婦若執行血清學檢查或許可以解決一點問題。

　　微生物的種類繁多，感染人體後所引發的抗原抗体反應也頗為複雜，相關的血清學檢驗技術發展緩慢，尤其是許多細菌感染利用培養分離的方法即可明確診斷（雖然費工耗時），較無研發「商機」。Gonozyme（商品名）是美商亞培公司近年來所研發的酵素免疫法（EIA）試劑，根據臨床比對淋菌培養的結果，靈敏度及特異性還不錯，可用於血清淋菌抗体的檢測，以做為感染的證據。

性病進階檢查

血清免疫檢驗 ★★★	生殖器疱疹病毒抗体 herpes simplex virus-2 antibodies
檢查意義綱要	評估單純疱疹病毒第2型（HSV-2）的近期感染或病毒再活化
健康檢查分類	性病防治套組

檢體／採集

0.5 cc血清，肝素、EDTA血漿。避免脂血、溶血。無飲食限制。

檢測物

　　單純疱疹病毒（herpes simplex virus；HSV）為中大型DNA病毒（右圖），屬於疱疹病毒科（*Herpesviridae*，參見360頁）。單純疱疹病毒分為兩型，HSV-1和HSV-2，引起人類許多感染症，大都為沒什麼臨床症狀的潛伏感染（latent infection），其中以口唇及生殖器疱疹最常見且重要。

　　HSV-1的初次感染（嬰幼兒時期）會引起水泡性潰瘍、疼痛，部位發生在「肚臍以上」，如眼結膜、口腔及皮膚黏膜，以**急性疱疹齦炎性口炎**（acute herpetic gingivostomatitis，又稱**鵝口瘡口炎**）最著名。成人的**唇疱疹**（herpes labialis）又名冷痛（cold sores，如右圖），在口或唇邊黏膜相接處突然出現三兩成群的小水泡及疼痛潰瘍，四、五天後自癒不留疤。這是HSV-1最常引起的**再發性**（因操勞、作息劇變、壓力大）疾病。

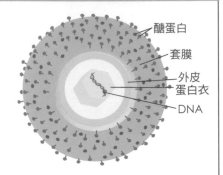

醣蛋白
套膜
外皮
蛋白衣
DNA

單純 疹病毒構造模擬圖

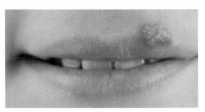

口唇 疹

　　HSV-2的臨床感染症則在「肚臍以下」，藉由性交而傳播，感染率與帶原者的重覆多次性交成正向關係。生殖器疱疹（genital herpes）的病徵是在男女外生殖器黏膜之損害（水泡潰瘍，見411頁圖），初次感染常較嚴重，可能伴隨發燒及腹股溝淋巴腺病等。水泡雖然持續幾天會自癒，但惱人的是再發與相互感染。

　　生殖器疱疹病毒血清抗体檢查之使用在於評估HSV-2的感染或復發，而非**診斷**生殖器**疱疹**（醫師或自我的「視檢」有時還更明確）。

優生及性病篩檢

14

　　一般的狀況是病毒感染後七天抗體開始上升，4～6週達到高峰，然後下降到穩定的程度（抗體偵測線以上）。假如潛隱的病毒活化，抗體（大部份是IgG，IgM也有）會再升高，所以，在有臨床症狀的受檢者身上，可得到抗體高值或**成對**（paired）**血清抗体效價**有四倍以上升高的証明。

參考值

　　有執行HSV抗體檢驗的實驗室，無論是上機的CLIA或手工的ELISA法，雖然試劑廠牌不同，但所提供的正常參考值表示都為「切值Cut-off Index」，且依偵測靈敏度所訂的標準均相似。

HSV-2 IgG：陰性 **<0.90**；不確定 **0.90～1.09**；陽性 **>1.1**

HSV 1+2 IgM：陰性 **<0.90**；不確定 **0.90～1.09**；陽性 **>1.1**

臨床意義

　　真正具有高度特異性的HSV「分型依據」是病毒的醣蛋白gG1和gG2，因為它們的「抗原決定位」同質性很低，故美國的疾病管制中心（CDC）建議以「特定類型醣蛋白G」來做為血清分型基準。不過，困擾檢驗界的是——該分型抗體檢查的試劑研發尚未普及，目前只有Diasorin廠牌的HSV-1、HSV-2試劑可供自動化分析儀使用。

　　就目前的研究資料，疱疹病毒科成員的病毒抗原結構或突變雖不複雜，但它具備潛伏細胞內數十年不動聲色的「功力」，所引起人類對它的免疫抗體有別於「傳統認知」，即**明顯的IgM先出現**；漸退後**由IgG頂替**；**IgG持續**一段較長的時間且對再次感染有**保護力**。這些不明之處，在在需要大量的血清學抗體分析資料來研究。

　　水泡疹或附近受HSV感染的表皮細胞，在染色鏡檢下，呈現為多核非典型的上皮細胞。

重點說明

　　HSV IgM抗体的檢查可說是用來評估最近的感染（重點是疑有不潔性行為之後的HSV-2）或病毒再活化，由於個體的免疫反應不同，部份HSV IgG並未上升到高植時，可使用HSV IgM協助診斷。不過，值得注意，**病毒潛伏再活化時 IgM 不一定測得到**！

　　通常罹患疱疹後兩週可測到HSV IgM（陽性），約維持一個月，診斷意義與間隔14天兩次的血清IgG效價上升兩倍以上相同。使用HSV 1+2 IgM試劑是為分型相對特異性較高的檢驗方法，HSV-1、HSV-2及水痘帶狀疱疹病毒（varicella zoster virus；VZV）抗體間的交叉反應幾乎可以忽略。女性朋友若曾罹患生殖器疱疹，在懷孕後期、分娩前病毒活化復發或再次感染HSV-2，其陰道分泌物內將有大量的病毒顆粒，生產時胎兒會受到感染，嚴重的情況則是**先天性疱疹病毒多重器官感染症**。所以，在婚前健檢的思維與規劃下，篩檢HSV 1+2 IgM的意義是**優生保健**大於**性傳染病防治**。

性病進階檢查

血清免疫檢驗 ★★★	花柳淋巴肉芽腫（砂眼披衣菌）抗体 *Chlamydia trachomatis* IgG or IgM / IgA （LGV Ab）
檢查意義綱要	檢測非淋菌尿道炎、淋巴肉芽腫病原的抗体來評估感染或復發
健康檢查分類	性病防治套組；婚前健康檢查

檢體／採集

0.5 cc血清，EDTA血漿。避免脂血、溶血。可冷凍。無飲食限制。

檢測物

　　披衣菌（*Chlamydiae*）是一群無運動性、構造簡單的小型細菌，由於有**絕對細胞內寄生**（像病毒）之特性，過去視它為「介於細菌和病毒間」的微生物，也叫做**衣原體**。

　　披衣菌寄生於細胞內的生殖循環（replication cycle），是經由**基體**（elementary body）和**初體**（initial body）兩種型態互換而成。基體是0.3 μm的球形小菌體，具有傳染力，接觸宿主細胞後被吞噬即完成感染。基體在細胞的「食泡」內進行重組與繁殖，名為初體（1.0 μm大，下左圖）。初體經代代二分裂再濃縮成千百個基體，整個宿主細胞的空泡充滿基體時稱做**包涵體**（inclusion body，下右圖），等到脹破細胞後基體大量散佈。

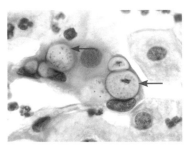

披衣菌初體

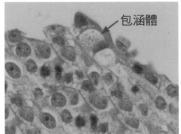

披衣菌包涵體

　　依據「族專一性」脂多醣體成份可將披衣菌（Chlamydia）分成三種，一是引起支氣管炎、肺炎、動脈硬化症的肺炎披衣菌（*C. pneumonia*）；二為造成飼鳥病的鸚鵡披衣菌（*C. psittaci*）；第三是最重要的**砂眼披衣菌**（*C. trachomatis*）。砂眼披衣菌再根據「型專一性」蛋白，又有多種血清型，所引起的人類感染病整理於下頁表。

菌種	血清型	疾病
砂眼披衣菌	A、B、Ba、C	砂眼。
	D～K；或者加上 L、M、N	包涵體性結膜炎、新生兒肺炎、非淋病生殖道感染。
	LGV I、II、III	花柳淋巴肉芽腫。

參考值

雖然披衣菌有三菌種，但臨床上以砂眼披衣菌的感染最為普遍，除非在開立檢驗單時特別註明，否則一般所稱的Chlamydia Ab是檢測砂眼披衣菌感染所生成的抗體效價（titer）或濃度，特別是指因性接觸所傳播的花柳感染病。為區隔「砂眼」二字的誤解，又有「花柳淋巴肉芽腫」（LGV）抗体檢測之稱。

身體的部位從**眼結膜**到**泌尿生殖器**都有可能受到砂眼披衣菌的感染，局部或全身性的免疫系統都會有所反應，生成IgA（分泌物）、IgM/IgG（血液）對抗之。二種抗體出現的時間、生命半衰期（half-life）、對宿主的保護力不一，過去用血清學效價之結果來推側感染的情況整理於右表。

抗體效價	臨床評估
IgG	
1:32×（-）	無感染。
1:64×（+）	曾感染已復原。
1:128×（+）	曾經或正感染。
＞1:128×（+）	可能持續感染。
IgM	
1:16×（-）	不確定正感染？
≧1:16×（+）	近期或正感染。
IgA	
＜1:16×（-）	無感染。
≧1:16×（+）	正在感染中。

用酵素固著免疫分析法（ELISA）測LGV IgG、IgM之參考值：
IgG：陰性 ＜16 RU/ml；不定 16～22 RU/ml；陽性 ＞22 RU/ml。
IgM（ratio）：陰性 ＜0.8；模糊不確定 0.8～1.1；陽性 ＞1.1。

臨床意義

從命名及發現史可知，砂眼披衣菌是「紅眼症」（慢性結膜炎、角膜炎）流行的元兇。筆者還有印象，小學時衛生單位經常宣導勤洗手、不共用洗臉巾，以預防砂眼。我相信，現在四十歲以下的眼科醫師大概很少看到砂眼這種傳染病，反倒是婦科或泌尿科醫師經常有機會「認識」砂眼披衣菌及花柳淋巴肉芽腫。

　　砂眼披衣菌是參與大多數「非淋菌性尿道炎」的感染原之一，嚴重時在男性引起淋菌後（post-gonococcal）尿道炎、副睪炎；女性骨盆腔炎、子宮頸炎、輸卵管炎及因阻塞之不孕等。披衣菌生殖器感染大都無明顯症狀（與個體免疫力有關，六成以上的女性無自覺），醫師理學診斷不易，除非出現淋巴肉芽腫。抽血驗抗体或採分泌物、尿液驗抗原（見419頁）應該可幫得上忙。

重點說明

　　由於血液採檢方便，抽血驗LGV抗体普遍被應用於性病防治及婚前健檢。通常是有受感染之虞（尿液常規檢查出現大量白血球）、未就醫服用抗生素治療前，預測披衣菌可能存在的檢驗。IgG高值（＞50）表示最近感染或復發活化的機會大，同時IgA和IgM陽性的機率也高；IgM代表披衣菌初次感染，可維持六週的高效價。

血清免疫檢驗	砂眼披衣菌感染
★★★	*Chlamydia trachomatis* antigen or DNA
檢查意義綱要	泌尿生殖道感染砂眼披衣菌的直接證據
健康檢查分類	性病防治套組

檢體／採集

子宮頸黏液及細胞。由醫師用特殊的採集棉棒採檢，冷藏保存運送。
20 cc尿液的一次採驗。禁尿一小時後採檢，可冷藏五天內。

檢測物

由性接觸所起的尿道炎，淋病雙球菌（見412頁）和砂眼披衣菌（416頁）是兩大主角，合併感染也常見，泌尿科醫師習慣將之分為淋病尿道炎（gonococcal urethritis；GU）與**非淋病尿道炎**（non-gonococcal urethritis；NGU）。兩者的發炎症狀類似，都有淺黃色的分泌物生成。男性尿道所含的分泌物隨尿液排出（取尿液化驗即可）；女性應正確採到子宮頸和陰道分泌物，如此，淋菌培養或**疑有砂眼披衣菌感染**的**基體**（見416頁）才能被正確檢驗出來。

參考值

砂眼披衣菌感染**檢測抗原**或使用PCR and hybridized ELISA（儀器Amplicor、試劑CT/NG）偵測**菌體DNA**，正常值為：
Negative **陰性**（表示並無測到 *C. trachomatis* 抗原或DNA）

臨床意義

使用EIA法偵測披衣菌抗原的敏感度不是很好，加上披衣菌為細胞內寄生繁殖，何時會放出足量的基體到分泌物（遑論量可能更少的尿液）中而被測到，是造成檢驗「偽陰性」所無法避免的負擔。改用因PCR原理所複製、放大少量菌體DNA的方式，來提高偵測敏感度和專一性，似乎是不錯的想法與選擇，健保雖有給付代碼但一般還是要自費800元來做檢查（同樣是男性取尿液、女性取分泌物）。

重點說明

對絕大多數無症狀的披衣菌生殖道感染之潛在受測者（無論男女）來說，直接證據（抗原或DNA）或抗體篩檢的診斷價值都不錯，可避免後續或復發嚴重的生殖器官疾病甚至不孕症。血清抗體的量是根據披衣菌誘發身體產生對抗性免疫作用的程度而定，通常在披衣菌感染或復發時會立即上升，經治療會逐漸回到正常值以下。相較於IgA、IgM，IgG的下降速度較慢，多年內還測得到。IgG篩檢搭配抗原或DNA檢查，可區別是近期感染或復發。

15 荷爾蒙檢查

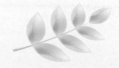

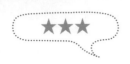

15

生心理依天體運行 身心靈需陰陽調合

🔘 激素、荷爾蒙是什麼？

　　會分泌一些**荷爾蒙或稱爲激素**（hormone or endocrine）的組織以**內分泌腺體及生殖器官**爲主（下圖），其他如胰臟的**胰島細胞群**、懷孕才會形成的**胎盤**等，也會貢獻少數看似簡單、作用卻相當複雜的分子物。

　　這些具有獨特生理功能的小化合物，作用於特定組織細胞、交互影響，共同「調理」身體（筆者按：我常把內分泌比喻爲人類生理與心理的媒介、橋樑）並形成「負回饋」抑制系統。內分泌學（endocrinology）及其疾病是一門「深奧」的領域，有關人體重要的荷爾蒙整理於下頁表，希望能給讀者簡易、清楚的概念。

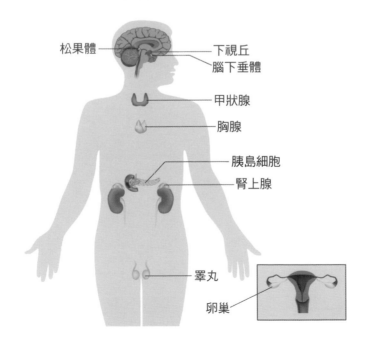

人體內分泌系統

松果體
下視丘
腦下垂體
甲狀腺
胸腺
胰島細胞
腎上腺
睪丸
卵巢

🔵 荷爾蒙檢查有那些？

現今因生物化學、血清免疫學及放射免疫分析技術的突飛猛進，洋洋灑灑數十種出現於血清或尿液中的荷爾蒙及其衍生化合物均可定量檢測出來，只是看其應用在何處。是疾病病理的研究探討抑或一般醫療上的例行檢查？還是可供作預防保健之用及能否善用健保給付資源？

以下列出常做（醫師醫囑及健檢規劃）的荷爾蒙檢驗項目，除了甲狀腺激素（thyroid hormone）、甲狀腺刺激素（TSH）等大多獨立歸在「甲狀腺功能」檢查（見364頁）外，本篇後文如有**個別的荷爾蒙檢查**介紹，那會是重點中的重點（best of the best）。

常驗的項目以**腦下垂體**和**卵巢、睪丸**所分泌的荷爾蒙為主，分別有：

一、黃體激素（luteinizing hormone；**LH**）。

二、濾泡刺激素（follicle stimulating hormone；**FSH**）。

三、動情激素（**雌二醇**，estradiol；**E2**）。

四、泌乳素（prolactin；PRL）。

五、黃體酯酮（progesterone；P4）。

六、睪酮素（testosterone）。

七、β人類絨毛膜促性腺激素（β human chorionic gonadotropin；β-hCG）。

根據一般健康檢查的概念，我們了解到，生活壓力加上環境不良所造成性腺功能失調的情形屢見不鮮，透過LH、FSH、E2三項荷爾蒙套檢，即可評估生殖生理是否健全？腦下垂體和生殖系統是哪裡出現問題？

一般說來，男性的LH、FSH、E2指數若有異常，可能代表其生殖功能有問題，受測者需做進一步的檢查。但女性則因月經週期或更年期的影響，判定上較男性複雜，需要婦產專科醫師的意見。

組織器官	荷爾蒙	生理作用或相關說明
下視丘	甲狀腺促素釋素 TRH	促使甲狀腺刺激（促）素之分泌。
腦下垂體前葉	生長激素 GH	促進細胞發育與增殖。
	促腎上腺皮質激素 ACTH	調節腎上腺皮質分泌荷爾蒙。
	甲狀腺刺激素 TSH	促使甲腺素（T4）分泌。
	黃體激素 LH	維持男女性成熟及生殖功能正常運作，評估性腺功能不良、不孕、月經異常等。
	濾泡刺激素 FSH	
	泌乳素 prolactin	促進乳房組織生長，起始並維持乳汁分泌。
甲狀腺	T4（80%）、T3	控制細胞的使用能量及合成蛋白質速率。
	抑鈣素 calcitonin	調節血中鈣離子的平衡。
副甲狀腺	原態副甲狀腺素 PTH-i	維持血中鈣、磷離子的平衡。
腎上腺	腎上腺醣皮質激素 glucocorticoid	調節醣類、脂肪、蛋白質的生物合成及代謝，還具有抗炎作用。
	雄性素 androgen DHEA-S	↑女性不孕；↓男性不孕。
	醛固酮（留鹽激素）aldosterone	作用於腎臟，執行鈉離子及水份的再吸收，以維持血壓穩定。
睪丸、卵巢	動情激素（雌二醇）E2	促使性器官發育、性徵成熟，月經正常化。
	睪酮素 testosterone	主要的雄性激素。促進男性生殖器官發育、增加體重、毛髮更新。男性少或女性多時之評估。
卵巢黃體	黃體酯酮 progesterone	作用於卵巢、子宮內膜，為受孕做準備。
胎盤	春情素醇（雌三醇）E3	評估胎兒的生長狀態、胎數，唐氏症機率。
胎盤滋養層	人類絨毛膜促性腺激素 β-hCG	驗孕；子宮滋養層疾病；生殖精細胞癌。
胰島 β 細胞	胰島素 insulin	控制血糖平衡。
胰島 α 細胞	升糖激素 glucagon	促進脂肪及肝醣分解，血糖升高。

內分泌腺體

生殖相關

其他

健檢項目

血清免疫檢驗 ★★★	黃體激素　luteinizing hormone；LH
檢查意義綱要	評估腦下垂體疾病、女性生殖生理或卵巢疾病及男性睪丸功能
健康檢查分類	全身功能性檢查；內分泌機能評估

檢體／採集

0.5 cc血清。**避免溶血**，可冷藏、冷凍。採血前無需禁食。

檢測物

　　腦下垂體分泌荷爾蒙的量受到下視丘（hypothalamus）控制，例如甲狀腺促素釋素TRH（thyrotropin releasing hormone）調節甲狀腺刺激（促）素TSH。同樣，**黃體激素LH**（luteinizing hormone）、濾泡刺激素FSH（follicle stimulating hormone）這兩種「親性腺」荷爾蒙受到下視丘分泌之促性腺激素釋素**GRH**（gonatropin releasing hormone）所管控。

　　LH是一種醣蛋白激素，由92個、120個胺基酸之 α 、 β 胜肽鏈所組成，人類的LH、FSH、TSH及hCG之 α 鏈結構均類似。在男性，LH促進精子生成和分泌睪酮素（testosterone）；於女性，LH則可促進黃體酯酮（progesterone）的產生。LH對女性生殖生理相當重要，量通常很少，但在排卵期前夕會突然增加。

參考值

　　現今國內大部份的實驗室採用化學冷光免疫（CLIA、ECLIA、CMEIA）自動分析儀來檢測各種荷爾蒙，所提示的LH正常參考值綜合整理如下表。

年齡群/性別	綜合性參考值mIU/ml	常見參考值mIU/ml
10歲以下	0.1～6.1	＜1.0
男性	0.5 1.7～8.6-10.0	1.7～8.6
男性＞70歲	1.5～9.3	－
男性＜70歲	3.1～34.6	－
女性：濾泡期	0.5-2.4～12.5-18.0	2.4～12.6
女性：排卵期	14.0～80.0-95.6	14.0～95.6
女性：黃體期	0.5-1.0～11.4-18.0	1.0～11.4
女性：停經後	7.7-15.9～54.0-70.0	7.7～58.5

正常狀態下，LH和FSH共同負責女性的生殖週期，其作用、分泌量和重要性整理於下頁表。

在男性，LH可維持睪丸的正常運作，刺激腎上腺分泌雄性素（androgen）以增加睪酮素的生產，而睪酮素和FSH共同影響精蟲的發育與成熟。因此，成年男性體內LH不足時，不但影響睪酮素的量，接續造成精蟲的成熟障礙。

作用與重要性	LH / FSH / E2
經期開始→接近排卵期。	LH很少，FSH↑刺激E2也↑。
誘導成熟的濾泡排卵並使空的濾泡轉成黃體（corpus luteum）。	E2↑使腦下腺分泌LH，高濃度的FSH、LH→濾泡破、排卵。
排卵後維持黃體*。 刺激卵巢和黃體之正常運作。	LH使濾泡轉為黃體，並促使卵巢分泌E2和P4。

*　黃體期若缺乏LH，黃體將正常萎縮、失能，E2和P4↓。

LH異常升高，大都是卵巢或睪丸功能障礙所引發的**腦下垂體負回饋**所造成，常見於停經（卵巢退化）、原發性性腺（卵巢或睪丸）功能不良、多囊性卵巢症候群（PCOS）、卵巢或睪丸發育障礙等。其他LH上升的情形有青少年因內分泌問題引起的早熟、腦下垂體機能亢進、XXY性染色體異常、腦下垂體前葉或卵巢、睪丸之腫瘤。

若卵巢或睪丸功能失常（LH下降）的病因是來自腦下垂體或下視丘，此稱為**繼發性（secondary）生殖功能疾病**，同時最先受影響的生長激素GH也會一起下降。其他造成LH偏低的情形則有腎上腺的問題（增生、腫瘤、功能亢進）、長期神經性厭食、營養不良及藥物（digoxin、estrogen、避孕藥、stanozolol、phenothiazines）影響。

LH的檢驗與FSH有關，通常要一起做。用來評估不孕症時，當血液出現高值可能指向**性腺或生殖器官功能不良**；若低值則是「源頭」（腦下垂體甚至下視丘）的問題。LH也可評估荷爾蒙治療不孕症之**誘發排卵**及**孩童的早熟症**。LH的分泌有所起伏，多測幾次比較客觀。使用避孕藥，血中測不到排卵的LH高峰值。

健檢項目

血清免疫檢驗 ★★★	濾泡刺激素 follicle stimulating hormone；FSH
檢查意義綱要	評估腦下腺疾病、女性生殖生理及卵巢或睪丸功能障礙和疾病
健康檢查分類	全身功能性檢查；內分泌機能評估；不孕症必驗項目

檢體／採集

0.5 cc血清。避免溶血，可冷藏、冷凍。採血前無需禁食。

檢測物

　　濾泡刺激素（follicle stimulating hormone；**FSH**，亦稱**促卵泡激素**）是一種由腦下垂體合成並分泌的**糖基化蛋白激素**，最早是因發現其刺激濾泡成熟而命名。陸續的研究得知，FSH對男女而言都是很重要的激素之一，調控發育、生長、青春期性成熟以及生殖生理相關的一系列過程。FSH和LH在生殖相關的生理過程中協同發揮很重要的作用。

　　FSH的活性形式是糖基化的**異源二聚體**（heterodimeric），由 α 和 β 兩條胜肽鏈組成。LH、TSH及hCG之 α 鏈結構（92個胺基酸）與FSH共通，而 β 鏈則不同。FSH的分子量約為30 kdt.，β 鏈含有118個胺基酸，負責與FSH 的受體相互作用。FSH表面的糖基化涉及多種醣類及矽鋁酸，其中，矽鋁酸與FSH的生物半衰期緊密相關。FSH的半衰期為三、四個小時。

參考值

　　現今國內大部份的實驗室採用化學冷光免疫（CLIA、ECLIA、CMEIA）自動分析儀來檢測各種荷爾蒙，所提示的FSH正常參考值綜合整理如下表。

年齡群／性別	綜合性參考值 mIU/ml	常見參考值 mIU/ml
10歲以下	< 3.0	－
男性（13～70歲）	0.8-1.5～12.4-18.1	1.5～12.4
懷孕	0.0～0.3	－
女性：濾泡期	2.5-3.5～10.2-12.5	3.5～12.5
女性：排卵期	3.4-6.0～21.5-33.4	4.7～21.5
女性：黃體期	1.5-2.0～7.7-12.0	1.7～7.7
女性：停經後	23.0-30.0～116.3-134.8	25.8～134.8

在經期起始逐漸接近排卵期，腦下垂體前葉分泌FSH，刺激女性卵巢濾泡的成熟。濾泡產生大量的雌二醇（estradiol，E2），促使腦下垂體分泌LH，FSH與LH再共同促進排卵。對於男性，FSH的作用是刺激睪丸製造精蟲，而與LH刺激腎上腺分泌雄性素（androgen）不同，有分工合作的味道。FSH常與LH、E2及睪酮素（testosterone）、黃體酯酮（progesterone）一起檢測，有關臨床上可達到的診斷或評估目的整理於下表。

檢驗目的	FSH相關作用	FSH含量增減
評估女性不孕，月經異常的原因。 輔助診斷卵巢方面的疾病。	啟動經期，促使濾泡發育、E2分泌，至排卵前。	↑ 原發性卵巢功能衰竭；性腺功能不足；原發性無月經；子宮內膜脫離。 ↓ 腎上腺、卵巢新生贅瘤；腎上腺機能亢進；續發性無月經；多囊性卵巢。
女性停經。		↑ 異常停經；更年期。
評估男性不孕、精蟲過少的原因。 輔助診斷睪丸方面的疾病。	刺激分泌雄性素和精蟲正常生成。	↑ 無睪症；睪丸損傷、畸形；XXY性染色體異常（男性女化）；精細胞瘤；輸精管障礙。 ↓ 腎上腺、睪丸新生贅瘤；腎上腺機能亢進。
輔助診斷腦下垂體的問題。	腦下垂體分泌FSH並接受負回饋抑制。	↑ 腦下腺機能亢進；腦下腺或下視丘腫瘤；早期的肢端肥大症。 ↓ 腦下垂體或下視丘功能低下。
與LH共同評估青春期早熟或延遲。		↑ 男性女化；無排卵月經。 ↓ 青春期延遲。
其他。		↑ 子宮切除；慢性腎衰竭。 ↓ 青春期延遲。

睪酮素和雌二醇（E2）對腦下垂體分泌FSH、LH具有負回饋抑制作用，通常要一起檢查。另外，由於FSH的分泌不是連續性，有時（特別是女性不孕症）需要隔幾天多做一、兩次的檢驗數據來評估。

健檢項目

血清免疫檢驗 ★★★	雌二醇（動情激素；二氫基雌激素） estradiol；E2
檢查意義綱要	評估卵巢功能、月經異常及女性性徵的發育
健康檢查分類	全身功能性檢查；內分泌機能評估

檢體／採集

0.5 cc血清。避免溶血，可冷藏、冷凍。採血前無需禁食。

檢測物

雌激素（estrogen）泛指一群存在女性體內主要的天然荷爾蒙，為小分子的類固醇結構化合物（見下圖），包括**雌酮**（estrone；E1）、**雌二醇**（estradiol；E2）、**雌三醇**（estriol；E3）等，其中以**E2雌二醇**最重要。

雌激素E1、E2、E3在循環系統內分別有10～20%、10～30%、60～80%，雖然E3的含量最多，但卻是作用最弱，E2之效力約是E3的80倍。雌激素大多是由**卵巢**、**胎盤**所分泌，少量由肝、腎上腺皮質、乳房分泌（更年期婦女E2的主要來源）。男性的睪丸也會合成少量。

對於月經初潮到停經前這段期間的未懷孕女性來說，E2是最重要的雌激素，當懷孕時，重要角色就轉換到由胎盤大量分泌的E3。至於E1則是更年期婦女體內雌激素的主要形式。

E2的分子式為$C_{18}H_{24}O_2$，有 α、β 兩種類型，α 型生理作用強。卵巢分泌的主要是 β 型E2。由於E2的分子量較小（半抗原），常與牛血清的蛋白結合成抗体製劑，測定時，「被標示」的E2（試劑）與血清檢體中的E2共同競爭anti-E2抗体（試劑）之結合。

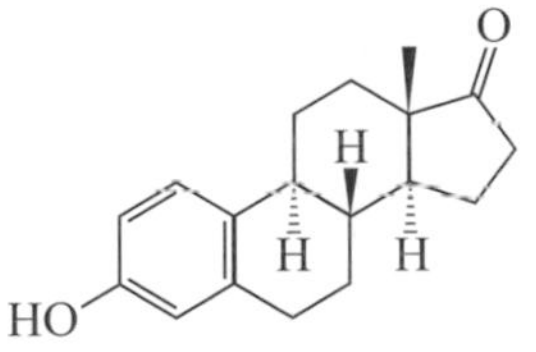

E1 雌酮 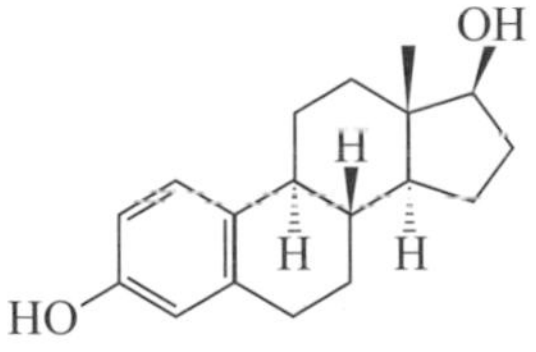　　　　　　E2 雌二醇 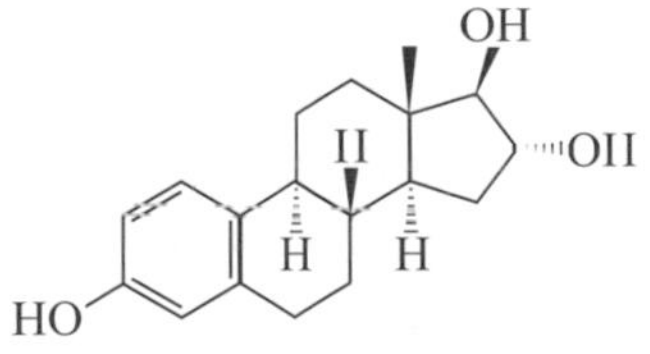　　　　　　E3 雌三醇

參考值

現今國內大部份的實驗室採用化學冷光免疫（CLIA、ECLIA、CMEIA）自動分析儀來檢測各種荷爾蒙，所提示的E2正常參考值綜合整理如下表。

年齡群／性別	綜合性參考值 pg/ml	常見參考值 pg/ml
男性	7.6-11.6～200.0～246.7	7.6～42.6
濾泡期（-12～-4天）*	10.0-20.0～115.0-570.8	2.4～12.6
排卵期（-3～+2天）*	35.5-125.0～80-95.6	14.0～95.6
黃體期（+4～+12天）*	22.4-120.0～11.4-18.0	115.0～375.0
第一孕期	215～4300以上	215～4300以上
女性：停經後	< 14.0-54.7	< 15.0-54.7

* 以排卵日為基準日（第0天），之前為－；之後為＋。

臨床意義

　　E2是重要的女性荷爾蒙，因此，檢查應用也以婦女為主。E2對女性的重要功能及在血中上升或減少之可能狀況整理於下表。男性E2的來源為**腎上腺皮質**或**經睪酮素轉換而來**，男性若有E2不正常過多，可能會出現女性第二性徵如**男性女乳症**，或因**XXY性染色體異常**所致。

	E2對女人的重要功能	生理或病理的E2增減情形
生殖	導引女性第二性徵。 維持女性生理週期，協助排卵。 刺激子宮內膜增生。	↑ 卵巢贅瘤；人工受孕誘發排卵。 ↓ 不孕症；無月經、停經。 ↓ 卵巢功能不足。
其他生理	減緩骨質流失、促進合成。 調節脂質代謝，升HDL、降LDL。 維持血管及皮膚的彈性。 增加GH、cortisol之分泌。	↑ 腎上腺腫瘤；乳癌的風險之一；肝臟腫瘤；甲狀腺亢進。 ↓ 神經性厭食；腦下垂體功能低下；骨質疏鬆症。

重點說明

　　E2檢查經常應用在處於正常生殖週期之卵巢功能評估、其他生理病理所造成的內分泌或月經混亂、男女性徵成熟問題及人工生殖技術（預估排卵時間）等。更年期婦女因停經而使得E2劇降，首先受到波及的即是骨質流失問題，這也點出為何「关魔女」的骨質疏鬆要比「歐吉桑」來得嚴重。

　　E2與LH、FSH同時檢查可評估腦下腺與性腺功能激素之回饋作用。

血清免疫檢驗 ★★★	睪酮素（睪固酮；睪丸酯醇） testosterone
檢查意義綱要	常用於評估男性荷爾蒙改變之性功能低下；女性不孕、男性化
健康檢查分類	內分泌機能檢查；荷爾蒙進階檢查

檢體／採集

0.5 cc血清。避免溶血，可冷藏、冷凍。採血前無須禁食。

檢測物

睪酮素（testosterone）是最主要的**男性荷爾蒙**（male sex hermone；andrgen），絕大部份是由睪丸的萊氏細胞（Leyding cell）所合成，另外在腦下垂體、腦、腎臟中也可發現。女人的睪酮素濃度不到男性的十分之一，多來自腎上腺及卵巢或雄固烯二醇（androstenedione）的代謝。睪酮素的生理作用是促進男性性器官的正常發育及成熟，增加體重與毛髮更新。

在血液中，睪酮素以**游離**（free）及**結合**兩種型態並存。可結合睪酮素的蛋白質可分為兩大類，一為統稱**「性荷爾蒙結合球蛋白」**（SHBG）；另一則是普遍的白蛋白。只占1～3%的**游離**及不到五成、結合較鬆散的**白蛋白睪酮素**才具有生理活性，因此，臨床上偶見有醫師發現典型的「男性更年期」症狀與total睪酮素量不符時，請求實驗室檢驗游離態睪酮素。

參考值

一般實驗室所提出的total testosterone正常參考值差距頗大，應用比對時要注意。採用試劑、系統方法如化學冷光免疫法（CLIA）相似的參考值綜合整理如下：
男性　241·280～800·827 **ng/dl**
女性　6·14～76·82 **ng/dl**

臨床意義

根據資料，血清睪酮素上升及下降的臨床意義整理於下表。

	生理現象／病症	常見藥物使用
上升	腎上腺增生肥大、腫瘤；男胚瘤；睪丸瘤；中樞神經系統傷害；多毛症（尤其同時月經減少者）；卵巢腫瘤（男性化）、多囊化；甲狀腺機能亢進；月經異常、無排卵等。	anticonvulsants、barbiturates、estrogens、oral contraceptives、gonadotropin（male）等。

	生理現象／病症	常見藥物使用
下降	唐氏症；隱睪症、閹割者；男性乳房增殖；腦下垂體、甲狀腺功能低下；XXY者；肢端肥大症；腎上腺皮質增生（cortisol過量）等。	estrogen、digoxin、ethanol、cyproterone、tetracycline、halothane、dexamethasone等。

重點說明

適量的睪酮素可刺激雌激素（estrogen）生成（「天體運行、陰陽調和」），但女性體內若有過量的睪酮素時可能會引起毛髮多、粗壯如男人（男性第二性徵）；月經週期次數少甚至提早停經、不孕。常見的病因是腎上腺增生或腫瘤；多囊性卵巢症候群、卵巢癌。

至於睪酮素太少常導致男性性功能衰退、失調性陽痿；男性「更年期」症狀（憂鬱、盜汗等）。常見的原因有睪丸機能不良；腦下垂體功能低下；黃體激素（LH）不足、泌乳素（prolactin）過高；或是腎臟方面疾病。

有研究指出，對於男性的骨質疏鬆症、中年型糖尿病、心血管疾病、情緒沮喪（中年危機、貧窮者中年喪偶？）方面，睪酮素具有正面的保護效果。女性朋友若適時適量補充睪酮素，可增強骨質密度、促進性慾。

由於近年來孩童、青少年肥胖或早熟的案例愈來愈多，醫師想要找出此群體是否有內分泌方面的病因，往往也會開立睪酮素檢驗。實驗室面對這些受測者的檢驗會特別注意，因為女性或小朋友之睪酮素低值的實驗誤差較大，萬一要複驗，必須使用更精密的分析方法如層析質譜儀才能解決困擾。

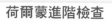

荷爾蒙進階檢查

血清免疫檢驗 ★★★	人類絨毛膜促性腺激素-乙亞單體 human chorionic gonadotropin β subunit；β-hCG
檢查意義綱要	監控懷孕狀態；輔助診斷子宮滋養層疾病、生殖精細胞瘤
健康檢查分類	懷孕檢查；血液癌篩進階檢查

檢體／採集

0.5 cc血清，**肝素、EDTA血漿**。避免溶血，可冷藏。無飲食限制。

檢測物

　　絨毛膜促性腺激素hCG（human chorionic gonadotropin）是由各約92～145個胺基酸之 α、β 胜肽鏈所組成，雙體才有生理活性。人類的LH、FSH、TSH及hCG之 α 鏈結構均類似，因此，測定 β **subunit**（乙亞單體，145個胺基酸、含醣的分子量23 Kdt.）才具有hCG特異性。

　　hCG這種**醣蛋白激素**是當受精卵著床後（受孕後第8～10天），由胎盤滋養層組織開始分泌，來到胚胎及母體血中。由於分子量小易通過腎絲球，在尿液也驗得到，只不過尿液驗孕片的靈敏度較低，通常要到**規律月經該來日沒來十天左右**才能驗出（參見396頁）。若想提早幾天知道或做「確認」，則要驗血中的 β-hCG。

參考值

　　國內大部份的實驗室採用化學冷光免疫（CLIA、ECLIA、CMEIA）自動分析儀來檢測total β-hCG。用於疾病診斷，男性及未懷孕女性：**< 5.0 mIU/ml**。正常懷孕（可能懷孕：**> 10.0～20.0**）週期的參考區間大致落在下表所示。

妊娠週數	參考範圍 mIU/ml	懷孕週期	參考範圍 mIU/ml
0～1週	0～50	1～2個月	4-5K～200K
1～2週	30-40～150-300	2～3個月	10K～100K
2～3週	50-100～1000	第二孕期	2-3K～50-53K
3～4週	50-100～1000	第三孕期	9-10K～50-60K
4～6週	75-850～2600-20K	K = 1000	

臨床意義

在妊娠初期，hCG是維持黃體（corpus luteum）正常運作的重要激素，促使黃體分泌雌激素（estrogen）和黃體酯酮（progesterone），讓子宮內膜維持生長與滋養，直到胎盤本身能分泌雌激素和黃體酯酮為止。

正常情況下，孕婦血中的hCG在懷孕開始時逐漸升高，於第一孕期（first trimester）快結束時（約第10～11週）達到最高峰，才慢慢下降到足月產後三、四天恢復正常值。由於hCG在血中的半衰期只有一天，且在懷孕過程hCG量的變化相當即時，故可用來**監控懷孕狀態**如子宮外孕、葡萄胎或評估**唐氏症**（Down's syndrome）**胎兒**的危險機率。當有**流產**或**異位性懷孕**時，β-hCG的數值會比同週數正常孕婦來得低。間隔48小時測定第二次的β-hCG可輔助診斷如子宮外孕等異位性懷孕，評判標準是：第一次雖然較低，但第二次的數值若大於1.6倍以上，則仍有可能為正常受孕。

面臨更年期的婦女有時會測得＞5.0 mIU/ml的情形，這是因為卵巢功能即將退化，導致一連串性腺激素與下視丘、腦下垂體間的作用，迫使腦下垂體分泌少量hCG，但血中的β-hCG還不至於超過20.0 mIU/ml。若有持續上升，不排除「老蚌生珠」的可能。有關各種情況的受測者β-hCG之數據和陽性率，ROCHE公司提供了一些參考資料，整理於下表。

受測者	β-hCG 數值 mIU/ml	百分率
健康未停經女性	＜ 2.0	98.9%
	2.0～7.0	1.1%
	＞ 7.0	0%
更年期健康女性	2.0～7.0	46.2%
	7～100	0.7%
健康男性	＜ 2.0	97.9%
	2.0～7.0	2.1%

重點說明

利用幾項與懷孕或胚胎相關的血清學檢查數據，搭配公式（孕婦年齡、懷孕週數等因子）可計算出產下唐氏症（蒙古症）寶寶的危險指數，這是婦產科使用最多的臨床檢驗項目。國內過去常用β-hCG和AFP（甲型胎兒蛋白）或free β-hCG和AFP兩套計算公式，視實驗室提供的檢驗報告及婦產科醫師的習慣而選擇（參見436、437頁），另有高效能之**染色體異常篩檢**。

在某些情況下，hCG也可用於癌症的輔助檢查。根據ROCHE公司提供的資料，β-hCG在輔助診斷與生殖、胚胎相關之「異常增生」的靈敏度從50～70%不等，如卵黃囊癌（yolk sac tumor）、絨毛膜癌（choriocarcinoma）、生殖精細胞瘤（germ cell tumor，如睪丸癌）、滋養層（trophoblastic）疾病、胎塊（mole）等。因此，除了懷孕外，β-hCG數值異常升高（不會很高）常見於**嚴重孕吐**、**胚胎水囊**，另外則是50～60%陽性率的**絨毛膜癌**（女）和**睪丸癌**。

荷爾蒙檢查

15

荷爾蒙進階檢查

血清免疫檢驗 ★★★★	游離乙型人類絨毛膜促性腺激素 free β-human chorionic gonadotropin；free β-hCG
檢查意義綱要	評估子宮滋養層疾病、生殖精細胞瘤及產婦懷有唐氏症兒機率
健康檢查分類	全身功能性檢查；內分泌機能評估

檢體／採集

0.5 cc新鮮血清。避免溶血，可冷藏、冷凍。採血前無飲食禁食。

檢測物

如前文所述，**人類絨毛膜促性腺激素hCG**是由 α、β 兩個胜肽鏈亞單體（subunit）所組成，原態雙體才有生理活性。然而，有少部份的hCG其 α 和 β 兩個單體是分開的，名為**游離型（free）hCG**。由於新的化學冷光免疫分析技術愈來愈成熟，可以測到這極微量的free hCG（筆者按：當然還是要用具有hCG特異性的 β 鏈及解離與結合有差異的抗原部份，所製成的抗體試劑），進而發現free β-hCG比一般 β-hCG在輔助診斷睪丸癌及用來計算唐氏症風險機率上，更具實用價值。

由於hCG在體內的生理半衰期只有24小時，全血（自然凝固）置於室溫下一天，再分離之血清所測的free β-hCG數據約上升16%，應是**結合態hCG慢慢解離**或衰退所致。

參考值

欲檢測free β-hCG，國內的實驗室只得採用化學冷光免疫試劑及其分析儀，用於疾病診斷，男性及未懷孕女性：**< 0.1 ng/ml**。

正常懷孕週數的參考區間大致落在下表所示，不過，臨床上較少使用free β-hCG（還是以 β-hCG為主）來監控懷孕狀態。

妊娠週數	參考平均值 ng/ml	妊娠週數	參考平均值 ng/ml
11	46.7	17	11.8
12	39.1	18	9.8
13	30.5	19	9.1
14	26.9	20	8.3
15	19.0	21	7.5
16	14.1	22	6.2

臨床意義

　　free β-hCG可用來輔助診斷子宮滋養層的問題（如子宮腫瘤、絨毛膜癌）及生殖精細胞瘤（germ cell tumor如睪丸癌），當這些情況產生時，free β-hCG要比β-hCG明顯增高許多。另外，free β-hCG搭配AFP（甲型胎兒蛋白）可用於高齡產婦之唐氏症兒風險指數評估（見434頁），現今，搭配PAPP-A是更好的選擇。

重點說明

　　有關free β-hCG應用於**第一孕期唐氏症風險**（first trimester Down's risk）的最新評估方法，詳見438頁。

　　新的評估方法需要檢驗兩項母血血清標記，已發展成熟的free β-hCG沒有太大問題，數家廠牌的**試劑**（血清免疫學方法）、**分析儀**及經婦產科認證的「**唐氏症風險計算公式**」可供使用。但新項目**妊娠相關血漿蛋白-A**（pregnancy-associated plasma protein-A；**PAPP-A**）的檢驗，目前只有一個選擇。

　　筆者的實驗室使用美國THERMO FISHER SCIENTIFIC公司的試劑，以均質之螢光免疫分析法（FIA）來檢測free β-hCG及PAPP-A，上機Kryptor compact（見308頁圖），檢驗品質還不錯。

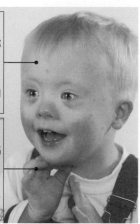

- 頭部長度較常人短
- 面部起伏較小
- 鼻子、眼睛之間的部分較低，眼角上挑，深雙眼皮
- 耳朵上方朝內側彎曲
- 耳朵輪廓看上去呈圓形而且位置較低

- 手比較寬
- 手指比較短
- 拇指和食指之間間隔較遠
- 小指頭少一節關節，向內彎曲
- 手掌的橫向紋路只有一條斷掌

唐氏症小朋友

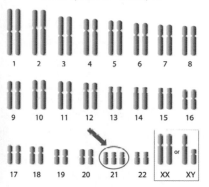

Down Syndrome - Trisomy 21

唐氏症第21對染色體三體

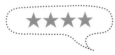

最新第一孕期母血
唐氏症風險篩檢

本篇部份內容如「第一孕期母血唐氏篩檢」主要參考www.ucl.com.tw

使用懷孕週數介於11～13週母親的血清（儘速分離，冷藏保存1～3天），檢驗free β-hCG及妊娠相關血漿蛋白-A（PAPP-A）。檢查當日完成，五天內完成計算並發報告，正常參考值整理如下頁表。妊娠相關血漿蛋白-A（PAPP-A）主要是由子宮滋養層所分泌出來的一種高分子蛋白，在懷孕21天後即可偵測到，正常懷孕的PAPP-A濃度會隨著孕期而增加，當胎兒的染色體異常時PAPP-A的濃度會相對偏低。free β-hCG在一般正常婦女體內濃度極低，懷孕時開始上升，如果是懷有唐氏症兒，free β-hCG會異常偏高。

· 超音波檢查

近年來，台灣周產期醫學會依據英國國家篩檢委員會（UKNSC）的經驗，認為除了母血血清標記外，透過使用高解析度超音波掃瞄胎兒的頸部透明帶（nuchal translucency；NT）是否有異常積水增厚的情形，可用來評估染色體異常（包括第21對染色體trisomy的唐氏症，見437頁圖）或先天性畸形的胎兒。因此，積極輔導NT超音波授證醫師，推動高效能之染色體異常篩檢，成立台灣頸部透明帶認證委員會，僅提供計算唐氏症風險值的公式給會員醫師，並有報告認證服務。

· 染色體異常風險值計算

為提昇台灣懷孕婦女優質的醫療服務，台灣頸部透明帶認證委員會提供醫師及技術員，標準化胎兒頸部透明帶於11-13^{+6}週之超音波掃描訓練與審核。一旦接受完備的理論及臨床訓練而成為合格認證會員後，可操作胎兒頸部透明帶厚度超音波，並將血清標記free β-hCG、PAPP-A的檢驗報告及受測孕母的年齡、懷孕週數等資料上傳，由學會協助計算胎兒的染色體異常風險值。評估懷孕婦女在第一孕期唐氏症及其它染色體異常的發生風險，檢測率高達85～95%，兼具效益及早期偵測的優點。

UKNSC強烈建議英國的婦產科醫師，自2010年四月起，應使用唐氏症檢出率（Down's risk detection rate）超過90%的篩檢方法，並期望將篩檢陽性結果（唐氏症寶寶預測率）控制在2%以下，目前，只有第一孕期母血血清標記加上NT超音波才能符合這一先進的規範。

項目	風險參考
PAPP-A（U/L）	0.5～2.0 MoM*
free β-hCG（ng/ml）	1.0～1.5 MoM
Down's risk	＜ 1：270
Trisomy 18 risk （18對染色體三體症）	＜ 1：100

＊ MoM為孕婦群體分佈平均中位值，大多以1 當作參考標準，大於或小於1各有其不同意義。

16 自體免疫疾病

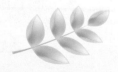

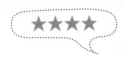
如何利用健康檢查
篩檢出自體免疫疾病

☎ 什麼是自體免疫？

正常情況下，人體的免疫系統會對外來抗原產生免疫反應，並盡可能將之消滅或排除，但前提是免疫系統要會辨識哪些抗原是**外來**或**自身的**？面對身體各組織細胞的組成物、蛋白分子，不應該發生免疫反應或產生**免疫耐受性**（immunotolerance）。一旦因病或遺傳使得免疫系統發生異常，無法維持正常的免疫耐受性機制，便會發生**自體免疫反應**，造成**自體免疫疾病**（autoimmune disease）。

在免疫系統中，**T細胞**佔有非常重要的地位。一種單核吞噬細胞又名為**抗原呈獻細胞**（antigen-presenting cell；**APC**），藉由表面的**主要組織相容性基因複合物**（**MHC**）與抗原結合、「吞食」，並透過細胞間的交互作用將**抗原性分子**呈獻給T細胞、B細胞「認識」，起動免疫反應。

而在免疫耐受性作用機制中，這些能與**自體抗原相結合**（「自我反應」）的T細胞，經過成熟、選擇、活化及死亡之過程，扮演重要的角色。當這種機制無法正常運作，即參與自我反應的淋巴細胞無法被去除或受到抑制，自我反應的T細胞或B細胞活化，產生**體液性**或**細胞性**免疫反應，對抗自身細胞的抗原，使組織、器官受到傷害。

自體免疫疾病患者血中可測到所謂的「**自體抗体**」（autoantibody），出現這些抗体大都與病變有顯著的關係，故可做為疾病診斷的參考。但是，仍有許多不明病因的自體免疫疾病測不到自體抗体，有時，同一種自體抗体也不是只出現於某項自體免疫疾病而已。

☎ 自體免疫的致病機轉

身體好好的，為何某些人會得到自體免疫疾病？其可能的致病機轉一般歸因如下：

一、**自身抗原分子發生改變**。即自體新生抗原，因感染，接觸幅射、化學毒物所致。

二、**微生物感染引起**。「自認聰明」的細菌、病毒經過在宿主體內寄

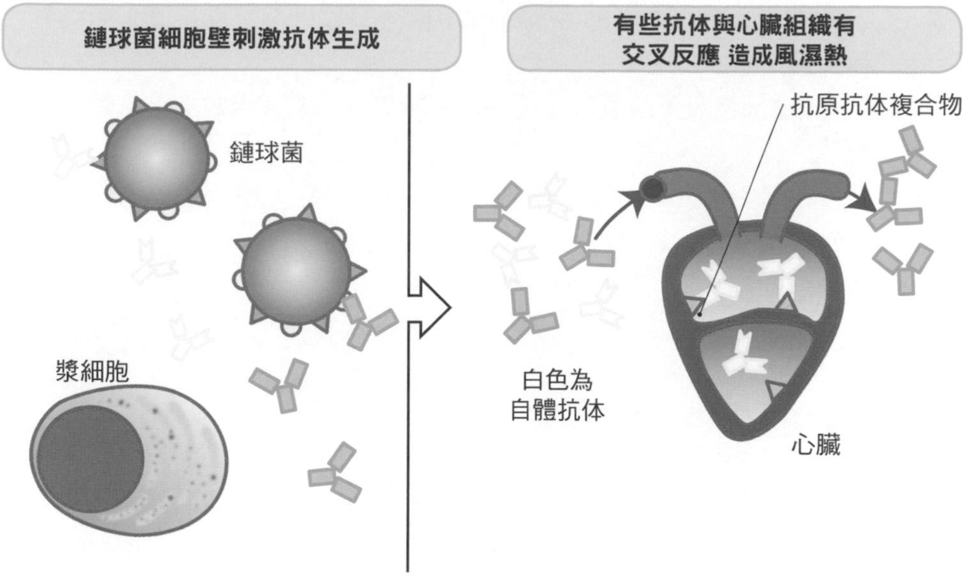

| 鏈球菌細胞壁刺激抗体生成 | 有些抗体與心臟組織有
交叉反應 造成風濕熱 |

鏈球菌

漿細胞

抗原抗体複合物

白色為
自體抗体

心臟

以鏈球菌感染為例說明自體免疫反應機制

生後的演化，其生物結構中具有抗原性的分子「模擬」人體內某些組織細胞的分子（長得很像），企圖避開宿主的免疫攻擊。但沒想到有少數宿主的免疫系統「管他三七二十一」，被病原體所引發的抗體或免疫反應對「疑似外來」及「自身」的蛋白（交叉反應）展開全面「獵殺」，進而「玉石俱焚」引發一些局部器官的炎症或全身性的組織傷害。

三、遺傳。罹患自體免疫疾病的機會（感受性）是與T細胞上的MHC有關，而個體MHC基因之影響是具有遺傳性的。

四、隱藏性抗原被釋放。宿主體內正常但隱藏的抗原因組織受傷被釋放出來，進入循環系統，免疫系統視之為「非自身」的而攻擊之，例如在眼睛、心臟和男性生殖系統等處發生的自體免疫疾病。

五、具有調節免疫系統正常運作的抑制性T細胞出現功能異常所致。絕大部分可辨識自身抗原的T細胞和B細胞，在發展的過程中會走向遭到去除的命運，然而還是有少數能辨識自身抗原的淋巴球存活下來，導致自體免疫疾病的發生。可推測其機轉如下：

1. 與自體抗原結合力較低的T細胞被自體抗原相似的外來抗原激發之後，提高其與自體抗原的結合力。
2. 有些外來抗原可不經過T細胞的協助而逕自引發B細胞的反應，產生自體抗体。

3. 有些細胞表面會表現出不適當的MHC分子以呈現自身抗原，而引發自體免疫反應。

4. 調節性T細胞及荷爾蒙等異常，以致無法產生應該正常抑制自體免疫的反應。

5. 有些易被自體免疫反應攻擊的器官本身有缺陷，擴大了免疫反應的範圍及嚴重性。

六、其他。某些淋巴瘤細胞因不明原因發生改變，製造及釋出抗自身組織的抗体。

⊕ 自體免疫疾病及其相關檢查

自體免疫疾病通常分為兩大類（見下表）。一為器官特異性（organ-specific），自體抗体或T細胞直接攻擊單一器官或腺體的特定目標抗原（target antigen），所以，只有某一器官的功能可被免疫反應所刺激或阻斷而出現病變。另一是全身性（systemic），自體免疫反應作用的是大範圍全身性目標抗原，主要是因抗原抗体所形成的免疫複合物（immune complex）沉積在血管壁等，導致全身多器官損傷。由於這種免疫損害是造成血管壁及間質的纖維素樣壞死性發炎，以及多器官的膠原纖維增生，故這類自體免疫疾病又稱為膠原病或結締組織病。

有關國內目前較常見的自體免疫疾病檢查及其意義說明，分為一般或疾病篩檢（健康檢查，下頁第一表格）與進階確認檢查兩大類，整理於文後兩表格供各界指教。

	自體免疫疾病	自身抗原／存在位置	免疫反應
器官專一性	艾迪生氏病（Addison's disease）	腎上腺細胞	自體抗体直接作用。
	自體免疫溶血性貧血	紅血球胞膜蛋白	自體抗体直接作用。
	肺出血性腎炎綜合症	腎臟和肺部之基底膜	自體抗体直接作用。
	葛瑞夫氏病（Grave's disease）	甲狀腺的TSH接受器	自體抗体結合到接受器上。
	橋本（Hashimoto）氏甲狀腺炎	甲狀腺的細胞及甲腺球蛋白（TG）	抗体、DTH T cell共同作用。
	原發性血小板缺乏紫斑症	血小板胞膜蛋白	自體抗体直接作用。

自體免疫疾病		自身抗原／存在位置	免疫反應
器官專一性	胰島素依賴型糖尿病（IDDM）	胰臟 β 細胞	抗体、DTH T cell 共同作用。
	重症肌無力（myasthernia gravis）	肌肉細胞上的神經分泌乙醯膽鹼接受器	自體抗体阻斷了肌肉與神經的連結，抑制肌肉活化。
	心肌梗塞	心肌細胞	自體抗体直接作用。
	惡性貧血（間接導致）	胃壁細胞內生性因子	自體抗体直接作用。
	後鏈球菌感染性腎絲球腎炎	腎絲球細胞	抗原抗体沉積。
	自發性不孕症	精子	自體抗体直接作用。
全身性	全身性紅斑狼瘡（SLE）	細胞DNA核蛋白、紅血球及血小板胞膜	自體抗体直接作用、抗原抗体複合物沉積。
	僵直（關節粘連）性脊椎炎	脊椎的關節 HLA B27	抗原抗体複合物作用。
	類風濕性關節炎（RA）	結締組織、IgM Fc區	抗原抗体複合物作用。
	修格連氏症（Sjögren's syndrome）或乾燥症候群	唾液腺、肝臟、腎臟、甲狀腺等處的細胞	自體抗体直接作用。
	多發性硬化症（multiple sclerosis）	腦、脊髓細胞或細胞蛋白。	DTH T cell和Tc自體抗体直接作用。
	硬皮病（scleroderma）	皮下、血管及臟器（腸胃、肺、腎、心）	自體抗体直接作用。
	多發性肌炎、皮肌炎	上肢或下肢肌肉細胞	抗原抗体作用。

＊DTH T cell是指參與遲發型過敏反應（delayed type hypersensitivity）的T細胞。
＊胰島素依賴型糖尿病（IDDM）現大都已改稱為第一型糖尿病。

篩檢項目	檢查意義	其他說明
抗細胞核抗体 ANA anti-nuclear antibody	診斷以全身性紅斑狼瘡、類風濕性關節炎（RA）為主。其他如混合型結締組織病（MCTD）、硬皮病、多發性肌炎、皮肌炎、多發性硬化症、乾燥症（修格連氏症Sjögren's syndrome）。	一種自體抗体。 加驗anti-dsDNA或anti-ENA 篩檢。
抗雙股DNA抗体 anti-dsDNA antibody	以全身性紅斑狼瘡為主。其他如多發性硬化症、乾燥症、肌無力重症、類風濕性疾病。	ANA陽性時的進一步檢查。

16

自體免疫疾病

篩檢項目	檢查意義	其他說明
可萃取核抗体篩檢 extractable nuclear Ag (ENA) Ab screen test	全身性紅斑狼瘡、混合型結締組織病、乾燥症、多發性硬化症、多發性肌炎、皮肌炎、硬皮病。	ANA陽性特別是 speckled form 的進一步檢查。

確認檢查		檢查意義	其他說明
可萃取核抗体定量套檢六項 ENA Ab panel	anti-RNP	混合型結締組織病、SLE、硬化症。	排在愈前面的自體免疫疾病陽性率愈高。
	anti-Smith	SLE及SLE併發腎病。	
	anti-SSA (Ro)	乾燥症、SLE、硬化症。	
	anti-SSB (La)	乾燥症、SLE、硬化症。	
	anti-Scl-70	擴散性硬皮病、CREST症狀（參見450頁）。	
	anti-Jo-1	多發性肌炎、皮肌炎。	
抗粒腺體抗体 anti-mitochondrial antibody (AMA)		原發性膽汁鬱積性肝硬化（PBC，一種自體免疫性肝疾）。	陽性診斷，台灣少見。
抗環瓜胺酸抗体 cyclic citrullinated peptide (anti-CCP)		類風濕性關節炎。	可改善RF檢查的25%偽陽性。
抗平滑肌抗体 ASMA（血漿） anti-smooth muscle antibody		第一型自體免疫性肝炎。	也有骨骼肌抗体，重症肌無力。
抗血小板抗体 anti-platelet antibady		自體免疫血小板缺乏性紫斑症。	
乙醯膽鹼接受器抗体 acetylcholine receptor Ab (AChR Ab)		重症肌無力、眼球肌肉無力。	
B27型人類白血球抗原（全血檢體） human leukocyte Ag B27		僵直性脊椎炎（ankylosing spondylitis）、類風濕性關節炎。	陽性診斷。
抗磷脂質抗体APL Ab anti-phospholipid antibody		抗磷脂質症（APS）常表現於心肌梗塞、中風；血小板減少時抗体也會上升。	陽性診斷。

何謂全身性紅斑狼瘡SLE？

全身性紅斑狼瘡（systemic lupus erythematosus；**SLE**）是一種侵犯多重部位、器官或系統（如頭部、眼睛、鼻子、耳朵、喉嚨、皮膚、心肺、腸胃、神經、骨骼肌肉等）的**自體免疫疾病**。SLE的紅斑是指患者臉上常會有紅色斑疹，尤其以**蝴蝶斑**（butterfly rash）最爲大家所知悉。至於狼瘡（**lupus**）這個名詞，是由法國醫師Cazenave在1851年，描述一位年輕女性患者臉部的紅斑猶如**被狼咬傷的傷口**而得名。

典型的SLE通常**好發於15～45歲的年輕女性**，在此年齡群，女性得病的機率是男性的九倍以上。男性雖較不易得SLE，但若發病，其病情未必比女性輕。由於SLE好發於青春期後有生育力的年輕女性，因此推測性荷爾蒙與SLE這種自體免疫疾病的病發有關。雖然目前SLE的眞正致病原因尚未明瞭，相信遺傳、免疫、環境、壓力等也扮演重要的角色。

每位SLE患者的臨床表現，在剛發病及病程中有很大的差異。常見的初症狀有疲倦、微燒、紅斑、肌肉酸痛、關節發炎、頭痛、嘔心、食慾不振、紫斑、掉頭髮、口腔潰瘍、淋巴腺腫、肝脾腫大、貧血、白血球過少、血小板不足、蛋白尿、神經炎、癲癇、漿膜發炎（胸膜炎、心包膜炎），以及手指遇冷會發白、發紫、發麻或疼痛（此即雷諾氏現象Raynaud's phenomenon），或是不明原因的感染。

雖然SLE症狀可出現於身體任何部位（如右圖），但絕大多數患者在發病頭幾年僅一部份器官或系統先受傷害，隨著病情惡化，再波及其他的地方。這些症狀可輕、可重，可短暫或持續。由於上述特色，**初期輕微的SLE患者，並不容易被診斷出來**，因此應求診（或轉診）風濕免疫專科醫師及做檢查。

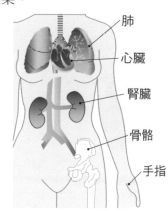

肺

心臟

腎臟

骨骼

手指

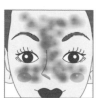

臉部蝴蝶斑

健檢項目

血清免疫檢驗 ★★★	抗細胞核抗体　anti-nuclear antibody；ANA
檢查意義綱要	全身性紅斑狼瘡等自體免疫疾病的指標篩檢
健康檢查分類	特殊檢查；自體免疫疾病篩檢

檢體／採集

0.5 cc血清，儘速分離。**避免脂、溶血**。可冷藏、凍。無飲食限制。

檢測物

　　ANA抗核抗体（anti-nuclear antibody）又稱為**核酸抗原抗体**，是一群把自身細胞的胞核成份如去氧核糖核蛋白（DNP）、**DNA**、可萃取的核抗原（**ENA**）和RNA等做為目標抗原的自體抗体（autoantibody）總稱，能與所有動物的細胞核發生反應，主要存在於血清中，也偶見於胸水、關節滑膜液和尿液。

　　ANA按其對抗細胞核內各種分子性質的不同可將之區分為**抗DNA抗体**、**抗組蛋白**（anti-histone）**抗体**、**抗非組蛋白**（anti-nonhistone）**抗体**、**抗核仁**（anti-nucleolus）抗体等，每一大類又因不同抗原特性而再有所細分。因此ANA在廣義上是一群各有不同臨床意義的自體抗体，而ANA群主要的**免疫球蛋白**結構為**IgG**，IgM、IgA也有，甚至IgE、IgD。

　　一般常用**間接免疫螢光抗体**（indirect fluorescence immunoantibody；iFIA）染色技術，搭配依序稀釋操作及螢光顯微鏡觀察。

　　iFIA是利用**第二抗抗体**（圖①）來測血中的ANA自體抗体（圖②）。玻片上製備好的培養細胞（內有**核抗原**），若檢體裡有ANA，會與核抗原結合，再用**標定有螢光物質**的**抗抗体**（圖③）試劑染色，洗去殘餘未染的抗抗体。當抗抗体與ANA及玻片上的細胞核抗原三者結合（圖④）後，在螢光顯微鏡下可看到細胞呈現螢光pattern。

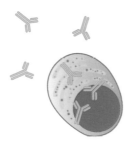

自體抗体會針對正常細胞核來作用

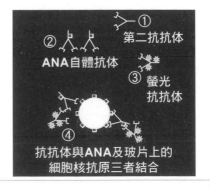

② ANA自體抗体　① 第二抗抗体

③ 螢光抗抗体

④ 抗抗体與ANA及玻片上的細胞核抗原三者結合

ANA抗体群可與細胞上的不同抗原（位置）相結合而呈現不同的pattern如**均質型**（homogeneous圖一）、**周邊型**（peripheral圖二）、**斑點型**（speckled圖三）、**核仁型**（necleolar圖四）及**著絲點型**（centromere），各代表不同意義。至於效價的判定，則以1：10 ×開始看兩倍稀釋到何倍數（如1：80 ×）時仍見有螢光。

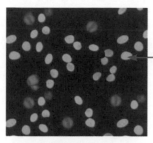

←整顆亮綠螢光

均質型（圖一）

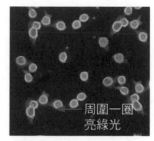

←周圍一圈
亮綠光

周邊型（圖二）

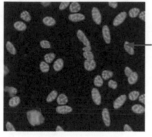

←斑點亮螢光

斑點型（圖三）

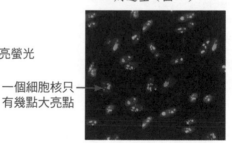

一個細胞核只←
有幾點大亮點

核仁型（圖四）

參考值

目前國內有做ＡＮＡ檢查的實驗室，大都採用免疫螢光抗体染色（immunofluorescence assay；IFA）鏡檢或酵素免疫分析法（ELISA）定量檢測。在ANA抗体的效價方面，自1：10 ×依序兩倍稀釋所得之正常參考值為：

臨床上有意義 > 1：80 ×　或 ≧ 1：160 ×
陰性 ≦ 1：40 ×

臨床意義

ANA是臨床上診斷自體免疫疾病使用率最高的項目，定量或用抗体效價測定體內是否有ANA這群抗体存在？是評估自體免疫疾病最基本的檢查。使用IFA法所得到的ANA螢光分型（pattern）有助於疾病的診斷與分類，其意義與相關說明整理於下頁表。

IFA 螢光分型與說明	臨床意義	進階檢查
homogenous 均質型 · 細胞核質均勻染色 · 與anti-DNA、anti-histone有關	相關疾病為SLE或藥物引起的SLE、類風濕性關節炎（RA）。	anti-dsDNA、anti-ssDNA、anti-Smith。
peripheral 周邊型 · 核膜周圍呈現螢光 · 與anti-dsDNA有關	腎已受損之SLE，與SLE的病程有關。	anti-dsDNA、anti-Smith、anti-RNP。
speckled 斑點型 · 在核質、核膜上呈現點狀螢光	以混合型結締組織病（MCTD）為主。	疾病的判斷視ENA panel結果而定。
nucleolar 核仁型 · 僅核仁染色，與4～6s RNA抗体有關	多發性硬皮症、乾燥症、關節綜合症。	anti-ENA panel、PM-1。
centromere 著絲點型 · 胞核著絲點處螢光。	常見於硬皮病的CREST症狀群*	anti-ENA panel。

* CREST症狀群是指下列五種症狀的縮寫：鈣質沉積（calcinosis）、雷諾氏現象（Raynaud's phenomenon）、食道功能障礙（esophageal dysfunction）、趾皮硬化（sclerodactyly）、微血管收縮（telangiectasia）。

　　由於少部份健康的人（五十歲以上的中老年人）之**ANA經常呈現弱陽性**，因此，以效價強弱來判定陰陽性最好提高到等於或大於1：160X才較有疾病診斷的臨床意義，並應進一步做其他相關的確定檢查。另外，ANA也是診斷**全身性紅斑狼瘡**（systemic lupus erythematosus；SLE，詳見447頁）的**優良「負向」指標**，ANA連續三次篩檢均為陰性結果時應能排除SLE的可能。

　　ANA螢光型態確實與部份自體免疫疾病有關，但需提醒這些關聯性並非絕對，僅能協助縮小診斷範圍。況且當血中含有數種自體抗体時，隨著稀釋倍數之增加，可能會呈現不同的螢光分型。雖然如此，對有經驗的內科醫師或風濕免疫科（allergy、immunology and rheumatology；AIR）醫師來說，ANA IFA pattern仍是具有很高的診斷價值。

「活動性」SLE病人其ANA檢查有88～96%的陽性率，效價也常大於1：80×，不過仍是要留意那約5% ANA陰性的SLE可能患者，其中大部份是anti-ENA的anti-SSA或anti-SSB陽性。

ANA搭配anti-dsDNA的檢查意義

ANA檢查的陽性結果無法確定任何自體免疫疾病，但臨床上伴有SLE明確症狀時則可支持（不用再做進一步檢查）診斷。基本上，ANA在SLE活動期的陽性率和抗體效價會明顯增加，舒緩期時大都會減低，只不過這些抗体偵測之結果與SLE的病程無法完全劃上等號。反而是anti-dsDNA抗體與SLE的「平行性」較好，當SLE病情好轉或使用皮質激素治療後，anti-dsDNA抗體效價下降顯著，甚至可能測不到。

無論國內外，最常見的自體免疫疾病為SLE，而用一般健康檢查的觀點來看ANA篩檢，是與風濕免疫科醫師診斷疾病相同──通常ANA已確定陽性後，進一步再做anti-dsDNA來確診SLE。理由是anti-dsDNA抗體對SLE有很高的特異性，特別是ANA陽性且IFA分型出現「**周邊**」或「**均質**」時，常高度懷疑是SLE。

因此，過去筆者在訓練健診護士時對於她們常碰到的詢問：「ANA檢驗報告陽性，但anti-dsDNA檢查卻是陰性，這是罹患SLE嗎？」我的回答：「ANA陽性而anti-dsDNA也陽性時，才可以跟客戶說很有可能罹患了SLE，須進一步去大醫院風免科看醫生。」90%的SLE患者的anti-dsDNA抗體會呈陽性，除SLE外的疾病（無論是否由自體免疫抗体所引起），很少造成anti-dsDNA抗體陽性結果，就算有也都是弱陽性。

ANA除了是診斷SLE的優良首選外，也有助於「非狼瘡性結締組織病」或其他自體免疫疾病如**類風濕性關節炎**、皮炎／皮肌炎、硬皮症、乾燥綜合症、血管炎、**混合型結締組織病**等的分類及診斷。所以，ANA陽性時再加做anti-dsDNA來看是否為SLE的陽性診斷，還叫搭配anti-ENA screen或ENA Ab panel來區別診斷混合型結締組織病、SLE、全身硬化症、肌無力重症、狼瘡併發性腎炎、硬皮症、皮炎／皮肌炎、修格連氏症候群（Sjögren's syndrome）、CREST症狀群等。

16

血清免疫檢驗 ★★★	抗雙股去氧核糖核酸抗体 anti-double stranded DNA antibody；anti-dsDNA
檢查意義綱要	全身性紅斑狼瘡等自體免疫疾病的確認檢查
健康檢查分類	特殊檢查；自體免疫疾病篩檢

檢體／採集

0.5 cc血清，儘速分離。避免脂、溶血。可冷藏、凍。無飲食限制。

檢測物

在前文（參見448頁）所介紹的ANA抗体群中，有種是以胞核的**雙股去氧核醣核酸**（double stranded DNA）作為攻擊目標的自體抗体名為**anti-dsDNA**。抗雙股DNA的免疫球蛋白是以**Ig G**為主。

參考值

目前國內有做anti-dsDNA檢查的實驗室，大都採用酵素免疫分析法（ELISA）定量或免疫螢光分析法（immunofluorescence assay）來檢測。在anti-dsDNA抗体的效價方面，自1：10 ×依序兩倍稀釋所得之正常參考值為：**< 1：20 ×**。

使用ELISA的定量參考值為：

陰性 0～200 IU/ml；模糊地帶 201～300 IU/ml ；

陽性 301～800 IU/ml；強陽性 ≧ 80 IU/ml。

臨床意義

anti-dsDNA檢查的目的是執行血清中anti-dsDNA IgG之體外定量分析，以用於臨床上輔助診斷SLE（詳見447頁）。

一般認為（如「美國風濕病學院標準」ACR criteria）anti-dsDNA的IgG是一個可做為SLE診斷標準的高特異性指標，可用於診斷及監測SLE的病情，超過九成急性SLE患者血中的anti-dsDNA呈陽性，病情惡化時，抗体濃度高；經治療舒緩後，濃度下降。抗体效價高低除了與疾病的活動性有關外，臨床上證實，anti-dsDNA效價或定量除了輔助診斷SLE外，在評估併發**狼瘡性腎絲球腎炎**的機率上也極具意義。

未妥善治療的SLE，其死亡率可達16～35%，主因是神經系統和腎臟的病變所致，而併發感染性疾病則是第三大死因。

重點說明

除了SLE之外，其它自體免疫疾病如類風濕疾病、全身性硬化症、乾燥症（Sjögren's syndrome）、肌無力重症等也有可能測得anti-dsDNA陽性。

健檢項目

血清免疫檢驗 ★★★	類風濕性因子 rheumatoid（arthritis）factor；RF（RAF）
檢查意義綱要	類風濕性相關自體免疫疾病的確認檢查
健康檢查分類	特殊檢查；自體免疫疾病篩檢

檢體／採集

0.5 cc血清、**肝素血漿**，儘速分離。可冷藏、冷凍。無飲食限制。

檢測物

　　類風濕因子RF（RAF）是一種因**自體免疫**所生成的**免疫球蛋白**（immunoglobulin），它所對應之「抗原」是人體內一般免疫球蛋白分子結構的Fc區（fragment of constant/crystalline，見右圖）。

　　雖然RF以三種型態（不同免疫球蛋白）**IgM-RF**、IgG-RF、IgA-RF存在，但臨床上較有意義的是**IgM-RF**，即類風濕因子檢查的標的物。

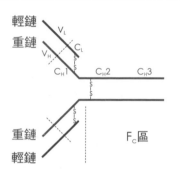

免疫球蛋白單體Fc區示意圖

參考值

　　國內目前常做的RF檢測法有定性和定量兩種，**陰性反應（－）**即為正常。因儀器、試劑、檢驗方法之不同，一般常見的定量正常參考值合併整理如下：

　　< 10～17 IU/ml。

　　偵測血清內免疫球蛋白的實驗方法，發展至今已逾一甲子，從最普遍的乳膠凝集法（latex agglutination）、酵素免疫分析法（ELISA）、免疫比濁法（immunoturbidimetry）、散射比濁法（nephelometry）到間接免疫螢光法（indirect immunofluoresence）顯示檢驗方法的逐漸進步。

　　最常用的乳膠凝集定性法，其原理為 γ-免疫球蛋白附著於乳膠顆粒上（試劑，下頁左圖），當血清內有RF存在時即會因免疫凝集反應而聚集成沙團狀（下頁右圖右）。此法簡單、快速又經濟，敏感性也很好，但對類風濕性關節炎之診斷來說特異性並不高。

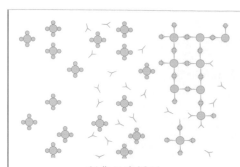

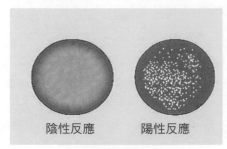

| 陰性反應 | 陽性反應 |

凝集反應原理　　　　　　　　　凝集反應結果

　　使用**免疫比濁法**以自動化分析儀檢驗，除了可定量（意義見下文）外亦可提升對RF檢測的特異性。

臨床意義

　　類風濕性關節炎（rheumatoid arthritis；RA）為一種慢性、多發性關節發炎的疾病，華人的盛行率據推測約為0.5%。受到侵犯的地方以手及足部小關節開始（常見於手指、膝蓋），為對稱型態，如不及時治療，關節有可能因發炎而破壞變形（下頁左圖）。

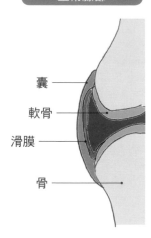

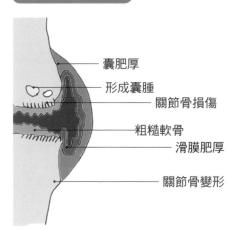

正常膝部　　　　有退化性關節炎膝部

囊肥厚
形成囊腫
關節骨損傷
粗糙軟骨
滑膜肥厚
關節骨變形

囊
軟骨
滑膜
骨

退化性膝關節

類風濕性關節炎發生的原因不明或綜合、複雜，醫師在診斷時除了憑經驗及X光片外，**RF檢查是基本的依據**。不過，臨床的實際經驗指出，雖然RA在血清學上最重要的**表現因子**為RF（約70% 的病人血中會有RF），但不能說RF完全等於RA。理由是，有三成RA病人體內可能測不到RF（生理因素或檢驗學限制）；RF輕微偏高的人，只有一半真正罹患RA。

RF的臨床意義通常是所謂的「看上不看下」，陽性結果或定量檢測高於正常值所代表的意義整理於下表。

高濃度之RF與RA的嚴重程度有正向關係。止痛與消炎劑的使用並不會影響RF的存在及含量。小部份健康的老人偶而會出現弱陽性反應，此無特別的病理意義。

分類	病症
慢性感染	慢性肝炎；肝臟新生腫瘤；間質性、纖維變性肺炎；心內膜炎；傳染性單核球增多症；結核病；血液寄生蟲感染。
結締組織疾病	類風濕結節；血管炎；肝脾腫大；骨關節炎。
自體免疫疾病	類風濕性心臟病、腎臟病；皮肌炎、硬皮病；乾燥症（Sjögren's syndrome）；SLE；MCTD。
其他	淋巴瘤；巨球蛋白血症；糖尿病。

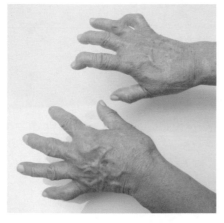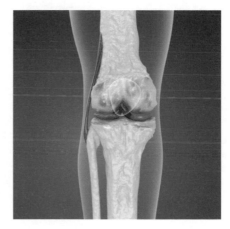

嚴重類風濕關節炎導致手指、膝蓋關節變形

重點說明

　　一般認為，RF出現在50～90%RA病人的血液中，當疾病發作後幾個月，於血清及關節液中可測到RF，經過治療還可維持數年。另一個臨床發現，RA首次發作，愈早被驗出有RF，將來有關節傷害的機率愈高。

　　另外，RF亦可在全身性紅斑狼瘡（SLE）、乾燥症、硬皮症、皮肌炎等病人上發現（詳見上頁表）。用乳膠凝集法檢測到之RF可在許多慢性發炎疾病患者中發現（**筆者按：因為檢測法的特異性不高所致**），包括慢性肝炎、腫瘤、結核病、亞急性細菌性心內膜炎等。接種疫苗後少數人有可能出現暫時性RF。

　　定量檢測出高濃度的RF，通常意味RA較嚴重、預後較差以及關節以外的複合病徵如類風濕結節、間質性肺炎、血管炎等可能出現。

　　類風濕性關節炎RA在國外的盛行率約1～2%，是所有**全身性自體免疫疾病**（systemic autoimmune disease）**中最常見的**，其特徵為長期、多處關節慢性發炎及可能導致軟骨破壞或進行性骨侵蝕。早期只有用RF來輔助診斷RA，但如上頁表所列的許多慢性發炎和其他自體免疫疾病，甚至一些健康個體都會呈現陽性，靈敏度和特異性皆不高是RF檢測的「罩門」。

　　抗環瓜胺酸（anti-cyclic citrullinated peptide；anti-CCP）抗体檢測經過多年的研發、改進，臨床上用作RA的診斷抗體，其敏感度有87%，而特異性可達95%以上（**偽陽性**問題減低許多）。超過九成的確診率，讓anti-CCP成為診斷RA極有價值的新檢驗項目。不過，由於檢查費用仍居高不下且並無健保給付，目前尚未普及至一般臨床使用（除非是高檔健檢）。想要全面造福潛在的RA病人，還得等一等，六、七成篩檢率的RF測定也還能被接受。

17 過敏病檢查

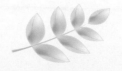

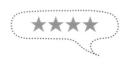

過敏疾病檢驗的基本理論與意義

了解過敏反應先

　　動物體對入侵的外來物質會產生免疫反應（immune response），目的不外乎抵抗外來物，保護組織細胞以免生命受威脅。但免疫反應對某些個體而言並非全然有益，有時候因**抗原抗體反應**或**抗原與免疫細胞間的交互作用**而導致組織傷害甚至病變。

　　過敏反應（hypersensitivity；allergic reaction）是指個體先前曾「認識」了某種外來物，刺激免疫系統產生免疫球蛋白（immunoglobulin）及活化了免疫細胞，而後當再次「遇到」該物質（或類似物）時，因過度或不適當之反應所造成的組織病理傷害。

　　任何能引發過敏的物質統稱為**過敏原（allergen）**。過敏原的種類相當廣泛，包括結構複雜的蛋白、酵素，也有小分子的半抗原（hapten），進入人體

過敏反應基本理論

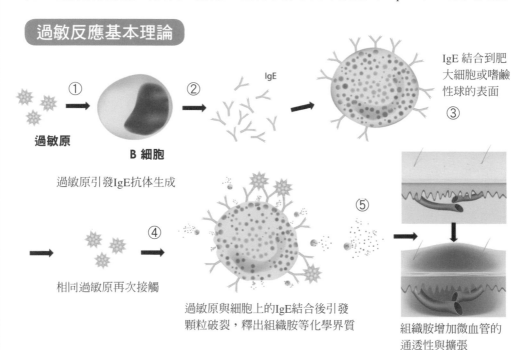

過敏原引發IgE抗体生成

相同過敏原再次接觸

IgE 結合到肥大細胞或嗜鹼性球的表面

過敏原與細胞上的IgE結合後引發顆粒破裂，釋出組織胺等化學界質

組織胺增加微血管的通透性與擴張

458

的方式有吸入、吃進來、接觸（如染髮劑）或注射（如盤尼西林）。過敏會不會發生？與是否有機會反覆接觸過敏原和個體的感受力有關，而感受力即是所謂的「過敏體質」，這又涉及了遺傳。

🔵 常見的過敏病及其致病機轉

簡單來說，過敏反應分為即發型（immediate type）和遲發型（delayed type）。前者的反應快速生成、消退也快，是與體液性免疫（抗体）有關，常見的全身性過敏症為過敏性休克（anaphylaxis）；局部的則是花粉症；過敏性結膜炎、腸胃炎、鼻炎；氣喘；濕疹、異位性皮膚炎、蕁麻疹等。遲發型是由細胞性免疫（cellular immunity）所引起，需要兩、三天的反應期，如接觸性皮膚炎（contact dermatitis）。以下配合上頁圖簡單說明由IgE引發的過敏反應。

小時候，我們首次吸入塵蟎的糞便或吃進蛋白、牛奶、蝦蟹，過敏原的抗原成份被B細胞所認識（如上頁圖①）。B細胞「通知」漿細胞產生許多可與過敏原結合的特異性IgE於血中（如圖②）。Sp. IgE與位於局部組織黏膜上的肥大細胞、嗜鹼性球接合且「待命」（如圖③）。當下次再接觸到相同過敏原時，眼結膜（花粉症）、呼吸道（氣喘、鼻炎）、腸道、皮下（濕疹、異位性皮膚炎、蕁麻疹）組織中被Sp. IgE致敏化的肥大細胞，會透細胞表面的IgE與過敏原結合（如圖④）。

接著起動一連串的細胞反應，肥大細胞內的多種顆粒會胞解破裂，釋出組織胺（histamine）、前列腺素（prostaglandins）、血清胺（serotonin）、動素類（kinins）等具有生理作用的化學媒介物和細胞激素（如圖⑤）。這些化學物質可引發血管擴張、通透性增加及平滑肌收縮，造成臨床症狀。此型過敏症較麻煩的是還會陸續引起過敏炎症（allergic inflammation），致病機轉頗為複雜，參與的免疫細胞如嗜伊紅球（eosinophil）及化學物質更多。

臨床上，使用抗組織胺藥物就能舒緩過敏症狀那還好，但大都還是得靠含有「美國仙丹」（類固醇）的噴劑或藥膏才能壓制發炎反應。因此，我們做過敏檢驗的人常說：「找出、認識、避開過敏原，才是防治過敏病的王道！」不然，不改善環境，小朋友天天與塵蟎共眠，氣喘、鼻炎發作才又就醫使用類固醇，難怪台灣的洗腎人口比例高居世界之冠。

基本上，所謂的「過敏疾病檢查」很單純，分為：一、找出過敏原引發的IgE，無論是用體內（in vivo）的皮膚試驗（skin prick test）或抽血的體外（in vitro）IgE定量檢查。二、用過敏原IgE或IgG次分群（subclass）的量來評

估減敏療法療效。三、其他過敏炎症物質如嗜伊紅球陽離子蛋白（eosinophil cationic protein；ECP）的檢查。有關皮膚試驗及抽血檢驗Sp. IgE應用於過敏檢查的意義與差別詳見462頁。

☎ 過敏是一種經過演化的文明病？

　　過去，筆者常在思考一個問題：「人體的免疫系統為何會發展出造成自體傷害的過敏反應？如果過敏症是一種『文明病』，那是否與演化有關？」讀者們是否會好奇，為何人類對抗寄生蟲感染所產生的免疫作用（如IgE和嗜酸性球的增加，下圖）與過敏反應相似？我在一本厚重的過敏免疫學專書 *Allergy* 裡一小章節提到與「人類文化醫學」有關的內容中，找到了和我所想差不多的推論。

　　我們在五到十萬年前的祖先，狩獵、穴居、生食肉類，威脅生命最甚者莫過於寄生蟲感染。或許經過物競天擇，演化出具有抵抗寄生蟲感染之免疫系統的人，藉由遺傳把這種能力保存至今。現在文明了，把寄生蟲視為敵人的「唐吉軻德」早已找不到巨龍，進而把「風車」（過敏原）「看」成假想敵，為了打敗這多變又複雜的「怪物」，不惜犧牲傷害自己！？

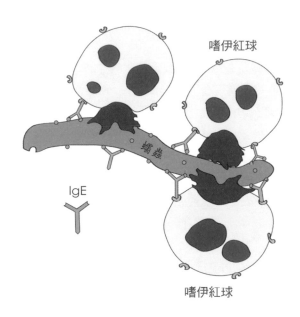

嗜伊紅球與IgE抗体聯手破壞寄生蟲的表面細胞

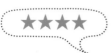

皮膚試驗與過敏原Sp. IgE
定量檢測的差別與意義

🔵 皮膚試驗（skin prick test）

對某些有「能力」及「收費許可」的醫師來說，他們比較「相信」在診間執行的皮膚試驗。以皮膚做爲「反應場所」直接看那一種過敏原所引發的小腫塊（見下左圖箭頭處），較符合有「眼見爲憑」觀念之醫師的想法。

常備有數十種純化的過敏原試液，經問診後挑選一些過敏原項目，使用細針挑刺或前端有圓圈小刺的八、十二爪裝置（見下右圖）印壓，讓過敏原進入眞皮層，經10～20分鐘的等待後，看哪一個相對應位置的手前臂或後背皮膚上有斑塊反應。

由於皮膚試驗這種屬於「侵襲性」的檢查有許多麻煩之處，例如小朋友哪會乖乖的讓醫師打十幾針且位置要區隔固定（所以才有多項壓刺爪的發明）；等待反應時，醫師要在旁待命以預防（急救）萬一因過敏原注入體內所引起的急性過敏休克症；耗費人力物力的檢查，健保給付又少的離譜。因此，國內大多數有看過敏病的醫師（特別是小兒科）對皮膚試驗興趣缺缺，除非是接觸性皮膚炎的研究門診。

🔵 抽血定量檢測過敏原Sp. IgE

從早期的過敏原吸附放射分析試驗（radioallergosorbent test；RAST）；多項過敏原冷光或酵素免疫同時定性分析組合；利用FEIA法的

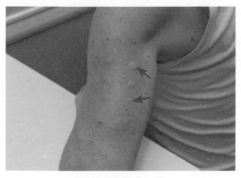

皮膚試驗陽性反應

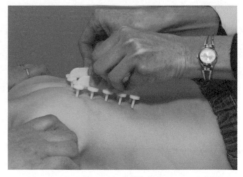

沾滿過敏原試液的八爪裝置壓印在皮膚上

ImmunoCAP®混合或單項Sp. IgE個別定量試驗（詳見469頁），到所謂的「BioIC微流體晶片蛋白陣列系統」上市。五十年來的研發不外乎就是想改進皮膚試驗的不便，看看有什方法用抽血驗IgE抗体即可知道引發過敏病的過敏原有什麼？至於想檢驗的標的物都一樣是Sp. IgE，各醫藥大廠比的只是過敏原純化之品質和項目多寡；過敏原抗原分子的吸附固著技術與其應用的免疫學分析方法，儘量提高血中微量IgE偵測的靈敏度。

欲檢測過敏炎症物質如ECP的量以做為使用類固醇藥物的參考，當然還是只能靠抽血的體外試驗，皮膚試驗與ECP的檢測無關。

ⓣ 體內與體外試驗的比較

凡事各有利弊，如前文（458～459頁）所述，真正引發過敏病症是當被IgE致敏化（結合）的肥大細胞與過敏原再接觸的時候，皮膚試驗即是忠實反應出人體（以表皮為代表）IgE與肥大細胞活化的情形，可避免體外抽血法可能造成的生理「偽陰性」或「弱陽性」，畢竟循環血液中的過敏原IgE是固著在肥大細胞後「用剩」的，只能以量多量少來推估過敏原IgE是否與過敏症有關，其他的過敏相關因素完全無從得知。不過也正是如此，當有用藥治療（須停藥）或皮膚出現過敏疹或斑塊時無法執行皮膚試驗，抽血驗抗体則沒這方面的困擾。

最後，再提一個抽血定量檢測Sp. IgE的優點。相信所有專精過敏的醫師都明白，過敏病症的發作、嚴重程度與接觸（吸入或吃進）過敏原的頻率和數量有關，接觸多當然血中Sp. IgE的濃度可能也高。雖然美國過敏醫學會早在數十年前即已訂定一個測量（用特製尺）皮膚斑塊大小的標準與級距，除非是明顯的強烈反應，否則用尺及肉眼判讀弱陽性與陰性反應間的些微差別，難免會有「自由心證」的疏失，特別是想在多種過敏原陽性中抓出「次要」（minor）過敏原。

所以，有在做氣喘或鼻炎減敏治療的醫師通常會在打「減敏針」前後，配合症狀抽血驗一下定量的Sp. IgE比較放心。更別說想看IgG₄，皮膚試驗與過敏的IgG也無任何關聯。

健檢項目

血清免疫檢驗	過敏體質抗体篩檢；免疫球蛋白E總量
★★★	total immunoglobulin E；T-IgE
檢查意義綱要	過敏體質、過敏病及寄生蟲感染的入門指標檢查
健康檢查分類	特殊檢查；過敏體質篩檢

檢體／採集

0.5 cc血清。避免脂血、溶血。可冷藏、冷凍。無飲食限制。

檢測物

IgE是五種**免疫球蛋白**（immunoglobulin）之一，與同是單元體的IgG相比，分子量（190 Kdt.）多出數萬在於**Fc不可變區**中能與肥大細胞（mast cell）或嗜鹼性球（basophil）相結合的部份結構（如下圖圈處）。

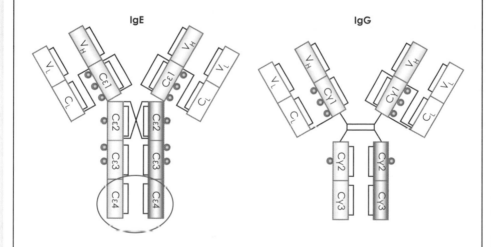

就一般的認知，血中出現大量的IgE與**過敏免疫反應**（hypersensitivity，atopic reaction或**過敏allergy**）或寄生蟲（特別是會**穿透組織遊走的蠕蟲**）感染有關。IgE在血中的量很少（約占所有Ig的0.01%）且半衰期只有2.7天，因此直到1950年代才由日裔的美國學者研究出來，初期並不確定它是一種免疫球蛋白，還以反應素（reagin）稱之（筆者按：依據過去十五的免疫學工作經驗，在此會談這些，主要是為本章前後內文介紹IgE在過敏病及過敏檢驗上所扮演的重要角色鋪陳）。

　　無論國內外，過敏檢驗的市場頗為驚人，近三十年歐美醫藥大廠相繼投入研發，推出靈敏度不亞於放射免疫分析的傳統酵素、螢光和化學冷光免疫技術（EIA、FEIA、CLIA），均可定量檢測IgE，甚至更微量的**過敏原特異性IgE**（allergen specific IgE）。

　　由於檢驗系統各有擅長，國內實驗室所使用的廠牌也很多樣，total IgE的正常參考值差距不小，且學理上各年齡層的正常IgE值有所變化。為讓讀者較易明瞭，將各實驗室提出的正常參考值簡化整理於下表，需提醒，欲比對報告數值，應以同一實驗室（相同檢驗系統）為準。

年齡	參考值 IU/ml	年齡	參考值 IU/ml
1歲以下	< 8～53	6～9歲	< 90～300
1～5歲	< 50～160	10歲以上及成人	< 100～160

　　根據筆者從事過敏檢查十多年的經驗，一般會做total IgE檢查並尋求過**敏體質篩檢意義**的受測者年紀大都超過十歲，且total IgE從新生兒到十歲前的變化最大（逐漸升高）。因此，我們提出的參考值（如下）更簡單，符合現況也方便記憶。

　　正常 **< 0～100 IU/ml**

　　學理上，循環系統中的IgE量不多，可能是大部份都跑去與肥大細胞結合。「游離」的IgE半衰期只有2.7天（結合到肥大細胞上的IgE之壽命則隨著細胞代謝），也就是說當下抽血驗得的IgE量為100 IU/ml，八天後只剩12.5 IU/ml。因此，本檢查所測的**IgE總量**是指游離於血中與過敏有關的IgE（過敏原特異性IgE）加上其他生理功能或因寄生蟲感染所生成的IgE總合。

　　為了區別IgE的升高是因過敏還是寄生蟲感染？有時可加驗**白血球分類計數**（全套血液常規的DC）或**嗜伊紅球數量**（eosinophil count，參見112頁）以茲區別，因為若是真的寄生蟲感染，嗜伊紅球數量會明顯增多。

　　現今，因社會進步，症狀明確的寄生蟲感染症已不多見。當測出total IgE升高時應是與過敏有關，且這些IgE大都是吸入性過敏原（如塵蟎、動物皮毛屑、蟑螂、黴菌孢子）特異性的IgE，因為您每天與之共處而不自知。免疫系統對於過敏原持續刺激所生成的IgE，除了致敏化全身各組織的肥大細胞外，還有剩餘在循環系統裡被測到含量超過正常參考值。

　　對剛出生的嬰兒來說，血中的IgE幾乎測不到（濃度等於零）。隨著年紀增長，免疫系統開始作用加上接觸過敏原，正常範圍內的IgE含量逐漸增多。經常發生過敏症狀的人，血清total IgE值不易低於100 IU/ml，尤其是有過敏體質的小朋友，超過1000的數據報告並不稀奇。total IgE值高於正常標準，可能是受測者曾經發生過敏症狀或屬於有過敏體質的人，但不表示受測者在採血當日的前後幾天**一定有過敏症**發生。別忘了！IgE的生命短暫、起伏劇烈。

　　理論上，各種（萬一有）過敏原Sp. IgE的總合即是total IgE。當某位確實的過敏患者，若檢驗了數種可能經常接觸的過敏原Sp. IgE所得之結果（舉例如下表），因單位相同，加總起來預估他的total IgE應超過200。

	過敏原	代碼	過敏級距	定量濃度	KU/L＝IU/ml
吸入性	屋塵蟎	d1	5+	75	
	粉塵蟎	d2	4+	45	
	屋內塵	h1	3+	7.0	KU/L
	德國蟑螂	i6	2+	3.0	
食物	螃蟹	f23	2+	1.5	
	黃豆	f14	1+	0.5	加總132.0

　　根據臨床經驗，只利用total IgE來判定**有無過敏疾病**是不恰當，因為常見有total IgE < 80（正常），而同時（同支檢體）測Sp. IgE得到屋塵蟎有大於3+（3.5～17.5 IU/ml）的陽性結果，仍可判定塵蟎是引發過敏的兇手、證據（參見470頁）。

　　另外是偶見的total IgE > 100（異常），多項Sp. IgE卻都測不到。這有兩種可能，一是對不常見的特殊過敏原過敏但該過敏原並不在此次檢查的項目清單中；另一則為與過敏或寄生蟲感染無關的生理病理上升情形，如酗酒、某些藥物服用或草藥自然療法；或未察覺的輕微骨髓瘤（IgE myeloma）、類天疱瘡（pemphigoid）。**最糟的狀況**或解釋是該支檢體**在檢驗上出了差錯**。

過敏病檢查

健檢項目

血清免疫檢驗 ★★★★	吸入性過敏原及食物過敏原群Sp. IgE篩檢 screen test of mixed allergens(Phadiatop；food mix)
檢查意義綱要	利用常見的吸入性或食物過敏原混合試劑定量Sp. IgE濃度
健康檢查分類	過敏原篩檢；過敏疾病檢查

檢體／採集

0.3 cc血清，肝素、EDTA血漿。可冷藏、冷凍。無飲食限制。

檢測物

　　根據廠商提供的資料，會引發過敏症（如**氣喘**；過敏性**鼻炎**、皮膚炎；異位性**濕疹**）且「有意義」的過敏原共約數百種，就算在台灣因氣候、溫濕度環境、飲食習慣及人種體質與歐美不同，常見的**過敏原**也超過五十種，不過，有**主要**（major）、**次要**（minor）之分。

　　無論國內外的醫師欲透過實驗室的IgE檢測來找出過敏原，基於費用及效益考量，實在無法每樣都做。因此，過去某瑞典醫藥大廠根據其在過敏原檢測的豐富經驗，從原本純化的單項過敏原製劑中，挑選出三至六項符合全球各地過敏原盛行率、有效使用的過敏原混合於（allergens mix）他們所稱的「單一ImmunoCAP」內。讓醫師可根據過敏患者的病症、病史及生活飲食習慣，選擇先定量檢測「過敏原群」，以縮小後續要找出主要過敏原的範圍。

寵物毛屑　塵蟎　　　樹、花、草花粉

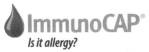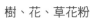

Phadiatop的過敏原圖示

　　經由推廣，國內有**一種吸入性**（inhalant）**過敏原群**及**兩種食物過敏原群**（fx2、fx5），常用來檢測血中對過敏原有**特異性**（specific）反應的**免疫球蛋白E**（allergen Sp. IgE）。**Phadiatop**®（原是商品名，現已成檢驗名稱）混合了屋塵蟎、粉塵蟎（過敏原代碼d1、d2）、德國蟑螂（i6）、貓狗皮毛屑（e1、e5）、黴菌孢子混合（mold mix）、花草樹花粉混合（pollen mix）等十九種（見上右圖）；**海鮮食物過敏原群**（fish/shell mix；fx2）混合鱈魚（f3）、鮪魚（f40）、鮭

魚（f41）、蝦（f24）、紫貽貝（f37）五種海鮮；**常見食物過敏原群**（food mix；fx5）則是蛋白（f1）、牛奶（f2）、鱈魚（f3）、小麥（f4）、花生（f13）、大豆（f14）等六種。

參考值

　　使用fluoro-enzyme immunoassay（FEIA）法上ImmunoCAP（Phadia 250，Thermo Fisher Scientific）所提示的參考值（所有項目，不分Phadiatop、fx2、fx5）如下：

　　正常（過敏原Sp. IgE很少）**< 0.35 KU/L**

臨床意義

　　根據小兒過敏專科醫師的經驗，年齡小於一歲的嬰幼兒以食物過敏為主，即fx5裡的那些過敏原。隨著成長，食物在過敏所扮演的角色逐漸退居二線，**吸入性過敏原**粉墨登場，主宰了大部份的舞台。根據藥廠提出的大規模研究報告，fx5與Phadiatop在1～2歲的檢出陽性率均為80%左右；3～6歲分別是60%、95%；7～14歲則為35%、99%，所以對學齡前孩童來說，吸入性及食入性過敏原群篩檢都有診斷價值。

　　食物所引起的過敏症以表現在腸胃道及皮膚為主，吸入性過敏原常造成氣喘、鼻炎等呼吸道病症。但這只是一般的通則，臨床上偶見有過敏寶寶吃草莓或花生醬所引起的急性呼吸道症狀比濕疹、蕁麻疹還明顯的個案。因此，未成年的小朋友要篩檢過敏原，強烈建議最好吸入性及食入性都做。

　　由於血液中對各種過敏原有特異性反應的IgE量極微，一般說來，篩檢試劑中的成份愈多樣反而敏感度降低（亂槍打鳥都打不中或無法一擊斃命）或遮蔽了「邊緣」過敏原。所以，無論是最低標準（＞0.35 KU/L，1+）或高等級（＞100 KU/L，6+）均可判定為「陽性反應」。根據筆者多年的經驗，Phadiatop之所以檢出率這麼高、Sp. IgE量（數值）也多，全是因為十多項過敏原裡的塵蟎「作祟」（屋塵蟎、粉塵蟎在台灣是最重要的過敏原，檢出率都超過50、60%以上）。至於食物過敏原方面則較「正常」，檢出率約在7～10%以下，Sp. IgE的量大都介於0.35至3.5（1+～3+）之間。因此，「過敏原群定量篩檢」（特別是Phadiatop）被我們視為「**陰性工具**」，能準確辨識出對主要過敏原沒有反應的個案，這對醫師的診治來說也是很重要的。

　　例如某位小朋友家裡很乾淨、沒鋪地毯、沒養貓狗鼠等寵物、寢具都有用防塵蟎套包著，但學校附近雜草叢生（開花季？），檢驗Phadiatop得1.20 KU/L（2+）。透過刪去法及配合過敏症狀（如鼻炎、眼睛紅腫等），醫師心裡有譜，可能是對花粉過敏，如有必要需進一步對各種「嫌犯」單項檢測。

食物過敏原則較麻煩，因為常搞不清楚是主要成份或製作過程的混合物、添加物含有過敏原抗原分子，烹調溫度或製備程序是否已破壞了過敏原（生食較易過敏）？譬如**蛋糕**可能就含有蛋白、牛奶、小麥、花生、黃豆（油）、水果（草莓、芒果、哈密瓜是主要的水果過敏原）。好在，對某種食物是否過敏可用「經驗法則」來避開或證實，除了嬰幼兒外，「吃這個也養，吃那個也養」時您大概已知道對什麼東西過敏了。舉個實際的例子，某位小朋友不吃帶殼海鮮但經常吃鱈魚、鮭魚，早餐大都是花生醬吐司，最近因輕微氣喘及濕疹就醫。我們幫他驗Phadiatop、fx2、fx5，結果Phadiatop＜0.35；fx2 4.0；fx5 2.8，接下來想為他挑選單項過敏原，您認為會是那些呢？fx2裡的鱈魚、鮭魚；fx5裡的花生、小麥。

重點說明

過去，在「過敏原群篩檢」的觀念和試劑未普及時，想找出過敏原大都一次直接選用total IgE（參見463頁）加**Sp. IgE多項組合或套檢**（見469頁），健保給付合計1,890點（自費約要三千元左右），常令醫師及家長卻步。雖然過敏原群篩檢所得的結果超過0.35 KU/L是有測到Sp. IgE，到底對那一種吸入性或食物過敏原有Sp. IgE？需進一步單項分別查驗，但至少能篩掉體內Sp. IgE含量很低的非即發型過敏個案。T-IgE加「過敏原群篩檢」一併做，才是過敏病（或過敏體質）檢查最有效益的首部曲。

雖然本文只列出Phadiatop、fx2、fx5三項檢查，但台灣常見引發過敏的**過敏原排行榜前二十名**（過敏原Sp. IgE檢測陽性率高低，參見472），都已含在這加總起來共三十項過敏原抗原組成物中。廠商也有因應其他較特殊的過敏檢驗需求，推出多種不同的過敏原群混合，舉例如下：**e字頭代表皮毛屑類**（如ex2含e1貓、e5狗、e6天竺鼠、e87大老鼠rat、e88小白鼠mice。筆者按：Phadiatop裡有含e3馬皮毛）；**m字頭代表黴菌類**（如mx2含m1青黴菌、m2芽枝黴菌、m3麴菌、m5念珠菌、m6交錯黴菌）；**h字頭代表house dust屋塵類**（如hx2含h2室內塵、d1屋塵蟎、d2粉塵蟎、i6德國蟑螂）；**r字頭reed用來代表禾本雜草類花粉**（如 rx3含g2狗牙根草、g5黑麥草、g17百喜草、w1豬草、w9車前草、w10藜）；**f字頭代表食物類**（如熱帶水果fx30含f84奇異果、f91芒果、f92香蕉、f96酪梨、f293木瓜）。

健檢項目

血清免疫檢驗	過敏原特異性抗体定量檢測套組
★★★★	quantitative allergen specific IgE test panel
檢查意義綱要	利用定量測定Sp. IgE來找出引發過敏症的主要或次要過敏原
健康檢查分類	過敏原確認檢驗；過敏疾病檢查

檢體／採集

0.5或**2 cc血清**，肝素、EDTA血漿。可冷藏、冷凍。無飲食限制。

檢測物

　　前文提過，有過敏體質的人再次吸入或吃進會引發過敏症的過敏原後，免疫系統會生成對此過敏原有特異性的（specific）IgE。人體四種主要免疫球蛋白（IgD除外）中，IgE的量本來就很少，加上大部份與組織黏膜內的肥大細胞（mast cell）結合，**游離於血中的Sp. IgE更是所剩無幾。**

　　血中的**IgE量少**且生命半衰期平均只有2.7天，需要有優質的過敏原純化成試劑（特異性）之科技及研發靈敏度較佳的免疫學分析方法，若能配合適當的採血時間點，才能將如此微量又要求特異性高的過敏原Sp. IgE測得「準」！

　　基本上，抽血驗過敏原Sp. IgE分為兩大系統。一是源自傳統的血清免疫學觀念與技術，先求發展出測得「好」、又準的過敏原試劑供實驗室選擇，組成套組（panel）一項一項過敏原單獨定量分析，例如Phadia ImmunoCAP（下左圖）。另外則是從嘗試將這麼多的過敏原「一網打盡」之思維入手，研發如何利用各種技術將血清灌注於「分析體」上，一次同時測定數十種過敏原，例如名為MAST（multiple allergen simultaneous test）的三十六項過敏原檢測和BioIC微流體晶片蛋白陣列系統（見472頁圖）。無論從價格、實用性或分析準確度來說，兩大系統各有利弊，若以「定量」的角度來看，筆者個人是比較相信單項的過敏原Sp. IgE檢測。

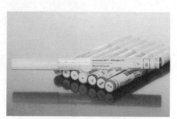

一管一管單獨的過敏原CAP

　　過敏原不分項目，使用FEIA或CLIA方法所測的量及單位，在國際過敏相關學會的研究與整合（含過敏分級）下已逐漸統一，整理於下表。

ImmunoCAP參考值		MAST比對定量法判讀參考值			
定量濃度KU/L	過敏分級	冷光強度	Sp. IgE KU/L	過敏等級比對	濃度判讀
<0.35	0	<10 LU	<0.21	0	陰性/ND
0.35～0.70	1+	>11 LU	>0.22	0/1+	很低
0.70～3.50	2+	>26 LU	>0.70	1+	低
3.50～17.50	3+	>65 LU	>2.50	2+	中度
17.5～50.0	4+	>142 LU	>5.00	3+	強
50.0～100.0	5+	>242 LU	>10.0	4+	很強
>100.0	6+				

　　由食物過敏原IgE所引起的過敏通常立即（十分鐘內）發作且症狀複雜，唇舌腫大；嘔吐、下痢、腹痛；蕁麻疹、濕疹（嬰兒）；流鼻水；眼睛紅、腫、癢；兒童甚至會有氣喘。幼兒若對牛奶過敏，五歲後，九成不再發生，但對花生、堅果、魚蝦海鮮過敏者，常常持續終生。經過檢驗找出過敏原後，一年內若能完全不接觸特定過敏原，約有三成以上的人不會再有食物過敏症，不過，Sp. IgE還是可能測得到。

　　一般人對所謂**花粉過敏**的**認知有差距**，會長出鮮豔花朵的植物其花粉傳播大都是靠昆蟲，所以花粉顆粒較大、表面較粗甚至長毛。而引起人類花粉症的則屬於樹木（

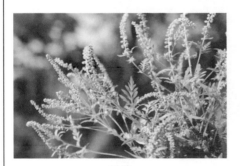

豬草

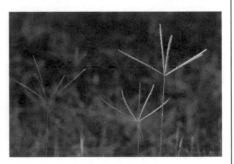

百慕達草花粉株

如t3樺樹、t7橡木、t17日本杉）、禾草、雜草類之很輕、小（靠風傳播）的花粉。曾有研究指出，金門地區有很高的花粉症盛行率及過敏性鼻炎，可能與遍地叢生的w1豬草（common ragweed）有關。狗牙根草又名百慕達草（Bermuda grass，g2），在台灣高爾夫球場果嶺或球道邊的雜草區有很多。

台灣花粉症的盛行率比美國低很多，這與**氣候**（高濕度是花粉受風吹傳距離的屏障）及有無**普遍除草的習慣**有關。有花粉症的人，可能也容易對堅果（如花生）、蔬果（如碗豆、草莓）過敏，Sp. IgE常被檢出，原因不明。推測可能是這些植物類的過敏原，具有引發人類免疫系統「超敏感」反應所共通、相似的蛋白抗原分子結構。

塵蟎（**dust mite**）可說是近幾十年來最夯的**室內「醫學蟲子」**，屬於八隻腳的**蜘蛛網節肢動物**而非頭、胸、腹分明的六足昆蟲（inset）。成蟲大小約0.3 mm（公厘），近乎透明，肉眼不易辨視。平時生活在寢具（枕頭、床墊為主）上，以人體掉落的皮屑為食，也躲在布沙發、窗簾或地毯裡。

根據國外的研究，會引起過敏症的有塵蟎成蟲、蟲卵、屍體及**排泄物**（見下中圖），但比例上以糞便為最高，這是因為它輕、小（10～20 μm）且含有大量的**消化酶**（引起過敏反應的**蛋白抗原結構**）。陽明大學寄生蟲學科曾指出，有嚴重氣喘小朋友家中的環境若不乾淨，天天與床上數千隻塵蟎共眠，氣喘怎麼會好？以一個枕頭大小有千隻塵蟎來說，**屋塵蟎**（*Dermatophagoides pteronyssinus*）為主要族群，**粉塵蟎**（*D. farinae*，歐美較多）居次，偶見有d3**微角塵蟎**（*D. microcerus*）或d201**熱帶無爪蟎**（*Blomia tropicalis*）。

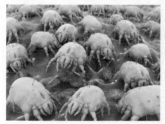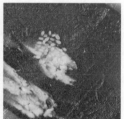

塵 的蟲體、蟲卵及排泄物　　　　　室內灰塵

另外，有兩種過敏原想像不到與唾液或排泄物裡的消化酶有關。歐美的研究指出，同樣是家裡常豢養的兩大寵物，貓比狗更易引發過敏，這與愛養貓或狗的人數比無關，而是貓科動物有**自舔皮毛**的習慣所致。唾液混入皮毛內，風乾後與皮屑組成抗原性更強的毛屑粉末（過敏原試劑純化於此物），引發過敏。曾有家長問我：「家裡沒看到有什麼蟑螂，為何小朋友驗出來會對德國蟑螂（右圖）過敏？難道是因為晚上

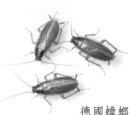

德國蟑螂

跑出來咬小朋友？」這句話問對了一半，蟑螂常在夜間出沒，牠爬過廚房桌面、餐桌、書桌、玩具、奶嘴，躲在抽屜裡所留下的「痕跡」，風乾後漂浮在空氣中成為過敏原。家裡另一種較大隻（長4～5公分）的是美洲蟑螂，相較之下，在世界的分佈不如德州蟑螂來得廣，過敏抗原性也比不上。兩種蟑螂間的過敏原有交叉反應，因此，驗i6德國蟑螂即可。

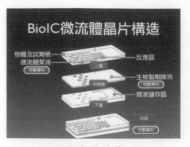

微流體晶片

室內的灰塵（house dust，上頁右圖）簡稱家塵、屋塵或室塵，試劑代碼有h1、h2等。一般人難以理解，**要怎樣用灰塵來檢測過敏原Sp.IgE**？屋塵的成份看似複雜，但說穿了即為家裡面會引發過敏的綜合物，如塵蟎、蟑螂的微粒；貓狗皮毛屑；各種黴菌孢子等。

重點說明

依據國內的經驗，**整理出過敏原陽性率排行**於下表，供醫師或實驗室為患者挑選單項過敏原Sp. IgE檢測之參考。

吸入性過敏原				食物過敏原			
排名	過敏原	代碼	檢出率	排名	過敏原	代碼	檢出率
1	屋塵蟎	d1	52%	5	螃蟹	f23	6.0%
2	粉塵蟎	d2	48%	7	蝦	f24	5.4%
3	家塵	h2	30%	9	牛奶	f2	4.5%
4	蟑螂	i6	19%	10	大豆	f14	4.1%
6	狗皮毛	e5	5.7%	11	蛋白	f1	2.5%
8	羽毛	–	5.1%	13	花生	f13	2.0%
12	貓皮毛	e1	2.2%	其他過敏原		0.1～1.9%	

＊ 此排行榜百分比是建立在醫師懷疑患者有疑似過敏症時送驗的MAST檢測分佈。根據筆者使用Phadia Immuno CAP系統所得的檢測陽性率略有不同，屋塵 仍是第一但百分比逼進65%；使用另一種室內屋塵h1的陽性率約25%；貓皮毛、花生的陽性率較高，排行名次高於狗皮毛、大豆。

蕁麻疹（urticaria）又名風疹塊，大家都知道與過敏有關卻又常常與**接觸性皮膚炎**（contact dermatitis）搞混了。蕁麻疹也是由IgE所引起的立即型皮膚過敏症，常持續數小時到一、兩天，主要的過敏原是食物，其他如藥物、蜂刺、黴菌、動物皮毛、花粉等也有可能產生類似症狀，紅疹、大斑塊、搔癢。

過敏進階檢查

血清免疫檢驗	嗜伊紅球陽離子蛋白
★★★	eosinophil cationic protein；ECP
檢查意義綱要	評估過敏發炎的嚴重程度；氣喘治療用藥監控指標
健康檢查分類	過敏疾病進階檢查

檢體／採集

　　0.5 cc血清。室溫下全血靜置兩小時後離心，可冷凍。無飲食限制。

檢測物

　　前文提及（見459頁），在過敏的初步反應，被IgE致敏化的肥大細胞與過敏原接觸後會放出三大類、十六種**化學介質**和**細胞激素**（cytokine）。除了引起即發型過敏症狀的化學物質如**組織胺**外，另有些細胞激素會「通知」免疫細胞來「幫忙」。其中最主要的為**嗜酸（伊紅）性白血球**（eosinophil），原本於寄生蟲感染時可毒殺外來細胞，但在過敏反應卻「幫倒忙」，加重過敏炎症。

　　嗜伊紅球的磚紅色大顆粒有四種毒性蛋白，當嗜伊紅球活化時顆粒會破裂並放出蛋白，其中以**嗜伊紅球陽離子蛋白**（eosinophil cationic protein；**ECP**）最重要，常被發現大量存在於氣喘患者之氣管壁上及氣管沖洗液中。ECP是一種單鏈的多胜肽，由160 個胺基酸構成，分子量18.4 Kdt.。ECP具有類似**打洞素**（perforin）的作用，可在細胞膜上穿孔讓細胞受傷死亡。這亦算是一種廣義的發炎現象（Inflammation），ECP持續傷害呼吸道上皮細胞，加重了**過敏性氣喘**的嚴重程度。

參考值

　　對過敏氣喘患者而言，驗周邊血中嗜伊紅球的數量（eosinophil count，見112頁）雖可大概推估呼吸道組織發炎的情形，但定量檢測ECP卻能進一步明白血液及組織中活化的嗜伊紅球所放出之ECP量，ECP數據高，代表呼吸道上皮細胞「浸潤」著不少活化的嗜伊紅球。

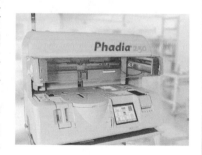

　　離開身體（抽血後）的嗜伊紅球還會持續釋出ECP，隨著時間及溫度愈高而增加，因此，抽血後的檢體運送、保存、凝固時間及分離血清之掌握，務必依照一定的標準作業流程（SOP）。

國內有檢驗ECP的實驗室，大都使用FEIA法上Phadia 250（Thermo Fisher Scientific，上頁圖），所提示的正常參考值如下：

正常 **< 15 μl/L**

臨床意義

嗜伊紅球參與多種過敏病的發炎反應，其中以**氣喘**（asthma）最常見也最重要。曾有不少病理解剖報告指出，在死於氣喘之病患的下呼吸道及肺部充滿阻塞性黏塊，有極多的脫落上皮細胞和嗜伊紅球。後來證實此與嗜伊紅球大量聚集並釋出毒性蛋白，造成氣管表皮細胞的崩解及肺部組織的破壞有關。

ECP是目前所知唯一可於體外檢測的嗜伊紅球毒性蛋白，用以評估嗜伊紅球的活化及做為過敏發炎程度之指標，當過敏炎症舒緩時，ECP會立即呈現下降的趨勢。

除了氣喘、**異位性皮膚炎**（atopic eczema）外，一些類風濕性的關節自體免疫病、痛風及蠕蟲感染也會引起嗜伊紅球增多、活化、放出ECP，此時若檢驗ECP並非用來診斷而是治療監測。

重點說明

ECP可反應出慢性氣喘發作時氣管阻塞的嚴重度，即ECP高值者，其肺功能會較差。若醫師給予抗氣喘的類固醇消炎藥物如**腎上腺皮質固醇**（corticosteroid）、**可體松**（cortisone），會使患者的ECP很快降低，因此，ECP常被用來監控氣喘藥物的使用。

18 其他檢驗及特殊檢查

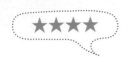

超音波的原理與檢查意義

18

各種不同的醫學診斷領域中，**超音波撿查**（diagnostic ultrasonography；Sono）的優點除了無侵襲性、方便、安全、不受要掃瞄部位或器官之生理及功能影響外，最重要的是儀器相對輕巧又不貴、健保或自費價格合理，在新一代機器（彩色、3D）改進被質疑的顯像缺失後，**超音波掃瞄**於疾病診治上的地位日益重要。

🔵 簡易原理

簡單說，超音波的原理是利用**極高頻聲波**穿透身體內部並接收折回之音波，來使肌肉、組織、內臟或腔室的形狀結構、大小位置甚至「動作」可視化（visualize）。換句話，超音波掃描「圖像」是藉由**聲波導入、接收回音**（echo）及**轉換顯影**三大基本步驟所產生。雖然「超音波」一詞是指超出人耳所能聽到的音頻範圍（20～20,000赫茲），但醫學影像學中所用的聲波音頻要超高千百倍。

利用具有「壓電」效應的稀有微晶體在通電後產生音波振盪，同時藉助音波的機械運動能量（如同光線的折射、反射、可控方向性），再將音波在不同物理介面來回穿透所產生的「反射差」回音，處理成強弱不同的電子訊號，最後以各種「圖像模式」（見下頁圖）顯示出來。

超音波掃瞄術因身體部位不同而在音波頻率及「探頭」上有所選擇。**高頻音波**（醫學上常用5～15 MHz百萬赫茲；兆赫）的穿透力差但有較好的解像度，如掃描深度在六公分以內，只需穿透肌肉組織、血管的頸動脈或甲狀腺超音波；**低頻音波**（常用1～3 MHz）則相反，穿透力強但解析度略遜一籌，如需穿透顱骨、深入腦部組織的顱內超音波。換句話說，超音波檢查之音頻選擇，是掃瞄部位深度之穿透力與對影像空間之解析的折中，醫師專業的選擇與判「圖」加上有經驗的掃瞄技術，才能完成一件理想的超音波檢查。最後加碼說明，

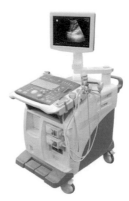

常見的超音波儀

超音波檢查在處理回音及影像呈現上分為四種模式（mode）。

一、A scan：一度空間的呈現，可正確測量兩點間的距離。

二、B scan：利用組織空間所產生的回音強弱，形成暗亮比例之灰階影像，加上隨探頭移動所建構的二度空間平面圖。若合併即時功能（real time）可辨識連續性動態變化。此B mode可進化成彩色及3D。

三、T-M mode：回音以點表示，偵測物體單方向的移動與範圍，例如檢查心臟瓣膜閉合及心囊跳動情形。

四、杜卜勒（Doppler）：利用聲波源與探測物間回音的頻率會因距離改變而改變之影響，來探查胎盤胎兒心音的位置、心跳、血流，以及一般血管堵塞的部位。

🔘 檢查的意義與目的

超音波掃瞄應用於臨床醫學的歷史其實不長，約四十多年，早期的機器龐大笨拙、功能範疇狹隘、顯像不佳。現今超音波掃瞄儀已演進成集多種原理、檢查模式及樣式選擇的功能於一身，已能呈現清晰、彩色甚至立體的影像，為醫師在配合臨床個案表徵下，提供更精準的綜合研判。

一般使用超音波檢查的目的有：

一、了解各器官組織的解剖學構造，協助診斷有無異常或病變。

二、協助了解是否有腫瘤細胞團及其位置、大小。

三、測定心臟各部位的厚度、監測心血管的動態變化如血流、阻塞物。

四、在婦產科，可用於評估胎兒的大小、生長發育的情形。

五、可「指引」穿刺，取體液或細胞、切片。

臨床上，使用超音波掃描可觀測或診斷的疾病，簡述如下：

一、監測孕婦胎盤位置及葡萄胎。

二、骨盆腔炎、卵巢囊腫或腫瘤。

三、子宮纖維瘤、肌瘤；子宮內膜異位。

四、肝、腎、胰等腫瘤或膽囊結石、阻塞。

五、心血管病變。

六、乳房囊腫或腫瘤。

七、攝護腺或膀胱異常。

八、甲狀腺與副甲狀腺的病變。

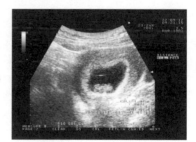

儀器螢幕上所顯現的圖像

操作超音波檢查時要注意：腹部超音波最好禁食八小時；使用水溶性傳導凝膠；探頭要緊貼部位皮膚，各單方向要每間隔0.5～1公分來回掃描一次。

血鈣、尿鈣、結石與骨質疏鬆症

人體內之無機元素以鈣（calcium）的含量最多，正常成人約有一公斤的鈣以磷酸鈣鹽或其水合物型式存在於骨骼和牙齒中，血液裡的鈣僅300毫克。總數約有5克的骨骼外表鈣質隨時與血鈣相互轉換，保持動態平衡，並分別受**副甲狀腺荷爾蒙**（parathyroid hormone；PTH）、**維生素D3**、**抑鈣素**（calcitonin）的影響。

鈣質代謝雖以PTH、calcitonin的調節為主，但血液酸鹼度、營養狀態、維生素D3之攝取吸收、腎臟排泄等也有一定程度的關聯。飲食鈣主要在十二指腸前端被吸收，較酸的環境及足量的維生素D3有助於吸收，腎臟、泌尿系統是「多餘」鈣的主要出口。

☯副甲狀腺素所扮演的角色

PTH主要作用於骨骼和腎臟。PTH能促使骨骼鈣轉為血液鈣，並降低抑鈣素的作用及磷（phosphorus；P）含量，副甲狀腺亢進（hyperparathyroidism）者的血中鈣會增加，此時會回過頭來抑制PTH的分泌。PTH可刺激腎臟合成維生素D3，再經肝臟活化後才能促進小腸吸收鈣離子，並減少腎臟對鈣的排泄。當血鈣升高時，腎小管回收鈣的速率也會受到刺激而增加。

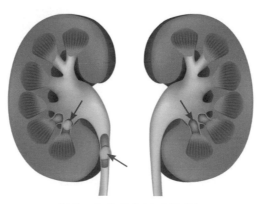

腎結石好發的位置（箭頭）

所以，副甲狀腺功能亢進會在這些地方出現問題。於骨骼，過量的PTH使鈣質大量釋出而導致**骨質疏鬆**，嚴重時可發生病理性骨折。過量的PTH（與維生素D3合作）會急速溶解骨骼鈣，導致太多鈣離子進入血液，血鈣的升高使得腎臟排出的尿鈣量也增加，容易形成**腎結石**或磷酸鈣沈積以及尿路結石，久而久之，引發腎功能失全、尿路損傷。

📍認識尿路結石

尿路結石是指泌尿系統（包括腎臟、輸尿管、膀胱、尿道）中有**結晶物質**如草酸鈣、磷酸鈣、尿酸等存在。結石最常形成的部位在腎臟（95%），然後順著尿液，結石會從腎臟掉入輸尿管、膀胱和尿道。結石大多是**兩種以上的化合物結晶**而成，常見有草酸鈣、磷酸鈣、尿酸、磷灰石、磷酸胺鎂、胱胺酸等結石。幾乎**80%的結石含有鈣**，所以，測定尿液中鈣含量可做為尿路結石的初步檢驗，以明白結石的誘發原因。至於，若病人自行「揀拾」起尿液裡的結石，送到實驗室所做的**結石分析檢查**（stone analysis）可視為「直接證據」。

若因喝水少、發高燒喪失水分；天氣熱或工作過度排汗多；嘔吐或腹瀉引起水分流失過量時，排尿自然少，易造成結石成份的晶體濃度增加。另外，尿液的酸鹼值會影響晶體的溶解度（筆者按：補充維他命C過量，尿液會變得較酸，酸性太高易引起尿酸結石；太鹼則磷酸鈣或磷酸胺鎂結石易出現），而泌尿道感染或正常尿液中某些物質會抑制一些晶體聚集沉澱（如焦磷酸鹽、拘橼酸鹽、鎂、鈉等）。小便滯留加上異物（留置體內之導尿管或輸尿管導管）放置於泌尿道中，時間一久會被沉澱物包起來而成為結石。易造成尿液結石的原因還有代謝方面的障礙如副甲狀腺機能亢進、高尿酸血症、草酸代謝不全、遺傳性胱胺酸代謝失能及攝取過量的維生素D或鈣質等。

當骨質有疏鬆傾向時，骨骼會自行加強吸收鈣的速度，尿鈣也會增加。尿鈣可反應體內鈣代謝的變化，是監測尿路結石及骨質疏鬆等骨骼變化的重要指標。執行尿鈣、血中鈣、磷和鹼性磷酸酶之生化檢查，可評估骨質的代謝狀態。

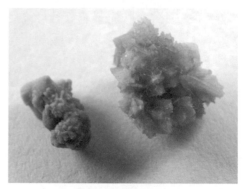

草酸鈣結晶的腎結石

骨質疏鬆症是什麼？

骨質疏鬆症，按照英文字面上的解釋就是「多孔的」骨骼，爲一種全身性骨骼代謝障礙的疾病，骨組織的顯微結構受損、鬆脆，容易發生骨折。根據聯合國世界衛生組織（WHO）對骨質疏鬆的定義，以健康成年女性的骨絡礦質密度（bone mineral density；BMD）爲基準，若低於2.5個標準差（- 2.5 SD），即代表有這方面的病症。骨質疏鬆患者最容易發生骨折的部位是髖部（右圖）、手臂（通常在腕部上方）以及脊椎。

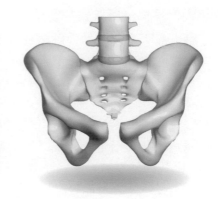

引起骨質疏鬆症的主要原因有兩個，分別爲**更年期**和**老化**。踏進更年期的「熟女」，因女性生育荷爾蒙改變，骨質慢慢流失。老化則很容易理解，無論男女，四十歲以上者，骨頭的**溶解速度逐漸超過合成速度**，而且隨著年齡增長，骨骼的質與量漸減，只是「美魔女」更形嚴重，骨質流失速度更快。據國外的統計，老年人罹患骨質疏鬆率男性爲60.7%，女性則高達90.5%。三十五歲以後，我們的骨質平均每年減少1%。

探究骨質疏鬆症的病因，醫界普遍認爲是由遺傳、種族、性別、運動、激素、年齡老化、**飲食營養**及其他慢性疾病等多重因素交互影響下的複雜結果。基本上，若我們從飲食中所攝取的鈣和維生素D不足，爲了達成生理正常運作而彌補，身體需不斷仰賴從骨骼移出鈣來補充，因此造成骨骼多孔的現象。

骨質疏鬆症也算是一種「沉默」的疾病、無聲的殺手，患者初期完全不會有任何症狀，往往是因爲發生了骨折，才警覺到嚴重性。常見的症狀爲骨頭酸痛、經常背腰痛、駝背、身高比年輕時平均矮3～6公分（俗稱老了「倒縮」），嚴重時甚至影響呼吸功能（肋骨及胸肌無力），患者往往會出現胸悶、氣短、呼吸困難等症狀。

尿路結石的預防

有關結石的流行病及營養學研究，整理出以下幾個重點：

一、結石好發於三十至五十歲（小孩及老人較少），男性是女性的二至三倍。

二、一般而言，白種人比黑人易得結石，可能和**皮膚黑色素**有關。黑色

素能阻擋紫外線，維生素D不易活化，進而減少腸道對鈣質的吸收（但易出現過量的尿鈣）。

三、有尿路結石家族史者，其罹病機率較平常人高三倍。坐辦公桌的白領階級，結石機會是勞動者如農夫的二十四倍。

四、夏天是結石的「旺季」，可能因為夏季排汗多，相對尿量變少、尿中草酸鈣濃度變高。其次可能是在夏天時蔬果食用較多，也易使尿中的草酸變多。

五、喝牛奶、硬水和礦泉水都不會增加尿路結石的機率。

六、初患結石的人，不必忌喝牛奶。骨質疏鬆症危險群同樣要補充鈣質，只是別忘了多喝水。經常復發的結石患者，最好做代謝分析及進一步的檢查，看看有無潛在的新陳代謝問題，才能對症治療。

由於現代人的飲食精緻化，生活作息不正常，尿路結石機會大增，結石為僅次於尿路感染的泌尿科疾病。結石的成因複雜、治療困難，醫療成本之花費，遠大於尿路感染。尤其是結石造成的急性絞痛，讓人有說不出的苦處。保守估計，台灣地區有5～10%的人曾經罹患或正受結石之苦。

有鑒於「全民健康意識自覺」已逐漸成為趨勢，近年來，國內已有廠商研發並生產出所謂的「居家自我初篩健檢」尿液試紙、卡匣。針對篩檢出糖尿病、腎臟病、泌尿系統感染、結石、大腸癌、酸鹼體質、甚至減肥控制等，主打「預防醫學健檢初篩DIY」的市場。有興趣的朋友可以去了解一番，評估使用。不能免俗地提醒：該產品設計只供使用者在家自行初步檢驗尿液裡的某些成份是否異常？絕不能以此作為最終的檢驗結果，應由醫師依臨床症狀或使用更精密的儀器來做確認。若身體並無不適但篩檢結果不正常，或檢驗結果正常但自我感覺有異，請即刻向醫師求教，以保身體健康。

骨骼密度與骨質疏鬆檢查

18

從電視廣告和以健康爲主的談話性節目所討論內容之多，即可明白骨質流失的問題有多夯！各種補充鈣質的奶品、保健食藥物都很熱銷，但在一股腦「補鈣、補維生素D3的催化」之前，您可知道骨骼密度的情形、骨質是否已疏鬆？是生理或病理所造成？是否因鈣質流失之影響而需要補鈣？

⊕ 骨骼密度與骨質疏鬆的關係

人體骨骼的「質量」可用骨頭「密度」來表示，名爲**骨質密度**（簡稱**骨密**）。骨密自出生後會隨著年紀而增加，約在三十歲左右達到高峰，之後將逐年流失。若速度快加上飲食不均衡或骨骼生病時，使得原本較緻密的bone matrix呈現孔隙變大、中空的現象，即所謂的**骨質疏鬆**（osteoporosis，見下圖）。

骨質其實是動態代謝的，三十歲前以平均三年全面更新的速率不斷地進行重整，即先「破骨」再「造骨」到完全成熟。骨內有兩類細胞執行完全相反的功能，**噬骨細胞**毀損老舊的骨質；**造骨細胞**則負責合成新生的骨質，年紀漸長的正常生理骨質流失即是噬骨細胞比造骨細胞活躍。

骨質疏鬆者的骨頭內部形成愈來愈多的空隙，最簡單直接的表現方式就是「脆」（容易骨折，特別是前臂骨、股骨和脊椎骨）。原因就是破壞及建設這兩種作用不平衡所致，老化或其他病理、飲食因素使骨質耗損量超過生成量時引起骨質流失。骨質疏鬆最明顯的嚴重病症爲脊椎壓迫性骨折，導致背部酸痛、駝背、身高變矮。

據研究報告，現今大概清楚容易造成骨質流失的原因，如不良嗜好或習慣（抽菸、喝酒、咖啡過飲、戶外

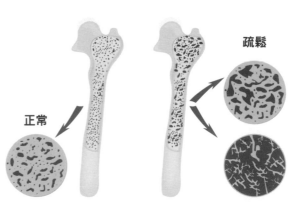

正常骨質與疏鬆對照

運動量不足等）；其他與骨質疏鬆有關的因素（家族史、更年期、卵巢切除、胃腸道疾病、甲狀腺副甲狀腺異常等）或本身爲糖尿病、洗腎及類風溼性關節炎患者。

男性骨質流失的速度在一生中較穩定，女性則變化較大，停經後因荷爾蒙改變所造成的骨質流失較嚴重。因此，一般女性罹患骨質疏鬆症的機率約爲男性的四到五倍，四十歲出頭即停經的婦女是最高危險群。

近年來，由於骨質疏鬆症受到普遍的重視，臨床上需要良好的診斷和監測工具。所以，除了傳統用儀器如X光、超音波掃描、骨密儀來檢測外，方便、經濟的血液、尿液篩檢或動態監控骨質代謝的檢驗方法再度熱門起來，粉墨登場。

骨質密度的檢測

簡單說，**骨質密度檢測**是想了解骨骼的內部結構是否正常？骨質是否有減少或呈疏鬆狀態？基本上也可分爲**儀器檢測**和**實驗室檢驗**兩大類，各有利弊與擅長，端看健檢規劃或醫師如何選擇以利診治。

雖說骨質疏鬆無聲無息，爲長期累積的病症，但及早診斷並提早減輕病痛或避免併發症仍是很關鍵的。日前各大小醫院、診所、檢驗所都能提供許多骨密的檢查，將最常見的簡單整理如下，希望讀者們能因多一分了解而做出最佳選擇，不要道聽途說！

一、傳統髖骨X光攝影

二、骨質密度（BMD）檢測

骨質密度檢測是一種以定量分析方式偵測骨質結構是否異常的檢查統稱。在早期，檢查種類及應用的原理方法繁多，從較昂貴、麻煩的核磁共振（MRI）、中子激活法（NAA）、定量電腦斷層掃描（QCT）到定量超音波掃瞄（QUS）、單光子測量法（SPA）、雙光子測量法（DPA）、單能X光測量法（SXA）、**雙能量骨質吸收法（DEXA）**等一大堆想「啃食」骨密這塊大餅檢查。

三、骨質生化代謝指標物檢驗

四、骨骼活體組織切片檢查法

綜合比較方便、價格及可接受的**實用性**和**準確性**，上述這麼多檢查仍是以第二及第三大類爲主流，第二項中又以定量超音波掃瞄和雙能量骨質吸收法最常用。

☯雙能量骨質吸收檢測

雙能量（雙光子X光）骨質吸收儀（DEXA）是目前使用最為廣泛的骨質密度檢測儀器（右圖）。利用不同能量的 γ 或X ray來區別骨骼和肌肉，並從而分析出骨質的含量，最大的好處在於簡單、方便和精確。由於其幅射劑量非常低（約只有胸部X光的百分之一），用於初次診斷、追蹤治療或定期檢查均可。

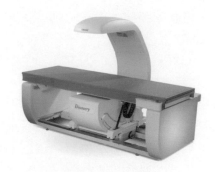

DEXA骨密檢查儀

雖然DEXA儀的**發源體**是可以前後移動，能掃瞄全身任何部位的骨骼，但一般而言，人體以腰部的脊椎骨及兩側髖關節內的骨質含量最具代表性，應以檢查這些部位為主。

DEXA儀的數據分析原理是以骨頭偵測範圍之重量除以面積來算出BMD（bone mineral density）值，再與年輕成人之平均標準差相比，藉以診斷出是否有骨質異常之結果。

世界衛生組織WHO所訂定的**骨質密度診斷標準T-score值**，因檢測方法和在統計上之「標準差範圍」而不盡相同。使用DEXA儀所測得之T值與健康青年的平均骨密相比，差異小於一個統計標準差（SD）（簡單以T值-1表示）為正常；介於-1到-2.5 SD間（T值-1～-2.5）代表骨質已漸漸流失；若低於**-2.5 SD**（T值-2.5）應可診斷為骨質疏鬆症。

目前健保對骨質密度檢測有「適應症」的規定，引述如下：

一、內分泌失調，可能加速骨質流失者（限制甲狀腺機能過高需接受治療者、腎上腺皮質醇過高者、腦下垂體機能不全影響鈣的代謝者）。

二、非創傷性的骨折者。

三、五十歲以上婦女或停經後婦女，正接受骨質疏鬆症治療追蹤者。

四、符合上列適應症的患者，因病情需要，需再次施行骨質密度檢查時，間隔時間必須是一年以上，而且該項檢查以三次為限。

有關DEXA骨質檢測的應用，引述推廣此項檢查的健檢機構之說明如下：「總而言之，完整的骨質密度之檢查結果，在第一次骨質密度檢查，應以BMD值之高低、百分比流失率及T-score標準差為參考依據，再輔以常規腹部X光檢查，排除因退化及在統計上之高估或低估因素，如此一來才能多方面提高骨質密度檢查之正確性。骨質密度檢查偵測二次以上之診斷結果，應以

耗損指標之公式加以計算，排除電腦誤差值後，才可作為骨質結構是否已有大量流失現象，加以預防及治療的。」

☯ 超音波骨密定量掃瞄

　　跟骨超音波骨質密度偵測儀是利用音波傳導速度與介質密度呈正比的原理，檢測折返音波的速度來反推骨質的含量。此種超音波檢查設備相當簡單（見右圖），雖然一般認定其準確度略遜於DEXA光骨質吸收儀，但由於**沒有輻射的問題且診斷速度快**（只需幾分鐘），**裝備輕巧**易於移動，應用於大規模篩檢、社區保健或健康檢查（價格合理）是不錯的選擇。

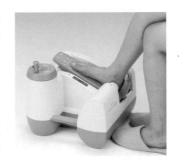

超音波骨密掃瞄儀

　　骨質疏鬆症導致的不只是骨質流失，同時骨骼的微結構會變得脆弱、易斷裂，這種**結構變化**與**彈性鍵結**可藉由超音波通過骨骼的音波衰減及細微變化而反應出來。也就是說，定量超音波不僅能測骨質的「量」，亦可反應出骨頭的「質」，再配合準確度高於95%的骨質密度狀況，來解讀骨質密度檢查的報告。

　　根據經驗，若受測者的腳不方便，也可利用調整角度及超音波音頻的方式來偵測**橈骨**（手腕內側）的骨密，目前也証實有相當不錯的準確率及骨折預測。

☯ 骨質密度動態監測

　　實驗室學派的人認為，上述各種骨質密度分析儀所檢測出來的結果是為「靜態」的、「結論」的，因為骨質要先經過長期（約二到五年）流失，才達到骨質疏鬆「症」的程度。用儀器掃描骨頭，對於骨質疏鬆症的**事先預估**及短期內療效的多次監測較不理想。因此，能監測**骨質代謝動態**的血液、尿液檢驗因應而生，亦可彌補骨質密度儀檢測法的缺失，成為骨質監控的另一指標。

　　人體的骨骼在進行新陳代謝時，會有一些細微的生理化合物伴隨發生變化，例如噬骨細胞活躍時，會有一些物質經由尿液排出，**驗尿可得知骨質耗損速率**；驗血中的骨質代謝產物亦可推測骨質的生成與耗損。

　　血液的生化骨質指標物（詳見下文）偵測屬於一種動態的檢查，提供了**骨質病變**和**骨質轉變速率**的資料，重覆檢驗亦可了解數據變化，故可及早得

知骨質生成與耗損的消長，讓受檢者警覺骨質流失的威脅。

實驗室檢查骨密的好處為簡單、便宜，無需什麼場地和設備，一般多用於大規模健康檢查或骨質疏鬆症患者接受治療時之追蹤療效。

- 骨鈣素osteocalcin

骨鈣素（osteocalcin）是骨細胞間質（matrix）最主要的非膠原蛋白，在維生素K的參與及維生素D3的刺激下由芽母細胞（osteoblast）合成，骨鈣素除供骨骼使用外也會有部份釋入血液裡。原則上，血中骨鈣素濃度與與骨質生成（或替換）速率成正比，當**骨質流失**或血鈣升高時，會引起骨質代謝加快，**血清骨鈣素上升**。

有骨質疏鬆傾向者體內的骨質流失，刺激了骨質代謝速率，包括**骨質生成指標骨鈣素、骨質流失指標**（如血中的**骨基質分解物**β-CT_X；出現在尿液的NT_X；DPD）皆會升高。單就骨鈣素一項而言，無論是濃度升高（骨質替換速率快）或下降（骨質生成速率太慢），都意味有骨質疏鬆的徵兆。所以，此項檢驗以**落在參考值範圍內**（50歲以內男性：6-11～26.3-45 ng/ml；停經前女性：12～41 ng/ml；更年期婦女：20～48 ng/ml）的**判讀正常**為其特色。

除了骨質問題外，常見骨鈣素上升的情形有甲狀腺、副甲狀腺機能亢進；肢端肥大症；因腫瘤引起的高血鈣。至於下降則是甲狀腺、副甲狀腺機能低下；使用腎上腺皮質素治療。

- β-CrossLaps

本檢驗項目是利用電化學冷光免疫分析法測定**骨基質的分解產物**，常用在鑑別骨質疏鬆或其他骨質代謝的疾病，以及骨質疏鬆的治療監控。

骨基質中最重要的成份是**第一型膠原蛋白**（type I collagen），此蛋白結構中最具有臨床意義的片段為碳末端胜肽（C-terminal telopeptides；CT_X）。隨著年紀漸長，CT_X胜肽裡的α-天門冬氨酸會開始變為β-天門冬氨酸，CT_X天門冬氨酸的型態改變等同是被貼上「陳年老骨」的標籤，成為骨質代謝過程中優先被分解的目標。被分解的CT_X因含有β-天門冬氨酸，故名為β-CT_X，針對它具有專一性之抗原分子所研發出來的抗体β-CrossLaps即成為檢驗商品名。

CT_X與過去用尿液所測的NT_X、DPD相似，都屬於第一型膠原蛋白的分解產物，而新開發的β-CrossLaps屬於血清免疫學檢驗，干擾因素較少，檢測物β-CT_X的濃度也很穩定。

有關試劑供應廠商所提示的正常參考值整理於下頁表。

性別	年齡	正常值 pg/ml
男性	30～50歲	< 584
	50～70歲	< 704
	70歲以上	< 854
未停經女性		< 320
更年期婦女		< 620

• **骨質特異性鹼性磷酸酶**

在「肝膽相照」章篇中曾介紹過鹼性磷酸酶（Alk-P，參見165頁），這是廣泛存在於肝臟、骨骼、腸胃道及胎盤的正常生理酵素。過去，只能推測臨床Alk-P的異常升高可能與肝膽疾病或骨骼生長有關，原因是尚未發現Alk-P酵素蛋白具有肝或骨細胞專一性的抗原分子。

骨質特異性鹼性磷酸酶（bone alkaline phosphatase；**BAP**，Ostase®）是一種四元體醣蛋白，與 carboxy-terminal glycan-phosphatidylinosital anchor 附著著於骨細胞膜上。血清中的BAP是「造骨細胞」在進行代謝活動時所分泌的酵素，經磷脂作用釋入到循環血中。其濃度高低可反應骨細胞造骨的狀況，了解骨骼代謝疾病的嚴重程度及對治療的反應。

使用化學冷光免疫法測定BAP，所提示的正常參考值如下：男性：< 20.1 μg/L；女性：< 14.3 μg/L；更年期婦女：< 22.4 μg/L。

其他檢驗及特殊檢查

健檢項目

血清免疫檢驗 ★★★	C反應蛋白　C-reactive protein；CRP
檢查意義綱要	風濕熱、心肌梗塞、肺炎、癌症和急性發炎反應評估
健康檢查分類	生理功能檢查、不明發炎反應篩檢

檢體／採集

0.5 cc血清、肝素血漿。避免溶血。可冷藏、冷凍。無飲食限制。

檢測物

C反應蛋白（C-reactive protein；**CRP**）是在1930年即被發現的一種血清微量化合物，最初以為它是對抗**肺炎雙球菌莢膜**（capsule）組成物**多醣體**（polysaccharide）之抗體，後來才知道CRP是不具特異性的急性發炎蛋白，並非抗體，但命名延用。（筆者按：CRP的C即是指Capsule-polysaccharide）。

CRP的分子量為120 Kdt.，由**五個**大小相似的**次單元**以非共價鍵所連成。由於百分百都是胜肽（可說是「純」蛋白），部份的胺基酸組成與及排列與γ**球蛋白IgG**相似，所以過去才誤解它是一種抗体。

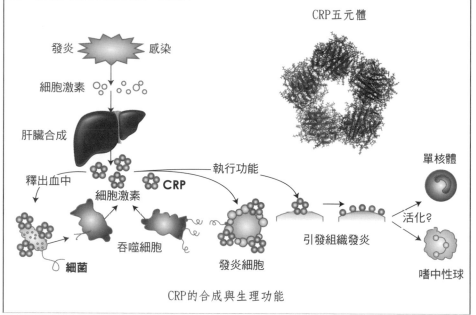

CRP的合成與生理功能

簡單説，CRP檢驗是利用**純化的**肺炎雙球菌莢膜或**抗CRP免疫血清**當作**抗原**，附著在媒介物（最常用的是乳膠latex）上與檢體中的CRP進行抗原抗体結合反應（凝集或沉澱）。

最簡便又普遍被使用的是乳膠凝集（latex agglutination）玻片試驗，以及利用散射比濁計（nephelometer）來測定沉澱免疫反應並定量出CRP濃度數值之方法。

國內目前常做的CRP檢測法有定性和定量兩種，陰性反應（－）即為正常。

因儀器、試劑、檢驗方法之不同，一般常見的定量正常參考值合併整理如下：

< 0.5～0.7 mg/dl（應用於傳統的發炎指標）。

健康、正常人體內的ＣＲＰ很微量，應該不超過0.5 mg/dl。一旦身體發生「緊急狀況」如急性感染、發炎；大量組織急遽破壞，短時間內肝臟受到細胞激素（如**白血球間介素** interleukin；見上頁圖）的「指令」而大量製造「異常」蛋白CRP，約在4～6個小時內快速上升，一、兩天含量到達高峰。由於血清內CRP的半衰期（half-life）很短，只有幾個鐘頭，因此，當CRP的連續測定呈呈現下降時，可能代表發炎所引起的組織傷

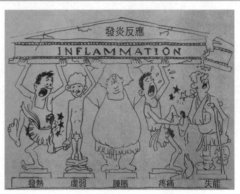

發炎的五大徵狀

害已舒緩或受到控制（筆者按：這是臨床上將CRP視為能及時反應炎症病情變化之指標的主因）。

有些嚴重的急症狀態如劇烈創傷、心肌梗塞、大外科手術後、惡性腫瘤發作等，CRP可能會上升至正常值千倍以上。血清CRP之變化有助於了解病情的進展或嚴重程度，居高不下的CRP通常意味控制無效的感染持續存在著。

CRP是身體急性發炎及組織受損指標物，臨床上常用於各種治療或外科手術後評估復原的狀態（其他整理及說明見下表），在發炎篩檢上可區別是細菌性感染（高值）或病毒性感染（正常）。

臨床應用	說明
手術後	無併發症手術後三天最高（30左右），逐天下降到正常。
區別細菌／病毒感染	急性小兒腎盂腎炎治療評估；區別發炎、潰瘍性腸炎。
自體免疫風濕疾病	如RA、SLE等CRP會增加。
心肌梗塞	梗塞心肌面積與CRP的量成正比，可與狹心症區別。
燒燙傷	定量結果可看出嚴重燒燙傷的程度。
腎臟移植	做為移植排斥監控追蹤，突然上升表示排斥發生。

　　急性反應期蛋白（acute phase protein；**APP**或acute phase reactant；**APR**）是指一群血漿蛋白，在大部份的組織損傷如感染、發炎、惡性腫瘤等所引發身體的急症反應時會出現（少數反而減少）。其中以CRP最為重要，因為CRP是身體對抗急症狀態所立即生成的「**溝通物**」，引起發燒等細胞間相互作用。急性反應蛋白（APP）種類繁多，簡單整理於下表供比較。

分類	濃度增加的APP	濃度減少的APP
凝固蛋白 **coagulation protein**	Factor VIII、prothrombin、plasminogen、fibrinogen。	
蛋白解酶抑制因子 **protease inhibitor**	α1-antitrypsin（AAT）、α2-macroglobulin（AMG）、α1-antichymotrypsin。	inter-α-antitrypsin
運送蛋白 **transport protein**	haptoglobin、hemopexin、ceruloplasmin。	transferrin

分類	濃度增加的APP	濃度減少的APP
補體蛋白 **complement**	C1s、C1 inh.、C2、C3、C4、C5、C6、Factor B。	properdin
其他蛋白 **other protein**	CRP、Gc globulin、α1-acid glycoprotein（AAG）、fibronectin、β-microglobulin、α1-serum amyloid、A-related（SAA）protein。	albumin、prealbumin、α1-lipoprotein、β-lipoprotein。

其他檢驗及特殊檢查

18

血清免疫檢驗 ★★★	傷寒維達試驗　Widal test
檢查意義綱要	發熱疾病如法定傳染病傷寒、副傷寒之診斷及傳播預防
健康檢查分類	特殊檢查；餐飲業者之例行性勞檢

檢體／採集

0.5 cc血清，儘速分離。可冷藏、凍。採血前無特別飲食限制。

檢測物

沙門氏桿菌（*Salmonella* sp.，右圖）屬於腸內菌（enterobacter），其菌種**傷寒沙門氏菌**（*S. typhi*）、**副傷寒沙門氏菌**（*S. paratyphi*）寄生於人體腸道，若大量繁殖易引發嚴重腹瀉、腹痛、發燒、紅疹甚至菌血症，俗稱腸內熱（enteric fever）。**傷寒、副傷寒**在國內為第二類甲種法定傳染病。

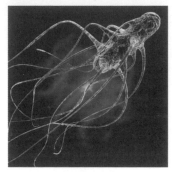

沙門氏桿菌

診斷**傷寒**（**typhoid**）等細菌傳染病，直接自檢體（糞便、血液）分離並鑑定出菌種是最佳的直接證據。但由於採檢的時機、受檢者的治療（抗生素）狀況會影響菌種分離，以及採檢方便性、污染的考量，檢測血清中的抗體以達**快速間接診斷感染**的方式也是不錯的選擇，目前普遍被使用。當然，菌種分離鑑定和**傷寒抗体**若能同時執行，那是最好！

利用經過處理的細菌懸浮液（四種抗原分別是**菌體O**、**鞭毛H**及paratyphi-A、paratyphi-B）試劑來與血清中的抗體進行反應，以明白血清中是否有感染傷寒及副傷寒的抗体？其效價高低如何？

參考值

自傳統依序（血清用生理食鹽水依20、40、80、160、320、640倍）**稀釋試管法**（tube dilution）演進成快速的玻片凝集法（agglutination），在試劑組內所附的「反應片」上，哪一個稀釋倍數圈（見右圖）出現**粒團狀凝集**現象？即表示血中的抗体與試劑反應之最低效價。常見的參考值整理如下表。

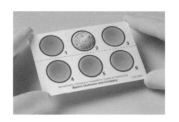

| typhoid O | 1：80× | paratyphoid A | 1：80× |
| typhoid H | （－） | paratyphoid B | （－） |

≧80×可疑（感染早期、曾感染）；≧160×或≧320×為確立
感染，應重採檢體做細菌培養。

臨床意義

　　腸內熱或持續不明發熱疾病之檢測，其抗体（febrile antibody）陽性結果代表反覆與抗原（菌體）接觸、感染或最近注射過疫苗。

　　Widal test使用沙門氏菌的全菌體來檢測血清中抗体，具有相對特異性，anti-菌體抗原O的檢測敏感度低於50%；而anti-鞭毛抗原H的敏感度則有75%，用來鑑定「過去的」感染。anti-O和anti-H在感染後七天開始上升，並維持3～6週，anti-O在半年至一年間會降到1：20×以下，anti-H的效價則可維持 ≧ 1：80×達數年之久。

　　若是急性傷寒的病人，anti-O比anti-H上升較早且明顯。欲用Widal test來診斷近期的感染，以「一對血清」（paired serum，間隔幾天再採集的第二支檢體）**上升4倍**（例如第一次1：20；第二支 ≧ 1：80×）要比單次血清驗出效價 ≧ 1：160×還要來得有意義。傷寒發病後第5～13天約95%的病人血液、第11～20天約85%的病人糞便，可培養出病原菌。服用大量抗生素會影響細菌的分離率，甚至抗体效價都會減低。

重點說明

　　傷寒懷達試驗自1896年由Widal發明使用至今，其精神和原理已逾百年，雖然是個「老」檢驗，但仍有使用的參考價值。根據1980年代國內檢驗界所發表的一份研究報告，Widal test的敏感度達77.8%；特異性相當好91%；準確性則有83.4%。不過，也有實驗室指出Widal test偶有「偽陽性」，且不同廠牌試劑經常做出不一樣的結果。因此，筆者建議抗体篩檢陽性之個案，務必做進一步檢查（ELISA法測抗体或細菌培養），因為這攸關受檢者是否需隔離治療或其在餐飲業的工作權！

18 電解質平衡及無機元素的檢查

本篇內容部份參考　何敏夫著「臨床化學－原理與實驗」

人體中有六十多種金屬和非金屬無機元素（如下表），大多在化學週期表的前半部（分子量較小）且含量少，但都可被檢測出來。其中量較多的依次為鈣（Ca）、磷（P）、鉀（K）、硫（S）、鈉（Na）、氯（Cl）、鎂（Mg），其他微量元素占人體全部無機元素0.01%以下。

人體重要的無機元素

體內的無機元素中鉀、鈉、氯，對維持細胞水份代謝、酸鹼平衡及水的滲透壓等生理作用很重要，至於鈣、磷則為互相牽制，與新陳代謝、內分泌運作有關。無機元素一旦失去平衡，容易導致生理障礙甚至危及生命。

種類	無機元素
非金屬元素	磷、硫、氯
輕金屬	鋰、鈉、鎂、鉀、鈣
重金屬	鐵、鈷、銅、鋅、錳、釩、鉻、硒、鍶、鉬

臨床上用體液來檢測的無機元素常見有鈉、鉀、氯、重碳酸鹽等電解質（electrolytes）及鈣、鎂、無機磷、銅、鐵、鋅、碘。醫學上所謂的「電解質」通常是指鈉、鉀、氯、鈣及重碳酸等游離型的離子，並不包括鎂、磷、乳酸，除非特別指明。

血漿裡的鈣、鎂約一半以上與蛋白質結合，其餘的才呈游離離子型態。而銅、鐵、鋅等金屬則完全與蛋白結合，在測定前要加酸予以解離。此外，人體內存在的極微量重金屬並無生理意義，過量時可能會造成身體的傷害，這屬於毒物化學的範疇。

細胞內外的電解質

電解質幾乎全由腸胃道（飲食）吸收，由尿、糞或汗排出，攝取與排泄量之比率各元素不一。人體細胞內外較重要的陽離子（cation）和陰離子（anion）濃度整理於下頁表。

電解質在細胞內外的分佈雖然各有不同，但所有陰、陽離子的當量濃度

其他檢驗及特殊檢查

（mEq/L）總和應是相等。臨床上因應治療目的所需之計算加上近年來推廣SI單位，漸以mmol/L為離子濃度表示來取代mEq/L。但必須提醒，相互轉換表示法時，單價離子兩者數字相同，多價離子的mEq/L應除以價數才是mmol/L，例如兩價鈣（Ca++）離子的當量濃度mEq/L為5.4，轉換成mmol/L表示時應是2.7。

陽離子	細胞外		細胞內	
	mEq/L	%	mEq/L	%
Na+	154	92	15	8
K+	5.0	3	150	77
Ca++	5.4	3	27	14
Mg++	2.6	2	2	1
總量	167	100	194	100

陰離子	細胞外		細胞內	
	mEq/L	%	mEq/L	%
Cl−	111	67	1	1
HCO3−	29	17	10	5
HPO4^2−	2	1	100	51
SO4^2−	1	1	20	10
蛋白質	17	10	10	33
有機酸	7	4		
總量	167	100	194	100

從上表得知，細胞內外陰陽離子的總量分別各是194及167mEq/L，看似相同但電解質的組成差很大。最重要的細胞外陽離子電解質是鈉（92%），鉀離子則為細胞內最多的電解質占77%；氯及重碳酸根（HCO3−）為細胞外最主要的陰離子（合占84%），而磷酸根（HPO4−）則是細胞內最多的陰離子。

無機元素之測定

上文提過，血漿裡的無機元素以游離或蛋白結合兩種型態存在，而游離型的離子如鈉、鉀、氯、鈣、磷酸、重碳酸即是所謂的電解質。

測定電解質濃度可以了解離子及水份的平衡狀態，診斷呼吸性或代謝性酸鹼障礙，評估脫水、下痢、糖尿病酸中毒、酒精中毒及其他中毒症。至於測定尿液的電解質則多用於評估腎臟在水份、酸鹼值、離子平衡的功能如何？以及腎素（renin）、醛固酮（aldosterone）分泌情形與Cushing氏症候群之診斷。

檢體採集正確與否攸關無機元素檢測的準確性。一般均以血清為標準檢體，抗凝劑血漿以肝素（heparin）類為限，因為大多數的抗凝劑都有離子成份如常用的EDTA。採血時或採血後，要避免溶血（鉀、鐵會增加）；全血不宜放置太久，要盡速分離血清，否則血中的鈉、氯、鈣會進入血球內而導致檢測值降低，或血球裡的鉀、磷會釋出到血中而升高。即早分離的血清，可冷藏數週、冷凍數月。飲食影響僅對磷的測定較顯著，因為飯後磷酸鹽會進

其他檢驗及特殊檢查

入細胞內參與葡萄醣代謝而使得血清磷降低。

　　人體重要無機元素的定量檢測，從古早學生實驗的滴定、光學比色法（常用於測氯、鈣、鎂、鐵、磷）；研究層級的火燄比色法、原子吸收光譜法（測鈉、鉀、鈣、鋰、磷、鋅、鎂、鉛、鉻、汞等），已發展到酵素法、離子選擇電極法（ISE）、離子層析法。ISE及酵素法已全面應用在自動化上機檢測，臨床上常驗的項目有鈉、鉀、氯、鈣、鋰、鎂。

　　ISE為目前所使用最簡單、迅速又準確的方法，搭配在生化分析或血氣（blood gas）檢測儀上，有些機型還具排除干擾的功能，可使用「全血」檢體上機。以微血管採動脈血驗血氣、pH時能一併測電解質在過去認為是發展趨勢，現今已成為主流。

中英文名詞索引

中文名詞索引　[數字及英文字首]

附錄

中英文名詞索引

附錄

中英文名詞索引

十二劃

英文名詞索引

附錄

中英文名詞索引

M、N

附錄

中英文名詞索引

參考書籍和資料

1. 林明泉：臨床鏡檢學，初版六刷。合記圖書出版社，台灣；1997年。

2. 何敏夫：血液學，四版一刷。合記圖書出版社，台灣；2004年。

3. 何敏夫：臨床化學─原理與實驗，初版二刷。合記圖書，台灣；1994年。

4. 林偉平等：臨床檢驗項目-臨床意義與使用說明，第三版。藝軒圖書出版社，台灣；2010年。

5. 詹哲豪、林琇茹等；微生物學，一版一刷。華杏出版，台灣；2010年。

6. 詹哲豪、林琇茹等；簡明微生物學，七版一刷。華杏出版，台灣；2006年。

7. 楊文琪等；醫護檢驗手冊，二版一刷。華杏出版（股）公司，台灣；2011年。

8. 郭雅音：臨床血清免疫學，三版一刷。藝軒圖書出版公司，台灣；2002年。

9. 李德源等：15位名醫談高血脂─血液中的隱形殺手，初版。天下雜誌出版社，台灣；2003年。

10. 劉奕銑（保羅）：臨床及檢驗診斷，初版一刷。合記圖書，台灣；1990年。

11. 周子秋主編：實用臨床檢查，二版。廣思醫學開發中心，台灣；2001年。

12. Adelle Davis著、陳滿容譯：食療與保健，初版十一刷。世潮出版公司，台灣；1996年。

13. Bruce Fife著、劉又萁譯：油漱療法的奇蹟，初版。晨星，台灣；2013年。

14. 徐仁杰等：檢驗手冊，六版。邱內科核醫部暨立人檢驗所，台灣；2011年。

15. 王榮濱等：檢驗目錄，五版一刷。聯合醫事檢驗所，台灣；2011年。

16. 詹哲豪、顏宗賢：標準作業及衛教手冊，初版。國昌檢驗所，台灣；2013年。

17. 林曉華：血清腫瘤標誌整合方案運用於肺癌的診斷和治療預後。台灣醫檢會報，155～162；Vol.27 No.3，2012。

18. 劉喬俐等：腫瘤新標記的臨床應用。台灣醫檢會報，137～141；Vol.27 No.3，2012。

19. 吳姿蓉等：披衣菌與常用檢驗方法介紹。台灣醫檢會報，218～223；Vol.27 No.4，2012。

20. 許慧文：認識系統性全身性紅斑狼瘡。台灣醫檢會報，45～46；Vol.27 No.1，2012。

21. 李碧雲：貧血簡介。台灣醫檢會報，59；Vol.26 No.3，2011。

22. 呂振富：尿液常規檢查的目的與臨床意義。台灣醫檢會報，53～54；Vol.26 No.4，2011。

23. 國健署：成人預防保健手冊，初版二刷。衛生署國健署，台灣；2011年。

24. GHMC醫研部：預防保健手冊，三版。全球院醫管理顧問（股）公司，台灣；2012年。

感謝以下網站提供參考資料及圖片

www.en.wikipedia.org

www.ucl.com.tw

www.en.wikipedia.org

www.1.cgmh.org.com

www.tp.store.tnn.com

www.ucl.com.tw

www.history.vghtpe.gov.tw

www.lshdwsw.com

www.longyaojy.gov.cn.com

www.koetsu.pixnet.net

www.mmh.org.tw

www.mch.org.tw

www.smzmmyy.com.cn

www.tc.wangchao.net.cn

www.yumax.com.tw

www.lifetec.com.tw

www.roche-diagnostic.cn

www.bio-rad.com

www.spcforexcel.com

www.sciencedirect.com

www.nutridesk.com.au

www.baike.com

www.aronlab.diytrade.com

www.intechopen.com

www.content.onlinejacc.org

www.stroke.tw.com

www.52qe.cn

www.nutriology.com

www.faculty.ccbcmd.edu.com

www.jeffreydach.com

www.khoahoc.com.vn

www.blog.nownews.com

www.centrallab.hosp.ncku.edu.com

www.kyowamx.co.jp.com

www.biowebuwlax.edu.com   www.cullenlab.duhs.duke.edu.com

www.scq.ubc.ca.com

www.china-fushan.org.com

www.kmle.co.kr

www.depts.washington.edu

www.aaisolutions.com

www.xkyy.org

www.123rf.com

www.365heart.com

www.hartwijzer.nl.com

www.nuringcrib.com

www.studyblue.com

www.dmannose.co.uk

www.arkray.co.in

www.arkeay.co.jp

www.sysmex.com.hk

www.microscopecompany.co.uk

www.stmd.com

www.epochtimes.com

www.big5.cri.cn

www.talk.new.pts.org.tw

國家圖書館出版品預行編目資料

健檢報告完全手冊 / 詹哲豪著.——初版.——台中市：晨星，2014.05
　　面；公分.（健康百科；22）

　　ISBN 978-986-177-811-2（平裝）

　　1.健康檢查　2.檢驗醫學

412.51　　　　　　　　　　　　　　　　102026

健康百科 022

健檢報告完全手冊

作者	詹哲豪
主編	莊雅琦
編輯助理	吳怡蓁、蘇琬婷
校對	詹哲豪、莊雅琦、吳怡蓁
繪圖	林姿秀
美術排版	林姿秀
封面設計	陳其輝

創辦人	陳銘民
發行所	晨星出版有限公司
	台中市407工業區30路1號
	TEL：（04）2359-5820　FAX：（04）2355-0581
	E-mail: morning@morningstar.com.tw
	http://www.morningstar.com.tw
	行政院新聞局局版台業字第2500號
法律顧問	陳思成律師
初版	西元2014年5月31日
再版	西元2017年12月15日（二刷）

郵政劃撥	22326758（晨星出版有限公司）
讀者服務專線	04-23595819分機230
印刷	上好印刷股份有限公司

定價 699 元
ISBN　978-986-177-811-2
Printed in Taiwan
（缺頁或破損的書，請寄回更換）
版權所有，翻印必究

請填妥後對折裝訂，直接投郵即可，免貼郵票。

廣告回函
台灣中區郵政管理局
登記證第267號
免貼郵票

407

台中市工業區30路1號

晨星出版有限公司

請沿虛線摺下裝訂，謝謝！

更方便的購書方式：

網站訂購：http://www.morningstar.com.tw
郵政劃撥　帳號：22326758
　　　　　戶名：晨星出版有限公司
電話訂購：如為大量團購可直接撥客服專線洽詢

◎如需詳細書目可上網查詢或來電索取
◎客服專線：04-235958195#230 傳真：04-23597123
◎客服信箱：service@morningstar.com.tw